AF748318

18 MISES AU POINT EN CHIRURGIE DU GENOU

Retrouvez la collection des Cahiers d'enseignement de la SOFCOT sur le site
http://www.em-consulte.com/produits/livres
→ consultez les titres, résumés et mots clés des articles composant les Conférences d'enseignement (parues depuis 1990) et les monographies (parues depuis 1995).
→ téléchargez les chapitres à l'unité ou les livres électroniques.

Extraits des

Cahiers d'enseignement de la Sofcot

Collection dirigée par D. HUTEN

18 MISES AU POINT EN CHIRURGIE DU GENOU

Avec la collaboration de :

T. AÏT SI SELMI, M. BONNIN, C. BUSSIÈRE, P. CHAMBAT,
J. CHOUTEAU, D. DEJOUR, G. DESCHAMPS, A. FRANK,
D. GOUTALLIER, P. HERNIGOU, O. HIMMER,
D. HUTEN, P. LANDREAU, L. LOOTVOET,
P. MERTL, P. NEYRET , H. ROBERT, D. SARAGAGLIA,
E. SERVIEN, R. VERDONK

ELSEVIER
MASSON

Cahiers d'enseignement de la Sofcot
Collection dirigée par Denis Huten

18 Mises au point en chirurgie du genou

Secrétaire de rédaction : Anne Trémeaux
Éditeur d'acquisition : Peggy Lemaire
Éditeur de développement : Marie-Catherine Reumaux
Chef de projet : Françoise Methiviez
Conception graphique et maquette de couverture : Véronique Lentaigne

ISBN de la version papier : 978-2-294-74053-4
ISBN de la version numérique : 978-2-294-74133-3
Elsevier Masson SAS, 62, rue Camille-Desmoulins, 92442 Issy-les-Moulineaux cedex
www.elsevier-masson.fr

Liste des collaborateurs

T. AÏT SI SELMI
Centre orthopédique Paul-Santy,
24, avenue Paul-Santy, 69008 Lyon.

M. BONNIN
Centre orthopédique Paul-Santy,
24, avenue Paul-Santy, 69008 Lyon.

C. BUSSIÈRE
Centre orthopédique médicochirurgical,
2, rue du Pressoir, 71640 Dracy-le-Fort.

P. CHAMBAT
Service de chirurgie orthopédique, Centre orthopédique Santy, 24, avenue Paul-Santy, 69008 Lyon, France.

J. CHOUTEAU
Service de chirurgie orthopédique, de traumatologie et de médicine du sport, Centre Hospitalier Lyon-Sud, chemin-du-Grand-Revoyet, 69495 Pierre Bénite; Université Lyon-I, F-69003; Institut National de Recherche sur les Transports et leur sécurité, Bron, F-69675, Laboratoire de Biomécanique et Mécanique des Chocs-UMR_T9406, Faculté de médecine Lyon-Sud, Oullins, F-69921, France.

D. DEJOUR
Lyon Ortho Clinic, 8, avenue Ben-Gourion,
69009 Lyon.

G. DESCHAMPS
Centre orthopédique médicochirurgical,
2, rue du Pressoir, 71640 Dracy-le-Fort.

A. FRANK
Clinique du Plateau, 21, rue de Sartrouville,
95870 Bezons.

D. GOUTALLIER
Service d'orthopédie et de traumatologie,
hôpital Henri-Mondor, 51, avenue
du Maréchal-de-Lattre-de-Tassigny, 94000 Créteil.

P. HERNIGOU
Service de chirurgie orthopédique
et traumatologique, hôpital Henri-Mondor,
51, avenue du Maréchal-de-Lattre-de-Tassigny,
94010 Créteil.

O. HIMMER
Service d'orthopédie, Clinique Saint-Luc, rue
Saint-Luc, 5004 Namur-Bouge, Belgique

D. HUTEN
Service de chirurgie orthopédique,
hôpital Sud, 16, boulevard de Bulgarie,
35203 Rennes cedex 2.

P. LANDREAU
Chief of Surgery, Aspetar, Qatar Orthopaedic
and Sports Medicine Hospital, PO Box 29222,
Doha, Qatar.

L. LOOTVOET
Clinique Saint-Luc, service d'orthopédie,
rue Saint-Luc n° 8, 5004 Bouge, Belgique.

P. MERTL
Service d'orthopédie traumatologie, hôpital Nord,
80000 Amiens.

P. NEYRET
Service de chirurgie orthopédique
et de traumatologie du sport de l'hôpital
de la Croix-Rousse, 103 Grande Rue de la
Croix-Rousse, 69004 Lyon, France.

H. ROBERT
Service d'orthopédie-traumatologie, centre hospitalier du Nord-Mayenne, 229, boulevard Paul-Lintier, 53100 Mayenne.

D. SARAGAGLIA
Service de chirurgie orthopédique et de traumatologie du sport, CHU de Grenoble, hôpital Sud, avenue de Kimberley, BP 338, 38434 Échirolles cedex.

E. SERVIEN
Hôpital de la Croix-Rousse, centre Livet, 8, rue de Margnolles, 69330 Lyon-Caluire.

R. VERDONK
Département de chirurgie orthopédique, hôpital universitaire de Gent, 9000 Gent, Belgique.

Chers et chères Collègues

Voici le deuxième cahier de spécialité de notre collection. Le premier, consacré l'année dernière à la hanche (« *13 mises au point en chirurgie de la hanche* ») a connu un franc succès, ce qui nous a incités à poursuivre dans cette nouvelle voie. Celle-ci répond à l'évolution de notre discipline qui s'est faite vers une hyperspécialisation sur laquelle on ne reviendra plus désormais.

Cherchant encore à tester ce nouveau type de livre, nous avons choisi pour thème de ce deuxième cahier, une chirurgie largement pratiquée et nous avons ainsi retenu le genou. Notre collection comporte de nombreux articles issus de conférences d'enseignement et de cahiers à thème qui lui ont été régulièrement consacrés au cours des dernières années. D'autres, un peu plus anciens, gardent une grande valeur pédagogique. Le choix a donc été difficile, ce qui explique que le nombre de « mises au point » ait été porté à 18.

Après la stratégie et l'optimisation de la demande d'imagerie devant un genou douloureux, le lecteur retrouvera dans cet ouvrage les grands chapitres de la pathologie du genou :

- les lésions ménisco-ligamentaires, avec les dernières techniques de suture et de reconstruction méniscale, les techniques de reconstruction des ligaments croisés et celles, moins connues, des plans collatéraux ;
- les lésions cartilagineuses fémoro-tibiales, avec les techniques de réparation cartilagineuse, de l'ostéotomie tibiale de valgisation et des prothèses partielles, totales et de reprise ;
- l'instabilité et l'arthrose fémoro-patellaire, avec la chirurgie conservatrice et prothétique.

Une large place a donc été donnée aux articles de technique chirurgicale, le quotidien des chirurgiens confirmés et la préoccupation des jeunes en cours de formation. Ce livre devrait donc répondre, du moins nous l'espérons, aux attentes de tous ceux qui s'intéressent à la chirurgie du genou.

Je vous en souhaite bonne lecture.

Avec mes sentiments les meilleurs.

Denis Huten

Sommaire

Partie IV Pathologie fémoro-patellaire

Contents

Part IV Patellofemoral pathology

Partie I

Introduction

Examens complémentaires devant un genou douloureux de l'adulte

Diagnostic workup of a painful knee in the adult

T. AÏT SI SELMI

Résumé

La diffusion de l'IRM et sa performance en matière d'exploration du genou, ne doivent pas faire négliger la pratique clinique élémentaire. L'interrogatoire et l'examen physique, associés à un bilan radiographique standard, systématique, permettent d'orienter vers l'une des trois grandes catégories que sont le genou mécanique, inflammatoire ou tumoral. La prescription d'autres examens ne doit pas être systématique, si elle ne modifie pas la conduite thérapeutique - parfois limitée à une simple surveillance - chez un patient bien informé. Des radiographies spécifiques (schuss après 50 ans, ou radiographies dynamiques dans la pathologie ligamentaire) permettent aussi souvent de se dispenser d'explorations onéreuses. À l'inverse, une douleur persistante, unilatérale, mal étiquetée, même d'horaire mécanique, même d'allure rotulienne, ne doit pas faire négliger la possibilité d'une lésion synoviale, tumorale ou d'une pathologie infectieuse fruste (maladie de Lyme, tuberculose, syphilis, arthrite réactionnelle, etc.) et doit conduire à la prescription d'examens complémentaires adaptés, au premier rang desquels, l'IRM. Parfois, lorsque l'IRM est muette, la scintigraphie permet de focaliser les investigations dans les genoux « mystérieux ».

Mots clés : Douleur du genou. - Examens complémentaires. - IRM.

Summary

The development and high performance of MRI in exploration of the knee should not result in overlooking clinical examination. Careful interview and examination, along with the systematic use of standard radiographs may determine three main diagnostic orientations : mechanical, inflammatory or tumorous conditions. Prescription of additionnal explorations should not be the rule, whenever it would not lead to a modification in the treatment plan - simple surveillance is sometimes all that is required - along with fair patient information. Specific radiographic views (schuss views in patients over 50 years of age, or stress films in ligament injuries) may be helpful, and may dispense with more sophisticated and costly examinations. On the other hand, when confronted with a constant, unilateral pain off ill-defined origin, even if apparently mechanical or even suggesting a patellar origin, the possibility of a synovial tumour, or a low-grade infectious condition (Lyme's disease, tuberculosis, secondary artritis...) should not be overlooked. Under these circumstances, there is a need for additional specific explorations such as MRI. In the "mysterious knee", with a negative MRI, a radioisotope bone scan may also be considered to guide further explorations.

Key words: Knee pain. - Explorations. - MRI.

Introduction

La pathologie du genou est au premier rang des motifs de consultation en orthopédie du fait de la variété des pathologies, qu'elles soient de nature traumatique, microtraumatique, dégénérative, inflammatoire, tumorale ou autre [11]. Le symptôme le plus souvent allégué est une douleur, tantôt typique, tantôt trompeuse par son expression ou son siège. Afin de sérier la question, nous n'envisagerons pas le genou de l'enfant, ainsi que les douleurs des genoux opérés.

Il n'est pas possible d'envisager la prescription d'un examen complémentaire sans un examen clinique complet préalable. Le recours à des examens complémentaires s'avère cependant presque toujours nécessaire, ne serait-ce que sous la forme d'un bilan radiologique minimum [56]. Si l'IRM s'est imposée comme un examen de référence dans de nombreuses circonstances, elle est encore trop souvent prescrite par excès, d'emblée, sans orientation clinique. Le choix de la séquence adaptée, l'opportunité de l'injection de produit de contraste intraveineux, l'orientation des coupes optimales, varie

Extrait de Conférences d'enseignement 2007
18 Mises au point en chirurgie du genou

singulièrement selon la structure explorée et sera déterminée par le radiologue, à condition toutefois d'avoir été orienté par le prescripteur.

Le praticien doit conjuguer son obligation de moyens (pour ne pas dire de résultat), les exigences parfois fondées sur des informations mal comprises de son patient, tout en gardant à l'esprit les contraintes plus prégnantes que jamais relatives au coût de la santé [1]. Par ailleurs, dans un contexte de mise en cause d'un tiers ou d'un accident de travail, il est utile de pouvoir disposer d'éléments objectifs pour documenter l'observation.

Certaines modalités de prescription sont affaire d'expérience ou d'école, voire de discipline : le bilan de base du rhumatologue et du chirurgien divergent, ne serait-ce que du fait de la sélection différente des patients. Notre propos, sera davantage centré sur la pratique quotidienne de la chirurgie orthopédique, en tenant compte des recommandations du *Guide du bon usage des examens d'imagerie médicale*, édité par la Haute Autorité de Santé en 2005 et de l'analyse de la littérature.

Le but de cet exposé est d'évoquer les examens complémentaires (imagerie, examens fonctionnels ou biologiques) en indiquant brièvement leurs différentes modalités et leurs résultats. Il s'agit également de tenter de rationaliser et d'ordonner les indications des explorations complémentaires, en fonction des principaux tableaux cliniques tels qu'ils se rencontrent en consultation et en rappelant quelques pièges ou pathologies inhabituelles qu'il faut savoir évoquer (figure 1).

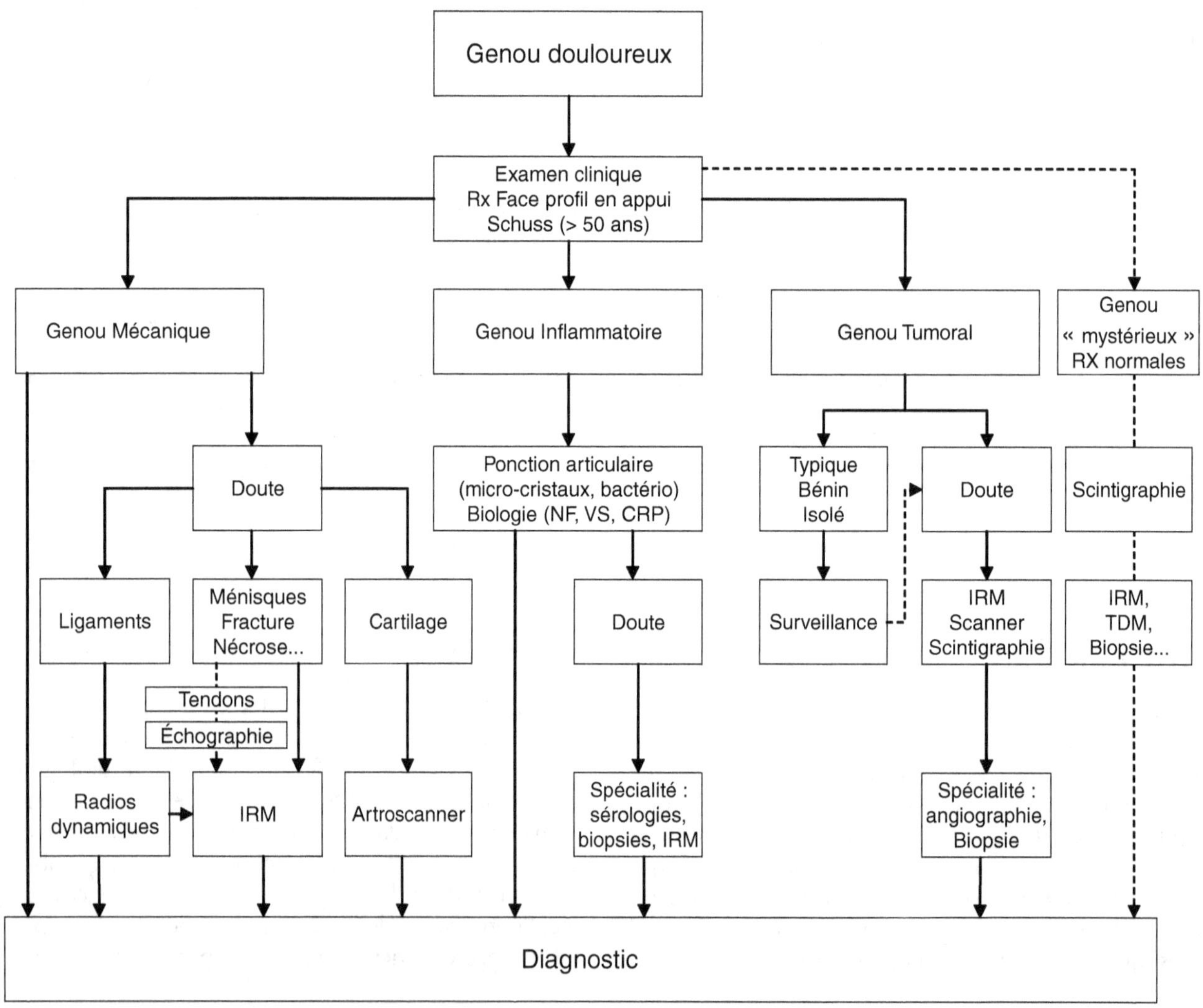

Figure 1. Arbre décisionnel synoptique.

Bilan clinique et radiographique d'orientation

Orientation clinique

Sans détailler l'examen clinique, qui n'est pas l'objet de cet article, il ne paraît pas concevable d'envisager la prescription d'un examen complémentaire, sans avoir examiné le patient attentivement et avoir établi un minimum d'orientation diagnostique [13]. Dans le cas contraire, cela conduirait, comme on l'observe parfois, à prescrire une échographie du genou pour dépister un simple épanchement articulaire !

L'interrogatoire renseigne sur l'âge du patient, ses antécédents, le contexte traumatique, la présence d'autres manifestations articulaires, notamment de la hanche sus-jacente, ainsi que sur le siège de la douleur et ses autres caractéristiques. L'examen clinique précise l'existence d'un épanchement signant une origine intra-articulaire (d'origine cartilagineuse, méniscale ou synoviale), recherche un point douloureux parfois précis ou typique (ménisque interne sur l'interligne postéro-interne, patte d'oie sur la face antéro-interne du tibia, séquelle d'entorse du LLI sur l'épicondyle interne, etc.). L'inspection relèvera une rougeur locale et la palpation une élévation de la chaleur cutanée. Les amplitudes articulaires sont notées et les laxités éventuelles sont recherchées au moyen des manœuvres spécifiques. L'examen du rachis et de la hanche ne doit pas être négligé.

Bilan radiologique de référence

Quelles que soient les constatations de l'examen clinique, la réalisation de radiographies systématiques nous paraît de bonne pratique, ne serait-ce que pour ne pas ignorer une tumeur, voire un antécédent de fracture non toujours signalé par le patient, ou d'éviter de demander un arthroscanner pour explorer le cartilage, alors que les radiographies révèlent un pincement articulaire évident, par exemple [17].

Ce bilan standard comporte des radiographies de face et de profil en appui monopodal chaque fois que cela est possible, associées à une vue axiale des rotules à 30° de flexion. La qualité de la réalisation de la radiographie de profil s'apprécie à la superposition du contour des condyles postérieurs. Après 50 ans, des clichés en schuss comparatifs permettent de dépister un pincement articulaire souvent absent sur les clichés simples [37] (figures 2 à 4). Des clichés comparatifs, systématiques pour certains, doivent être prescrits en cas de doute sur une image suspecte.

Une fois ce bilan minimum réalisé, on peut schématiquement « ranger » le patient dans l'une des trois catégories pratiques suivantes, pour lesquelles un bilan spécifique peut être envisagé : le genou « mécanique » (traumatique, sportif, syndrome méniscal, syndrome rotulien, genou dégénératif, lésions chondrales) ; le genou « inflammatoire » (arthrites inflammatoires, réactionnelles et infectieuses) ; et le genou « tumoral » qui englobe des pathologies parfois graves, frustes ou rares qu'il faut savoir évoquer.

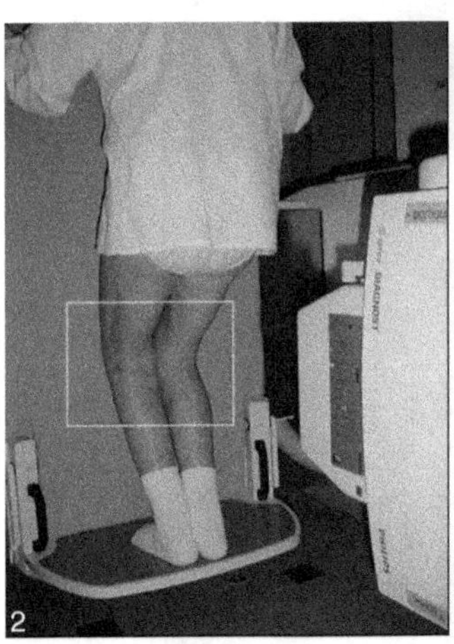
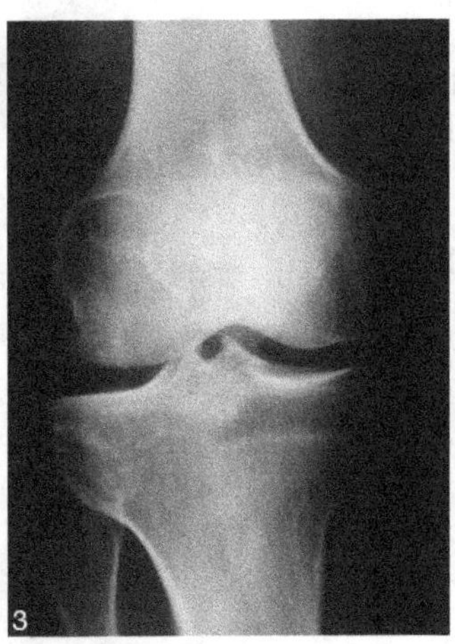
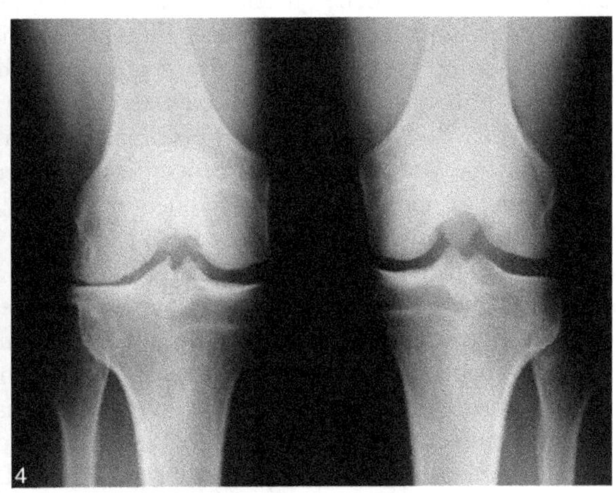

Figure 2. Technique du cliché en schuss : appui bipodal et rayon postérieur, enfilant les plateaux tibiaux tangentiellement.
Figure 3. Cliché en appui monopodal montrant un morphotype en varus et l'absence de pincement articulaire.
Figure 4. Même patient que la figure 2. Notez le pincement complet du compartiment fémoro-tibial externe, en dépit de radiographies standard normales en appui monopodal.

Genou mécanique

Genou traumatique et post-traumatique

Tout traumatisme du genou doit faire pratiquer des radiographies, à quelques restrictions près, fondées sur les critères d'Ottawa en traumatologie courante [38].

Lésions ligamentaires

Le contexte est fortement évocateur et le diagnostic de laxité est essentiellement clinique. Rarement, les laxités se résument à une douleur, à la phase chronique, lorsque le traumatisme initial mineur ou négligé, n'a pas fait évoquer une lésion ligamentaire, parfois très ancienne et occultée par le patient. Une lésion méniscale et/ou chondrale, souvent associée au stade chronique, explique souvent la douleur [21].

Le bilan radiographique comporte des radiographies de face et de profil en appui monopodal. Les radiographies sujet couché sont moins riches d'enseignement et ne sont justifiées qu'en urgence devant une suspicion de fracture.

Les radiographies systématiques en appui peuvent révéler un bâillement articulaire ou une translation sagittale (tibiale antérieure ou tibiale postérieure) tributaires du morphotype, de l'importance des lésions associées ou de la pente tibiale de profil [20]. Les radiographies peuvent surtout montrer des signes indirects sous la forme d'une avulsion ligamentaire à condition de les rechercher attentivement.

Une rupture du ligament croisé antérieur (LCA) peut s'accompagner typiquement d'une fracture de Segond (traduisant un arrachement de la capsule antéro-externe), d'une encoche du condyle latéral (véritable lésion de passage du bord postérieur du plateau tibial externe), d'une avulsion de la surface préspinales du LCA, ou plus rarement de la face axiale du condyle latéral, voire de l'avulsion l'insertion tibiale du demi-membraneux. Une lésion du ligament croisé postérieur (LCP) peut se manifester assez fréquemment sous la forme d'une avulsion de la surface rétro-spinale.

Les lésions périphériques peuvent se traduire en dehors, sous la forme d'un arrachement du sommet de la tête du péroné ou d'une avulsion de l'épicondyle externe. L'atteinte du plan interne peut être visualisée sous la forme d'un fragment osseux de l'épicondyle interne, ou d'une calcification séquellaire de Pellegrini-Sieda, voire avulsion du faisceau ménisco-tibial du ligament collatéral médial.

Une vue des échancrures peut faciliter l'analyse du massif des épines tibiales, et les clichés de trois quarts facilitent l'analyse de certaines avulsions ligamentaires périphériques.

Les radiographies dynamiques, ou en stress, de profil, comparatives permettent de préciser l'importance et la nature de la laxité. La translation est mesurée par la distance entre tangente au bord postérieur du plateau tibial interne (ou externe), parallèle à la corticale postérieure du tibia, et le bord postérieur des condyles superposés (figure 5). La différentielle par rapport au genou sain est retenue [20]. On pourrait en rapprocher les appareils de laximétrie (tel que le KT 1000®). Elles sont le plus souvent demandées dans le cadre du bilan préopératoire et font l'objet de modalités variables, pour le LCA ou le LCP et selon les équipes chirurgicales [40]. Cependant, elles peuvent être pratiquées à titre diagnostic, en cas de doute dans les laxités frustes. On peut ainsi, en cas de test de Lachman de type arrêt dur retardé, différencier une translation antérieure modérée (rupture partielle, ou cicatrisation en nourrice), d'une translation postérieure. De même, des clichés en valgus/varus forcé comparatifs peuvent permettre de différencier une laxité vraie de la laxité de réduction d'une fracture tassement d'un compartiment du genou. En dehors du bâillement de l'interligne articulaire, une décoaptation, visible sous la forme d'une ombre aérique cernant les surfaces articulaires (*vacuum sign*) est parfois visible.

La prépondérance de l'IRM dans le bilan des lésions ligamentaires n'est plus discutée en particulier pour l'exploration du pivot central (fiabilité de 90 % à 98 % pour le LCA et le LCP) [49, 52]. Le plan de coupe sagittal oblique, coïncidant avec le trajet anatomique du ligament exploré, ainsi que la combinaison de plusieurs séquences garantit cette performance diagnostique [63]. Ceci souligne l'importance de préciser la recherche d'une atteinte d'un ligament croisé lors de

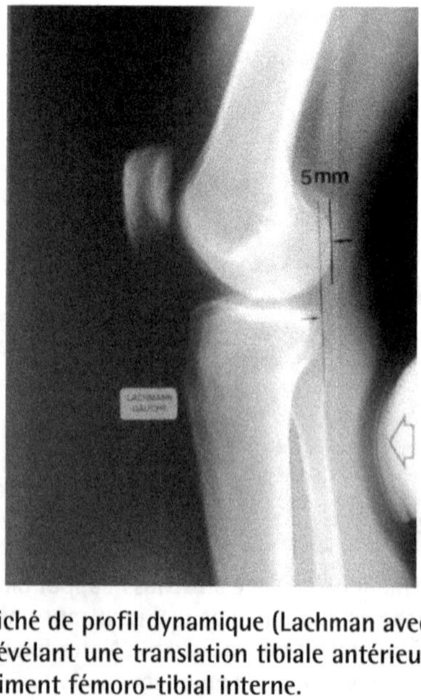

Figure 5. Cliché de profil dynamique (Lachman avec contrainte de 150 N) révélant une translation tibiale antérieure de 5 mm du compartiment fémoro-tibial interne.

la rédaction de l'ordonnance. Même si elle n'est pas indispensable au diagnostic positif de la plupart des entorses du genou, elle devient particulièrement utile dans le cadre de manifestations cliniques se résumant à une douleur, c'est-à-dire dans une forme trompeuse ou laxité partielle. Les anomalies IRM traduisant la rupture du LCA sont maintenant bien documentée sous forme de signes directs et indirects [16] et sont résumées dans le tableau 1. Les lésions associées ont quelques spécificités. Les contusions (parfois les impactions) du condyle latéral ou *bone bruises*, avec parfois une image en miroir du rebord postérieur du plateau tibial externe, correspondent à des lésions de passage, spécifiques des ruptures du LCA. La classification en trois types de gravité croissante de Vellet va de la simple contusion trabéculaire à la fracture-impaction ostéo-chondrale [66]. Les lésions méniscales sont le plus souvent verticales et périphériques, parfois sous forme d'une désinsertion, à ne pas confondre avec l'hypersignal traduisant la richesse vasculaire de la périphérie méniscale (figure 6).

La rupture du LCP se manifeste surtout par des signes directs mais est parfois révélée par une avulsion de la surface rétro-spinale non vue sur les radiographies simples.

Les lésions périphériques se manifestent sous la forme d'une image directe de solution de continuité, d'un épaississement et d'un hypersignal témoignant de l'œdème en regard de la lésion, d'une avulsion ostéo-périostée, ou moins directement d'un hypersignal traduisant un œdème osseux, notamment de l'épicondyle interne dans les lésions du ligament collatéral médial (figure 7). Les incidences obliques, mais également transversales peu exploitées, sont très utiles pour analyser

Tableau 1
Signes radiographiques et IRM du ligament croisé antérieur rompu

Radiographies	IRM Signes directs	IRM Signes indirects
Avulsion de la surface préspinale	Hypersignal, suffusion (déstructuration) en aigu	Contusion du condyle latéral
Encoche du condyle latéral	Solution de continuité	Détente du LCP
Translation antérieure spontanée de profil en appui monopodal	Horizontalisation	Fracture de second
Fracture de second	Échancrure vide (coupe frontale)	Lésion du ménisque externe
Translation différentielle > 4 mm (clichés dynamiques)	Translation antérieure spontanée	

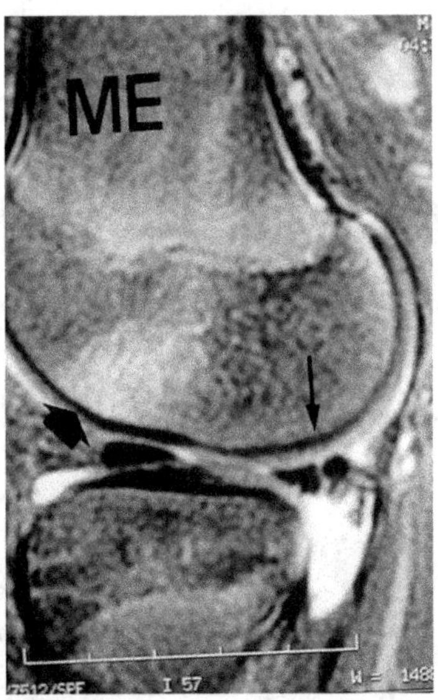

Figure 6. IRM montrant une contusion du plateau tibial externe (bone bruise) sous la forme d'un œdème du spongieux (hypersignal). Notez la lésion du ménisque externe associée et de la translation tibiale antérieure spontanée du compartiment externe.

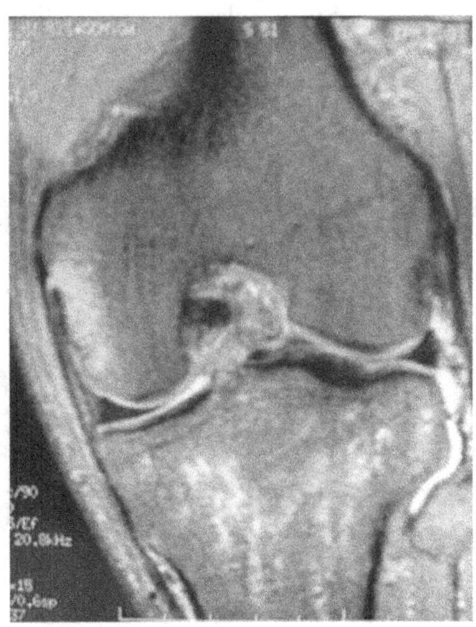

Figure 7. Entorse du ligament collatéral médial dans le cadre d'une rupture du LCA (triade antéro-interne). IRM montrant un hypersignal de l'insertion fémorale du ligament collatéral médial, associé à une rupture du LCA (échancrure vide).

des lésions périphériques et notamment des points d'angles postérieurs [6, 8, 60, 66]. On pourrait en rapprocher les symptômes liés à une pathologie de l'articulation péronéo-tibiale supérieure, dont l'IRM permet de préciser la nature [30].

L'indication à défaut d'être systématique, se justifie d'autant plus que le patient présente un flexum ou des blocages pouvant traduire l'interposition d'une languette méniscale, d'une exubérance fibreuse du LCA (syndrome du Cyclope) ou d'un capotage du LCA rompu dans l'échancrure ou « syndrome du battant de cloche » (figure 8), voire d'un corps étranger émanant d'une fracture ostéo-chondrale. La précision de la nature et du siège de lésions périphériques est également une indication, lorsqu'il s'agit d'un traumatisme grave.

La très fréquente entorse isolée du ligament collatéral médial ou une atteinte du pivot central, bien tolérée chez un patient de plus de 50 ans, pour lequel il n'est pas envisagé de geste chirurgical, ne justifie pas la réalisation d'une IRM systématique.

Fractures occultes

Les fractures occultes sont soupçonnées devant une hémarthrose. Une fracture unicondylienne fémorale ou une fracture oblique d'un plateau tibial pourront être dépistées sur des radiographies de trois quarts. Elles seront au mieux analysées par un scanner spiralé avec reconstructions 2D analysant, le nombre de traits, leur trajet, les déplacements, mais surtout la congruence articulaire [23].

Les lésions ostéochondrales sont difficilement visibles sur les radiographies simples. Là encore l'arthroscanner permettra au mieux de faire un diagnostic précis (voir partie : *Lésions chondrales*).

Les contusions osseuses sous-chondrales ont été bien mises en évidence avec la généralisation de l'IRM. Elles se caractérisent par un signal hypointense en T1 et hyperintense en T2. Localisées sur le condyle externe avec parfois une image en miroir sur le tibia dans les ruptures du LCA, elles peuvent aussi affecter le condyle interne après un choc direct ou un traumatisme appuyé en varus (figure 9). Il faut en rapprocher les contusions osseuses de la face latérale du condyle externe observées dans les luxations de la rotule et les contusions de la rotule par choc direct sur le genou.

Les fractures de fatigue ou de contrainte, ne sont pas toujours de diagnostic aisé et parfois difficiles à différencier des nécroses lorsqu'elles siègent au genou, dans un contexte de fragilité osseuse, c'est-à-dire chez des patients âgés ou ostéoporotiques. Les radiographies sont le plus souvent normales au début. À un stade ultérieur, apparaît une ligne claire sous-chondrale et/ou un aplanissement localisé du contour condylien. Apparaît ensuite un halo scléreux et un effondrement, puis à terme, un pincement articulaire. Un examen tomodensitométrique peut révéler un trait de fracture invisible sur les radios. Chez le patient jeune, elle traduit une hyperutilisation et affecte préférentiellement le plateau tibial interne [55]. L'IRM est très évocatrice, sous la forme d'une bande linéaire hypo-intense sur toutes les séquences, rehaussée par l'injection de gadolinium, au sein d'un œdème spongieux [44]. La scintigraphie montre les manifestations les plus précoces, sous la forme d'un hypersignal se prolongeant aux temps tardifs, mais elle n'est pas spécifique.

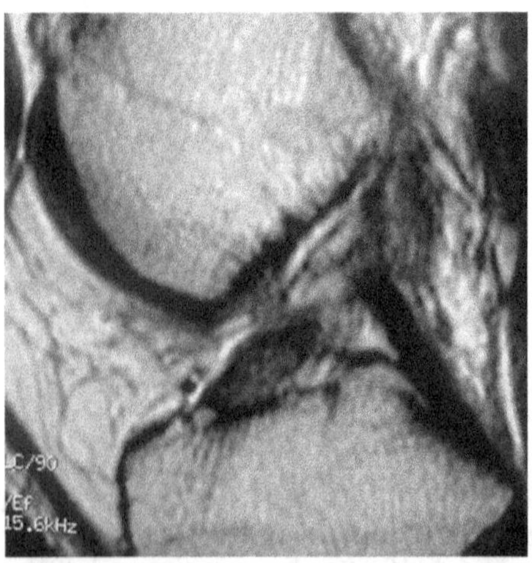

Figure 8. Rupture en plein corps du LCA dont l'insertion tibiale rétractée dans l'échancrure est responsable d'un flexum.

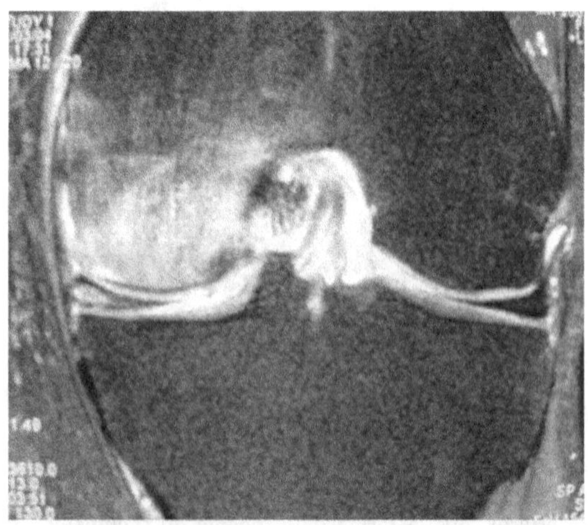

Figure 9. Contusion traumatique du condyle interne. IRM montrant un hypersignal localisé au condyle.

Cals vicieux

Les cals vicieux ne sont pas réputés, en tant que tel, susceptibles de se manifester sous forme d'une douleur. Néanmoins, un trouble de torsion, typiquement externe, de siège fémoral, peut retentir sur le genou par majoration des contraintes fémoro-tibiales. Un scanner avec mesures de l'antéversion fémorale et des torsions tibiales comparatives doit être prescrit.

Lésions méniscales

Une lésion méniscale peut s'inscrire dans le contexte dégénératif, comme l'une des expressions de l'arthrose (méniscose) ou dans le contexte d'un ménisque préalablement sain, présentant une lésion traumatique (isolée ou dans le cadre d'une association lésionnelle, le plus souvent en combinée à une rupture du LCA). Le contexte et les radiographies en schuss permettent de faire la différence.

L'IRM, plus particulièrement le recours à la séquence T2 en écho de gradient, est idéale pour détecter une lésion méniscale [59]. Ses performances (sensibilité 97 %, spécificité 98 %) permettent de se dispenser d'autres examens [49]. Le caractère pathologique se traduit par un signal linéaire intra-méniscal, communiquant avec l'articulation (figure 10), soit un stade III selon la classification de Stoller et Crues [62, 64].

En préopératoire, chez le sujet de plus de 50 ans, l'IRM sera aussi en mesure de dépister une ostéonécrose ou de valider son absence, lorsqu'une arthroscopie est envisagée.

Lorsqu'il existe une arthrose débutante ou avérée, avec une lésion méniscale par définition associée, il n'est pas nécessaire de réaliser une imagerie complémentaire systématiquement.

L'arthrographie, actuellement complétée par l'arthroscanner, est fiable pour la mise en évidence d'une lésion méniscale. Son caractère invasif lui fait préférer l'IRM, en dehors de l'exploration d'un ménisque préalablement opéré [28], ou pour le diagnostic des désinsertions capsulo-méniscales observées dans les ruptures du LCA, où l'IRM est peu performante [61].

L'arthroscopie n'est pas un moyen retenu pour faire le diagnostic d'une lésion intraméniscale habituelle (recommandations de l'ANAES, 1994). Elle peut se discuter rarement, entre les mains d'un spécialiste, pour mettre en évidence une hypermobilité méniscale par exemple.

Lésions chondrales

Leur manifestation clinique est particulièrement fruste. En dehors de l'ostéochondrite disséquante, bien visualisée sur les radiographies simples, le recours à des examens d'imagerie sophistiquée est souvent nécessaire.

L'examen « roi » reste l'arthroscanner en France. Les scanners à rotation continue permettant des acquisitions spiralées, permet la réalisation d'images 2D dans les trois plans de l'espace avec une excellente définition. L'injection de produit de contraste radio-opaque, permet de mettre en évidence toutes les lésions « ouvertes », c'est-à-dire comportant une érosion du cartilage superficiel (figure 11). Des modifications de l'os sous-chondral en regard, sont également parfois visibles sous la forme d'une géode ou d'une condensation localisée.

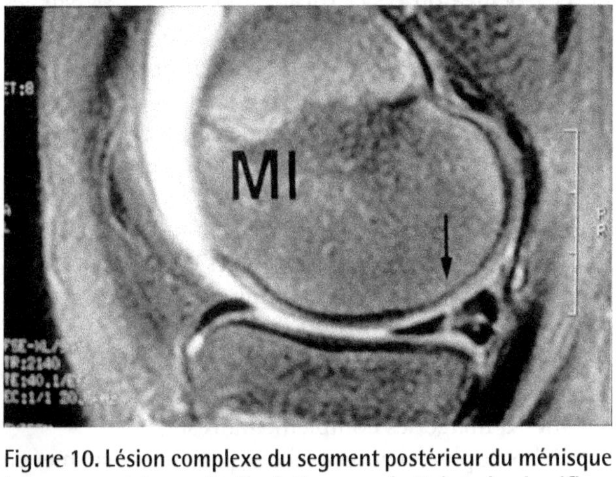

Figure 10. Lésion complexe du segment postérieur du ménisque interne, ouverte sur l'articulation : grade 3 dans la classification de Stoller et Crues.

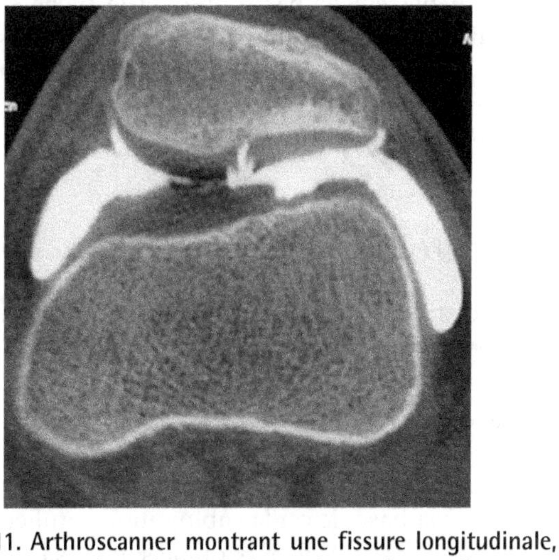

Figure 11. Arthroscanner montrant une fissure longitudinale, sagittale, de la crête médiale de la rotule, atteignant l'os sous-chondral.

L'IRM est également utile et a la préférence des Anglo-Saxons. Des séquences adaptées sont nécessaires [39]. En T2 le cartilage apparaît hypo-intense et sa surface peut être surlignée par la présence d'un épanchement (hyper-intense), permettant la visualisation de fissures ou d'ulcérations de surface. La suppression du signal graisseux (T2 Fat-Sat) permet de limiter certains artefacts (qui donnent l'illusion de discerner les différentes couches du cartilage) et visualise des anomalies intra-cartilagineuses qui pourraient traduire une chondromalacie [65]. Les modifications du signal osseux en regard des lésions chondrales sont corrélées avec la profondeur des lésions [41] et témoignent de la mise à nu de l'os sous-chondral (Grade III et IV de l'ICRS).

Les performances de l'IRM (sensibilité : 48 à 100 %; spécificité 50 à 96 %; fiabilité 52 à 81 %) restent cependant significativement inférieures à celle de l'arthroscanner [34]. La fiabilité de l'IRM est par ailleurs inférieure à celle de l'arthroscopie [29], dont on doit cependant rappeler l'indication exceptionnelle à titre diagnostic.

L'ostéochondrite disséquante (OCD) est de diagnostic radiographique aisé. Elle nécessite un bilan plus précis pour évaluer la viabilité et la stabilité du fragment [45] lorsqu'un traitement chirurgical est envisagé.

L'OCD est bien explorée par l'arthroscanner. L'adjonction de contraste améliore la mise en évidence de corps étrangers libre [12], il permet de préciser le caractère ouvert et instable de la lésion, par l'insinuation de produit de contraste dans la niche d'OCD, ou par la mobilisation du fragment.

L'IRM apprécie la vascularisation et la vitalité du séquestre. Elle permet aussi d'évaluer le retentissement osseux selon l'étendue de l'œdème spongieux en regard. La stabilité du fragment s'apprécie en fonction de son déplacement par rapport à la niche et l'existence d'une frontière sous forme d'un hypersignal en T2 [19]. L'injection intra-articulaire de contraste (iodé ou gadolinium) est intéressante pour déterminer le caractère étanche de la niche.

L'appareil extenseur

Il faut distinguer schématiquement les problèmes d'alignement rotulien, les syndromes douloureux rotuliens et les tendinopathies.

Dans l'instabilité rotulienne, les radiographies simples sont le plus souvent suffisantes (face et profil strict en appui à 20°). La vue axiale à 30° permet d'évaluer la bascule ou la subluxation rotulienne. Les clichés à 60° ou 90° de flexion ne sont pas informatifs puisque la rotule est engagée dans la trochlée, donc contrainte [65]. Elles permettent parfois de mettre en évidence des stigmates de luxation sous la forme d'une avulsion médiale de l'insertion patellaire du ligament patello-fémoral médial, ou d'un corps étranger. Elle permet en outre le dépistage des signes de dysplasie et/ou de rotule haute, conditions nécessaires à la survenue d'une luxation. La dysplasie se traduit par le signe du croisement de profil [22]. La rotule haute peut être mesurée selon plusieurs indexes, dont le plus pratique en « débrouillage » est l'index de Caton et Deschamps [15] (rapport entre limite distale du cartilage rotulien bord supéro-antérieur du tibia/longueur de la crête médiane, supérieur à 1 dans les rotules hautes), sur des radiographies de profil strict couché à 30°. La longueur du tendon rotulien peut également être appréciée sur ces clichés ainsi que la morphologie de la pointe de la rotule. Certains auteurs apprécient, sur des clichés de profil, le quadriceps contrarié, la bascule rotulienne ou son engagement par rapport au sommet de la trochlée. La mesure précise des anomalies associées (bascule rotulienne, TA-GT, etc.) relèvent du scanner, voire de l'IRM [27], et ne se conçoit que dans le cadre du bilan préopératoire. Nous ne les préciserons pas d'avantage.

Le syndrome douloureux rotulien est par définition une entité clinique et affecte le plus souvent les deux genoux. Les radiographies sont nécessaires et sont le plus souvent normales. Parfois, elles mettent en évidence des signes de dysplasie de trochlée, on parle alors d'instabilité rotulienne potentielle. Il n'est pas nécessaire de faire d'investigations complémentaires, en dehors des rares douleurs unilatérales atypiques.

Les lésions chondrales rotuliennes ou trochléennes sont suspectées par la clinique (rabot, accrochage) et mises en évidence par un pincement radiographique dans les formes majeures. Les rares ostéochondrites de la trochlée ou de la rotule sont suspectées sur les radiographies simples (figure 12). En l'absence de blocage ou d'autre symptôme conduisant à envisager une chirurgie, voire de contexte médico-légal, il n'est pas utile d'approfondir les examens. Le cas l'échéant, l'arthroscanner est l'examen de référence, mais l'IRM peut également être utile.

Les tendinopathies de l'appareil extenseur englobent les séquellles d'enthésopathie telles que le syndrome d'Osgood-Schlatter ou de Sinding-Larsen-Johanson. La radiographie de profil fait le diagnostic. Les tendinotathies du tendon rotulien ou du tendon du quadriceps, dont la forme majeure est la rupture, peuvent justifier d'imageries complémentaires.

L'échographie, d'accès facile et peu onéreuse, met en évidences des plages hétérogènes, des calcifications ou des formations kystiques.

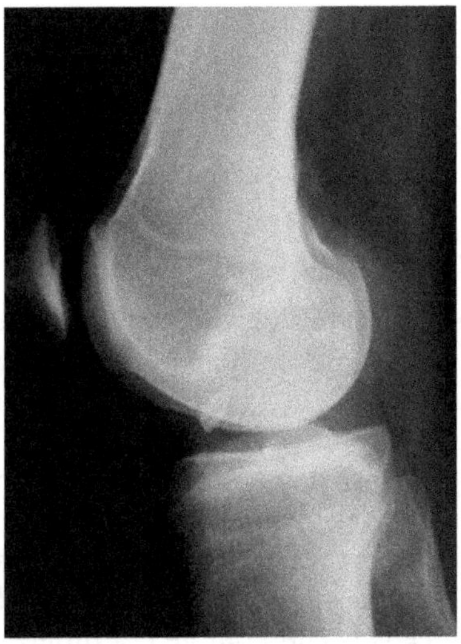

Figure 12. Ostéochondrite disséquante de la trochlée. Lésion largement ouverte avec présence d'un corps étranger détaché dans l'échancrure inter-condylienne.

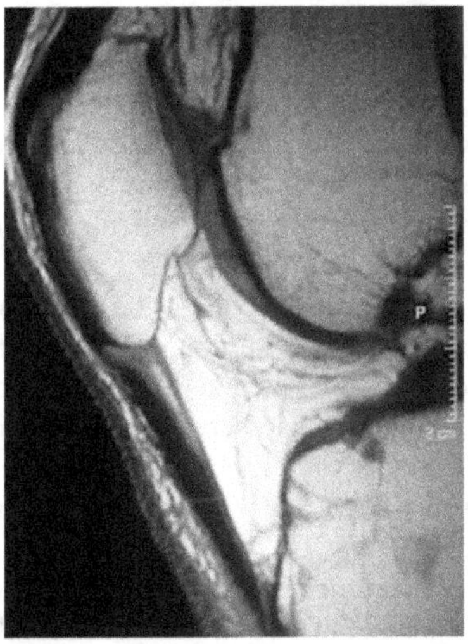

Figure 13. IRM montrant un hypersignal de la face profonde de l'insertion proximale du tendon rotulien révélant une tendinite par conflit avec la pointe de la rotule.

L'IRM ne doit pas être systématique, mais permet de fournir des données précises et de lecture aisée [46]. Elle est indiquée en cas de doute diagnostic ou dans le rare cas d'un bilan préopératoire. Dans les tendinopathies rotuliennes, elle permettra de préciser une forme particulière de lésion de la face profonde du tendon en regard de la pointe de la rotule (figure 13), parfois accessible à un traitement chirurgical. Dans les ruptures du tendon patellaire ou quadricipital, elle permettra de distinguer rupture en plein corps et avulsion d'une insertion osseuse, ainsi que le degré de rétraction du tendon.

Pathologie tendineuse et péritendineuse

Les tendinites, souvent apanage du sportif, sont exceptionnellement d'origine toxique. Le contexte clinique, le geste technique ou les défauts de pratique sportive en cause, permettent souvent d'en faire le diagnostic. Les radiographies simples sont de rigueur, le plus souvent normales. Une fracture de fatigue parfois également observée dans ce contexte peut être mise en évidence (voir partie *Fractures occultes*).

L'échographie peut être prescrite en cas de doute diagnostique ou d'évolution défavorable de la prise en charge médicale. Elle permettra de mettre en évidence une bursite, une augmentation de calibre et une hétérogénéité des tendons incriminés (plages hypoéchogènes), de préciser le siège éventuel de la lésion et parfois d'en suivre l'évolution [9]. Les appareils modernes, à haute fréquence (10 à 12 mHz), sont plus performants. L'échographie dynamique, dans les mains d'un échographiste expérimenté est très performante. Elle consiste à mettre en parallèle et à combiner les manœuvres cliniques et l'imagerie. L'écho doppler couleur apporterait des informations relatives à la vascularisation, précisant le caractère inflammatoire d'une lésion [68].

Les infiltrations d'anesthésiques locaux peuvent être considérées dans les syndromes de conflit permettant parfois d'affirmer l'origine de la douleur [14].

L'IRM peut également être demandée en cas de doute, par exemple pour mettre en évidence un syndrome de l'essuie-glace de la bandelette ilio-tibiale sur le condyle latéral, dont le diagnostic est essentiellement clinique [43], ou encore préciser la réalité d'une plicae médio-patellaire [35]. Plus rarement, un « syndrome du Hoffa », une tendinite du demi-membraneux, ou encore une exceptionnelle rupture du tendon du poplité seront diagnostiqués. L'IRM est surtout utile en cas de doute diagnostic avec une lésion méniscale.

Les kystes du genou peuvent être l'expression de multiples pathologies sous-jacentes, affectant de nombreuses structures anatomiques. Ils sont bien explorés par l'IRM [51].

Les kystes poplités sont dépistés par la clinique et non pas par une échographie systématique du creux poplité. Cependant, l'échographie peut être utile pour préciser le caractère homogène du contenu et guider une ponction éventuelle. Une IRM peut compléter l'exploration en cas de doute ou dans le cadre du bilan préopératoire, mettant parfois en évidence un kyste inhomogène ou cloisonné, révélant parfois une arthrite inflammatoire ou une synovite villonodulaire.

Les kystes méniscaux externes, exceptionnellement internes, seront explorés au mieux au moyen d'une IRM, mettant en évidence et précisant la localisation de la lésion méniscale, ainsi que son caractère communiquant avec le kyste. Dans les formes atypiques, il est utile de réaliser une biopsie exérèse pour ne pas méconnaître une lésion tumorale [25, 53].

Le diagnostic des kystes ou pseudo-kystes dégénératifs des ligaments croisés est l'apanage de l'IRM [24]. Le pseudo-kyste apparaît sous la forme d'un ligament épaissi et hétérogène, évoquant un processus dégénératif, tandis que le kyste est homogène, de contenu liquidien et bien circonscrit (figure 14). La filiation avec les ruptures interstitielles ou un conflit avec le bord postérieur de l'échancrure lors de contraintes en hyperflaxion ont été évoqués.

Algodystrophie

L'algodystrophie aurait pu être classée dans un chapitre différent puisque ses manifestations neuro-végétatives revêtent une présentation inflammatoire au début. Elle succède le plus souvent, ou accompagne, un processus mécanique. Elle réalise un syndrome clinique très évocateur dans un contexte post-traumatique, pour peu qu'il y ait un vécu de « préjudice ». La radiographie est tardive, réalisant une ostéoporose pommelée localisée à l'articulation. La scintigraphie montrant une hyperfixation diffuse et intense n'est interprétable qu'en l'absence de traumatisme sévère ou de contexte post-chirurgical [31]. L'IRM précocement positive, fournit des images très évocatrices, montrant un œdème diffus, contrairement aux fractures de fatigue ou aux nécroses, réalisant des images plus circonscrites et est en passe de supplanter la scintigraphie.

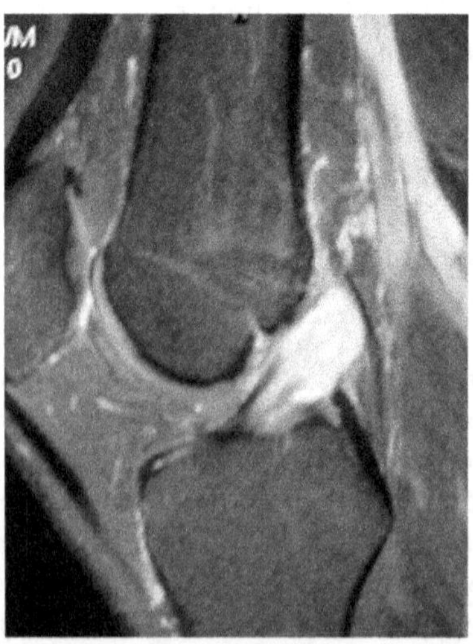

Figure 14. Kyste du LCA localisé au tiers proximal, traduisant un conflit avec le rebord postérieur de l'échancrure, se manifestant par des douleurs en hyperflexion.

Genou dégénératif

Gonarthrose

En dehors des séquelles traumatiques, c'est la première cause de consultation après l'âge de 50 ans. L'examen physique est relativement peu spécifique, mais les radiographies simples sont le plus souvent parlantes [7]. Elles doivent être réalisées en charge et complétées par des clichés en schuss afin de dépister un pincement précoce, évitant les IRM excessives et les méniscectomies inutiles. La classification d'Ahlback modifiée [2] rend compte des différents stades : pincement inférieur à 50 % de l'interligne (stade I); pincement articulaire supérieur à 50 % (stade II); pincement complet (stade III); usure avec cupule tibiale (stade IV); dislocation du genou (stade V). Lorsque le pincement articulaire est complet sur l'un au moins des compartiments, le diagnostic d'arthrose avérée est posé. Le caractère initialement localisé du pincement et les signes d'accompagnement (ostéophytes, densification de l'os sous-chondral, géodes) étayent la nature arthrosique de la dégradation articulaire. Le cliché de profil en charge doit être également analysé, montrant parfois une translation tibiale antérieure spontanée et une cupule postérieure, témoignant d'une rupture du LCA ou révélant un pincement fémoro-patellaire. La vue axiale précise l'existence d'un pincement fémoro-patellaire. Une goniométrie ou des clichés en stress ne se conçoivent pas d'emblée mais dans le cadre du bilan préopératoire.

En cas de pincement incomplet, pour peu que l'on ait l'arrière-pensée d'une méniscectomie, l'IRM peut être prescrite pour préciser la réalité d'une lésion méniscale dont l'aspect traumatique supposerait sa responsabilité prédominante dans la symptomatologie douloureuse. À l'inverse, un aspect dégénératif avec un ménisque subluxé, refoulant le faisceau profond du LLI, associé à des lésions chondrales et un remaniement de l'os sous-chondral (kystes, densification) plaide pour un processus dégénératif prédominant, dont le ménisque n'est qu'une des expressions. Dans les conditions de l'IRM, genou en décharge et en extension, les lésions chondrales ne sont pas toujours en regard (distales sur le tibia et postérieures sur le condyle correspondant).

Dans les formes débutantes, ou lorsque le pincement prédomine, sans densification de l'os sous chondral franche ou en l'absence d'ostéophytes, un bilan biologique inflammatoire simple, voire une ponction du genou et une analyse du liquide articulaire, montrant une « formule mécanique », peuvent être prescrits pour faire la part des choses.

C'est aussi dans ce contexte qu'il faut réaliser une radiographie de bassin mettant parfois en évidence une coxarthrose s'exprimant sous la forme d'une gonalgie.

Nécrose

L'existence d'une nécrose est parfois difficile à différencier d'une fracture de fatigue, qui survient sur le même terrain et dont elle constitue le principal diagnostic différentiel [10]. Les radiographies simples sont le plus souvent normales au début [57], puis peuvent montrer un tassement local, un aplatissement du contour condylien. Affectant essentiellement le condyle interne, elle est bien montrée par l'IRM [42]. Les nécroses d'un plateau tibial, bien que plus rares, doivent être reconnues [47, 48]. La nécrose se manifeste par un œdème localisé de l'os sous-chondral, plus ou moins étendu dans l'épiphyse (hypo-intense en T1, hyper-intense en T2), et ne se rehausse pas après l'injection de gadolinium (T1 Fat Sat) (figures 15 et 16). Dans la fracture de fatigue, l'œdème est plus étendu et un trait, sous la forme d'un coup d'ongle distal, peut être mis en évidence après injection de gadolinium. Il n'est pas toujours aisé de faire la différence de façon certaine et ces entités voisines sont volontiers confondues [69]. À défaut d'IRM, la scintigraphie [67] est peu spécifique mais montre une image d'hyperfixation très localisée et d'apparition précoce (figure 17).

Pour mémoire, les nécroses intra-osseuses, asymptomatiques, réalisant des opacités serpigineuses caractéristiques, sont banales et souvent rencontrées chez le sujet d'age mûr.

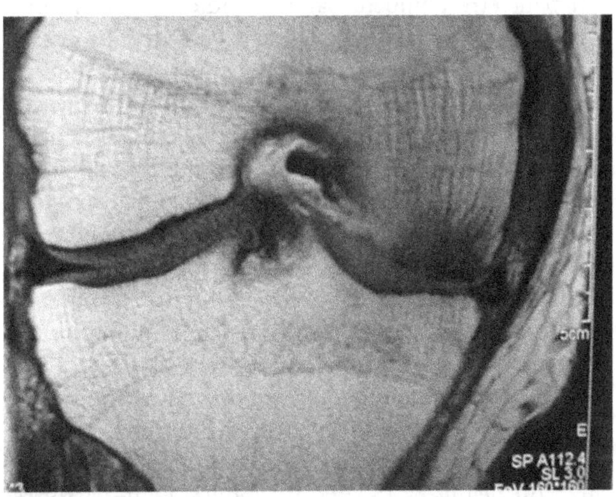

Figure 15. IRM montrant une nécrose du condyle interne sous la forme d'un signal hypo-intense en T1.

Genou inflammatoire

Plusieurs diagnostics peuvent être évoqués devant des douleurs d'horaire inflammatoire ou parfois atypique, accompagnées d'un épanchement : arthrite infectieuse, inflammatoire ou réactionnelle. De nombreux diagnostics, de fréquence variable, peuvent être évoqués (tableau 2).

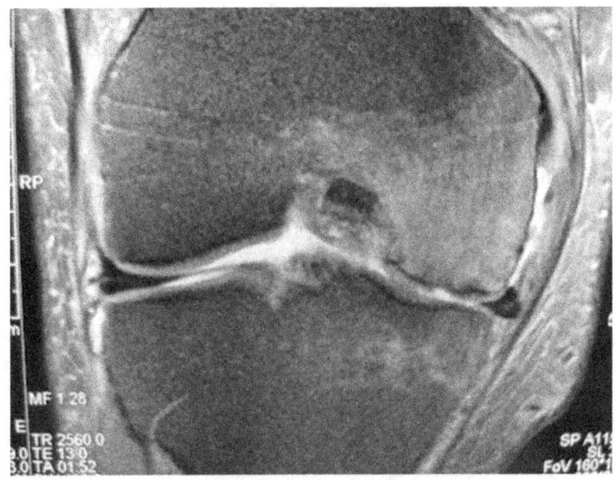

Figure 16. Même patient qu'à la figure 14. Signal hyper-intense en T2 témoin de l'œdème du condyle.

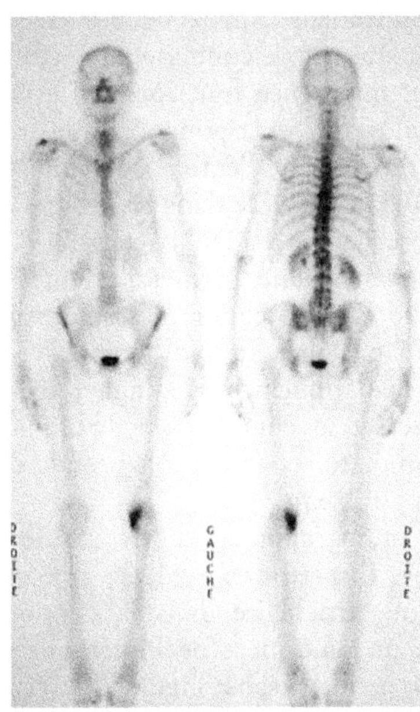

Figure 17. Même patient qu'à la figure 14. Scintigraphie montrant une hyperfixation localisée au condyle interne.

Tableau 2
Étiologies et pathologies inflammatoires

Affections fréquentes	Affections rares
Polyarthrite rhumatoïde	Lupus et connectivites
Arthropathies microcristallines	Angéites
Pelvispondylite rhumatismale	Entérocolopathies chroniques (Crohn, RCH, Whipple)
Rhumatisme psoriasique	Sarcoïdose
Fiessinger-Leroy-Reiter	Tuberculose
Arthrite réactionnelle autre	Behçet
Rhumatisme post-streptococcique	Maladie périodique
Maladie de Lyme	Rhumatisme palindromique

Tableau 3
Différentes compositions de liquides articulaires pathologiques

	Aspect macroscopique	Cellules	Biologie	Bactériologie
Mécanique	Clair	$< 300/mm^3$	Protéines <	-
Inflammatoire	Teinté, citrin	$> 2\,000/mm^3$ Lymphocytes	Protéines >	-
Microcristallin	Teinté, citrin	$> 2\,000/mm^3$ Lymphocytes	Acide urique Pyrophosphate Ca^{++}	-
Infectieux	Louche	$> 10^5/mm^3$PNN altérés	Glucose < 6 mmol	+ PCR

L'arthrite infectieuse à pyogènes doit être évoquée en priorité. Lorsque que le contexte est caricatural (douleur intense, impotence fonctionnelle aspect inflammatoire local et fièvre) la ponction et la bactériologie permettent rapidement d'établir le diagnostic [50]. La biopsie synoviale est utile dans les formes décapitées, ainsi que la recherche d'ADN bactérien (PCR).

La ponction articulaire permet d'orienter le diagnostic lorsque le tableau clinique est moins caricatural (ou décapité par une antibiothérapie intempestive). On peut schématiquement distinguer trois tableaux selon l'aspect et la composition du liquide : mécanique, inflammatoire (et pathologie microcristalline) ou infectieux (tableau 3).

Le bilan radiographique centré sur le genou est systématique. Il mettra en évidence une calcification de l'interligne articulaire dans la chondrocalcinose (figure 18), un pincement de l'interligne articulaire, parfois des géodes, sans image de reconstruction osseuse (condensation de l'os sous-chondral, ostéophytes) dans les chondrolyses d'origine inflammatoire, au premier rang desquelles la polyarthrite rhumatoïde (PR). Une radiographie pulmonaire est utile, à la recherche de stigmates d'une tuberculose ou d'une sarcoïdose.

Il peut être compété par une radiographie du pied à la recherche d'une géode de la tête du 5e métatarsien, typique d'une polyarthrite rhumatoïde. D'autres clichés, centrés sur les sacro-iliaques à la recherche d'une spondylo-arthropathie, ou encore des clichés de la symphyse dans le cadre d'une chondrocalcinose, seront plutôt prescrits par le médecin rhumatologue.

Le bilan biologique de « débrouillage » comporte une numération formule sanguine, une mesure de la VS et un dosage de la *C-reactive proteine* (CRP), pour mettre en évidence un syndrome inflammatoire. Le dosage de la ferritinémie contribue à attester de son caractère chronique. Le dosage d'anticorps anti-CCP participe au diagnostic de polyarthrite rhumatoïde.

Tout le problème est de savoir évoquer des affections rares ou négligées (SAPHO, syphilis, Lyme, arthrites réactionnelles, etc.) et d'orienter le patient pour limiter

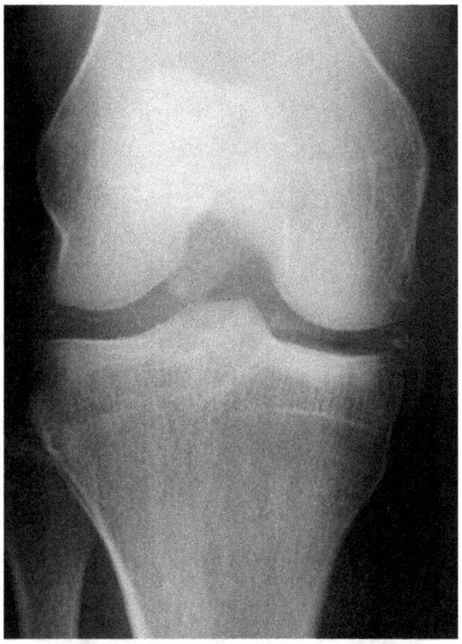

Figure 18. Radiographie de face montrant un liseré calcifié, bordant le cartilage articulaire, traduisant une chondrocalcinose.

certaines errances thérapeutiques. Les examens plus spécifiques comportent une intradermoréaction, des dosages spécifiques (ACAM, AC anti-DNA, complément, sérologies hépatitiques, syphilitique, anticorps anti-streptolysine O, sérologie de Lyme, *Chlamydia*, *Yersinia*, HLA B27, etc.), qui sont supervisés par les rhumatologues, parfois en collaboration avec les infectiologues, les internistes, voire les neurologues en cas de suspicion d'arthropathie tabétique.

D'autres examens encore sont du ressort de la prescription par un spécialiste tels que l'IRM permettant de rechercher des stigmates infraradiographiques d'arthrite rhumatismale (amincissement du cartilage, synovite, etc.). Une biopsie synoviale à l'aiguille est souvent effectuée ou ciblée au moyen d'une arthroscopie.

Notons que la scintigraphie, bien que non spécifique, est souvent utile pour dépister différentes localisations d'un processus septique ou inflammatoire permettant de cibler l'exploration. La scintigraphie aux leucocytes marqués est utile pour préciser le caractère infectieux d'une atteinte articulaire ou osseuse, ou pour la surveillance de l'efficacité thérapeutique, mais sa spécificité reste discutée.

Tumeurs et dystrophies du genou

Bien qu'un peu artificielle, cette catégorie a le mérite d'évoquer certaines pathologies particulièrement graves ou parfois difficiles à diagnostiquer.

Tumeurs osseuses

Les radiographies simples permettent de faire le diagnostic de la plupart des tumeurs osseuses. Le problème est de distinguer une tumeur bénigne typique, dont la surveillance simple peut être recommandée; d'une tumeur maligne ou de potentiel malin, qui doit conduire à une exploration allant jusqu'à la biopsie. Le plus souvent asymptomatiques, en dehors d'un conflit de voisinage ou d'une fracture de fatigue, leur découverte ne doit pas dispenser de la recherche une cause associée expliquant la symptomatologie douloureuse.

Parmi les tumeurs bénignes les moins rares, certaines ont des manifestations radiographiques assez évocatrices. Les exostoses réalisent des masses de densité osseuse au contour festonné en continuité à l'os adjacent auquel elles sont reliées par une base plus ou moins large. L'enchondrome se présente sous la forme d'une géode claire, homogène, à limites nettes, parfois teintée de petites opacités ou de fines trabéculations. Le fibrome non ossifiant, souvent de découverte fortuite, affecte des patients jeunes et se caractérise par une lacune métaphysaire multiloculaire bordée par une fine bande scléreuse. L'ostéome ostéoïde est plus trompeur, parfois à peine visible sur les radiographies, se présentant comme une lacune osseuse (nidus) situé au sein d'une réaction corticale condensante [32, 36]. La scintigraphie permet d'en préciser la localisation et de centrer les coupes de scanner ou d'IRM précisant ses caractéristiques.

Au moindre doute, ou a fortiori lorsque l'aspect radiographique évoque une tumeur maligne (lacune débordant sur une corticale, anomalies périostées, calcification, etc.), les différents moyens d'imagerie permettant de faire la part des choses doivent être mis en œuvre. Nous ne débattrons pas ici de la supériorité des modalités de la biopsie guidée par l'imagerie ou chirurgicale, parfois discutée et affaire de spécialistes. Une scintigraphie, une IRM et un scanner doivent être obtenus sans délai et le patient doit être impérativement orienté vers une équipe spécialisée [33].

Tumeurs des parties molles

Lorsqu'elles génèrent des douleurs, ou qu'elles s'accompagnent de modifications de la trame osseuse adjacente, elles doivent être considérées comme malignes jusqu'à preuve du contraire et faire l'objet, comme les tumeurs osseuses, d'un bilan exhaustif spécialisé.

Tumeurs et dystrophies synoviales

Les tumeurs synoviales ont des manifestations variables, le problème est surtout de savoir les évoquer.

L'ostéochondromatose (primitive) correspondent à une métaplasie du tissu synovial. Elle se manifeste par des douleurs et des blocages, dans ses formes primitives et secondaires. Un ou plusieurs corps étrangers radio-opaques permettront de faire le diagnostic positif. En l'absence de manifestation radiographique, l'arthroscanner et l'IRM peuvent être informatifs et c'est l'arthroscopie qui fera le diagnostic. L'aspect macroscopique et la biopsie sous arthroscopie permettent de préciser l'étiologie primitive ou secondaire. Dans la deuxième hypothèse, l'exploration articulaire permettra également de préciser la pathologie d'origine. Rappelons qu'exceptionnellement il peut survenir une transformation sarcomateuse [5].

La synovite villonodulaire hémopigmentée a également volontiers des manifestations d'allure mécanique parfois accompagnées de blocages et d'un épanchement récidivant [26]. Les radiographies mettront parfois en évidence des érosions osseuses dans les formes évoluées. La ponction ramènerait un liquide sanglant. L'IRM est l'examen clé pour orienter le diagnostic. La synoviale pathologique présente un aspect tumoral hétérogène, hyper-intense en T1 et rehaussée après injection de produit de contraste (figure 19). La présence de pigments d'hémosidérine se caractérise par l'existence de plages hypo-intenses en T2, non rehaussées par l'injection de contraste (figure 20). L'IRM permet en outre de préciser le siège intra et/ou extra-articulaire, ainsi que la forme localisée ou diffuse. La biopsie, combinée à une exérèse dans les formes localisées, permettra de faire le diagnostic [58].

Un hémangiome synovial peut être soupçonné devant des hémarthroses à répétition. Les radiographies sont normales au début, puis montrent un pincement dans les formes évoluée. L'IRM et l'angiographie [18] permettent de soupçonner cette lésion et d'en préciser le siège ou parfois l'extension extra-articulaire musculaire et cutanée. Le diagnostic final est anatomopathologique [3].

Un synovialosarcome a des manifestations beaucoup plus frustes. L'IRM ne permet pas de faire le diagnostic de façon certaine et là encore ces tumeurs synoviales doivent conduire à la réalisation de biopsies [54].

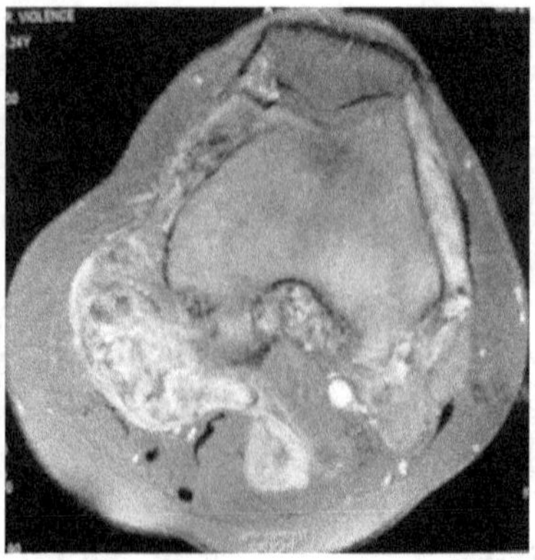

Figure 19. Aspect IRM d'une SVNH. Séquence T1 gadolinium, montrant une masse tumorale bien circonscrite à contenu hétérogène.

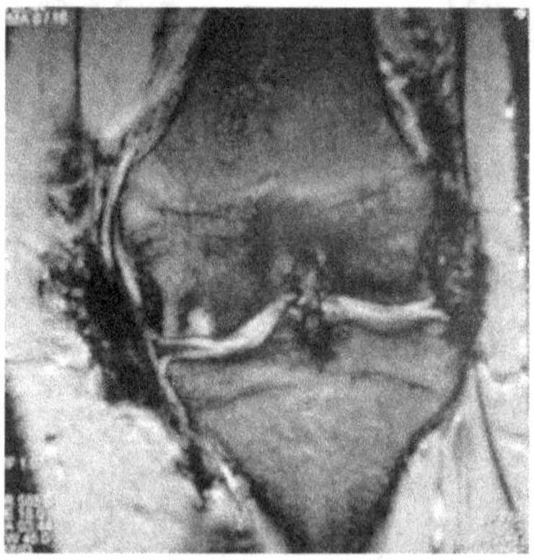

Figure 20. Aspect IRM d'une SVNH. Séquence écho de gradient révélant la présence de pigments d'hémosidérine, fortement évocateurs d'une SVNH.

Conclusion

Bien souvent, l'examen attentif du patient et les radiographies standard conduisent à un diagnostic précis. Lorsque l'examen clinique n'est pas concluant, que la douleur est de localisation imprécise, souvent postérieure et que les radiographies sont normales ou non explicites, il faut recourir à des examens en fonction du contexte (voir figure 1).

L'IRM reste le premier examen complémentaire dans le cadre traumatique pour ce qui concerne les lésions ligamentaires, les fractures occultes, la pathologie méniscale, tendineuse et péri-tendineuse; mais encore pour la recherche d'une nécrose, de certaines pathologies inflammatoires, ou dans la pathologie tumorale des parties molles et de la synoviale.

Le scanner est le meilleur examen pour explorer la morphologie osseuse (analyse des facteurs d'instabilité fémoro-patellaire, des troubles de torsion, notamment des cals vicieux) et pour contribuer à la caractérisation des tumeurs osseuses.

L'arthroscanner reste la référence pour l'analyse du cartilage, même s'il est souvent prescrit en deuxième intention, après l'IRM, du fait du caractère non spécifique des manifestations cliniques et du contexte sportif, en dehors des ostéochondrites.

L'échographie tient une place assez anecdotique dans la pathologie du genou où elle vient préciser une tendinite ou un kyste. Elle est surtout utile pour guider un geste de ponction, mais à l'inconvénient de procurer des images ésotériques pour la plupart des chirurgiens.

Ponction articulaire, examens biologiques et biopsie synoviale sont l'apanage du genou inflammatoire.

La pathologie tumorale, hormis les lésions solitaires bénignes typiques, impose un bilan d'imagerie complet et commande la prise en charge par une équipe spécialisée au moindre doute. Les tumeurs synoviales, découvertes à l'IRM, imposent une biopsie.

La place de la scintigraphie dans la nécrose, les fractures de fatigue, ou l'algodystrophie, voire le bilan d'extension tumoral, tend à être supplantée par l'IRM. En revanche, elle est particulièrement utile à la localisation de certaines lésions dans le contexte d'un genou douloureux atypique à radiographies normales (ou genou « mystérieux »), permettant d'étayer la réalité des symptômes et de focaliser les explorations [4].

Enfin, nous proposons de garder à l'esprit ces quelques formules lors de la prescription d'examens complémentaires devant un genou douloureux de l'adulte :

• le diagnostic de rupture du LCA est essentiellement clinique;
• le diagnostic d'une lésion méniscale repose sur l'IRM;
• le diagnostic de lésion chondrale repose sur l'arthroscanner;
• le bilan d'une instabilité rotulienne repose sur les radiographies;
• le diagnostic d'arthrose est radiographique et ne justifie pas la prescription d' une IRM;
• le diagnostic de tendinite ou de kyste poplité est clinique, non échographique;
• toute tumeur non typique requiert une preuve histologique.

Références

[1] Abasolo L, Carmona L, Hernandez-Garcia C, Lajas C, Loza E, Blanco M, et al. Musculoskeletal work disability for clinicians : time course and effectiveness of a specialized intervention program by diagnosis. Arthritis Rheum 2007; 57(2) : 335–42.

[2] Ahlback S. Osteoathritis of the knee. A radiographic investigation. Acta Radiol Diagn 1968; 277(Suppl). : 7–72.

[3] Akgun I, Kesmezacar H, Ogut T, Dervisoglu S. Intra-articular hemangioma of the knee. Arthroscopy 2003; 19(3) : E17.

[4] Al-Janabi MA. The role of bone scintigraphy and other imaging modalities in knee pain. Nucl Med Commun 1994; 15(12) : 991–6.

[5] Anract P, Katabi M, Forest M, Benoît J, Witvoet J, Tomeno B. Synovial chondromatosis and chondrosarcoma. A study of the relationship between these two diseases. Rev Chir Orthop Reparatrice Appar Mot 1996; 82(3) : 216–24.

[6] Bahk MS, Cosgarea AJ. Physical examination and imaging of the lateral collateral ligament and posterolateral corner of the knee. Sports Med Arthrosc 2006; 14(1) : 12–9.

[7] Boegard T, Jonsson K. Radiography in osteoarthritis of the knee. Skeletal Radiol 1999; 28(11) : 605–15.

[8] Bolog N, Hodler J. MR imaging of the posterolateral corner of the knee. Skeletal Radiol 2007; 36(8) : 715–28.

[9] Brasseur J, Faucher A, Tardieu M, Bessis L, Tordeur M, Roger R. Aspect échographique de la pathologie du genou. In : Bard H, Drapé JL, Goutallier D, Leredo JD. Le Genou Dégénératif et traumatique. 1997 GETROA opus XXIV. : 335–62.

[10] Breitenseher MJ, Kramer J, Mayerhoefer ME, Aigner N, Hofmann S. Differential diagnosis of bone marrow oedema of the knee joint. Radiologe 2006; 46(1) : 46–54.

[11] Brooks PM. The burden of musculoskeletal disease-a global perspective. Clin Rheumatol 2006; 25(6) : 778–81.

[12] Brossmann J, Preidler KW, Daenen B, Pedowitz RA, Andresen R, Clopton P, et al. Imaging of osseous and cartilaginous intraarticular bodies in the knee : comparison of MR imaging and MR arthrography with CT and CT arthrography in cadavers. Radiology 1996; 200(2) : 509–17.

[13] Calmbach WL, Hutchens M. Evaluation of patients presenting with knee pain : Part II. Differential diagnosis. Am Fam Physician 2003; 68(5) : 917–22.

[14] Cardone DA, Tallia AF. Diagnostic and therapeutic injection of the hip and knee. Am Fam Physician 2003; 67(10) : 2147–52.

[15] Caton J, Deschamps G, Chambat P, Lerat JL, Dejour H. Patella infera. A propos of 128 cases. Rev Chir Orthop Reparatrice Appar Mot 1982; 68(5) : 317–25.

[16] Chen WT, Shih TT, Tu HY, Chen RC, Shau WY. Partial and complete tear of the anterior cruciate ligament. Acta Radiol 2002; 43(5) : 511–6.

[17] Chevallier A, Le Quintrec JL, Judet O. Practical approach to usual rheumatologic and traumatic diseases in elderly patients. J Radiol 2003; 84(11 Pt 2) : 1880–902; quiz 1903–5.

[18] De Smet AA, Ilahi OA, Graf BK. Reassessment of the MR criteria for stability of osteochondritis dissecans in the knee and ankle. Skeletal Radiol 1996; 25(2) : 159–63.

[19] De Smet AA, Ilahi OA, Graf BK. Reassessment of the MR criteria for stability of osteochondritis dissecans in the knee and ankle. Skeletal Radiol 1996; 25(2) : 159–63.

[20] Dejour H, Bonnin M. Tibial translation after anterior cruciate ligament rupture. Two radiological tests compared. J Bone Joint Surg Br 1994; 76(5) : 745–9.

[21] Dejour H, Dejour D, Ait Si Selmi T. Chronic anterior laxity of the knee treated with free patellar graft and extra-articular lateral plasty : 10-years follow-up of 148 cases. Rev Chir Orthop Reparatrice Appar Mot 1999; 85(8) : 777–89.

[22] Dejour H, Walch G, Neyret P, Adeleine P. Dysplasia of the femoral trochlea. Rev Chir Orthop Reparatrice Appar Mot 1990; 76(1) : 45–54.

[23] Dias JJ, Stirling AJ, Finlay DB, Gregg PJ. Computerised axial tomography for tibial plateau fractures. J Bone Joint Surg Br 1987; 69(1) : 84–8.

[24] Drain O, Vialle R, Coudert X. Synovial cyst of the intercondylar fossa of the knee : three symptomatic cases and a review of the literature. Rev Chir Orthop Reparatrice Appar Mot 2002; 88(2) : 182–7.

[25] Drosos GI, Pozo JL. Haemangiomas around the knee mimicking medial meniscal tears. Report of two cases and review of the literature. Knee 2005; 12(4) : 275–9.

[26] Elliott JM, Tirman PF, Grainger AJ, Brown DH, Campbell RS, Genant HK. MR appearances of the locked knee. Br J Radiol 2000; 73(874) : 1120–6.

[27] Escala JS, Mellado JM, Olona M, Gine J, Sauri A, Neyret P. Objective patellar instability : MR-based quantitative assessment of potentially associated anatomical features. Knee Surg Sports Traumatol Arthrosc 2006; 14(3) : 264–72.

[28] Farley TE, Howell SM, Love KF, Wolfe RD, Neumann CH. Meniscal tears : MR and arthrographic findings after arthroscopic repair. Radiology 1991; 180(2) : 517–22.

[29] Figueroa D, Calvo R, Vaisman A, Carrasco MA, Moraga C, Delgado I. Knee chondral lesions : incidence and correlation

between arthroscopic and magnetic resonance findings. Arthroscopy 2007; 23(3) : 312–5.
[30] Forster BB, Lee JS, Kelly S, O'Dowd M, Munk PL, Andrews G, et al. Proximal tibiofibular joint : an often-forgotten cause of lateral knee pain. AJR Am J Roentgenol 2007; 188(4) : W359–66.
[31] Fournier RS, Holder LE. Reflex sympathetic dystrophy : diagnostic controversies. Semin Nucl Med 1998; 28(1) : 116–23.
[32] Franceschi F, Marinozzi A, Papalia R, Longo UG, Gualdi G, Denaro E. Intra- and juxta-articular osteoid osteoma : a diagnostic challenge : Misdiagnosis and successful treatment : a report of four cases. Arch Orthop Trauma Surg 2006; 126(10) : 660–7.
[33] Frink SJ, Snearly W, Parsons TW, 3rd. Malignant tumors about the knee. Am J Knee Surg 1998; 11(4) : 257–66.
[34] Gagliardi JA, Chung EM, Chandnani VP, Kesling KL, Christensen KP, Null RN, et al. Detection and staging of chondromalacia patellae : relative efficacies of conventional MR imaging, MR arthrography, and CT arthrography. AJR Am J Roentgenol 1994; 163(3) : 629–36.
[35] Garcia-Valtuille R, Abascal F, Cerezal L, Garcia-Valtuille A, Pereda T, Canga A, et al. Anatomy and MR imaging appearances of synovial plicae of the knee. Radiographics 2002; 22(4) : 775–84.
[36] Georgoulis AD, Papageorgiou CD, Moebius UG, Rossis J, Papadonikolakis A, Soucacos PN. The diagnostic dilemma created by osteoid osteoma that presents as knee pain. Arthroscopy 2002; 18(1) : 32–7.
[37] Hing C, Raleigh E, Bailey M, Shah N, Marshall T, Donell S, et al. A prospective study of the diagnostic potential of the knee tunnel view radiograph in assessing anterior knee pain. Knee 2007; 14(1) : 29–33.
[38] Jackson JL, O'Malley PG, Kroenke K. Evaluation of acute knee pain in primary care. Ann Intern Med 2003; 139(7) : 575–88.
[39] Jeffrey DR, Watt I. Imaging hyaline cartilage. Br J Radiol 2003; 76(911) : 777–87.
[40] Jung TM, Reinhardt C, Scheffler SU, Weiler A. Stress radiography to measure posterior cruciate ligament insufficiency : a comparison of five different techniques. Knee Surg Sports Traumatol Arthrosc 2006; 14(11) : 1116–21.
[41] Kijowski R, Stanton P, Fine J, De Smet A. Subchondral bone marrow edema in patients with degeneration of the articular cartilage of the knee joint. Radiology 2006; 238(3) : 943–9.
[42] Kim JY, Finger DR. Spontaneous osteonecrosis of the knee. J Rheumatol 2006; 33(7) : 1416.
[43] Kirk KL, Kuklo T, Klemme W. Iliotibial band friction syndrome. Orthopedics 2000; 23(11) : 1209–14 discussion 1214–5; quiz 1216–7.
[44] Lee JK, Yao L. Stress fractures : MR imaging. Radiology 1988; 169(1) : 217–20.
[45] Lefort G, Moyen B, Beaufils P, De Billy B, Breda R, Cadilhac C, et al. Osteochondritis dissecans of the femoral condyles : report of 892 cases. Rev Chir Orthop Reparatrice Appar Mot 2006; 92(5 Suppl) : 97–141.
[46] Lopis L. E, Padron M. Anterior knee pain. Eur J Radiol 2007; 62(1) : 27–43.
[47] Lotke PA, Nelson CL, Lonner JH. Spontaneous osteonecrosis of the knee : tibial plateaus. Orthop Clin North Am 2004; 35(3) : 365–70.
[48] Luria S, Liebergall M, Elishoov O, Kandel L, Mattan Y. Osteoporotic tibial plateau fractures : an underestimated cause of knee pain in the elderly. Am J Orthop 2005; 34(4) : 186–8.
[49] Mackenzie R, Palmer CR, Lomas DJ, Dixon AK. Magnetic resonance imaging of the knee : diagnostic performance studies. Clin Radiol 1996; 51(4) : 251–7.
[50] Margaretten ME, Kohlwes J, Moore D, Bent S. Does this adult patient have septic arthritis? Jama 2007; 297(13) : 1478–88.
[51] McCarthy CL, McNally EG. The MRI appearance of cystic lesions around the knee. Skeletal Radiol 2004; 33(4) : 187–209.
[52] Mellado JM, Calmet J, Olona M, Gine J, Sauri A. Magnetic resonance imaging of anterior cruciate ligament tears : reevaluation of quantitative parameters and imaging findings including a simplified method for measuring the anterior cruciate ligament angle. Knee Surg Sports Traumatol Arthrosc 2004; 12(3) : 217–24.
[53] Mountney J, Thomas NP. When is a meniscal cyst not a meniscal cyst? Knee 2004; 11(2) : 133–6.
[54] Murphey M, Gibson M, Jennings B, Crespo-Rodriguez A, J. F-S, Gajewski D. From the archives of the AFIP : Imaging of synovial sarcoma with radiologic-pathologic correlation. Radiographics 2006; 26(5) : 1543–65.
[55] Niva MH, Kiuru MJ, Haataja R, Pihlajamaki HK. Bone stress injuries causing exercise-induced knee pain. Am J Sports Med 2006; 34(1) : 78–83.
[56] Orndorff DG, Hart JA, Miller MD. Physical examination of the knee. Curr Sports Med Rep 2005; 4(5) : 243–8.
[57] Patel DV, Breazeale NM, Behr CT, Warren RF, Wickiewicz TL, O'Brien SJ. Osteonecrosis of the knee : current clinical concepts. Knee Surg Sports Traumatol Arthrosc 1998; 6(1) : 2–11.
[58] Pinaroli A, Ait Si Selmi T, Servien E, Neyret P. Surgical management of pigmented villonodular synovitis of the knee : Retrospective analysis of 28 cases. Rev Chir Orthop Reparatrice Appar Mot 2006; 92(5) : 437–47.
[59] Quinn SF, Brown TR, Szumowski J. Menisci of the knee : radial MR imaging correlated with arthroscopy in 259 patients. Radiology 1992; 185(2) : 577–80.
[60] Roger B, Tardieu M, Lazennec JY, Rolland E, Saillant G, Grenier P. Évaluation de l'imagerie de l'appareil locomoteur. In : Lequesne M, Maldague B, Morvan G, 1994 : GETROA opus XXI : p. 445–67.
[61] Rubin DA, Britton CA, Towers JD, Harner CD. Are MR imaging signs of meniscocapsular separation valid? Radiology 1996; 201(3) : 829–36.
[62] Silbermann-Hoffman O, Frot B, Moysan. P, Thivet. A, Miroux. F, Benacerraf R. Imagerie du genou par arthroscanner. In : Bard H, Drapé JL, Goutallier D, Leredo JD, Le Genou Dégénératif et traumatique. 1997 GETROA opus XXIV. : 41–7.
[63] Smith DK, May DA, Phillips P. MR imaging of the anterior cruciate ligament : frequency of discordant findings on sagittal-oblique images and correlation with arthroscopic findings. AJR Am J Roentgenol 1996; 166(2) : 411–3.
[64] Stoller DW, Martin C, Crues JV, 3rd Kaplan L, Mink JH. Meniscal tears : pathologic correlation with MR imaging. Radiology 1987; 163(3) : 731–5.
[65] Tavernier T, Dejour D. Knee imaging : what is the best modality. J Radiol 2001; 82(3 Pt 2) : 387–405; 407–8.
[66] Vellet AD, Marks PH, Fowler PJ, Munro TG. Occult posttraumatic osteochondral lesions of the knee : prevalence, classification, and short-term sequelae evaluated with MR imaging. Radiology 1991; 178(1) : 271–6.
[67] Warwick BJ, Caristo V, Hartin N, Ihsleish W, Perera C, Van der Wall H. MRI-negative, bone scintigram-positive in early osteonecrosis of the knees. Clin Nucl Med 2006; 31(12) : 750–3.
[68] Weinberg EP, Adams MJ, Hollenberg GM. Color Doppler sonography of patellar tendinosis. AJR Am J Roentgenol 1998; 171(3) : 743–4.
[69] Yamamoto T, Bullough PG. Spontaneous osteonecrosis of the knee : the result of subchondral insufficiency fracture. J Bone Joint Surg Am 2000; 82(6) : 858–66.

Partie II

Lésions ménisco-ligamentaires

Techniques des sutures. Considérations sur la reconstruction méniscale

Meniscus reconstruction: Technical aspects

R. VERDONK

Résumé

La chirurgie arthroscopique a préparé le terrain pour le traitement des lésions méniscales. Le concept selon lequel ces derniers seraient des structures vestigiales a été réfuté depuis bien longtemps. L'intégrité de ces cartilages semi-lunaires doit être maintenue et ils doivent donc être traités avec soin. La résection partielle est devenue le standard du traitement, sous réserve qu'elle soit bien indiquée. La suture et la reconstruction méniscales ont pris de l'importance dans la panoplie des traitements chirurgicaux. Ces traitements ont amené une véritable explosion de dispositifs et matériaux conçus pour obtenir une stabilisation satisfaisante du ménisque et de sa déchirure, et ces progrès ont permis d'améliorer la qualité des résultats cliniques à long terme.
L'association à une rupture méniscale d'autres lésions traumatiques du genou (ligament croisé antérieur, ligament croisé postérieur, ligaments collatéraux) a une importance capitale pour la décision thérapeutique. Les résultats à long terme ont clairement démontré l'importance de la réparation du ménisque et des structures ligamentaires sur le devenir des surfaces articulaires. En revanche, dès qu'une résection partielle, quelquefois étendue, est pratiquée, le concept de la *slippery slope* (pente savonneuse) de P. Verdonk et al. s'applique au genou considéré.
La résection du ménisque et la perte de l'équilibre ligamentaire exigent en règle un traitement approprié. En effet, la perte du tissu méniscal nécessite son remplacement. Par ailleurs, le genou doit être stabilisé. La réparation ligamentaire est depuis longtemps un standard du traitement de l'instabilité du genou. En revanche, le remplacement méniscal, même partiel, fait aujourd'hui encore partie du domaine de la recherche clinique. Après une résection totale, le remplacement du ménisque par allogreffe a fait la preuve de son efficacité, avec des résultats à long terme (10 à 15 ans) satisfaisants. Les allogreffes cryopréservées, congelées (à -80 °C), et vivantes (fraîches) procurent 70 % de résultats tout à fait satisfaisants quelle que soit la technique de conservation utilisée. C'est surtout dans le compartiment externe du genou que ces allogreffes sont utiles. Heureusement, ces lésions sont peu fréquentes. Le plus souvent, le patient a eu une méniscectomie partielle avec conservation du mur méniscal. On explore actuellement de nouveaux concepts d'implants adaptés aux résections

Summary

Surgical arthroscopy has been instrumental in promoting the recent advances in the treatment of meniscal injuries. Menisci are no vestigial structures; their functional integrity should be preserved or restored. Partial meniscectomy has become the standard of treatment when indicated. However, arthroscopic suturing of meniscal ruptures and meniscal reconstruction have gained importance in the surgeon's armamentarium. A number of devices and materials have been developed to stabilize a ruptured meniscus. This has resulted in improved long-term clinical outcome.
The combination of a meniscal rupture with other traumatic injuries in the knee (anterior cruciate ligament, posterior cruciate ligament, collateral ligaments) is an extremely important element to be taken into account in the indications for treatment. Long-term results have clearly shown the importance of combined meniscal and ligament repair to preserve the integrity of the weight bearing surfaces of the knee . However, once meniscal resection - even partial - has been performed, a "slippery slope" scenario sets in. More often than not, partial meniscal resection and ligament instability will require an appropriate surgical approach.
Loss of a meniscus will require its replacement, which will also improve knee stability. Ligament repair has been for a long time the standard of treatment for the unstable knee. However, meniscal replacement, even partial replacement, is still considered as clinical investigation. In case of a total meniscectomy, meniscal allografting has proved to be a valuable alternative with good long-term results (10–15 years). Cryopreserved or deep-frozen (-80 °C) allografts and fresh viable allografts give 70 % of satisfactory results, irrespective of the preservation technique used. Meniscal allografts are particularly beneficial in the lateral knee compartment. Complete meniscectomy, however, is relatively rare; in most cases, patients have undergone partial meniscectomy, with the meniscal wall left intact. For cases with partial meniscectomy, newly designed implants are being investigated, such as the collagen meniscal implant CMI® and the Actifit®, which has a polyurethane matrix; they are meant to restore joint homeostasis while withstanding the

Extrait de Conférences d'enseignement 2010
18 Mises au point en chirurgie du genou

partielles, capables de résister aux contraintes du genou lors de l'appui. On trouve parmi ceux-ci le ménisque en collagène (CMI, Steadman, Rodkey) et une matrice en polyuréthane (Actifit, J. De Groot) dont le but est de recréer l'homéostasie normale et ainsi un genou indolore et fonctionnel. Cette matrice de «remplacement méniscal», résorbable et pourtant résistante à la charge, permet par sa porosité une recolonisation de ce tissu qui est progressivement réhabité.
Le mot d'ordre «sauvez le ménisque» qui peut servir de conclusion à cette conférence, est ainsi tout à fait d'actualité. Il faut en effet réparer le ménisque le plus souvent possible, sur la base de bonnes indications et avec un matériel de suture de plus en plus sophistiqué et efficace. C'est ainsi que nous pourrons obtenir à long terme une fonction satisfaisante du genou réparé.

Mots clés : Genou. - Ménisque. - Déchirure. - Suture. - Allogreffe méniscale.- Remplacement méniscal. - Arthrose.

weight-bearing stresses, thus restoring normal knee joint function. The bioabsorbable replacement matrix needs to be resistant to stress and load, and to present an adequate porosity to allow for cell migration. "Save the meniscus", as a slogan, is becoming more and more topical. Meniscal ruptures should be repaired in as much as possible, based on correct indications and using good suture material; the latter is becoming more sophisticated and effective. Such is the way to achieve satisfactory function after repair.

Key words: Knee. - Meniscus. - Rupture. - Suture. - Meniscal allograft. - Meniscal replacement. - Arthrosis.

Introduction

Le mot d'ordre « conserver le ménisque » est fondé sur l'histoire naturelle de ce « disque en tissu mou » de l'articulation du genou. Ce « disque » est considéré à tort par certains comme une structure vestigiale du « système de transmission » de cette articulation. L'ontogenèse des cartilages semi-lunaires du genou et leur évolution démontrent en effet que les ménisques ne sont nullement des structures vestigiales. Leur configuration anatomique individuelle les rend irremplaçables du fait de leur fonction biomécanique. Le tissu méniscal de chaque individu doit donc être préservé dans la mesure du possible, afin de sauvegarder avec lui les cellules qui assurent la « maintenance » de ce système de transmission du genou [53]. En effet, il a été bien démontré que la fonction principale des ménisques est la transmission des charges du fémur au tibia. Ce mécanisme de transmission intervient tout au long du mouvement de flexion-extension du genou. Les ménisques sont en effet attachés au tibia, essentiellement par des ligaments attachés au niveau de leurs cornes mobiles, ce qui permet leur déplacement dans toutes les directions. Le ménisque externe est plus mobile que le ménisque interne.

La résistance des ménisques aux charges de compression par le biais d'une augmentation de leur circonférence, avec développement de contraintes en arc de cercle, explique la variabilité et la fréquence des divers types de ruptures méniscales. La capacité d'absorption des chocs par les ménisques a été démontrée par des études dans lesquelles on a mesuré les vibrations induites par la marche dans le tibia proximal. On a pu ainsi montrer que l'absorption des chocs est réduite d'environ 20 % dans les genoux dépourvus de ménisques.

Les ménisques ont une fonction secondaire de stabilisation et on a pu constater que les résultats cliniques d'une reconstruction du ligament croisé antérieur sont très compromis par la présence d'une lésion méniscale.

Il est donc plus que souhaitable de réparer les ménisques par suture. Cependant, de nombreuses ruptures méniscales ne sont pas suturables. Une méniscectomie totale ou plus souvent partielle est alors inévitable.

Dans de tels cas, la logique serait la transplantation d'une allogreffe méniscale après méniscectomie totale, et le remplacement méniscal partiel par des matrices après méniscectomie partielle. Lorsqu'elle est indiquée, cette reconstruction permet d'éviter les conséquences dégénératives à long terme d'une méniscectomie.

Classification des lésions méniscales

Il est généralement aisé de diagnostiquer un blocage méniscal, devant un craquement du genou lors de mouvements de rotation ou d'accroupissement, ou devant une impossibilité d'extension complète et/ou devant une douleur située au niveau de l'interligne articulaire, majorée par les tentatives d'extension.

Il faut clairement distinguer les deux situations suivantes : lésion méniscale consécutive à un traumatisme plus ou moins récent et lésion méniscale symptomatique chez un patient qui présente une douleur spontanée du genou.

Le recueil des antécédents et l'examen clinique sont essentiels pour le diagnostic et ils permettent également de mieux évaluer les résultats cliniques. Ils n'apportent cependant pas nécessairement les bases suffisantes pour définir les caractéristiques d'une lésion méniscale ni pour déterminer les indications d'un traitement chirurgical.

Les techniques d'imagerie sont indispensables. Les techniques les plus utilisées sont la tomodensitométrie (CT-scan) et l'imagerie par résonance magnétique (IRM), avec ou sans produit de contraste [11].

Indications des sutures méniscales

Une suture méniscale est généralement pratiquée pour trois types d'indications.

- La suture du corps méniscal est l'indication la plus fréquente, principalement les ruptures verticales des cornes postérieures et les ruptures en anse de seau. Les ruptures horizontales ou radiaires font plus rarement l'objet d'une suture. En effet, une suture de rupture horizontale n'est en règle envisagée que pour des délaminations du segment moyen du ménisque externe, souvent en combinaison avec le débridement d'un kyste méniscal externe. Les ruptures radiaires sont extrêmement rares; elles sont parfois observées chez l'enfant.
- Les ruptures de la périphérie du ménisque au niveau de la jonction ménisco-synoviale sont moins fréquentes que celles décrites précédemment. Elles sont plus difficiles à diagnostiquer lors de l'arthroscopie et sont donc parfois méconnues. La suture de ces ruptures s'effectue généralement au moyen de techniques de suture classiques.
- Les désinsertions osseuses des ligaments ménisco-tibiaux (déchirures de l'insertion méniscale) entraînent une perte complète de la capacité du ménisque à convertir les forces de compressions axiales en forces circonférentielles, comme après méniscectomie totale [3]. Ces lésions sont rares et des techniques de suture qui leur sont adaptées n'ont été que récemment décrites (figure 1) [47].

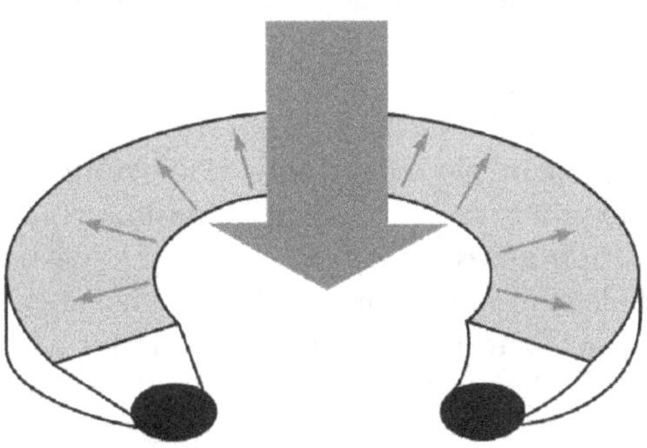

Figure 1. Le but de la réparation méniscale est de remettre à neuf la biomécanique du ménisque. De cette façon, des forces de compression (grande flèche) sont transmises de façon radiaire (petites flèches). Il est absolument nécessaire que les cornes du ménisque antérieur et postérieur soient sécurisées dans l'os du tibia par les ligaments méniscaux tibiaux (points noirs).

Technique des sutures méniscales

Les bases biomécaniques de la suture du ménisque et les techniques de suture elles-mêmes ont nettement progressé depuis l'étude de Kohn et Siebert [32] de 1989.

L'évaluation des techniques de suture de première génération a montré que les conditions biomécaniques d'une réparation méniscale dépendaient de l'anatomie du ménisque, de la qualité de ce tissu, du type de suture et du matériau de suture.

Des études publiées dans les années 1990, ainsi qu'au cours de la présente décennie, ont évalué les dispositifs de suture de deuxième et troisième génération. Bien que les dispositifs de deuxième génération aient été un progrès significatif par rapport aux techniques invasives, les propriétés biomécaniques de ces sutures étaient généralement inférieures à celles des techniques de suture de référence.

Cependant, l'évaluation biomécanique est devenue plus complexe avec l'introduction d'une mise en charge cyclique. L'évaluation de la réparation du ménisque pourrait être encore plus poussée et inclure des critères comme la résistance de la suture et le diastasis au niveau du site de réparation in vivo, dans des conditions de charge physiologiques; aujourd'hui en effet, nous ne disposons que des données d'études cadavériques ou expérimentales.

Les ancres de suture flexibles de la troisième génération répondent aux critères de la mini-invasivité et aux exigences biomécaniques, les propriétés mécaniques obtenues étant comparables à celles des techniques de suture simple. Au cours des prochaines années, ces ancres, ainsi que les techniques de suture améliorées « tout en dedans » seront probablement les techniques de suture méniscale de choix.

D'un point de vue scientifique, des études supplémentaires sont nécessaires afin de mieux comprendre les forces auxquelles est soumise une suture du ménisque dans certaines conditions pathologiques, ainsi que les propriétés biomécaniques du tissu méniscal cicatrisé après suture.

Principes

Avant de pratiquer une suture méniscale arthroscopique, certains temps opératoires communs, indépendants de la technique de suture elle-même sont nécessaires.

Présentation arthroscopique

Le patient est installé en décubitus dorsal sous anesthésie locorégionale ou générale. On utilisera en règle des voies d'abord antérolatérale et antéromédiale. Dans certains cas, une voie d'abord transtendineuse centrale de Gillquist peut être utile. L'accès à la partie postérieure du ménisque médial est obtenu en maintenant le genou en légère flexion et en appliquant une force en valgus. Pour accéder à la partie postérieure du ménisque latéral, il faut fléchir le genou à 90° et appliquer une force en varus dans la position de Cabaud.

Bien que les techniques d'imagerie puissent être utiles, c'est l'arthroscopie qui permet la meilleure évaluation des caractéristiques d'une rupture. La décision thérapeutique finale est prise lors de l'arthroscopie. Il faut déterminer le type de rupture (verticale, longitudinale, horizontale, radiaire, complexe) et sa longueur, et mesurer la distance qui la sépare de la jonction méniscosynoviale à l'aide d'une sonde. Une déchirure courte (1 à 2 cm) a de bonnes chances de cicatriser spontanément.

Le ménisque interne est vascularisé sur 20 à 30 % de sa périphérie, et le ménisque externe est vascularisé sur 10 à 25 % de sa périphérie [7]. Arnoczky et Warren ont établi une classification des déchirures selon la zone dans laquelle elles sont situées [7]. La zone 0 correspond à la jonction méniscosynoviale périphérique, la zone 1 à la zone rouge-rouge, la zone 2 à la zone rouge-blanc, et la zone 3 à la zone blanc-blanc. Pour DeHaven, les déchirures méniscales situées à 3 mm de la périphérie sont situées en zone vascularisée, celles situées à 5 mm ou plus de la périphérie en zone avasculaire, et celles situées entre 3 et 5 mm en zone de vascularisation variable [16]. Les ruptures situées dans les zones rouge-rouge et rouge-blanc sont réparables. Une suture de déchirure méniscale située dans la zone blanc-blanc ne présente qu'un faible potentiel de cicatrisation.

Il faut évaluer l'apparence macroscopique du tissu méniscal (normal ou dégénératif).

Enfin, il faut préparer le ménisque comme on le verra. S'il s'agit d'une rupture en anse de seau, il faut la réduire anatomiquement.

En résumé, le candidat idéal à une réparation méniscale est un patient jeune qui présente une déchirure verticale récente, située à 3 à 4 mm du bord périphérique, de 1 à 2 cm de longueur, le genou étant par ailleurs stable ou stabilisé.

Avivement (ou « débridement »)

Pour éliminer le tissu fibreux, il faut aviver les parois de la déchirure avec un rongeur, une râpe ou un grattoir (figure 2). L'avivement doit être particulièrement énergique au niveau de la partie périphérique du ménisque afin de favoriser une réponse cicatricielle et de préserver le tissu méniscal de la partie centrale. Dans certains cas, on peut pratiquer de multiples perforations avec une aiguille à la périphérie du ménisque afin de stimuler la vascularisation de la zone de suture par le biais de canaux vasculaires. Le débridement du segment médial postérieur peut être difficile. L'utilisation d'une voie d'abord postérieure améliore la qualité de l'avivement, comme Pujol et al. l'ont montré [43].

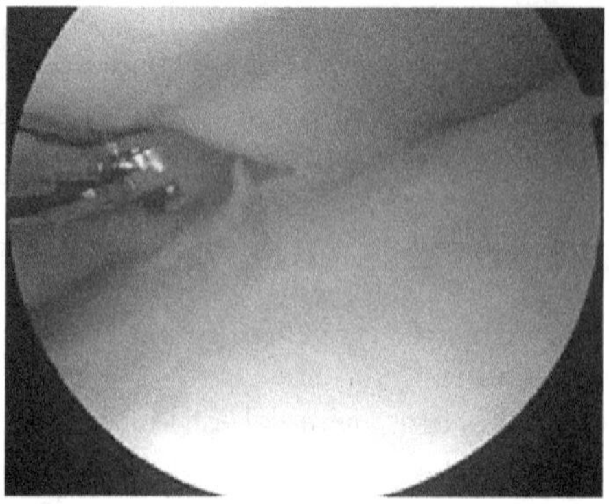

Figure 2. Le débridement des bords de la rupture se fait au forceps.

Fixation

Quel que soit le matériel utilisé et où que soit située la rupture méniscale (médiale ou latérale), on pratique habituellement les sutures par la voie d'abord homolatérale pour le segment postérieur et par la voie d'abord controlatérale pour le segment moyen. Il faut pratiquer suffisamment de sutures (ou implanter un nombre suffisant de dispositifs de fixation) pour éviter un écartement supérieur à 3 à 5 mm entre les points. Le matériau de suture doit être non résorbable ou à résorption lente.

En cas de déchirure en anse de seau, il faut évaluer sa réductibilité. Une déchirure en anse de seau ancienne peut se compliquer d'un rétrécissement plastique du ménisque qui entraîne une récidive de la luxation après réduction. Les forces de traction sont tellement importantes qu'elles peuvent compromettre la fixation, indépendamment du dispositif implanté ; elles réduisent également les chances de guérison.

Pour de grandes déchirures en anse de seau, le passage de la sonde dans la voie d'abord transtendineuse de Gillquist permet de maintenir le segment central du ménisque en bonne position. La déchirure peut ensuite être fixée avec les dispositifs classiques.

Technique

Première génération : technique à ciel ouvert

Les techniques de suture de la première génération nécessitaient une intervention à ciel ouvert [5]. La technique de réparation méniscale à ciel ouvert a été bien décrite par DeHaven et al. [17]; elle nécessite une arthrotomie avec un abord rétroligamentaire (figure 3). S'il s'agit d'une rupture périphérique longitudinale et verticale, il faut inciser la capsule en arrière du ligament collatéral et ouvrir la synoviale pour obtenir un accès direct au segment postérieur du ménisque et à la déchirure. En cas de déchirure horizontale, il faut disséquer le bord méniscosynovial pour exposer le bord périphérique du ménisque et le clivage horizontal (figure 3).

La réparation s'effectue avec des sutures verticales 4.0 orientées verticalement, en prenant toute la hauteur du bord méniscal et le lit capsulaire d'une manière anatomique. Les sutures individuelles sont espacées de 2 à 3 mm, en commençant par la suture la plus centrale. Les sutures sont nouées à l'intérieur de l'articulation pour rapprocher le lit capsulaire du bord méniscal. Le genou est ensuite testé en extension complète.

Les variantes de cette technique sont les suivantes :

- sutures orientées verticalement dans la capsule et nouées en dehors de l'articulation;
- sutures orientées horizontalement insérées dans la capsule et nouées hors de l'articulation;
- utilisation d'un matériau de suture résorbable ou non résorbable.

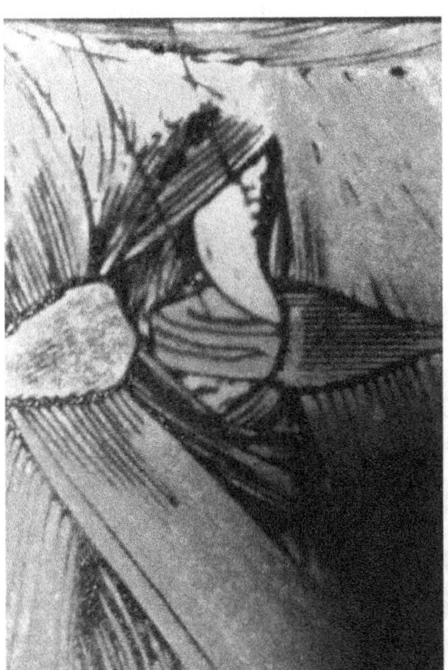

Figure 3. Une arthrotomie postéromédiale rend la suture de la rupture horizontale du ménisque plus aisée.

Cet abord permet un bon accès aux segments méniscaux postérieur et moyen, mais est beaucoup plus difficile du côté latéral en raison de la présence du tendon poplité.

Une réparation du segment antérieur (particulièrement du côté latéral) nécessite un abord antérieur.

L'avantage principal de cette technique convenant aux lésions situées dans les 3 mm les plus périphériques est de procurer une fixation solide. L'accès aux déchirures longitudinales verticales situées dans la zone rouge-blanc (à 3 à 5 mm du bord périphérique) est difficile par un abord postérieur.

Le principal inconvénient est le risque de lésion neurologique du nerf saphène ou de ses branches.

Deuxième génération : technique arthroscopique « de dedans en dehors » ou de « dehors en dedans »

Les sutures de deuxième génération sont fondées sur une technique arthroscopique « de dedans en dehors » ou de « dehors en dedans ». Son objectif est de réduire la morbidité associée à l'abord postérieur et de permettre une suture des lésions méniscales situées dans la zone rouge-blanche.

Technique de dedans en dehors (figure 4)

Plusieurs systèmes ont été développés, sur la base d'une canule longue incurvée ou d'une canule à double canon. Les sutures 2-0 ou 0 résorbables ou non résorbables sont passées de dedans en dehors au moyen de longues aiguilles flexibles. On peut utiliser des points de sutures de « matelassier » horizontaux ou verticaux.

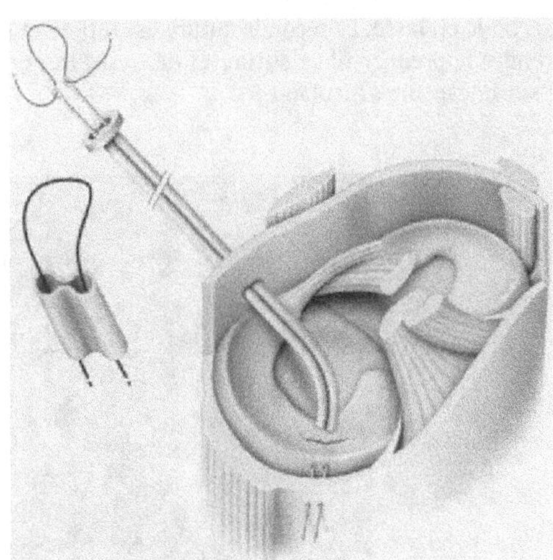

Figure 4. Suture méniscale utilisant un double barillet (technique en dedans en dehors).

Les sutures sont récupérées par une incision extra-articulaire postéromédiale ou postérolatérale. Il faut protéger les structures neurovasculaires postérieures au moyen d'un grand écarteur. Les nœuds sont noués à l'extérieur de l'articulation, à la superficie de la capsule.

Comme pour la technique ouverte, le principal inconvénient est le risque de complications neurovasculaires. Il existe un risque de lésion du nerf péronier du côté latéral. L'incision doit être pratiquée en arrière du ligament collatéral latéral et en avant du tendon du biceps crural. Il faut prendre garde au nerf saphène et la veine saphène du côté médial. L'incision doit être pratiquée derrière le ligament collatéral médial.

Réparation méniscale de dehors en dedans (figure 5)

En 1985, Warren [54] a décrit une technique de dehors en dedans, initialement destinée à réduire le risque de compression du nerf péronier du côté latéral. Une aiguille à ponction lombaire canulée de 18 gauges est passée dans la déchirure, de dehors en dedans. Dès que l'extrémité coupante de l'aiguille est visible, le chirurgien passe le fil de suture (monofilament de PDS résorbable 0) par la lumière de l'aiguille et le retire par la voie d'abord arthroscopique homolatérale. On noue ensuite un nœud d'interférence à l'extrémité de la suture et on tire la suture vers l'arrière. Le procédé est répété et les extrémités libres sont nouées deux par deux sur la capsule par une incision cutanée accessoire, jusqu'à obtention de la stabilisation de la déchirure. Les sutures peuvent être placées en alternance du côté fémoral et du côté tibial du ménisque afin d'équilibrer la suture.

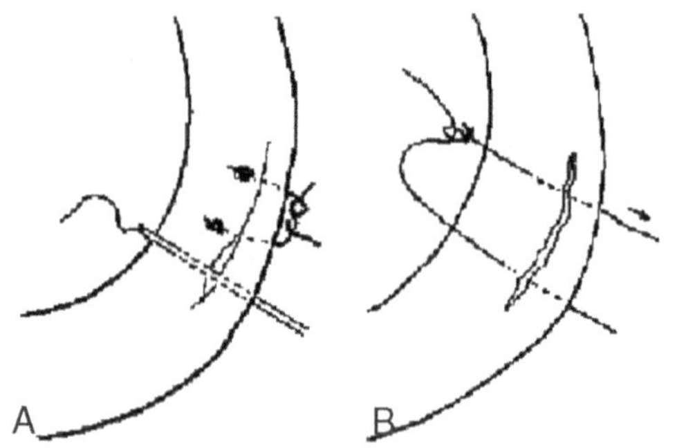

Figure 5. Sutures méniscales de dehors en dedans. La suture passe par l'aiguille et se reprend dans l'articulation. a. Des nœuds d'interférence sont suturés et permettent une suture satisfaisante du bord interne du ménisque. b. Une variation de la technique permet le passage de la première suture reprise par la seconde en lasso. La seconde suture est retirée et permet de reprendre le premier fil de suture et de le suturer en sous-cutané sur la capsule articulaire.

On peut éviter un nœud d'interférence à l'intérieur de l'articulation en passant la première suture dans la seconde nouée en boucle de lasso (figure 5B). La seconde suture est tirée vers l'arrière. Les deux extrémités de la première suture sont récupérées à l'extérieur de l'articulation et sont nouées sur la capsule.

Les techniques de dedans en dehors et de dehors en dedans sont complémentaires. La première est indiquée principalement pour les réparations du segment postérieur et du segment moyen, alors que la deuxième procure un accès adapté au segment antérieur du ménisque.

Les deux techniques peuvent être associées à une réparation de lésion longitudinale s'étendant du segment postérieur au segment antérieur.

Troisième génération : dispositifs de fixation méniscale

Des implants spécifiques ont été conçus pour remplacer les sutures et permettre des réparations méniscales « tout en dedans », sans incision cutanée complémentaire [9]. On a proposé des agrafes, des clavettes, des ancres, des vis, etc. (figure 6). La plupart des dispositifs sont biorésorbables et constitués de poly-L-acide lactique (PLLA) rigide.

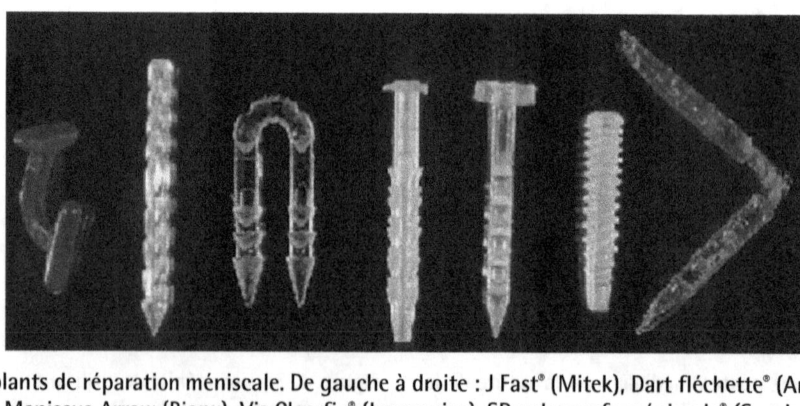

Figure 6. Plusieurs implants de réparation méniscale. De gauche à droite : J Fast® (Mitek), Dart fléchette® (Arthrex), Agrafe Biomet®, BioStinger® (Linvatec), Meniscus Arrow (Bionx), Vis Clearfix® (Innovasive), SDsorb agrafe méniscale® (Surgical Dynamics).

Albrecht-Olsen et al. [1] ont été les premiers à décrire une technique tout en dedans, utilisant une clavette biorésorbable, la flèche méniscale Biofix® (BioScience Ltd., Tampere, Finlande). Le dispositif ressemble à une flèche en forme de T comportant une tige munie d'hameçons situés le long de cette tige. La tige pénètre dans le ménisque et sa partie distale se fixe dans la zone périphérique du ménisque, alors que la tête en T est appliquée sur la partie interne du ménisque, généralement sur sa face supérieure.

Une canule munie d'un obturateur mousse est introduite dans le genou par les voies d'abord arthroscopiques classiques. Quand l'extrémité de la canule est correctement positionnée, on retire l'obturateur. Un perforateur est poussé dans le ménisque à l'intérieur de la canule pour créer un trou destiné à la flèche. On retire ensuite l'aiguille en maintenant fermement la canule en place. On pousse alors une flèche dans la canule jusqu'à la surface du ménisque, puis on l'insère au marteau dans le ménisque, en fixant sa partie distale dans la zone périphérique.

La technique est répétée tous les 5 mm. On peut utiliser un pistolet rechargeable pour gagner du temps.

Les avantages sont l'absence d'incision complémentaire et la diminution du risque de complications neurovasculaires. Cette technique est en outre rapide et facile à mettre en œuvre.

Les inconvénients sont une moindre résistance des flèches par rapport à des sutures verticales [6,36] et le risque de libération de corps étrangers, de synovite, de kystes réactionnels à la présence du matériel et d'abrasions du cartilage dues à la présence de la tête du dispositif à la surface du ménisque [4,14,38,46]. Des têtes non saillantes ont été proposées pour réduire ce risque.

Quatrième génération : technique « tout en dedans » avec sutures

Les dispositifs les plus récents sont des dispositifs de suture autoréglables qui combinent les avantages d'une réparation méniscale « tout en dedans » (absence d'incision complémentaire, diminution du taux de complications neurologiques) à ceux d'une suture (meilleure résistance). Ils sont fondés sur les mêmes principes : une ancre est positionnée derrière la capsule, et une suture comprime et maintient la zone axiale du ménisque au moyen d'un nœud coulissant. Tous ces implants partagent la propriété de pouvoir se déformer et de se déplacer avec le ménisque lors de l'appui ; ils réduisent également le risque d'abrasion du cartilage. Les trois dispositifs de ce type sont le RapidLoc® (DePuy-Mitek Products, Westwood, MA, États-Unis), le Fast-Fix® (Smith & Nephew Endoscopy, Andover, MA, États-Unis) et, plus récemment, le Meniscal Cinch® (Arthrex, Naples, FL, États-Unis).

RapidLoc® (figure 7)

Le dispositif RapidLoc® comporte trois composants : un chapeau supérieur, une barre et une suture de Panacryl® 2.0 (Mitek, Somerville, NJ, États-Unis) ou d'Ethibond® 2.0 (Ethicon, Somerville, NJ, États-Unis). Trois types d'aiguilles sont disponibles : aiguille droite ou aiguilles incurvées de 12° ou 27°. Le principe est de comprimer la zone méniscale axiale contre le bord périphérique du ménisque au moyen du chapeau.

Après l'avivement, il faut sélectionner l'angle approprié pour l'aiguille (aiguille droite, courbe de 12° ou courbe de 27°). Le pistolet est chargé et l'aiguille est insérée par la voie d'abord appropriée et protégée par l'écarteur déformable. On retire le rétracteur déformable après avoir franchi le coussinet graisseux.

La technique d'insertion du RapidLoc® comporte les étapes suivantes :

- perforation du fragment méniscal avec l'aiguille attachée à la poignée ;
- insertion de l'aiguille au travers de la déchirure jusqu'au manchon en silicone (qui agit comme une butée en profondeur) ;
- déploiement du dispositif antirecul.

La suture est ensuite tirée pour assurer la fixation du dispositif antirecul, puis le chapeau supérieur est avancé sur la suture au moyen d'un pousse-nœud spécifique, jusqu'à ce que la suture soit sous tension. La technique est répétée jusqu'à ce que la suture soit terminée.

FasT-Fix® (figure 8)

Ce dispositif est une modification du T-Fix® de Smith & Nephew. Deux ancres en barre en polymère T-Fix® de 5 mm sont attachées à une suture en polyester tressé non résorbable n° 0 ; le serrage entraîne la formation d'une boucle de suture serrée entre les deux barres. Le FasT-Fix® est fourni avec des aiguilles droites et incurvées de 22°. La version la plus récente est l'Ultra FasT-Fix®, avec un glissement plus facile du nœud et une suture plus solide (UltraBraid®). Une aiguille à courbure inversée permet la réparation des déchirures de la face inférieure du ménisque.

Le limiteur de profondeur de pénétration blanc est raccourci à la longueur appropriée, en fonction de la mesure effectuée avec la sonde méniscale (généralement 16 à 18 mm). La découpe doit être effectuée obliquement, ce qui permet un positionnement parallèle

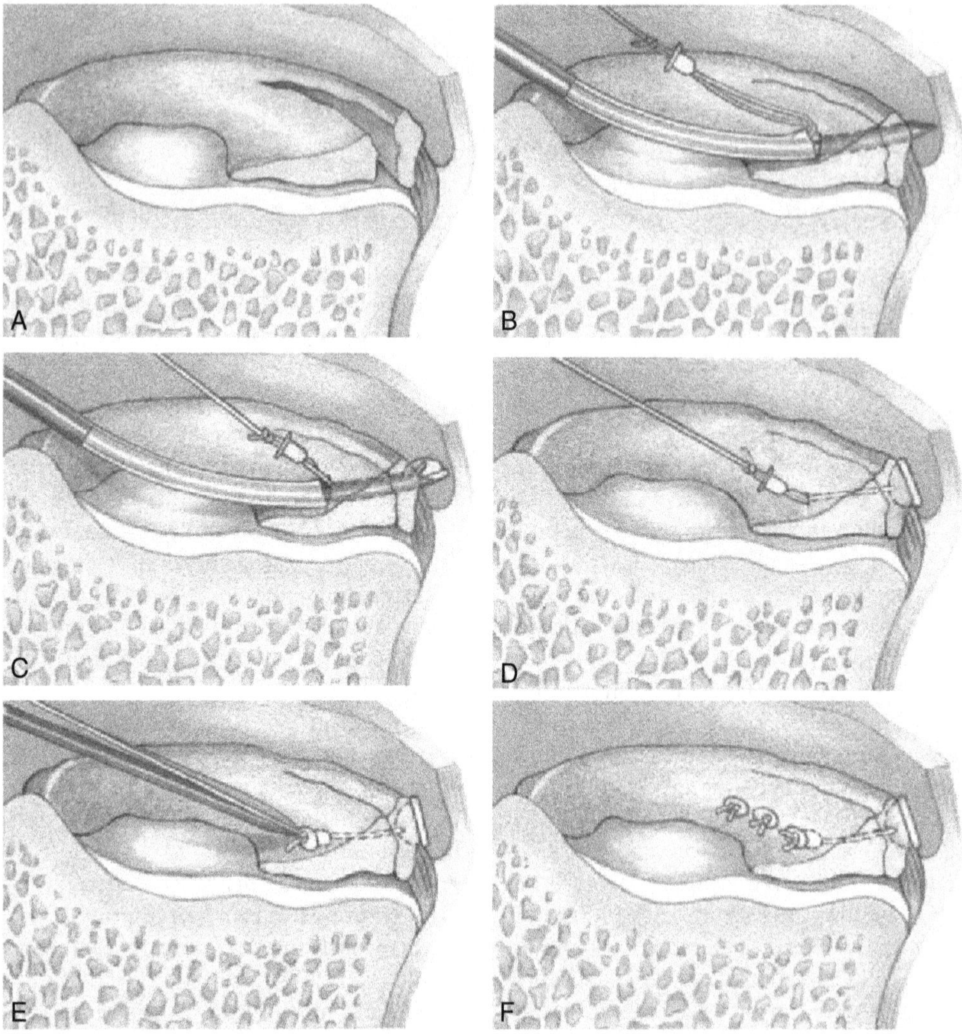

Figure 7. Implant RapidLoc® (Mitek) de réparation méniscale. a. Rupture méniscale. b. L'aiguille est placée à travers la rupture méniscale. c. L'arrêt est positionné en postérieur. d. Le chapeau de suture est repoussé sur le ménisque. e. Le chapeau est positionné et fixé avec la suture et le pousse-nœuds. f. Rupture méniscale suturée par trois implants RapidLoc®. (Remerciements à DePuy Mitek.)

à la surface supérieure du ménisque. Le système d'application FasT-Fix® est inséré par la voie d'abord appropriée via la canule fendue bleue afin d'éviter une interférence avec les tissus mous et de protéger le cartilage.

On peut également utiliser une canule métallique en forme de gouttière. Il faut positionner le système face au fragment méniscal axial, puis le passer au travers des deux parties du ménisque et de la capsule articulaire. Il est utile de vérifier la rotation de l'aiguille pour qu'elle soit la plus perpendiculaire possible à la surface du ménisque. Lors de l'introduction de l'aiguille, il faut tourner le dispositif de 180° pour être parallèle au plateau tibial. L'aiguille est ensuite retirée du ménisque avec un mouvement délicat d'oscillation pour libérer la première barre de suture derrière la capsule. Quand la pointe de l'aiguille devient visible, le déclencheur doré de la poignée est glissé vers l'avant pour avancer la deuxième ancre. Le dispositif émet un « clic » quand la manœuvre est terminée. L'aiguille est ensuite positionnée à 5 mm du premier implant, dans un plan vertical, horizontal ou oblique. Après avoir passé l'aiguille dans le ménisque et la capsule, elle est de nouveau retirée avec un mouvement de rotation pour libérer le deuxième implant. L'aiguille est sortie de l'articulation en laissant l'extrémité libre de la suture hors du genou. On exerce alors une traction sur la suture pour avancer le nœud coulissant. La sonde peut être utilisée pour appliquer une contre-pression sur la partie axiale du ménisque lors de la traction sur la suture (figure 9). Le nœud autocoulissant prénoué est serré avec le pousse-nœud. Après vérification de

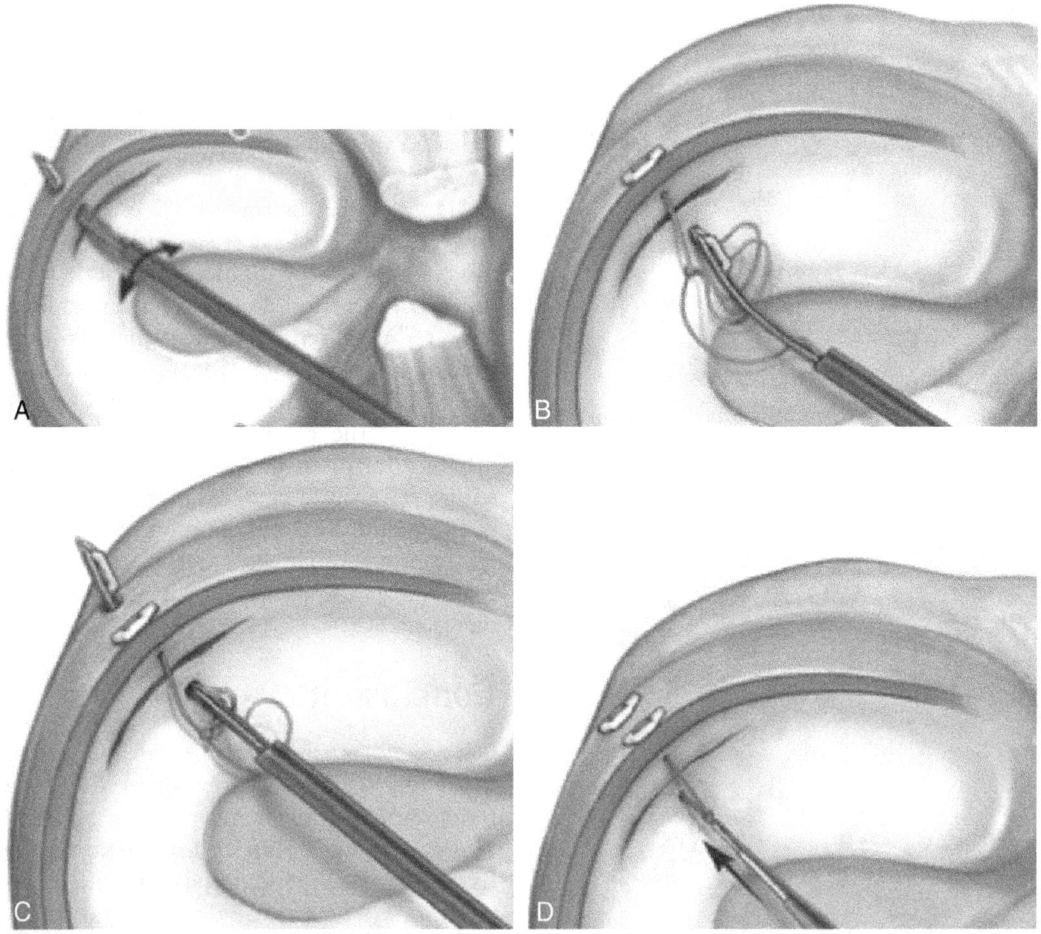

Figure 8. Suture méniscale FasT-Fix®. a. Insertion de premier implant par l'aiguille du suture. b. L'aiguille est positionnée en face de la partie interne du ménisque (vue arthroscopique). c. Le second implant est passé par la canule. d. Serrage de la suture en utilisant le pousse-nœuds. (Remerciements à Smith & Nephew.)

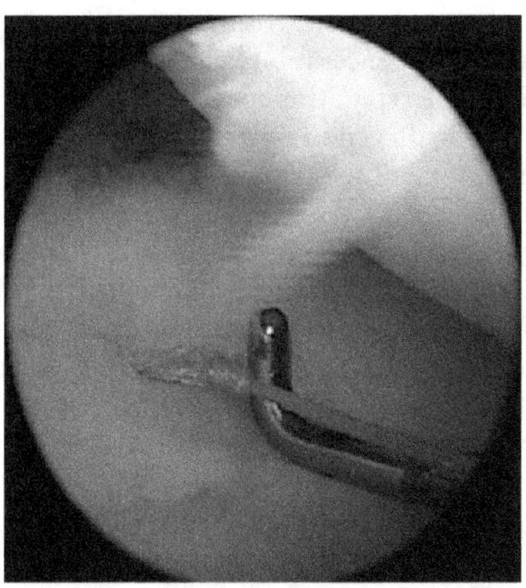

Figure 9. Le nœud glissant est serré en tirant sur le bout de fil libre. Le crochet arthroscopique s'utilise pour permettre une contre-force en surface du ménisque (FasT-Fix®).

l'obtention de la tension désirée, la suture est sectionnée avec le pousse-nœud. Des dispositifs supplémentaires sont insérés tous les 4 à 5 mm jusqu'à ce que la réparation soit complète. Ce dispositif permet la mise en place de « points de matelassier » horizontaux, obliques ou verticaux (figure 10).

Les aiguilles incurvées sont utiles pour faciliter l'insertion aux extrémités de la suture. En matière de stratégie de réparation, il est plus intéressant d'insérer la deuxième ancre en avant de la première afin de bénéficier d'une meilleure visualisation et de réduire le risque d'enchevêtrement des fils de suture (figure 11).

Meniscal Cinch® (figure 12)

Le plus récent dispositif (Arthrex) est un système de suture autoréglable muni de deux ancres. Ce dispositif présente une forte résistance à la défaillance. Les deux implants peu saillants en PEEK sont chargés avec un nœud coulissant prénoué de fil FiberWire® 2-0.

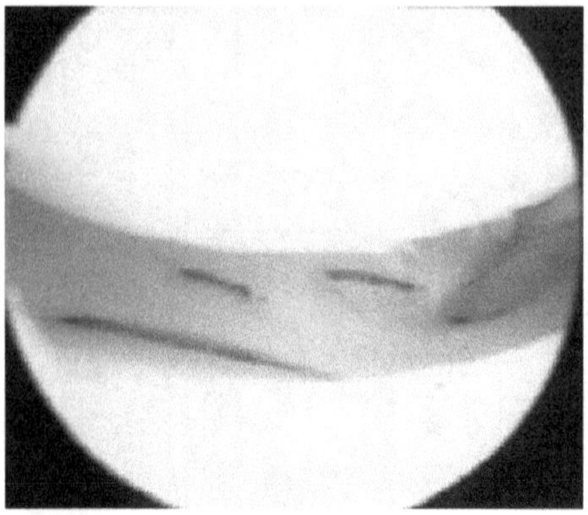

Figure 10. Suture matelassée sur la surface supérieure du ménisque (FasT-Fix®).

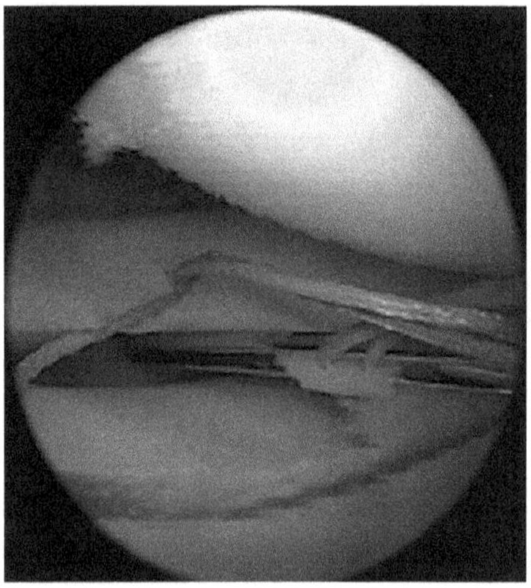

Figure 11. Le second implant FasT-Fix® est positionné en antérieur du premier implant afin d'obtenir une vue satisfaisante du ménisque.

Une canule incurvée fendue assure un accès facile à la déchirure et l'extrémité graduée du Meniscal Cinch® permet de mesurer la distance approximative entre le point d'entrée de l'implant et la capsule. La butée de profondeur du Meniscal Cinch® se règle en serrant les extrémités et en glissant la butée de profondeur vers l'avant à une distance égale à la mesure obtenue lors de la première étape. On positionne ensuite l'extrémité de la canule du Meniscal Cinch® près de la déchirure. L'extrémité peut être utilisée pour réduire la déchirure avant le déploiement du premier trocart. La pointe du premier trocart est passée dans la déchirure. Le premier implant est avancé dans le ménisque en poussant le trocart n° 1 jusqu'à ce que la poignée du trocart arrive au contact de la butée de profondeur et que la canule soit appliquée sur la surface du ménisque. Le trocart n° 1 est ensuite complètement sorti de la canule. L'application d'une légère force vers le bas sur le trocart n° 1 pendant son retrait permet d'éviter qu'il n'interfère avec le trocart n° 2. Le trocart n° 2 est alors avancé vers le bas pour le libérer de sa position d'attente. L'extrémité de la canule est déplacée au niveau du second point d'insertion sur le ménisque. Le trocart n°2 est avancé vers le bas en poussant vers l'avant sa poignée jusqu'au contact avec la butée de profondeur. Le jeu de la suture produit par l'insertion du trocart n°2 peut être partiellement réduit en tendant délicatement la suture externe près de la poignée. Le trocart n°2 est ensuite extrait et le Meniscal Cinch® est retiré de l'articulation. La suture externe est mise sous tension pour amener le nœud jusqu'au ménisque. L'extrémité libre de la suture est ensuite passée dans l'extrémité du pousse/coupe-nœud. Le nœud est poussé en appliquant une traction sur la suture externe. Le nœud coulissant est avancé jusqu'à ce qu'il soit noyé dans le tissu méniscal.

Conclusion

Ces trois dispositifs permettent une réparation adéquate du segment postérieur et de la partie postérieure du segment moyen. Ils sont devenus la référence pour la plupart des réparations méniscales. Ils ne peuvent cependant pas être utilisés pour le segment antérieur à cause de l'incurvation insuffisante de l'aiguille [28].

Stimulation de la cicatrisation

Introduction

La stimulation de la cicatrisation du ménisque repose sur certaines exigences fondamentales essentielles pour le succès d'une réparation méniscale.

L'instabilité du genou est un facteur péjoratif pour la guérison du ménisque. En cas de rupture du ligament croisé antérieur (LCA), il faut associer une reconstruction ligamentaire à la suture méniscale [2,30,39,45].

Idéalement, le tissu méniscal doit être indemne de lésions dégénératives, mais plus le patient est jeune, plus grand est l'intérêt de la préservation du ménisque, même en présence d'une éventuelle lésion dégénérative.

Techniques de couverture

Introduction

Plusieurs techniques ont été décrites pour favoriser et stimuler la cicatrisation du ménisque.

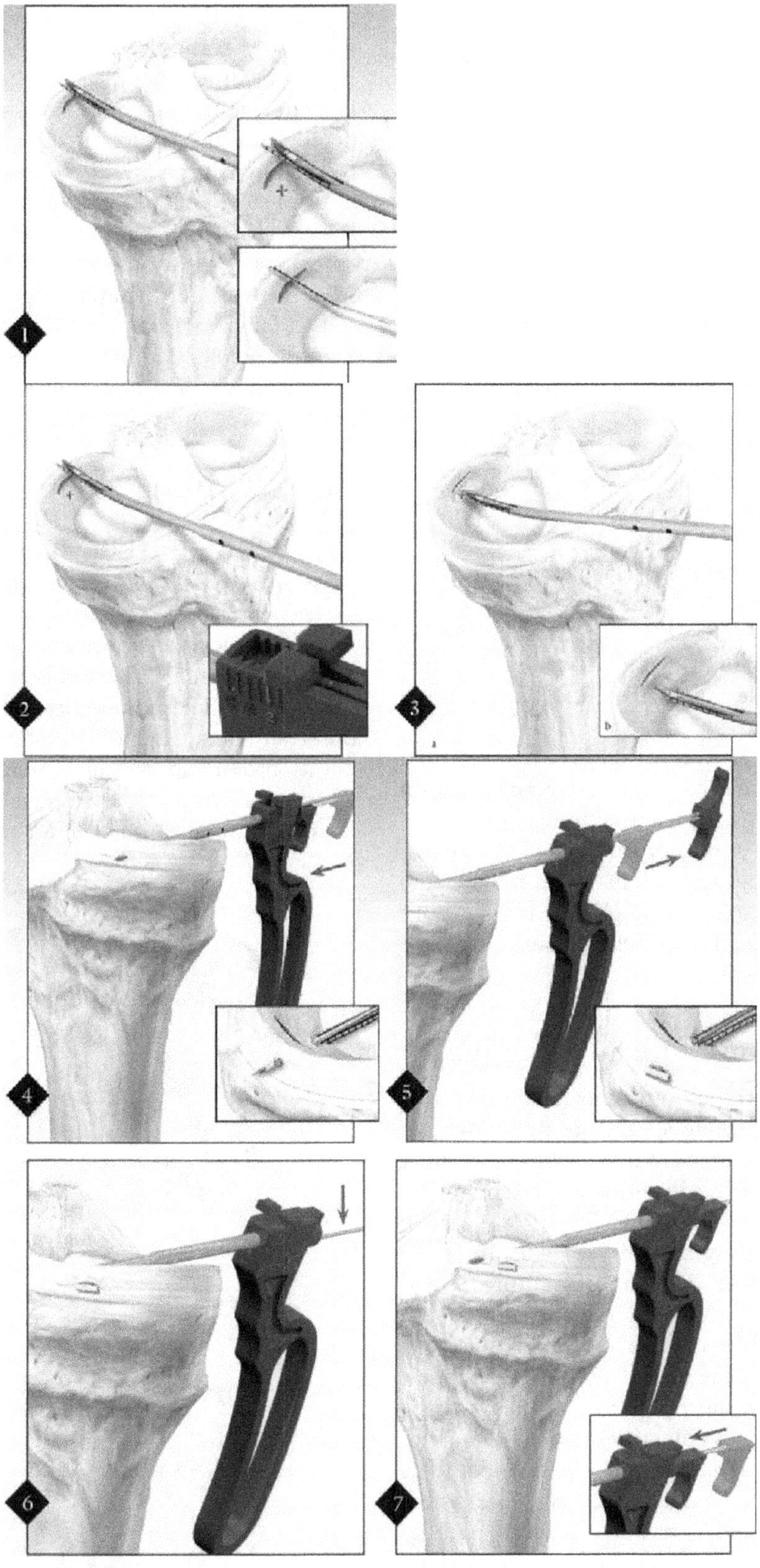

Figure 12. Suture méniscale en utilisant le Meniscal Cinch®. Après avoir pris les dimensions du ménisque, la prise en profondeur est mesurée. La pointe du trocart est positionnée. Le premier implant est passé en travers du ménisque. Après avoir retiré le premier trocart, le second est poussé en fond. Ensuite, la suture est serrée. (Remerciements à Arthrex.)

Des perforations à la tréphine, visant à créer des canaux d'accès vasculaires dans la paroi du ménisque, peuvent augmenter la perfusion sanguine de la zone de déchirure et favoriser ainsi la cicatrisation [19,35,56].

Il est certain qu'une abrasion et un avivement de la membrane synoviale autour de la lésion méniscale stimulent le saignement et peuvent donc libérer des facteurs de croissance au niveau du site de cicatrisation [12].

On peut également recommander l'application et l'incorporation d'un caillot de fibrine (provenant du sang du patient) à l'aide d'une canule dans le site de réparation, en complément des sutures classiques [15,22,26,48] (figure 13).

La lésion peut en outre être recouverte par un lambeau de fascia suturé sur la réparation méniscale. Ce lambeau peut aussi recouvrir un caillot sanguin inséré localement.

Ces techniques sont principalement indiquées dans les déchirures méniscales complexes.

On a également décrit l'utilisation de colle synthétique (cyanoacrylate [33]) et/ou de colle de fibrine [24,25,40]) pour le renforcement d'une suture méniscale.

Le cyanoacrylate a été évalué exclusivement in vitro; les résultats n'indiquaient qu'une légère amélioration mécanique par rapport à la seule suture [33].

Dans une série de 4 patients seulement, Pavlovich a observé que l'application d'un courant de haute fréquence dans une solution de glycine utilisée pour l'irrigation de l'articulation du genou avait permis une bonne cicatrisation [42].

Technique de couverture du ménisque

La technique de couverture du ménisque a été décrite par Jacob [26]. La technique consiste à recouvrir la lésion méniscale, généralement une déchirure traumatique complexe traitée tardivement et présentant des caractéristiques dégénératives (figure 14).

La technique chirurgicale est la suivante. Le ménisque est réduit et fixé par des sutures préliminaires de dedans en dehors, récupérées par une contre-incision postéromédiale ou postérolatérale. Une matrice en collagène I/III de 20 mm×20 mm est préparée, avec deux sutures 2-0 de couleurs différentes au niveau de ses coins inférieurs. La matrice est ensuite insérée par une canule d'arthroscopie de 7 à 8 mm avec deux aiguilles de 20 cm, légèrement incurvées au niveau de l'extrémité. Une des aiguilles perfore la capsule sous le ménisque suturé à l'arrière, et l'autre à l'avant. La matrice est tirée et poussée dans la canule avec une troisième suture fixée au milieu, c'est-à-dire sur la surface repliée de l'implant, ce qui permet de récupérer la matrice en cas de torsion. La moitié inférieure de la matrice est insérée sous le ménisque. L'autre moitié de la matrice est ensuite déployée sur la surface supérieure du ménisque et on utilise des sutures libres de dedans en dehors pour la fixer sur le ménisque le plus solidement possible. D'autres sutures sont ajoutées (jusqu'à dix) pour compléter la fixation de l'implant sur le ménisque et sa déchirure. Cette étape est généralement effectuée sans dilatation à l'aide de liquide, mais simplement en utilisant l'air ambiant qui passe dans la canule; la torsion de l'implant pourrait en effet poser des problèmes en milieu liquide [18,26].

Rééducation

Protocole de rééducation conventionnel

La plupart des protocoles conventionnels de rééducation n'autorisent pas une mise en charge avant 3 ou 4 semaines. Une période de 4 semaines de mobilisation restreinte (jusqu'à 90°) est recommandée. La rééducation de l'appareil de flexion-extension en chaîne cinétique ouverte est entreprise à 2 ou 3 semaines. En chaîne fermée, elle n'est pas débutée avant 4 à

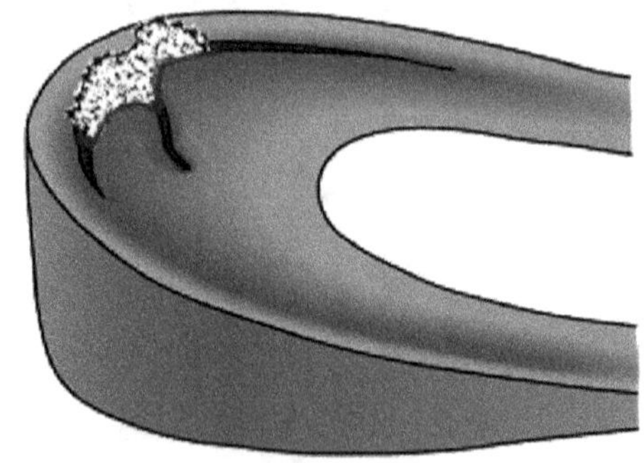

Figure 13. Caillot de fibrine exogène.

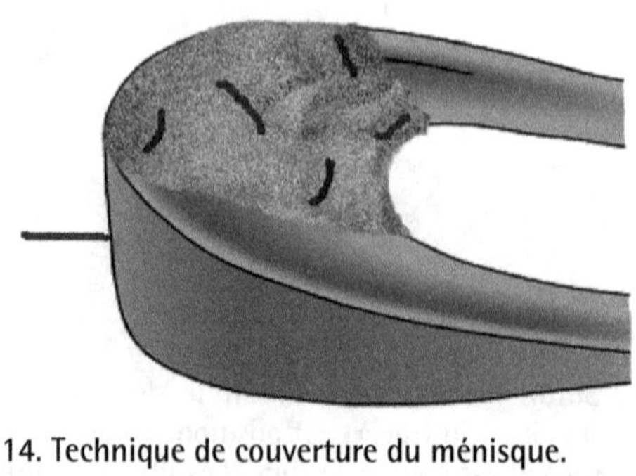

Figure 14. Technique de couverture du ménisque.

5 semaines. Le vélo d'appartement est permis à 2 mois. Étant donné que la rééducation sur vélo en marche arrière soumet les surfaces tibiofémorales à des forces compressives inférieures à celles de la marche avant, il est recommandé de débuter le vélo d'appartement en marche arrière 2 semaines plus tôt [41].

On autorise la reprise des activités professionnelles et la course à pied à 5 à 6 mois. La reprise du sport avec pivot est reportée à 9 à 12 mois postopératoires [18,23,26,51].

Protocole de rééducation accéléré

Un programme de rééducation accéléré après réparation méniscale autorise la mise en charge dès que celle-ci est bien tolérée. On permet également au patient de reprendre la mobilisation active du genou dès que la douleur le permet. Tout dépend donc de l'état clinique et notamment du gonflement articulaire qui va en régressant.

La flexion forcée du genou doit être évitée tant qu'il existe un épanchement intra-articulaire ou un gonflement des tissus mous. La flexion en charge ne doit pas dépasser 90° avant 6 semaines. La rééducation de la flexion de 0 à 90° en décharge démarre le premier jour postopératoire. On augmente la flexion jusqu'à 120° vers la 3e ou la 4e semaine. La flexion maximale est atteinte à 6 semaines. Une suture de la corne antérieure doit faire interdire toute hyperextension au début de la rééducation.

Une rééducation en chaîne cinétique ouverte permet un renforcement musculaire après la 1re semaine. Il faut attendre la 5e semaine postopératoire pour débuter le travail en chaîne cinétique fermée.

Le vélo d'appartement sans résistance ainsi que la natation peuvent être repris à 6 semaines.

S'il n'y a pas d'épanchement à 5 ou 6 mois, une reprise de l'extension maximale ainsi que de la flexion maximale et la course à pied sont autorisées à 5 ou 6 mois postopératoires. Les patients peuvent reprendre les sports à pivot si la douleur et l'épanchement ont disparu et si la mobilité est redevenue normale (entre 5 et 7 mois postopératoires) [10,27,34,49].

Cliniquement et en se fondant sur l'imagerie IRM et sur une évaluation arthroscopique, plusieurs auteurs ont rapporté un taux de succès de 80 % après un programme de rééducation agressif [8,13,34,37]. Ces résultats sont compatibles avec ceux rapportés après rééducation conventionnelle. Bien que ces études documentées aient rapporté des taux de réussite comparables, aucune étude randomisée n'a jamais été faite pour comparer ces protocoles de rééducation.

Protocole de rééducation personnalisé

Nous proposons, ainsi que d'autres auteurs [10,21], un protocole de rééducation « à la carte » tenant compte des facteurs clés intrinsèques du malade qui influencent la guérison de la suture méniscale (l'anatomopathologie de la rupture méniscale, sa taille et son type, l'existence d'autres pathologies intra-articulaires, la vascularisation des berges méniscales et la stabilité de suture).

Le kinésithérapeute doit évaluer le malade globalement afin de déterminer un protocole de rééducation individuel. Ce programme « sur mesure » sera un mélange des éléments des programmes de rééducation conventionnel et accéléré, tout en tenant compte des risques intrinsèques individuels du malade. Si plus de deux facteurs de risque sont présents (par exemple une rupture étendue du ménisque interne), le programme individualisé sera très souvent semblable au programme conventionnel. En revanche, si moins de deux facteurs de risque sont présents, le programme individualisé correspondra en grande partie au programme accéléré. Son premier but est d'empêcher une mise en charge intempestive. Cette limitation est conçue afin d'éviter des forces en charge et cisaillement trop élevées qui pourraient perturber la cicatrisation méniscale.

Le programme est bien sûr complété par des exercices musculaires statiques exécutés quotidiennement.

Le patient est informé qu'un retour aux activités contraignantes (activités en charge avec impact, course à pied, activités avec flexion complète du genou, mouvements de pivot) comporte un risque élevé de rupture méniscale itérative. Ces précautions sont nécessaires pendant les 4 à 6 premiers mois postopératoires, pendant lesquels la flexion maximale et l'accroupissement sont dangereux [21,55].

Complications

Chaque étape de l'intervention peut être une source de complications : l'abord, l'utilisation des écarteurs, la suture et le matériel de suture méniscale.

Les systèmes de suture « tout en dedans » sont conçus afin de réduire au maximum les risques neurovasculaires. Ils peuvent néanmoins induire des complications bien spécifiques et tout particulièrement porter atteinte à l'intégrité du cartilage. En observant bien l'anatomie du genou, et après avoir suivi une bonne formation en chirurgie arthroscopique, le chirurgien peut éviter la plupart des complications en utilisant correctement les instruments dispositifs et implants.

Complications neurovasculaires et des tissus mous

Toutes ces techniques de réparation méniscale, de la corne postérolatérale et postérieure des ménisques médial et latéral, comportent un risque neurovasculaire.

L'artère poplitée et le nerf péronier, en raison de leur anatomie, peuvent être touchés dans le geste de réparation du segment postérieur des ménisques médial et latéral (figure 15a, b).

La réparation de la corne postérieure du ménisque médial comporte également un risque pour le nerf saphène (principalement sa branche infrapatellaire).

Des lésions du nerf tibial ou de la veine poplitée n'ont pas été rapportées dans les études récentes de la réparation méniscale.

Les lésions de l'artère poplitée, incluant les pseudoanévrismes et fistules artérioveineuses, dus à une lacération ou à une plaie sont extrêmement rares.

L'intégrité du nerf fibulaire commun est menacée au cours de la réparation du ménisque latéral, au niveau de sa corne postérieure ou du hiatus poplité. Lors de toute incision cutanée postérolatérale, le nerf fibulaire commun doit être protégé par un écarteur placé au niveau du tendon bicipital et par une flexion du genou (entre 60° et 90° de flexion), et en tenant compte des variations anatomiques. En modifiant la courbure de l'aiguille d'une façon appropriée ou en utilisant un guide-aiguille controlatéral, il est tout à fait possible d'éviter une sortie postérieure et ainsi une lésion de nerf fibulaire commun.

La neurapraxie du nerf saphène et de ses branches infrapatellaires est la complication la plus fréquente. Elle est heureusement devenue une complication rare depuis l'utilisation des sutures « tout en dedans ».

Complications liées aux dispositifs et implants méniscaux

L'objectif des techniques de suture « tout en dedans » est bien sûr de réduire au maximum les incisions cutanées et en même temps les risques neurovasculaires. La cicatrisation du ménisque et la récupération de la fonction du genou sont intimement liées à la technique. De nouvelles techniques et de nouveaux dispositifs apparaissent chaque année, ce qui pourrait induire de nouvelles complications chirurgicales, par exemple une atteinte du cartilage par une tête de flèche de suture méniscale n'ayant pas été insérée de façon optimale. En revanche, l'utilisation de techniques « tout en dedans » (FastFix® et RapidLock®) a pu pratiquement faire disparaître les lésions cartilagineuses [20].

Complications non spécifiques

Des complications non spécifiques peuvent survenir après toute chirurgie méniscale arthroscopique.

Certaines, comme l'arthrite septique et l'embolie pulmonaire, représentent une morbidité significative et leurs séquelles sont importantes. Elles ne doivent pas être sous-estimées.

Heureusement, l'infection secondaire à une chirurgie arthroscopique est relativement rare. Small [50] a rapporté un taux de 0,21 % après 8791 interventions arthroscopiques du genou. La thrombose veineuse profonde est fréquente chez les patients n'ayant pas de prophylaxie

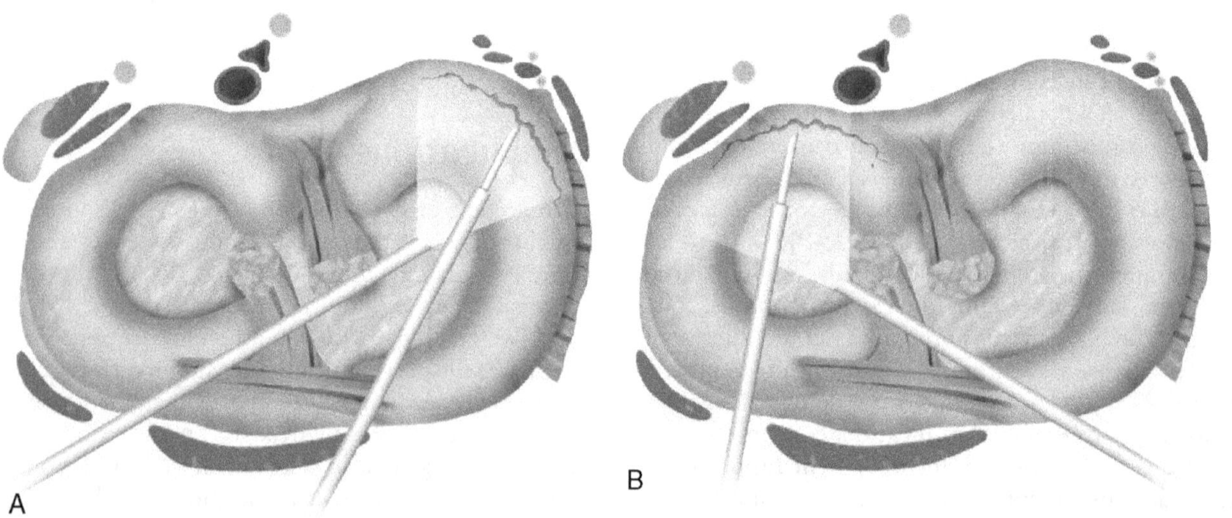

Figure 15. a. Illustration des éléments nobles pendant la réparation du ménisque interne. Approche postéromédiale. b. Éléments nobles à risque pendant la réparation du ménisque externe. Approche postérolatérale.

antithrombotique, ce qu'ont montré la phlébographie ou l'écho-Doppler de routine après arthroscopie.

Une raideur peut compliquer une réparation méniscale ; elle est très souvent le fait d'une suture capsulaire postérieure trop tendue [31] qui peut entraîner une perte de l'extension du genou.

L'algoneurodystrophie, d'expression variable et d'origine multifactorielle, touche habituellement tout le membre.

La rupture du ligament collatéral médial a été rapportée au cours de la chirurgie méniscale du compartiment médial [50]. Si des forces en valgus excessives sont appliquées au cours de l'intervention, une rupture de ce ligament est possible. Si la visualisation de la corne postérieure du ménisque interne est difficile, il est possible de détendre progressivement le ligament par *pie-crusting* (petites incisions multiples étagées qui guérissent sans difficulté) [29].

Résultats

La préservation du tissu méniscal est cruciale, particulièrement chez les jeunes. Le ménisque fait partie intégrante du genou et son intégrité est aussi nécessaire que celle des ligaments et du cartilage. La résection du tissu cicatriciel et l'abrasion du mur méniscal suivies d'une fixation stable avec des sutures ou des dispositifs non résorbables constituent une technique de réparation méniscale largement validée.

Les résultats cliniques de la réparation méniscale sont bons et très bons dans plus de 80 % des cas. Ces résultats sont légèrement meilleurs dans le compartiment latéral, qu'il s'agisse de la fonction et du taux de cicatrisation et de méniscectomie itérative.

En dépit de l'amélioration de ces techniques au cours des deux dernières décennies, le taux de guérison de la corne postérieure reste moins bon que celui des segments antérieur et moyen. C'est particulièrement vrai pour les lésions isolées de la corne postérieure du ménisque médial. Il n'est pas exclu que cela soit dû à une préparation insuffisante de la lésion et aux difficultés techniques à ce niveau. Ces résultats pourraient être améliorés en utilisant un abord arthroscopique postérieur qui facilite la préparation et l'abrasion.

La suture méniscale stabilise la rupture et diminue la largeur du ménisque, avec 58 % de guérisons « complètes » (c'est-à-dire anatomiques). Actuellement, il n'est pas possible de dire si une suture méniscale suivie de guérison fonctionnelle mais non anatomique assure une bonne distribution des charges et protège suffisamment les surfaces portantes.

Ce taux de succès se rapporte aux résultats objectifs. Cependant, le but est d'obtenir une guérison complète et pas seulement une stabilisation de la lésion méniscale par suture. Dans nombre de cas, la guérison n'est pas optimale car le ménisque réparé est devenu moins large, ce qui retentit sur les résultats fonctionnels subjectifs [44].

Remplacement méniscal

Il ne s'agit pas vraiment du sujet de la conférence et les techniques du remplacement méniscal ne seront donc pas détaillées. Nous ne donnerons ici que quelques notions permettant au lecteur de comprendre la place et les principes de la reconstruction méniscale complétant un arsenal thérapeutique qui comprend donc la résection (le plus souvent partielle), la suture et le remplacement (ou reconstruction).

Allogreffe méniscale

C. Wirth et G. von Lewinski ont étudié les bases scientifiques de la transplantation méniscale. L'intérêt de ce groupe allemand pour l'allogreffe méniscale était fondé sur un besoin clinique. À cette époque, le concept du ménisque en tant que structure stabilisante du genou n'était pas nouveau. Ils ont néanmoins été les premiers à considérer le ménisque comme le principal stabilisateur du genou après réparation d'une lésion ligamentaire. L'ablation du ménisque était en effet délétère à long terme après réparation ligamentaire. En étudiant les résultats de l'allogreffe méniscale chez le mouton, ils ont pu démontrer une guérison satisfaisante après allogreffe méniscale.

Les premiers résultats cliniques chez l'homme ont montré une guérison satisfaisante à la jonction méniscosynoviale, même si la fixation des cornes méniscales était discutable. Cette fixation doit être suffisante pour obtenir l'effet protecteur contre les forces circonférentielles auxquelles est soumis le ménisque. En effet, les études expérimentales sur animaux ont montré une dégradation du cartilage si l'anatomie normale des corps méniscaux n'est pas rétablie. Néanmoins, il n'y a pas aujourd'hui de consensus sur la fixation des cornes méniscales et on ne peut affirmer notamment qu'une fixation osseuse est nécessaire pour obtenir une homéostasie normale à long terme.

Quoi qu'il en soit, le chirurgien confronté aux séquelles d'une méniscectomie totale a maintenant une option de réparation satisfaisante avec l'allogreffe méniscale. La congélation à –80 °C semble être la méthode la plus admise de conservation de ces tissus. Les règles de la transplantation méniscale ont été bien établies. L'allogreffe prélevée en milieu chirurgical peut être utilisée quand la banque de tissus a effectué les examens permettant d'éliminer toute maladie transmissible. Si l'allogreffe n'a pas été prélevée en milieu chirurgical (c'est-à-dire stérilement), elle nécessite un traitement spécifique. Il faut éviter la stérilisation par irradiation pour ne pas compromettre l'intégrité de la structure méniscale et donc sa bonne fonction en postopératoire. Quelquefois, des règlements nationaux et des directives internationales interfèrent avec les règles d'une bonne pratique clinique.

La chirurgie de transplantation méniscale a débuté dans les années 1990. Elle exigeait une chirurgie à ciel ouvert. Les dispositifs de fixation méniscale par arthroscopie, en effet, n'avaient pas encore vu le jour. De plus, au début de cette expérience, la transplantation méniscale était très souvent associée à une réparation ligamentaire. Cette chirurgie ouverte est également nécessaire pour obtenir une bonne fixation os–os des cornes méniscales.

Ce n'est qu'avec l'expérience des méniscectomies et sutures méniscales arthroscopiques que la transplantation méniscale arthroscopique s'est développée. En effet, sans fixation osseuse des cornes méniscales, la technique de transplantation peut et doit donc être arthroscopique. L'arthroscopie procure une fixation plus stable, à l'aide d'un matériel plus efficace. Dès lors, la fixation os–os des cornes méniscales est moins nécessaire. De ces deux techniques, os–os ou suture sur tissu mou, aucune ne semble supérieure à l'autre en termes de résultats. De plus, l'expérience clinique n'a pu déterminer une différence entre les résultats des allogreffes cryopréservées à −80 °C et ceux des allogreffes viables (fraîches) à 10 ou à 15 ans de recul.

En conclusion, il semble que le remplacement méniscal par allogreffe après méniscectomie totale est une solution valable pour le compartiment externe. Pour le compartiment interne douloureux, il existe d'autres options thérapeutiques à l'efficacité prouvée.

Remplacement méniscal partiel

Il est clair que le clinicien est plus souvent confronté aux séquelles fonctionnelles des méniscectomies partielles qu'à celles des méniscectomies totales.

L'expérience animale a démontré d'excellents résultats du remplacement partiel du ménisque après résection à l'aide du ménisque collagène (CMI, *collagen meniscal implant*).

Le tissu régénéré est semblable au ménisque originel. Ces implants n'ont pas induit des séquelles au niveau du cartilage, n'ont pas causé par ailleurs d'irritation synoviale ni de réactions immunoallergiques. Les résultats cliniques à long terme (5 ans) de divers centres des États-Unis ont conclu à un moindre taux de reprise après implantation du ménisque CMI que dans les groupes contrôle chez les patients ayant eu une méniscectomie partielle. Un alignement correct et une stabilité ligamentaire du genou sont essentiels.

Un matériel plus stable et progressivement résorbable a été recherché. Chez l'animal, l'évaluation à long terme d'une matrice en polyuréthane a montré que ce matériel se résorbait très progressivement tout en induisant une recolonisation cellulaire lente. L'implantation chez l'homme se fait par voie arthroscopique. Une première étude de sécurité et efficacité chez 52 patients a montré une amélioration statistiquement significative de la qualité de vie et de la douleur à un an, suggérant que cet implant est satisfaisant du point de vue clinique.

Le dysfonctionnement du genou après méniscectomie partielle ne justifie pas un remplacement méniscal total par allogreffe. Il s'agit en revanche d'une indication idéale pour un remplacement partiel du ménisque. C'est certainement la voie qu'il faut suivre [52].

Remerciements

L'auteur désire remercier : les Drs et Prs Romain Seil, Dietrich Pape, Franck Jouve, Hervé Ovadia, Matthias Jacobi, Roland Peter Jakob, Erik Witvrouw, Youri Thijs, Moussalam Katabi, Nicolas Pujol, Ludovico Panarella et Philippe Beaufils pour leur apport essentiel dans la préparation de ce travail.

Il désire également remercier explicitement Karolien Bral et Monique De Pauw pour la préparation de ce manuscrit.

Références

[1] Albrecht-Olsen P, Kristensen G, Tormala P. Meniscus bucket-handle fixation with an absorbable Biofix tack : development of a new technique. Knee Surg Sports Traumatol Arthrosc 1993; 1 : 104–6.

[2] Albrecht-Olsen P, Kristensen G, Burgaard P, Joergensen U, Toerholm C. The arrow versus horizontal suture in arthroscopic meniscus repair. A prospective randomized study with arthroscopic evaluation. Knee Surg Sports Traumatol Arthrosc 1999; 7(5) : 268–73.

[3] Allaire R, Muriuki M, Gilbertson L, Harner CD. Biomechanical consequences of a tear of the posterior root of the medial meniscus. Similar to total meniscectomy. J Bone Joint Surg Am 2008; 90(9) : 1922–31.
[4] Anderson K, Marx RG, Hannafin J, Warren RF. Chondral injury following meniscal repair with a biodegradable implant. Arthroscopy 2000; 16 : 749–53.
[5] Annandale T. An operation for displaced semilunar cartilage. Br Med J 1885; 1 : 779.
[6] Arnoczky SP, Lavagnino M. Tensile fixation strengths of absorbable meniscal repairs as a function of hydrolysis time. Am J Sports Med 2001; 29 : 118–23.
[7] Arnoczky SP, Warren RF. Microvasculature of the human meniscus. Am J Sports Med 1982; 10 : 90–5.
[8] Barber FA. Accelerated rehabilitation for meniscus repairs. Arthroscopy 1994; 10 : 206–10.
[9] Barber FA, Herbert MA. Meniscal repair devices. Arthroscopy 2000; 16 : 613–8.
[10] Barber FA, McGarry JE. Meniscal repair techniques. Sports Med Arthrosc Rev 2007; 15 : 4.
[11] Beaufils P. Synthesis. In : Beaufils P, Verdonk R, éds. The Meniscus. Springer; 2010 In Press.
[12] Boyd KT, Myers PT. Meniscus preservation; rationale, repair techniques and results. Knee 2003; 10(1) : 1–11.
[13] Buseck MS, Noyes FR. Arthroscopic evaluation of meniscal repairs after anterior cruciate ligament reconstruction and immediate motion. Am J Sports Med 1991; 19 : 489–94.
[14] Calder S, Myers PT. Broken arrow : A complication of meniscal repair. Arthroscopy 1999; 15 : 651–52.
[15] Cannon WD, Jr. Morgan CD. Meniscal repair : arthroscopic repair techniques. Instr Course Lect 1994; 43 : 77–96.
[16] DeHaven KE. Decision-making features in the treatment of meniscal lesions. Clin Orthop 1990; 252 : 49–54.
[17] DeHaven KE, Black K, Griffiths HJ. Open meniscus repair. Technique and two to nine year results. Am J Sports Med 1989; 17 : 788–95.
[18] DeHaven KE, Lohrer WA, Lovelock JE. Long-term results of open meniscal repair. Am J Sports Med 1995; 23 : 524–30.
[19] Fox JM, Rintz KG, Ferkel RD. Trephination of incomplete meniscal tears. Arthroscopy 1993; 9(4) : 451–5.
[20] Haas AL, Schepsis AA, Hornstein J, et al. Meniscal repair using the FasT-Fix all-inside meniscal repair device. Arthroscopy 2005; 21(2) : 167–75.
[21] Heckmann TP, Barber-Westin SD, Noyes FR. Meniscal repair and transplantation : Indications, techniques, rehabilitation, and clinical outcome. J Orthop Sports Phys Ther 2006; 36(10) : 795–814.
[22] Henning CE, Lynch MA, Yearout KM, Vequist SW, Stallbaumer RJ, Decker KA. Arthroscopic meniscal repair using an exogenous fibrin clot. Clin Orthop Relat Res 1990; 252 : 64–72.
[23] Horibe S, Shino K, Nakata K, et al. Second-look arthroscopy after meniscal repair. J Bone Joint Surg Br 1995; 77 : 245–9.
[24] Ishimura M, Ohgushi H, Habata T, Tamai S, Fujisawa Y. Arthroscopic meniscal repair using fibrin glue. Part I : Experimental study. Arthroscopy 1997; 13(5) : 551–7.
[25] Ishimura M, Ohgushi H, Habata T, Tamai S, Fujisawa Y. Arthroscopic meniscal repair using fibrin glue. Part II : Clinical applications. Arthroscopy 1997; 13(5) : 558–63.
[26] Jacob R, Jacobi M. Meniscal repair : Enhancement of healing process. In : Beaufils P, Verdonk R, éds. The Meniscus. Springer; 2010 In Press.
[27] Jokl P, Stull PA, Lynch JK, et al. Independent home versus supervised rehabilitation following arthroscopic knee surgery : a prospective randomized trial. Arthroscopy 1989; 5 : 298–305.
[28] Jouve F, Ovaida H. Meniscal tepair : Technique. In : Beaufils P, Verdonk R, éds. The Meniscus. Springer; 2010 In Press.
[29] Katabi M. Meniscal Repair : intra and post-op complications. In : Beaufils P, Verdonk R, éds. The Meniscus. Springer; 2010. In Press.
[30] Kimura M, Shirakura K, Hasegawa A, Kobuna Y, Niijima M. Second look arthroscopy after meniscal repair. Factors affecting the healing rate. Clin Orthop Relat Res 1995; 314 : 185–91.
[31] Kline AJ, Miller MD. Complications in meniscal surgery. Oper Tech Sports Med 2003; 11(2) : 134–43.
[32] Kohn D, Siebert W. Meniscus suture techniques : a comparative biomechanical cadaver study. Arthroscopy 1989; 5 : 324–7.
[33] Koukoubis TD, Glisson RR, Feagin JA, Jr. Seaber AV, Vail TP. Augmentation of meniscal repairs with cyanoacrylate glue. J Biomed Mater Res 1995; 29(6) : 715–20.
[34] Mariani PP, Santori N, Adriani E, et al. Accelerated rehabilitation after arthroscopic meniscal repair : a clinical and magnetic resonance imaging evaluation. Arthroscopy 1996; 12 : 680–8.
[35] McAndrews PT, Arnoczky SP. Meniscal repair enhancement techniques. Clin Sports Med 1996; 15(3) : 499–510.
[36] McDermott ID, Richards SW, Hallam P, Tavares S, Lavelle JR, Amis AA. A biomechanical study of four different meniscal repair systems, comparing pull-out strengths and gapping under cyclic loading. Knee Surg Sports Traumatol Arthrosc 2003; 11 : 23–9.
[37] McLaughlin J, DeMaio M, Noyes FR, et al. Rehabilitation after meniscus repair. Orthopedics 1994; 17 : 465–71.
[38] Menche DS, Phillips GI, Pitman MI, Steiner GC. Inflammatory foreign-body reaction to an arthroscopic bioabsorbable meniscal arrow repair. Arthroscopy 1999; 15 : 770–2.
[39] Morgan CD, Wojtys EM, Casscells CD, Casscells SW. Arthroscopic meniscal repair evaluated by second-look arthroscopy. Am J Sports Med 1991; 19(6) : 632–7 discussion 637-8.
[40] Nabeshima Y, Kurosaka M, Yoshiya S, Mizuno K. Effect of fibrin glue and endothelial cell growth factor on the early healing response of the transplanted allogenic meniscus : a pilot study. Knee Surg Sports Traumatol Arthrosc 1995; 3(1) : 34–8.
[41] Neptune RR, Kautz SA. Knee joint loading in forward versus backward pedalling : implications for rehabilitation strategies. Clin Biomech 2000; 15 : 528–35.
[42] Pavlovich RI. Hi-frequency electrical cautery stimulation in the treatment of displaced meniscal tears. Arthroscopy 1998; 14(6) : 566–71.
[43] Pujol N, Panarella L, Ait Si Selmi T, Neyret P, Fithian D, Beaufils P. Meniscal healing after meniscus repair. A CT arthrography assessment. Am J Sports Med 2008; 36(8) : 1489–95.
[44] Pujol N, Panarella L. Meniscal Repair. In : Beaufils P, Verdonk R, éds. The Meniscus. Springer; 2010 In Press.
[45] Rosenberg TD, Paulos LE, Wnorowski DC, Gurley WD. Arthroscopic surgery : meniscus refixation and meniscus healing. Orthopade 1990; 19(2) : 82–9.
[46] Ross G, Grabill J, McDevitt E. Chondral injury after meniscal repair with bioabsorbable arrows. Arthroscopy 2000; 16 : 754–6.

[47] Seil R, Pape D. Meniscal repair : biomechanics. In : Beaufils P, Verdonk R, éds. The Meniscus. Springer; 2010 In Press.
[48] Sethi PM, Cooper A, Jokl P. Technical tips in orthopaedics : meniscal repair with use of an in situ fibrin clot. Arthroscopy 2003; 19(5) : E44.
[49] Shelbourne KD, Patel DV, Adsit WS, et al. Rehabilitation after meniscal repair. Clin Sports Med 1996; 15 : 595–612.
[50] Small NC. Complications in arthroscopic surgery performed by experienced arthroscopists. Arthroscopy 1988; 4(3) : 215–21.
[51] Tenuta JJ, Arciero RA. Arthroscopic evaluation of meniscal repairs factors that effect healing. Am J Sports Med 1994; 22 : 797–802.
[52] Verdonk R. General conclusion. In : Beaufils P, Verdonk R, éds. The Meniscus. Springer; 2010. In Press.
[53] Verdonk R. Part I Synthesis. In : Beaufils P, Verdonk R, editors. The Meniscus. Springer; 2010 éds In Press.
[54] Warren RF. Arthroscopic meniscus repair. Arthroscopy 1985; 1 : 170–2.
[55] Witvrouw E, Thijs Y. Rehabilitation. In : Beaufils P, Verdonk R, éds. The Meniscus. Springer; 2010 In Press.
[56] Zhang Z, Arnold JA. Trephination and suturing of avascular meniscal tears : a clinical study of the trephination procedure. Arthroscopy 1996; 12(6) : 726–31.

Techniques arthroscopiques de reconstruction du ligament croisé antérieur

Arthroscopic reconstruction techniques for ACL insufficiency

A. FRANK

Résumé

Les techniques de reconstruction arthroscopique du LCA sont aujourd'hui fiables et reproductibles. Si de nombreux principes techniques sont reconnus par la plupart des opérateurs, certaines controverses subsistent concernant le choix de la greffe, le positionnement des tunnels, la fixation et la tension de la greffe. Deux greffes sont actuellement utilisées de façon préférentielle : le tendon rotulien (TR) et les tendons ischiojambiers (droit interne demi-tendineux [DIDT]). Les méthodes de fixation et les propriétés mécaniques de chaque greffe sont sensiblement différentes mais les résultats cliniques semblent satisfaisants et comparables quelle que soit la greffe utilisée. Le positionnement des tunnels est standardisé même si certains préfèrent encore pratiquer le tunnel fémoral de dehors en dedans. La tension initiale optimale de la greffe n'est toujours pas parfaitement connue et reste difficile à reproduire, car elle est très dépendante de l'isométrie, même si tous les auteurs s'accordent pour éviter la mise en surtension du transplant. Malgré l'amélioration de nos connaissances, des techniques chirurgicales et des protocoles de rééducation, les résultats cliniques n'ont paradoxalement pas véritablement évolué depuis ces dernières années. Toutes les études affichent de bons résultats mais tous les problèmes sont encore loin d'être résolus. Des recherches restent nécessaires, fondamentales et cliniques, notamment pour l'appréciation du pronostic à long terme. La thérapie génique, la chirurgie assistée par ordinateur, l'utilisation de greffes à double faisceau, de meilleurs moyens de fixation et la préservation méniscale sont les axes de recherche pour le futur.

Mots clés : Ligament croisé antérieur. - Arthroscopie du genou. - Tendon rotulien. - Ischiojambiers.

Summary

Arthroscopically-assisted techniques for anterior cruciate ligament (ACL) reconstruction have now become reliable and reproducible surgical procedures. However, although a number of technical aspects have been accepted and recognised by most orthopaedic surgeons as important factors in successful arthroscopic management of ACL reconstruction, some controversy still remains concerning the choice of graft, tunnel placement, and the fixation and tension of the graft. At present, two main types of graft tend to be used : the patellar tendon and four-stranded hamstring autografts. The fixation methods and mechanical response of each of these grafts are noticeably different, but the clinical results appear satisfactory, and are comparable with both approaches. Proper tunnel placement has been relatively standardised, even if certain surgeons prefer the two-incision to the one-incision technique. The optimal initial tension of the graft has still not been fully determined and is difficult to reproduce, as it is highly dependent on the specific isometry, although most of the reports in the literature agree that graft overtension should be avoided. In spite of improved knowledge in this field, better surgical techniques and rehabilitation programmes, the functional outcome has not really changed during the last 20 years. Athough all the clinical studies show good results, the problems are far from being solved. Further basic and clinical research is needed in many areas, especially as regards long-term outcome. Gene therapy, computer-assisted reconstruction surgery, the use of double bundle grafts, improved methods of fixation and tensioning of the graft, better means of meniscal conservation and fixation are the focal areas of future research.

Key words: Anterior cruciate ligament. - Knee arthroscopy. - Patellar tendon. - Hamstring.

Extrait de Ligaments croisés du genou
18 Mises au point en chirurgie du genou

Introduction

Le rôle prépondérant de l'arthroscopie dans la chirurgie ligamentaire du genou n'est plus à démontrer. Si les résultats fonctionnels ont connu ces dernières années une amélioration importante, l'arthroscopie – n'en déplaise à notre vanité – n'a pas été la seule responsable de ces progrès. Le matériel ancillaire, les moyens de fixation, l'expérience et surtout des protocoles de rééducation plus adaptés à l'évolution de cette chirurgie ont été essentiels. Néanmoins, tous les problèmes sont loin d'être résolus. La complexité du système ligamentaire et de l'isométrie ainsi que l'imparfaite connaissance des phénomènes de ligamentisation ultrastructurale des greffes ne nous permettent toujours pas d'espérer obtenir une structure ligamentaire normale ni même de reproduire une cinétique articulaire normale.

Les progrès de ces dernières années ont été tels que si un certain consensus apparaît enfin dans le cahier des charges et les indications opératoires, certains sujets prêtent encore à controverse, resurgissent, voire apparaissent (choix de la greffe, tunnel fémoral, mono ou double faisceau, fixation, gestes associés).

Des connaissances anatomiques et une expérience de cette chirurgie avec toutes ses options sont essentielles pour nous guider dans notre choix. L'apprentissage est long et même un chirurgien expérimenté n'est pas à l'abri d'un mauvais montage du transplant [36]. Par ailleurs, la gestion des incidents opératoires est essentielle, d'où l'importance de maîtriser toutes les techniques et d'en changer en fonction des événements.

Installation du patient

Quel que soit le type d'installation, l'intervention se déroule sur un genou fléchi à environ 90°. Il doit être suffisamment libre pour autoriser toutes les amplitudes articulaires nécessaires à la réalisation de cette chirurgie dans les meilleures conditions.

Deux possibilités :

- patient en décubitus dorsal, jambe pendante, genou fléchi à 90°. L'opérateur est assis en bout de table, face au genou à opérer;
- patient en décubitus dorsal, le pied posé sur une cale en bout de table maintenant le genou fléchi à 90°. Un contre-appui positionné à la face externe de la cuisse empêche la chute du membre en rotation externe de hanche et le stress en valgus pour traiter une éventuelle lésion méniscale interne. Le matériel spécifique à l'arthroscopie ainsi que tous les câbles reposent sur une table-pont située au-dessus de l'abdomen.

Choix de la greffe

Le respect des critères mécaniques d'un bon transplant restreint le choix. En effet, l'ensemble tendon quadricipital-retinaculum rotulien-tendon rotulien (TR) longtemps utilisé avec d'excellents résultats fonctionnels ainsi que le fascia lata ont une résistance insuffisante. Les allogreffes ne sont pratiquement pas utilisées en France, pour des raisons de législation et d'approvisionnement. Elles sont d'utilisation discutée dans la littérature compte tenu des risques théoriques de transmission virale et de leurs qualités mécaniques médiocres après stérilisation par rayonnement γ. Pour beaucoup, leur utilisation est réservée à la chirurgie de reconstruction itérative.

En fait, actuellement, seuls l'appareil extenseur et les ischiojambiers ont les propriétés mécaniques acceptables pour reconstruire le LCA [45].

Appareil extenseur

Tendon quadricipital

Ce transplant est intéressant car les qualités mécaniques du tendon quadricipital sont identiques à celles du TR pour une même épaisseur de prélèvement [59].

La partie moyenne du tendon est prélevée en laissant quelques millimètres en profondeur, sans ouvrir le cul de sac sous-quadricipital, sur une longueur d'environ 10 cm. Ce prélèvement se prolonge par une baguette osseuse rotulienne. Il est possible, contrairement au TR, de prélever au-delà d'une largeur de 10 mm sans risque majeur de fragilisation et d'obtenir une surface de section supérieure à celle du TR (Fig. 1). En revanche, il s'agit d'un transplant tendon-os. Si la fixation de la baguette rotulienne pose peu de problèmes, la fixation tendineuse dans le tunnel tibial devient, comme pour les tendons ischiojambiers (droit interne demi-tendineux [DIDT]), le maillon faible du montage. C'est probablement le transplant de choix pour les reconstructions itératives où l'épaisseur du transplant doit souvent être importante pour combler les tunnels osseux.

Tendon rotulien

Le TR était encore récemment considéré comme le transplant de référence pour la plupart des membres de la Société française d'arthroscopie. En 1999, il était le seul utilisé pour 79 % d'entre eux, contre 86 % en 1994 [20, 21]. La comparaison de ces deux enquêtes révélait une évolution en faveur de l'utilisation des tendons ischiojambiers qui s'est probablement accentuée ces toutes dernières années.

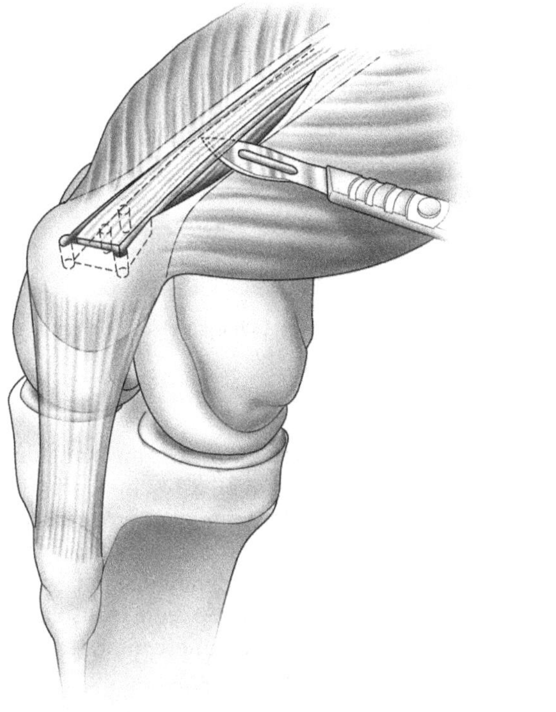

Figure 1. Prélèvement d'un transplant utilisant le tendon quadricipital os-tendon.

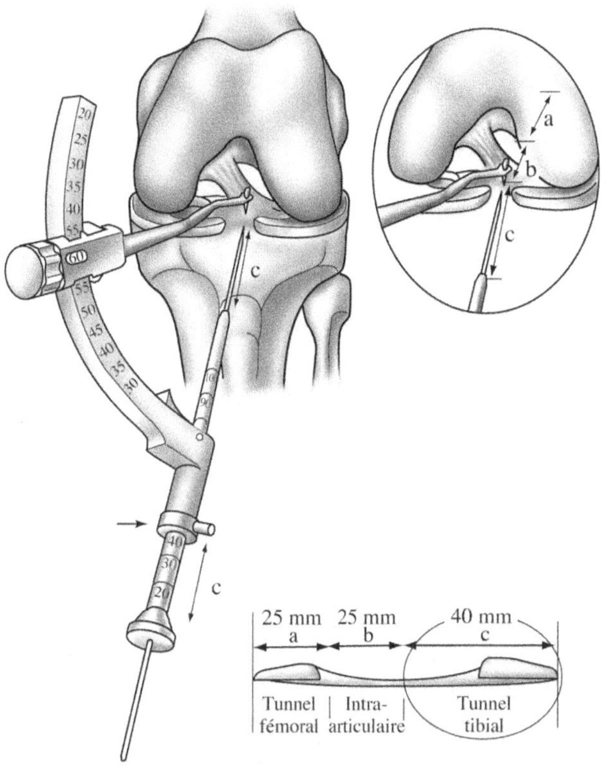

Figure 2. Adaptation trajet-transplant.

Une planification radiologique préopératoire est utile pour déterminer au mieux la direction et la longueur des tunnels osseux ainsi que la longueur des baguettes à prélever (Fig. 2). Sur un cliché de profil, il faut mesurer (en tenant compte de l'agrandissement radiologique) deux longueurs qui sont fixes et imposées pour chaque patient mais variables d'un patient à l'autre en fonction du morphotype :

• la longueur du TR : pointe de la rotule-bord supérieur de la tubérosité tibiale antérieure (40 à 60 mm);
• la longueur du trajet intra-articulaire du futur transplant (orifice tibial idéal-orifice fémoral idéal). Il est toujours plus court que le TR (25 à 35 mm). Ainsi une partie du TR sera obligatoirement enfouie dans le tunnel tibial.

Trois variables permettent d'adapter le transplant à son trajet : longueur des baguettes osseuses, inclinaison du tunnel tibial, profondeur du tunnel fémoral borgne. Néanmoins la marge de manœuvre sur chacune de ces trois variables est très étroite.

L'incision est verticale, d'environ 7 cm, médiane de la pointe de la rotule à la tubérosité tibiale ou légèrement décalée en dedans pour faciliter la prise de greffon plutôt en dedans sur la rotule (dans sa partie la plus épaisse) et pour faciliter le creusement du tunnel tibial. La gaine tendineuse est incisée verticalement près du bord interne du tendon et réclinée latéralement, exposant tout le TR. Des écarteurs à griffe placés en haut de l'incision permettent d'accéder à la moitié inférieure de la rotule. Le tissu prérotulien en continuité avec la gaine est incisé et récliné. En revanche, les fibres tendineuses doivent être respectées car elles assurent la solidité de la jonction os-tendon. La baguette rotulienne, qui mesure environ 25 mm de long et 10 mm de large (9 à 11 en fonction du sujet), est marquée au bistouri. Son prélèvement se fait avec une petite lame étroite de scie oscillante qui attaque l'os avec une inclinaison de 45° (Fig. 3). Ainsi les coupes osseuses qui se rejoignent dans l'épaisseur de l'os (réalisant une coupe triangulaire) ne fragilisent pas la rotule. Le bord supérieur de la baguette à prélever est attaqué perpendiculairement avec la scie, et un ostéotome de 10 mm, introduit dans les fentes osseuses ainsi créées et manié en douceur, complète facilement le prélèvement osseux. Le TR est ensuite incisé à sa partie moyenne au bistouri dans le prolongement de la baguette rotulienne. La baguette tibiale (environ 20 mm de long et 10 mm de large) est ensuite prélevée sur la tubérosité tibiale en s'aidant de la scie oscillante et du même petit ostéotome. Les deux baguettes sont perforées avec une mèche de 1,5 mm pour la mise en place des fils tracteurs. Le transplant ainsi libéré est calibré et sa longueur totale mesurée.

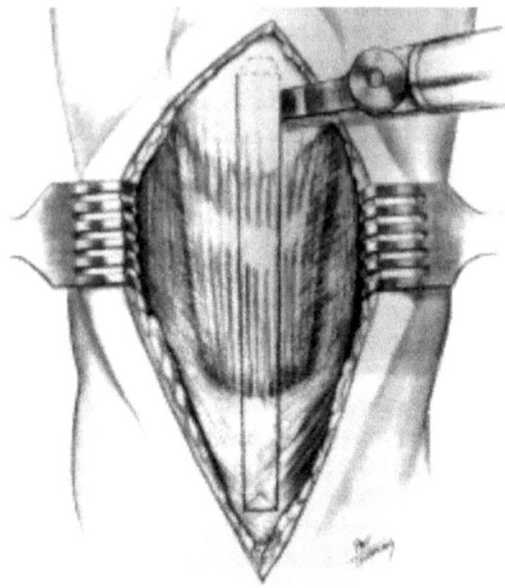

Figure 3. Prélèvement du transplant os-TR-os.

Le fil tracteur de la baguette destinée au tunnel tibial est métallique pour ne pas risquer d'être sectionné lors de la mise en place de la vis d'interférence tibiale. La greffe est ensuite préparée, régularisée et placée en attente dans une cupule de sérum.

Tendons ischiojambiers

Les tendons ischiojambiers utilisés en double, triple et quadruple faisceau ont des propriétés mécaniques fiables [58].

L'incision est de 2 à 4 cm et située en dedans (2 cm) et en dessous (1 cm) de la tubérosité tibiale. Chez un sujet maigre, le repérage est d'autant plus facile que les tendons sont palpables sous la peau, permettant ainsi de réduire au maximum la taille de la cicatrice. L'aponévrose du couturier est incisée longitudinalement, permettant le repérage du gracilis et du semi-tendineux. Ils sont difficilement dissociables à proximité de leur insertion tibiale, aussi vaut-il mieux les individualiser en regard du bord postérieur du tibia à l'aide d'un dissecteur. Chacun des deux tendons est successivement extériorisé et mis en tension par un index glissé en crochet sous le tendon à proximité de l'attache tibiale conservée. Cette mise en tension facilite la recherche et la section des expansions (semitendineux) vers l'aponévrose du jumeau interne et la mise en place d'un stripper ouvert qui est poussé progressivement jusqu'à la libération automatique des fibres musculaires de la lame aponévrotique. Les deux tendons sont ensuite libérés des fibres musculaires adhérentes à la lame aponévrotique en s'aidant d'une petite rugine, de ciseaux ou d'une curette. Chaque tendon est doublé et les extrémités sont solidarisées

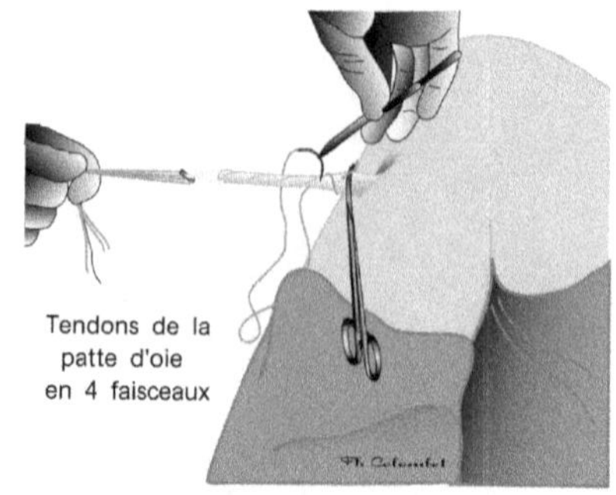

Figure 4. Prélèvement des ischiojambiers. Laçage des quatre faisceaux.

par un laçage, réalisant ainsi un transplant unique à quatre faisceaux d'environ 10 à 15 cm de long (Fig. 4). Le laçage de chaque extrémité peut être séparé si l'on envisage une reconstruction à deux faisceaux nécessitant deux transplants individualisés. Les attaches tibiales sont ensuite sectionnées et le transplant, après calibrage, est humidifié par une compresse de sérum physiologique et placé soit dans une cupule, soit sur un appareil de mise en tension.

Tendon rotulien ou tendons ischiojambiers ?

Après plus d'une décennie où le TR a été considéré [23] comme le transplant de référence assurant une stabilité immédiate et durable, nous assistons à un regain d'intérêt en faveur de l'utilisation des tendons ischiojambiers lié aux séquelles douloureuses antérieures et à la diminution de force quadricipitale attribuées au prélèvement de l'appareil extenseur. La taille très réduite de la cicatrice après prélèvement des tendons ischiojambiers joue également un rôle dans le choix.

Deux études prospectives déjà anciennes témoignent de l'intérêt suscité par cette question depuis plusieurs années.

Aglietti [2] a publié une étude prospective très complète de 60 cas, analysant 30 TR contre 30 DIDT, d'autant plus intéressante que les deux groupes étaient très homogènes, avec un taux de lésions méniscales et de crépitements rotuliens préopératoires identique dans les deux groupes. Toutes les interventions ont été pratiquées sous arthroscopie par le même chirurgien sur des instabilités chroniques, avec un protocole de rééducation identique.

Le résultat fonctionnel des deux groupes était comparable. Les crépitements rotuliens semblaient légèrement plus fréquents après prélèvement du TR, mais la différence n'était pas significative. Ils étaient peu modifiés par rapport à l'examen préopératoire et surtout ils étaient indolores. Un seul opéré présentait une douleur notable sur le site de prélèvement du TR à l'examen clinique (recul minimum 22 mois). Les résultats objectifs (laxité sur KT 1000™ et étude isocinétique du quadriceps) étaient comparables. La laxité résiduelle était légèrement en défaveur du DIDT mais la différence n'était pas significative.

Marder [42], dans une étude prospective (72 cas : 37 TR contre 35 DIDT), a rapporté des résultats similaires. Les douleurs antérieures étaient présentes dans 24 % des cas sans différence entre les deux groupes. La laxité était légèrement supérieure dans le groupe DIDT.

D'autres études prospectives plus récentes n'apportent pas d'éléments véritablement nouveaux.

O'Neill [46] a publié une étude prospective et randomisée de 125 cas comparant 3 séries (40 DIDT par deux incisions, 40 TR deux incisions et 45 TR tunnel borgne). Il n'a pas noté de différence significative mais a constaté que le groupe TR deux incisions avait retrouvé un meilleur niveau sportif avec une laxité résiduelle moindre.

Pinczewski [50] a comparé avec 5 ans de recul 90 TR à 90 DIDT. Il n'a pas noté de différence significative quels que soient les paramètres étudiés, sauf en ce qui concernait les douleurs antérieures et le remodelé pré-arthrosique à 5 ans, qui étaient plus importants dans le groupe TR. Paradoxalement, un travail de méta-analyse [65] auquel a participé Pinczewski semblerait prouver qu'après une plastie du LCA au TR, les opérés avaient 20 % de chances en plus de retrouver leur niveau sportif initial avec un genou stable qu'après une plastie au DIDT.

Beynnon [4] a également rapporté une étude prospective randomisée comparant TR et DIDT. Ce travail est d'autant plus intéressant que la comparaison était suivie dans le temps (2, 4, 6, 12 et 36 mois). Le taux de douleurs antérieures était supérieur à 4 mois ($p = 0,09$) dans le groupe TR, mais cette légère différence disparaissait dès le 6e mois. En revanche, à 3 ans, il notait une différence significative de laxité en défaveur du DIDT.

Corry [14] et Katabi [35] ont étudié respectivement 167 (82 TR, 85 DIDT) et 90 cas (50 TR, 40 DIDT) opérés de façon successive. Leurs conclusions sont assez similaires et en accord avec les autres auteurs.

Carter [7], dans son étude portant sur les résultats isocinétiques, n'a pas constaté de différence quel que soit le type de transplant utilisé.

D'autres travaux publiés sont des études rétrospectives sur des groupes souvent inhomogènes, avec des protocoles postopératoires différents. Ainsi, Otero [47], comparant deux groupes (55 TR contre 36 DIDT), constatait paradoxalement que les douleurs antérieures étaient quatre fois plus fréquentes dans le groupe TR que dans le groupe DIDT. On apprend à la lecture attentive de cet article que tous les patients du groupe DIDT (qui étaient chronologiquement plus anciens) avaient été immobilisés dans un plâtre pendant 4 semaines alors que ceux du groupe TR (plus récents) avaient été, pour la majorité, rééduqués immédiatement sans immobilisation !

Notons cependant que de toutes ces études prospectives ou rétrospectives se dégagent des tendances. La laxité objective résiduelle est sensiblement plus importante après reconstruction du LCA avec les DIDT. En revanche, les douleurs antérieures semblent plus fréquentes après utilisation du TR. Cette différence est très variable selon les auteurs ; nulle ou non significative pour la plupart, elle est très importante (rapport 1 à 7) pour Pinczweski. Aucune de ces études ne démembre les origines de ces « douleurs antérieures » : rotule, prise de greffe, position à genoux, crépitements sont des termes utilisés sans définition ni distinction rendant toute analyse comparative objective difficile. Quoi qu'il en soit, et toutes grilles d'évaluation confondues, les résultats fonctionnels rapportés sont à peu près identiques chez ces différents auteurs quelle que soit l'autogreffe utilisée.

L'amélioration des systèmes de fixation des ischio-jambiers d'une part et la généralisation de la rééducation postopératoire en chaîne fermée d'autre part montreront probablement dans les études futures une diminution des douleurs antérieures après greffe au TR et une diminution de la laxité résiduelle après greffe aux tendons ischiojambiers.

Isométrie et tunnels osseux

De nombreux travaux basés sur des études anatomiques ont été consacrés à l'étude de l'isométrie du ligament croisé antérieur (LCA).

Nombreux sont les auteurs qui s'accordent à écrire que le point d'ancrage fémoral détermine l'isométrie du transplant [8, 27, 31, 51, 55]. Il faut donc s'attacher à reproduire un ancrage fémoral le plus proche possible de l'anatomie.

Préparation de l'échancrure

La préparation de l'échancrure est importante. Les résidus de LCA peuvent être excisés au bistouri (lame n° 11, mais attention aux bris de lame), à la pince basket et/ou à l'aide du matériel motorisé (résecteur synovial ou méniscal de 5,5 mm).

Le ligament croisé postérieur (LCP) devient alors parfaitement visible. La face axiale du condyle externe et la partie adjacente du plafond sont libérées des tissus fibreux jusqu'à voir apparaître l'os en utilisant une curette tranchante, un résecteur motorisé ou une râpe.

L'échancrure est agrandie (si nécessaire) à la fraise (sphérique de 5,5 mm ou cylindrique), voire au petit ciseau. Cette plastie de l'échancrure est d'importance variable. Elle ne sert qu'à voir et à laisser une place suffisante au transplant. Il est donc inutile voire dangereux de l'étendre au-delà du strict nécessaire. Elle doit créer un mur condylien externe vertical sans aspérité et un espace suffisant pour éviter tout conflit du transplant avec le condyle externe et le toit de l'échancrure. Le bord postérieur du toit et le bord supérieur du condyle externe doivent être parfaitement dégagés. En effet, une crête osseuse verticale située sur la face axiale du condyle externe, quelques millimètres en avant de son bord postérieur, peut être source de confusion et entraîner un positionnement trop antérieur de l'orifice fémoral (crête dite de « l'interne » de Clancy) [10].

Tunnel tibial

Si l'orifice tibial influe peu sur l'isométrie [27], sa malposition peut avoir de graves conséquences cliniques.

La pointe du viseur tibial est introduite dans l'articulation par la voie inféro-interne. Pour ne pas être trop antérieur ou trop médian (erreurs classiques), le point tibial doit être situé juste en avant du LCP, sur la partie basse de la pente antérieure de l'épine tibiale et le plus proche possible du cartilage tibial interne. Un tunnel tibial trop antérieur expose au risque de conflit en extension avec l'échancrure à l'origine d'un flexum (syndrome du cyclope) ou d'une distension du transplant. Un tunnel trop médian diminue l'obliquité frontale du transplant et peut provoquer un conflit avec le condyle externe. La partie extra-articulaire du viseur, par lequel on introduira la broche-guide méchée, doit être positionnée au niveau et en dedans de la tubérosité tibiale. Un tunnel trop vertical constitue une difficulté uniquement dans la technique dite de « l'unitunnel », où le tunnel fémoral est foré à partir du tunnel tibial (voir plus bas). L'obliquité du viseur doit se situer entre 45° et 50° et son segment intra-articulaire doit être parallèle au plateau tibial pour que l'angulation réellement obtenue corresponde à celle inscrite sur le viseur. Une certaine obliquité dans le plan frontal est également indispensable, pour pouvoir ensuite atteindre la face axiale du condyle externe fémoral de façon suffisamment latérale si l'on opte pour une technique unitunnel.

La pénétration intra-articulaire de la broche-guide est contrôlée arthroscopiquement et éventuellement protégée par une curette pour ne pas léser le LCP. Il faut toujours vérifier que la broche ne vient pas en contact avec le bord antérieur de l'échancrure en extension du genou, ce qui témoignerait de sa situation trop antérieure. Le tunnel tibial est ensuite foré avec une mèche (ou une tréphine) canulée introduite sur la broche-guide dont le diamètre (10 à 12 mm) est fonction de la largeur du transplant préalablement calibré. L'utilisation de la tréphine permet d'emporter les débris antérieurs du LCA et procure de l'os spongieux pour combler les zones de prélèvement. En revanche, elle s'excentre parfois de la broche-guide, modifiant légèrement le trajet désiré du tunnel tibial. Un bouchon conique en polyéthylène est ensuite introduit dans le tunnel tibial pour éviter les fuites liquidiennes et conserver ainsi une pression intra-articulaire suffisante qui refoule en avant le paquet adipeux et permet une vision permanente de l'échancrure.

Le pourtour de l'orifice tibial intra-articulaire doit impérativement être nettoyé des débris osseux et des résidus de LCA qui seraient à l'origine de nombreux syndromes du cyclope. Pour cela, l'optique est dirigée vers la partie antérieure de l'orifice tibial, visualisant les débris les plus antérieurs qui sont extériorisés du tunnel tibial dans l'articulation par le bouchon obturateur et excisés à l'aide du résecteur motorisé ou d'un rongeur. À ce stade, il est possible de continuer l'intervention en phase gazeuse en coupant l'arrivée liquidienne et en aspirant le sérum restant dans la cavité articulaire à l'aide d'une petite canule d'aspiration. La vision de l'échancrure est ainsi très améliorée, facilitant le temps suivant.

Tunnel fémoral

Tunnel de dedans en dehors (endo) ou de dehors en dedans (exo) ?

Le tunnel fémoral peut être réalisé soit de dehors en dedans soit de dedans en dehors. Certains restent fidèles à la technique de dehors en dedans [9]. Ils considèrent que seule cette technique permet de réaliser un orifice fémoral anatomique situé sur la face axiale du condyle externe. D'autres préfèrent réaliser le tunnel de dedans en dehors [15, 23, 30, 40, 56]. Les avantages de cette dernière technique semblent indéniables : absence de contre-incision externe, visée directe, repérage « de visu » du point fémoral.

Arguments anatomiques

En fait, la controverse entre partisans de la technique endo et ceux de la technique exo est née de la description technique première du promoteur de la méthode dite du tunnel borgne [52]. Il préconise un orifice fémoral situé à la partie moyenne de la crête intercondylienne. S'il s'agit bien d'un point isométrique, comme l'ont montré Clancy [10] et Kassis [34], ce point n'est pas anatomique, entraînant notamment une verticalisation du transplant et un enroulement très rapide des deux ligaments croisés lors des mouvements de rotation interne à l'origine de contraintes trop fortes sur le pivot central.

Où se situe le point fémoral anatomique?

Plusieurs études permettent de le préciser. Sapega [55], dans une étude anatomique sur le cadavre, a bien montré que le transplant devait remplacer le faisceau antérieur du LCA, ce faisceau étant le moins anisométrique des points anatomiques. La modification de longueur de ce faisceau entre 0° et 120° varie de 3 mm à 5 mm pour le faisceau postérieur.

Graf [27], Hefzy et Noyes [31] ont mesuré les points et la surface condylienne externe qui, lors des variations d'amplitudes articulaires, n'entraînaient pas de variation de longueur du transplant supérieure à 2 mm. Pour une amplitude de 0° à 120°, cette surface était très réduite. Un positionnement trop antérieur entraîne une mise en tension excessive de la greffe lors de la flexion et sa détente lors de l'extension. Inversement, un positionnement trop postérieur surtend le transplant en extension. Aussi, cliniquement, un mauvais positionnement se traduira par, outre une éventuelle instabilité par détente du transplant, soit une raideur en flexion, soit un flexum.

Toutes ces études montrent que le point fémoral le plus anatomique et le moins anisométrique se situe bien à l'angle que forme le toit de l'échancrure avec le condyle externe au niveau de l'insertion supérieure du faisceau antéro-interne du LCA.

Arguments techniques

Ce point situé à l'angle externe du toit de l'échancrure est tout à fait accessible par voie endocavitaire. Il est indispensable de bien dégager le toit de l'échancrure en arrière et en haut. Le point recherché sera quelques millimètres en dessous de la partie postérieure du toit, au contact de la face axiale du condyle externe.

Pour être suffisamment latéral, il faut réaliser un tunnel tibial oblique de dedans en dehors. Néanmoins il semble difficile d'être en dessous de 11 h (pour un genou droit) par cette technique de l'unitunnel. Il est possible d'être encore plus précis en réalisant un tunnel fémoral indépendant du tunnel tibial à partir de la voie d'abord arthroscopique inféro-interne, à condition de plier suffisamment le genou (120°) pour ne pas risquer une rupture de la corticale postérieure lors du fraisage du tunnel fémoral [15]. L'inclinaison frontale des instruments permet ainsi d'obtenir un point d'attaque du condyle externe très latéral et optimisé (vers 10 h 30 pour un genou droit).

Arguments radiologiques

Plusieurs études comparatives ont été faites pour évaluer la position de l'orifice articulaire fémoral. Elles utilisent des repères radiologiques et des constructions géométriques variables suivant les auteurs, permettant de comparer le positionnement fémoral en fonction des différentes techniques endoscopiques utilisées :

- pour Aglietti [1], le positionnement était plutôt plus postérieur dans la technique du tunnel borgne;
- pour Courage, Vielpeau et Locker [15], le positionnement était identique dans les deux techniques;
- pour Lemos et Jackson [40], le positionnement était également identique dans les deux techniques;
- dans le travail que nous avons effectué, le positionnement de l'orifice fémoral était légèrement plus antérieur dans la technique du tunnel borgne [23].

Globalement, ces quatre études confirment que le positionnement radiologique de profil de l'orifice intrafémoral est à peu près identique dans les deux techniques. De ces études ressort un élément fondamental : *la reproductibilité du positionnement de l'orifice fémoral est supérieure lorsque l'on vise de dedans en dehors*. En effet, les écarts types des mesures radiologiques effectuées pour cette technique sont nettement moindres (Tableau 1).

Arguments cliniques

Les études cliniques comparatives sont peu nombreuses.

Harner et Fu [30] ont publié une étude prospective de 60 cas (30 contre 30). Leur travail reposait sur une étude clinique (subjective et objective) et radiologique. L'évaluation fonctionnelle selon la grille International Knee Documentation Comittee (IKDC) semblait en faveur du groupe endo (81 % sont cotés A ou B contre 58 % dans le groupe exo). Néanmoins, les tests statistiques n'étaient pas significatifs. De même, la mesure de la laxité objective sur KT1000™ montrait une laxité différentielle à 30 N de 1,8 mm dans le groupe exo contre 1,4 dans le groupe endo, mais les tests statistiques là encore n'étaient pas probants. Radiologiquement, la position de profil de l'orifice fémoral semblait identique

Tableau 1
Positionnement radiologique de profil du point fémoral (comparaison en dedans en dehors contre en dehors en dedans selon quatre méthodes radiologiques différentes)

	Aglietti	*Frank*	*Courage*	*Jackson*
Nombre de cas (en dedans en dehors/en dehors en dedans)	50/50	78/33	49/90	25/25
En dedans en dehors/en dehors en dedans	66 %	64±3 %	0,3±0,036	0,36±0,008
En dehors en dedans/en dedans en dehors	62 %	66±6 %	0,31±0,065	0,36±0,12

dans les deux groupes. Ainsi, il se dégage de ce travail une tendance en faveur du tunnel fémoral par voie endocavitaire, mais les tests statistiques ne permettaient pas de confirmer cette impression.

Gerich [25], dans son étude prospective randomisée, confirme l'absence de supériorité de l'une ou l'autre technique.

Scaglione [56] a comparé rétrospectivement deux séries successives (45 endo contre 45 exo) avec un recul moyen de 30 mois pour la série du tunnel borgne et 41 mois pour la série avec contre-incision externe. Ces résultats sur la laxité objective étaient identiques, de même que les résultats fonctionnels (89 % TB et B résultats dans la série exo contre 83 % dans la série endo).

Notre étude [23] comparative portant sur 111 cas opérés soit selon la technique endo (78 cas) soit selon la technique exo (33 cas) n'a pas montré de différence clinique significative. En revanche, la corrélation était très nette quelle que soit la technique utilisée entre la laxité résiduelle mesurée au KT1000™ et la position trop antérieure de l'orifice fémoral mesurée sur les radiographies de profil selon l'indice d'Aglietti (Fig. 5).

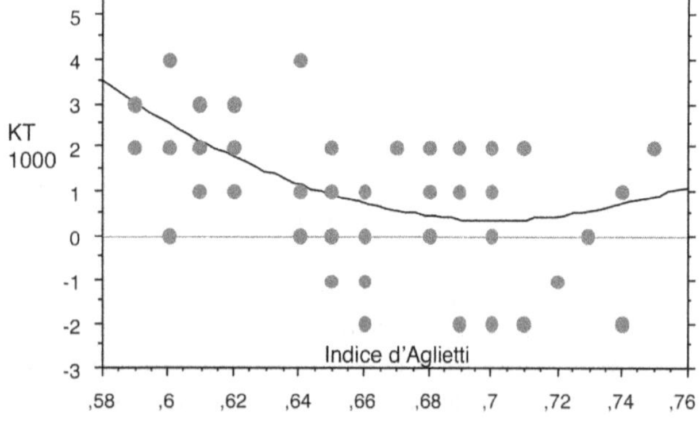

Figure 5. Corrélation entre laxité différentielle mesurée sur KT1000™ et position radiologique de profil du point d'ancrage fémoral apprécié selon l'indice d'Aglietti.

Il ne devrait plus y avoir de controverse entre les partisans de la technique endo et ceux de la technique exo. Les résultats cliniques subjectifs et objectifs ainsi que les études radiologiques étudiant le positionnement de l'orifice fémoral diffèrent peu entre ces deux techniques. Le point d'ancrage fémoral doit être le plus anatomique possible. Son repérage par vision directe de dedans en dehors semble plus logique, plus fiable et surtout plus reproductible. L'expérience et quelques modifications apportées à la technique originale de Rosenberg permettent d'atteindre ce but.

Passage et positionnement du transplant

Tendon rotulien

Les fils tracteurs du transplant sont introduits à travers le chas de la broche-guide transfixiant tibia et fémur. La broche est ensuite tractée manuellement vers le haut, faisant ressortir les fils à la face antéroexterne de la cuisse. Une traction douce (en va-et-vient) sur les fils tracteurs permet d'introduire le transplant dans le tunnel tibial puis dans le tunnel fémoral. Le sens d'introduction du transplant n'a pas d'importance, sauf si les baguettes osseuses n'ont pas la même largeur. Dans ce cas, il faudra positionner la baguette la plus large vers le bas et forer le tunnel tibial en conséquence. Pour faciliter le passage du transplant, il faut tailler légèrement la baguette osseuse supérieure en pointe et s'aider, sous contrôle arthroscopique, d'un crochet pour la diriger dans le tunnel fémoral. Dans la mesure du possible il est souhaitable de positionner la jonction tendon-os (marquée au bleu de méthylène) au niveau de l'orifice fémoral. Si le transplant est trop long et que la baguette osseuse inférieure se positionne hors du tunnel tibial, il faut soit enfouir la baguette osseuse supérieure dans un tunnel fémoral préalablement approfondi, soit agrafer la baguette osseuse inférieure dans une gouttière creusée à la sortie du tunnel tibial.

Quelle position doit-on donner à la baguette fémorale ?

La logique de consolidation serait de placer la partie spongieuse de la baguette contre le spongieux de la paroi du tunnel. Deux arguments s'opposent à cela et nous font préférer la position inverse, c'est-à-dire la face corticale de la baguette (avec les fibres tendineuses prérotuliennes conservées) contre la paroi postérieure du tunnel : d'une part la jonction os-tendon, plus solide sur cette face corticale, ne sera pas altérée par le vissage, d'autre part la position du transplant sera « postériorisée » dans le tunnel.

Tendons ischiojambiers

L'absence de baguette osseuse facilite le passage du transplant, à condition de l'avoir correctement calibré. Si certaines difficultés de prélèvement aboutissent à un transplant trop court, on peut tout d'abord gagner quelques centimètres en prolongeant le prélèvement sur le périoste ou, au pire, se résoudre à n'utiliser qu'un transplant à trois faisceaux.

Le diamètre de ce transplant n'est pas égal sur toute sa longueur. Habituellement, il est épais dans sa partie tendineuse et plus grêle dans sa partie aponévrotique. Cette dernière partie se positionne donc dans un tunnel tibial trop large et très spongieux. Il existe deux solutions à ce problème. La première est de forer un tunnel tibial plus étroit que le tunnel fémoral et adapté à la partie aponévrotique du transplant. Il faut alors introduire la greffe dans le tunnel fémoral par la voie arthroscopique inféro-interne (et non par le tunnel tibial), puis récupérer sous arthroscopie sa partie distale dans l'échancrure pour l'introduire ensuite dans le tunnel tibial de haut en bas. La deuxième solution est d'inverser l'appareillage des deux tendons lors de leur solidarisation par le laçage afin d'obtenir un diamètre identique sur toute la longueur de la greffe ; malheureusement cette option interdit de nombreux moyens de fixation fémorale parmi les plus résistants.

Options communes

Faut-il « twister » la greffe (lui faire subir une rotation sur elle-même) ? Cooper [13] a montré dans une étude expérimentale qu'une rotation de la greffe de 90° accroît sa résistance mécanique de 30 %. Au-delà de 90°, la différence n'est plus significative. Le sens de la rotation n'est pas précisé dans cette étude. Amis [3] propose, pour se rapprocher de l'aspect anatomique du LCA, de « twister » la partie distale du transplant (après fixation fémorale) en rotation externe jusqu'à ce que les fibres les plus postérieures au fémur deviennent les plus antérieures au tibia. Expérimentalement, une rotation de 180° améliorerait l'isométrie du transplant [17]. En revanche, l'étude clinique de Diduch [16], qui a comparé 60 reconstructions du LCA avec rotation externe de 90° à une série témoins (60 cas) sans rotation, n'a constaté aucune différence fonctionnelle objective ou subjective. Ce « twist », dans notre expérience, a néanmoins l'intérêt de raccourcir de quelques millimètres un transplant trop long.

Faut-il appliquer une prétension au transplant ?

Howard [32], après avoir étudié les propriétés viscoélastiques du transplant os-tendon-os, a montré qu'après mise sous tension à 90 N pendant 4 min, le transplant subissait un allongement moyen de 6 mm. Il propose cette mise sous prétension pour éviter, lors des contraintes sportives, une élongation secondaire du transplant. Il ne faut pas confondre prétension et hypertension provoquée par un montage non isométrique : la constatation d'un « avalement » du greffon en extension avant sa fixation tibiale nécessite de trouver un compromis entre laxité résiduelle et raideur. Une petite laxité résiduelle est probablement mieux tolérée qu'un flexum, aussi le transplant doit-il être fixé dans la position la moins contrainte, le plus souvent proche de l'extension sans tension excessive.

Fixation du transplant

La fixation du transplant constitue le point faible de la reconstruction ligamentaire dans les premières semaines qui suivent l'intervention. Le système de fixation doit être performant jusqu'à ce que le relais soit pris par la fixation biologique.

De nombreux auteurs [43, 45, 61] ont étudié la charge supportée par le LCA. Elle est en moyenne de 150 N pour la marche et de 400 à 500 N pour une rééducation « agressive » et pour le jogging. Avons-nous des montages qui supportent raisonnablement une telle charge ? Les différents tests mécaniques publiés ne sont pas toujours d'interprétation aisée pour notre pratique clinique. De nombreux paramètres interfèrent : type et conditions des tests (statique ou dynamique, traction axiale ou avec angulation, qualité osseuse, adaptation de la greffe au tunnel...). Globalement, il est important d'évaluer l'ensemble de la reconstruction (greffe et fixation) : résistance à la rupture, rigidité, glissement, limite élastique et allongement du système lors des tests dynamiques.

Fixation du tendon rotulien

Depuis les travaux de Kurosaka [38], les vis d'interférence sont reconnues comme le moyen de fixation le plus résistant, avec une limite élastique en traction axiale de 436 ± 90 N. Si la rigidité de la reconstruction n'atteint pas celle d'un LCA normal, seule la fixation par vis d'interférence s'en approche.

La broche-guide, introduite par la voie d'abord inféro-interne, cathétérise le tunnel fémoral. Elle doit être positionnée entre la baguette osseuse et les parois du tunnel à sa partie supéro-interne pour plaquer la baguette osseuse en bas et en dehors. Pour que la broche s'introduise parallèlement au transplant, il faut fléchir le genou au maximum (Fig. 6). Il est préférable d'utiliser des vis d'interférence autorisant une broche-guide de gros diamètre (minimum 1,5 mm) suffisamment rigide pour ne pas se tordre lors de la mise en place de la vis. Il est utile d'immobiliser cette broche en l'introduisant au fond du tunnel borgne pour éviter, lors du vissage, la rotation de la vis autour du transplant. Une rotation de 180° avancerait de plusieurs millimètres le point d'ancrage fémoral et par voie de conséquence modifierait l'isométrie. Par ailleurs, le transplant est tendu en s'aidant des fils tracteurs pour éviter que le TR ne s'enroule autour de la vis. Celle-ci doit être positionnée au contact de la baguette osseuse, au-delà du TR (attention ! si la vis pénètre de plus en plus difficilement, il est préférable de ne pas insister, la broche est probablement en train de se tordre).

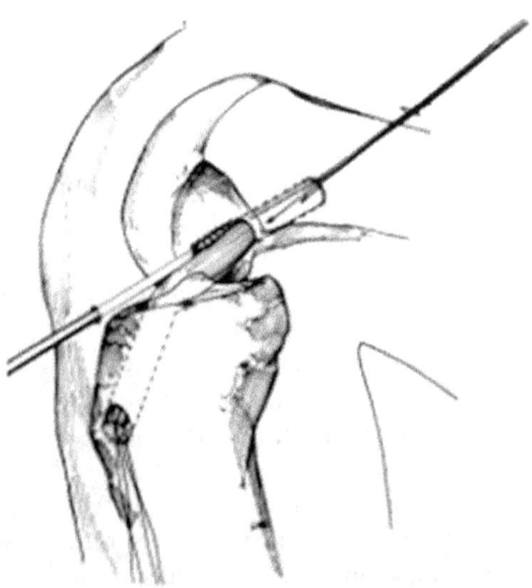

Figure 6. Fixation du transplant os-TR-os par vis d'interférence.

Quelle vis doit-on utiliser ?

Métallique ou résorbable ?

La plupart des études [24, 53] confirment l'excellente tenue mécanique des vis d'interférence résorbables. La qualité mécanique de la fixation semble équivalente à celle des vis métalliques. Leur évaluation clinique et radiologique, comparative et randomisée avec les vis métalliques, ne montre aucune différence [22]. Leur développement est croissant et leur prix a été revu à la baisse. L'avantage des vis résorbables reposerait théoriquement sur le comblement osseux obtenu après leur résorption, qui faciliterait une éventuelle reprise chirurgicale avec création d'un nouveau tunnel osseux. En fait, cet avantage semble tout à fait théorique puisque, dans notre expérience, dans la plupart des reprises effectuées, les vis résorbables étaient toujours présentes et difficiles à extraire.

Diamètre des vis et divergence vis-transplant

Plusieurs auteurs [37, 57] ont montré qu'au fémur, une vis de 7 mm était mécaniquement suffisante. En revanche, au niveau du tibia, une vis de 9 mm est nécessaire, compte tenu de la faible densité de l'os spongieux à ce niveau. Par ailleurs, la résistance mécanique à l'arrachement ne semble pas modifiée jusqu'à 30° de divergence de la vis par rapport à la baguette osseuse [18, 49].

Fixation des tendons ischiojambiers

C'est le maillon faible de la reconstruction. De nombreux systèmes de fixation sont disponibles, témoignant de l'absence d'unanimité et, par là même, de leur faiblesse. Les différents moyens de fixation sont classés en fonction de leur position (Fig. 7) par rapport aux orifices intra-articulaires [12].

Fémoraux

- Fixation proximale par vis d'interférence. L'ancrage est très proche de l'orifice articulaire, réduisant au maximum la distance entre les points fixes du montage.
- Fixation intermédiaire par Rigidfix®, Transfix® ou encore Bone Mulch™ Screw. Le point fixe est situé entre la corticale fémorale et l'orifice articulaire. Il s'agit soit de broches résorbables transfixiant le transplant, soit d'une potence transversale intraosseuse sur laquelle s'enroule la boucle tendineuse. Un guide spécifique à chaque système permet la mise en place de ces implants.
- Fixation distale par systèmes à appui cortical (Endobutton®). Le point fixe est alors très éloigné de l'orifice articulaire.

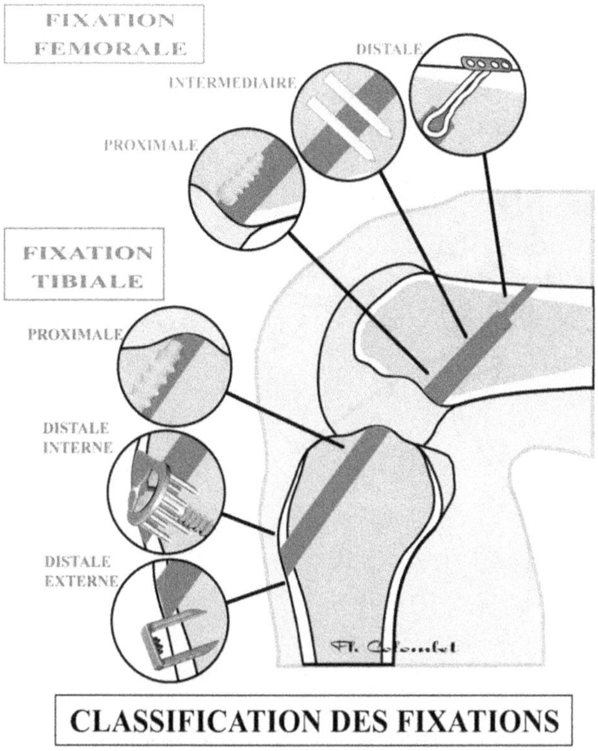

Figure 7. Les différents moyens de fixation d'un transplant utilisant les ischiojambiers.

Tous les systèmes offrent une excellente résistance (500 à 1 400 N). Au fémur, la sollicitation de l'ancrage est plus faible en raison de l'angle formé entre la portion intra-articulaire et la portion intraosseuse de la greffe sur un genou en extension. Par ailleurs, la densité de l'os spongieux est plus importante qu'au niveau du tibia. Néanmoins il faut retenir que les fixations distale et intermédiaire offrent une meilleure résistance que la fixation proximale [5, 6, 26]. Par ailleurs, les tests cycliques ont révélé un allongement de la greffe maximum lorsqu'elle est fixée par une vis d'interférence. Cet allongement survient dès les premiers cycles [26]. Il est donc fortement conseillé, une fois la fixation fémorale effectuée, de « cycler » le système en effectuant une forte traction axiale sur la greffe associée à des mouvements de flexion-extension avant de la fixer au tibia [6].

Tibiaux

• Fixation proximale par vis d'interférence. Weiler [62] a montré l'intérêt de l'utilisation de vis longues (35 mm) pour améliorer la résistance à l'arrachement de la greffe dans le tunnel tibial. L'Intrafix® est un implant à expansion (par une vis centrale) en polyéthylène introduit dans le tunnel osseux qui plaque les tendons contre la paroi osseuse.

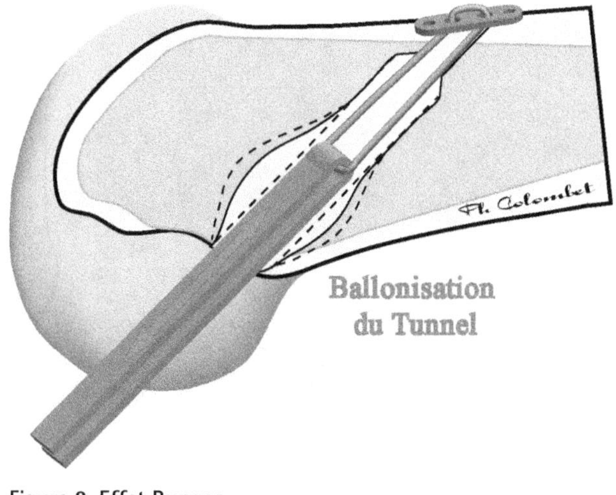

Figure 8. Effet Bungee.

• Fixation distale par agrafes, doubles rondelles à picots, WasherLoc™ (rondelle à picots transfixiant les tendons et fixée au tibia par une vis à compression), sutures appuyées sur vis.

La sollicitation de l'ancrage tibial est très forte car elle se situe dans l'alignement de la portion intraosseuse de la greffe et l'os spongieux y est nettement moins dense qu'au fémur. La fixation tibiale est donc le maillon faible du système. Les tests biomécaniques révèlent une limite élastique correcte quels que soient les systèmes de fixation utilisés. En revanche, ces essais montrent bien à quel point les agrafes ligamentaires et les sutures sur vis sont des systèmes de fixation insuffisants. Ils diminuent la rigidité du montage et entraînent un glissement de la greffe [41].

Élargissement des tunnels

La fixation distale (fémorale et tibiale) de la greffe augmente de façon considérable la distance entre les deux points fixes du montage, ce qui diminue la rigidité de la reconstruction et entraîne une mobilisation des tendons dans les tunnels osseux. Cette mobilisation longitudinale (effet Bungee) et sagittale (effet essuie-glace par balayage de la greffe au niveau des orifices articulaires lors des mouvements de flexion-extension) serait en partie responsable de l'élargissement des tunnels (Fig. 8 et 9). Néanmoins, cette hypothèse biomécanique n'est pas suffisante et d'autres facteurs, notamment biologiques (liquide synovial s'interposant entre la greffe et les parois osseuses), interviennent très probablement dans la déformation des tunnels [11].

Quel système choisir ?

Il n'y a pas, à ce jour, un système véritablement fiable pour fixer les tendons ischiojambiers. Nous devons

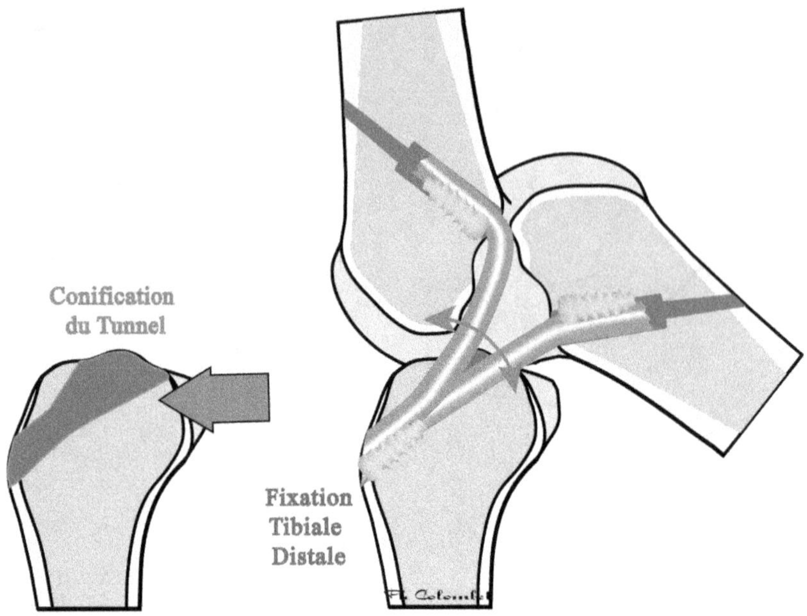

Figure 9. Effet « essuie-glace ».

réaliser un montage résistant et rigide, sans allongement de la greffe et sans effets élastiques au niveau des tunnels, pour limiter l'importance de la laxité résiduelle et permettre à la cicatrisation biologique de prendre le relais de la fixation mécanique dans les meilleures conditions.

Actuellement, seule l'utilisation d'une « combinaison de fixation » associant une fixation distale et une fixation proximale au tibia et au fémur répond au cahier des charges.

Futur

Positionnement des tunnels assisté par ordinateur

Plusieurs études [36, 60] ont montré la grande variabilité de positionnement des tunnels osseux, non seulement entre chirurgiens mais également pour un même chirurgien (même expérimenté). L'assistance par ordinateur semble améliorer et fiabiliser significativement le positionnement des tunnels [33, 48].

Reconstruction à deux faisceaux

Une meilleure connaissance du rôle respectif des deux faisceaux du LCA, notamment en ce qui concerne le transfert des charges de l'un à l'autre lors des mouvements de flexion-extension, et la stabilité rotatoire [54, 63, 64] ont amené certains [19, 28, 29, 44] à proposer une reconstruction plus anatomique à deux faisceaux. Le faisceau antéromédial est reconstitué par le semi-tendineux et le faisceau postérolatéral par le gracilis. Deux tunnels distincts au fémur et au tibia sont forés avec tout d'abord une fraise de petit calibre (4 mm) pour assurer un forage distinct. Une fraise adaptée au calibrage des tendons est ensuite utilisée (6 à 8 mm pour le semi-tendineux et 5 à 7 mm pour le gracilis). L'ancrage fémoral se situe à 11 h (genou droit) pour le faisceau antéromédial et à 9 h 30 pour le faisceau postérolatéral. L'ancrage tibial se situe juste en regard de l'épine tibiale antérolatérale, 7 mm en avant du LCP pour le faisceau postérolatéral et 8 mm en avant et en dedans du précédent pour le faisceau antérolatéral. La direction du tunnel postérolatéral est plus verticale (angle de visée de 55° à 60°), de façon à obtenir des tunnels distincts divergents. La fixation fémorale est distale (Endobutton®) et la fixation tibiale est proximale, par vis d'interférence à 15° de flexion pour le faisceau postérolatéral et à 60° à 90° de flexion pour le faisceau antéromédial.

Conclusion

Autogreffe, positionnement correct, fixation solide et rééducation immédiate sont les quatre éléments essentiels, nécessaires et suffisants pour espérer un bon résultat fonctionnel après reconstruction d'un LCA. Les discussions et controverses qui peuvent persister sont en fait secondaires compte tenu de nos connaissances actuelles.

Néanmoins, de nombreuses recherches sont en cours dans tous les domaines qui peuvent intéresser et faire progresser cette chirurgie et surtout ses résultats à long terme : thérapie génique, prothèses biologiques, cultures de fibroblastes, techniques de positionnement des greffes assistées par ordinateur, moyens de fixation…

Dans notre pratique quotidienne, il est essentiel :

- d'acquérir une technique, fiable et reproductible;
- d'être capable de faire des choix en fonction du contexte (âge, activité, sexe, type et ancienneté de la laxité, état méniscal et cartilagineux) : choix entre les différentes options techniques mais également choix des gestes éventuels à associer à la reconstruction ligamentaire. D'où l'importance d'une parfaite analyse préopératoire clinique et radiologique.

« Notre exigence de résultat augmente aussi vite que les performances de la chirurgie, il faut rester attentif, la reconstruction arthroscopique du LCA n'est pas une intervention figée [39]. »

RÉFÉRENCES

[1] Aglietti P, Buzzi R, D'Andria S, Zaccherotti G. Long-term study of anterior cruciate ligament reconstruction for chronic instability using the central one-third patellar tendon and a lateral extraarticular tenodesis. Am J Sports Med 1992; 20(1) : 38–45.

[2] Aglietti P, Buzzi R, Zaccherotti G, De Biase P. Patellar tendon versus doubled semitendinosus and gracilis tendons for anterior cruciate ligament reconstruction. Am J Sports Med 1994; 22(2) : 211–7 [discussion : 217-8].

[3] Amis AA, Jakob RP. Anterior cruciate ligament graft positioning, tensioning and twisting. Knee Surg Sports Traumatol Arthrosc 1998; 6(suppl. 1) : S2–12.

[4] Beynnon BD, Johnson RJ, Fleming BC, Kannus P, Kaplan M, Samani J, et al. Anterior cruciate ligament replacement : comparison of bone-patellar tendon-bone grafts with two-strand hamstring grafts. A prospective, randomized study. J Bone Joint Surg Am 2002; 84-A(9) : 1503–13.

[5] Brown CH Jr, Hecker AT, Hipp JA, Myers ER, Hayes WC. The biomechanics of interference screw fixation of patellar tendon anterior cruciate ligament grafts. Am J Sports Med 1993; 21(6) : 880–6.

[6] Brown CH Jr, Sklahr JH. Endoscopic ACL reconstruction using quadrupled hamstring tendon and endobutton femoral fixation. Tech Orthop 1998; 13 : 281–98.

[7] Carter TR, Edinger S. Isokinetic evaluation of anterior cruciate ligament reconstruction : hamstring versus patellar tendon. Arthroscopy 1999; 15(2) : 169–72.

[8] Chambat P. Les relations entre l'anatomie, la biomécanique et la reconstruction chirurgicale du LCA. In : Annales de la Société française d'arthroscopie. Montpellier : Sauramps Médical; 1995. p. 17.

[9] Chambat P, Selva P. Reconstruction du LCA par une autogreffe au tendon rotulien. Forage du tunnel fémoral de dehors en dedans. In : Arthroscopie. Société française d'arthroscopie. Paris : Elsevier; 1999. p. 144.

[10] Clancy WG. Arthroscopic ACL, reconstruction with patellar tendon. Tech Orthop 1988; 2 : 13–22.

[11] Clatworthy MG, Annear P, Bulow JU, Bartlett RJ. Tunnel widening in anterior cruciate ligament reconstruction : a prospective evaluation of hamstring and patella tendon grafts. Knee Surg Sports Traumatol Arthrosc 1999; 7(3) : 138–45.

[12] Colombet P, Bousquet V. Les tendons de la patte-d'oie : une greffe modulaire. In : Perspectives en arthroscopie. Paris : Springer; 2003. p. 70.

[13] Cooper DE, Urrea L, Small J. Factors affecting isometry of endoscopic anterior cruciate ligament reconstruction : the effect of guide offset and rotation. Arthroscopy 1998; 14(2) : 164–70.

[14] Corry IS, Webb JM, Clingeleffer AJ, Pinczewski LA. Arthroscopic reconstruction of the anterior cruciate ligament. A comparison of patellar tendon autograft and four-strand hamstring tendon autograft. Am J Sports Med 1999; 27(4) : 444–54.

[15] Courage O, Vielpeau C, Locker B. Apport de l'arthroscopie dans la fiabilité des visées tibiales et fémorales lors des ligamentoplasties intra-articulaires du LCA. In : Annales de la Société française d'arthroscopie. Montpellier : Sauramps Médical; 1994. p. 27.

[16] Diduch DR, Mann J, Geary SP, Scott WN, Huie G. The effect of pretwisting the ACL autograft on knee laxity. Am J Knee Surg 1998; 11(1) : 15–9.

[17] Draganich LF, Jewell BF, Bach Jr. BR. Strategies for attachment site locations and twist of the intraarticular ACL graft. Am J Sports Med 1996; 24 : 342–9.

[18] Dworsky BD, Jewell BF, Bach BRJr. Interference screw divergence in endoscopic anterior cruciate ligament reconstruction. Arthroscopy 1996; 12(1) : 45–9.

[19] Franceschi JP, Sbihi A, Champsaur P. Arthroscopic reconstruction of the anterior cruciate ligament using double anteromedial and posterolateral bundles. Rev Chir Orthop Reparatrice Appar Mot 2002; 88(7) : 691–7.

[20] Frank A. Enquêtes sur les différentes techniques de reconstruction du LCA pratiquées par les membres de la SFA. In : Annales de la Société française d'arthoscopie. Montpellier : Sauramps Médical; 1994. p. 193.

[21] Frank A. Enquêtes sur les différentes techniques de reconstruction du LCA pratiquées par les membres de la SFA. Comparaisons avec l'enquête de 1994. In : Annales de la Société française d'arthoscopie. Montpellier : Sauramps Médical; 1999. p. 85.

[22] Frank A. Plastie du LCA. Fixation par vis résorbable ou métallique. Étude clinique et radiologique prospective et randomisée sur 86 cas. In : Annales de la Société française d'arthroscopie. Montpellier : Sauramps Médical; 1994. p. 11.

[23] Frank A, Cohen P. Reconstruction du LCA par autogreffe au tendon rotulien dans les laxités antérieures chroniques du genou. Arthrotomie ou arthroscopie. Étude prospective. Rev Chir Orthop Reparatrice Appar Mot 1995; 81(suppl. 2) : 184.

[24] Gayet L, de Lavigne C, Pries P, Bertheau D. Étude comparative in vitro entre les vis de Kurosaka en titane et résorbables utilisées dans les Kenneth-Jones. In : Annales de la Société française d'arthroscopie. Montpellier : Sauramps Médical; 1995.

[25] Gerich TG, Lattermann C, Fremerey RW, Zeichen J, Lobenhoffer HP. One- versus two-incision technique for anterior cruciate ligament reconstruction with patellar tendon graft. Results on early rehabilitation and stability. Knee Surg Sports Traumatol Arthrosc 1997; 5(4) : 213–6.

[26] Giurea M, Zorilla P, Amis AA, Aichroth P. Comparative pull-out and cyclic-loading strength tests of anchorage of hamstring tendon grafts in anterior cruciate ligament reconstruction. Am J Sports Med 1999; 27(5) : 621–5.
[27] Graf B, Vanderby R. Autograft reconstruction of the ACL. In : The anterior cruciate ligament. Jackson, DW : Ravenpress; 1993. p. 281.
[28] Hamada M, Shino K, Horibe S, Mitsuoka T, Miyama T, Shiozaki Y, et al. Single- versus bi-socket anterior cruciate ligament reconstruction using autogenous multiple-stranded hamstring tendons with Endobutton femoral fixation : a prospective study. Arthroscopy 2001; 17(8) : 801–7.
[29] Hara K, Kubo T, Suginoshita T, Shimizu C, Hirasawa Y. Reconstruction of the anterior cruciate ligament using a double bundle. Arthroscopy 2000; 16(8) : 860–4.
[30] Harner CD, Marks PH, Fu FH, Irrgang JJ, Silby MB, Mengato R. Anterior cruciate ligament reconstruction : endoscopic versus two-incision technique. Arthroscopy 1994; 10(5) : 502–12.
[31] Hefzy MS, Grood ES, Noyes FR. Factors affecting the region of most isometric femoral attachments. Part II : The anterior cruciate ligament. Am J Sports Med 1989; 17(2) : 208–16.
[32] Howard ME, Cawley PW, Losse GM, Johnston RB III. Bone-patellar tendon-bone grafts for anterior cruciate ligament reconstruction : the effects of graft pretensioning. Arthroscopy 1996; 12(3) : 287–92.
[33] Julliard R, Lavallee S, Dessenne V. Computer-assisted knee anterior cruciate ligament reconstruction. Clin Orthop 1998; 354 : 57–64.
[34] Kassis B, Burdin P, Cohen P, Frank A, Boabighi A, Lamare JP. Étude expérimentale de l'ancrage fémoral d'une ligamentoplastie intra-articulaire du LCA. Annales Orthopédiques de l'Ouest 1991; 23 : 91–3.
[35] Katabi M, Djian P, Christel P. Anterior cruciate ligament reconstruction : patellar tendon autograft versus four-strand hamstring tendon autografts. A comparative study at one year follow-up. Rev Chir Orthop Reparatrice Appar Mot 2002; 88(2) : 139–48.
[36] Kohn D, Busche T, Carls J. Drill hole position in endoscopic anterior cruciate ligament reconstruction. Results of an advanced arthroscopy course. Knee Surg Sports Traumatol Arthrosc 1998; 6(suppl. 1) : S13–5.
[37] Kohn D, Rose C. Primary stability of interference screw fixation. Influence of screw diameter and insertion torque. Am J Sports Med 1994; 22(3) : 334–8.
[38] Kurosaka M, Yoshiya S, Andrish JT. A biomechanical comparison of different surgical techniques of graft fixation in anterior cruciate ligament reconstruction. Am J Sports Med 1987; 15(3) : 225–9.
[39] Lanternier H. Reconstruction arthroscopique du LCA. Le temps articulaire. In : Perspectives en arthroscopie. Paris : Springer; 2002. p. 103.
[40] Lemos MJ, Albert J, Simon T, Jackson DW. Radiographic analysis of femoral interference screw placement during ACL reconstruction : endoscopic versus open technique. Arthroscopy 1993; 9(2) : 154–8.
[41] Magen HE, Howell SM, Hull ML. Structural properties of six tibial fixation methods for anterior cruciate ligament soft tissue grafts. Am J Sports Med 1999; 27(1) : 35–43.
[42] Marder RA, Raskind JR, Carroll M. Prospective evaluation of arthroscopically assisted anterior cruciate ligament reconstruction. Patellar tendon versus semitendinosus and gracilis tendons. Am J Sports Med 1991; 19(5) : 478–84.
[43] Morrison JB. Function of the knee joint in various activities. Biomed Eng 1969; 4(12) : 573–80.
[44] Muneta T, Sekiya I, Yagishita K, Ogiuchi T, Yamamoto H, Shinomiya K. Two-bundle reconstruction of the anterior cruciate ligament using semitendinosus tendon with endobuttons : operative technique and preliminary results. Arthroscopy 1999; 15(6) : 618–24.
[45] Noyes FR, Butler DL, Grood ES, Zernicke RF, Hefzy MS. Biomechanical analysis of human ligament grafts used in knee-ligament repairs and reconstructions. J Bone Joint Surg Am 1984; 66(3) : 344–52.
[46] O'Neill DB. Arthroscopically assisted reconstruction of the anterior cruciate ligament. A prospective randomized analysis of three techniques. J Bone Joint Surg Am 1996; 78(6) : 803–13.
[47] Otero AL, Hutcheson LA. Comparison of the doubled semitendinosus/gracilis and central third of the patellar tendon autografts in arthroscopic anterior cruciate ligament reconstruction. Arthroscopy 1993; 9(2) : 143–8.
[48] Picard F, DiGioia AM, Moody J, Martinek V, Fu FH, Rytel M, et al. Accuracy in tunnel placement for ACL reconstruction. Comparison of traditional arthroscopic and computer-assisted navigation techniques. Comput Aided Surg 2001; 6(5) : 279–89.
[49] Pierz K, Baltz M, Fulkerson J. The effect of Kurosaka screw divergence on the holding strength of bone-tendon-bone grafts. Am J Sports Med 1995; 23(3) : 332–5.
[50] Pinczewski LA, Deehan DJ, Salmon LJ, Russell VJ, Clingeleffer A. A five-year comparison of patellar tendon versus four-strand hamstring tendon autograft for arthroscopic reconstruction of the anterior cruciate ligament. Am J Sports Med 2002; 30(4) : 523–36.
[51] Romano V. Comparison of arthroscopic and open reconstruction of the ACL. Early results. Am J Sports Med 1993; 21 : 415–8.
[52] Rosenberg TD, Franklin JL, Baldwin GN, Nelson KA. Extensor mechanism function after patellar tendon graft harvest for anterior cruciate ligament reconstruction. Am J Sports Med 1912; 20(5) : 519–25 [discussion 525-6].
[53] Rupp S, Krauss PW, Fritsch EW. Fixation strength of a biodegradable interference screw and a press-fit technique in anterior cruciate ligament reconstruction with a BPTB graft. Arthroscopy 1997; 13(1) : 61–5.
[54] Sakane M, Fox RJ, Woo SL, Livesay GA, Li G, Fu FH. In situ forces in the anterior cruciate ligament and its bundles in response to anterior tibial loads. J Orthop Res 1997; 15(2) : 285–93.
[55] Sapega AA, Moyer RA, Schneck C, Komalahiranya N. Testing for isometry during reconstruction of the anterior cruciate ligament. Anatomical and biomechanical considerations. J Bone Joint Surg Am 1990; 72(2) : 259–67.
[56] Sgaglione NA, Schwartz RE. Arthroscopically assisted reconstruction of the anterior cruciate ligament : initial clinical experience and minimal 2-year follow-up comparing endoscopic transtibial and two-incision techniques. Arthroscopy 1997; 13(2) : 156–65.
[57] Shapiro JD, Jackson DW, Aberman HM, Lee TQ, Simon TM. Comparison of pullout strength for seven- and nine-millimeter diameter interference screw size as used in anterior cruciate ligament reconstruction. Arthroscopy 1995; 11(5) : 596–9.
[58] Simonian PT, Williams RJ, Deng XH, Wickiewicz TL, Warren RF. Hamstring and patellar tendon graft response to cyclical loading. Am J Knee Surg 1998; 11(2) : 101–5.
[59] Stäubli HU, Jakob RP. Central quadriceps tendon for anterior cruciate ligament reconstruction. Part I : Morphometric and biochemical evaluation. Am J Sports Med 1997; 25(5) : 725–7.

[60] Topliss C, Webb J. An audit of tunnel position in anterior cruciate ligament reconstruction. Knee 2001 ; 8(1) : 59–63.

[61] Wascher DC, Markolf KL, Shapiro MS, Finerman GA. Direct in vitro measurement of forces in the cruciate ligaments. Part I : The effect of multiplane loading in the intact knee. J Bone Joint Surg Am 1993 ; 75(3) : 377–86.

[62] Weiler A, Hoffmann RF, Siepe CJ, Kolbeck SF, Sudkamp NP. The influence of screw geometry on hamstring tendon interference fit fixation. Am J Sports Med 2000 ; 28(3) : 356–9.

[63] Woo SL, Kanamori A, Zeminski J, Yagi M, Papageorgiou C, Fu FH. The effectiveness of reconstruction of the anterior cruciate ligament with hamstrings and patellar tendon. A cadaveric study comparing anterior tibial and rotational loads. J Bone Joint Surg Am 2002 ; 84-A(6) : 907–14.

[64] Yagi M, Wong EK, Kanamori A, Debski RE, Fu FH, Woo SL. Biomechanical analysis of an anatomic anterior cruciate ligament reconstruction. Am J Sports Med 2002; 30(5) : 660–6.

[65] Yunes M, Richmond JC, Engels EA, Pinczewski LA. Patellar versus hamstring tendons in anterior cruciate ligament reconstruction : a meta-analysis. Arthroscopy 2001 ; 17(3) : 248–57.

Lésions collatérales médiales et lésion du ligament croisé antérieur

Medial collateral ligament rupture in the ACL-deficient knee

C. BUSSIÈRE, E. SERVIEN, T. AÏT SI SELMI, P. NEYRET

Résumé

L'atteinte ligamentaire périphérique interne est fréquemment associée à la rupture du ligament croisé antérieur (LCA). La prise en charge de cette lésion combinée reste difficile à l'heure actuelle car aucune étude ne prouve réellement la supériorité d'un traitement conservateur sur la reconstruction chirurgicale. Il est indispensable de faire un diagnostic précis à l'aide d'un examen clinique complet et de l'analyse de l'imagerie par résonance magnétique (IRM). En fonction du contexte, dont les impératifs sportifs du patient, de l'importance de la laxité interne et du caractère aigu ou chronique de la lésion, un geste chirurgical spécifique se discute, associé à la reconstruction du LCA. Diverses techniques chirurgicales sont envisageables en fonction du type et de la localisation lésionnels. La rééducation postopératoire semble primordiale afin d'éviter la raideur, principal écueil de ce geste chirurgical combiné.

Mots clés : Laxité interne. - Genou. - Traitement.

Summary

Medial collateral ligament instability is frequently associated with anterior cruciate ligament (ACL) rupture. Treatment of this combined injury still remains difficult, as no study has yet shown the superiority of non-operative treatment compared to combined ligament reconstruction. A precise diagnosis based on clinical examination and MRI analysis is indispensable. Depending on the context and on the patient's sports activity requirements, the degree of medial laxity and the acute or chronic state of the lesion, a patient-specific surgical procedure may be envisaged, combined with ACL reconstruction. Several surgical techniques may be considered, depending on the type and location of the ligament rupture. Post-operative rehabilitation is essential to prevent stiffness from developing in the knee, a condition which is frequently encountered in this type of combined ligament surgery.

Key words: Medial laxity. - Knee. - Treatment.

Introduction

L'atteinte ligamentaire périphérique médiale est fréquemment associée à la rupture du pivot central (ligaments croisés antérieur [LCA] et postérieur [LCP]). Le ligament collatéral médial (ligament latéral interne [LLI]) est principalement concerné. Mais ce ligament n'est pas le seul élément médial participant à la stabilité interne du genou. Nous accordons une attention particulière au point d'angle postéro-interne (PAPI), dont la prise en charge est spécifique.

La plupart de ces lésions cicatrisent avec la reconstruction du LCA, cependant en cas de laxité médiale importante, de stade III, la chirurgie se discute. La décision est orientée par un bilan lésionnel précis.

Traquer et évaluer les structures périphériques nous semble indispensable en cas de traumatisme aigu afin d'éviter leur aggravation sinon leur chronicité. Leur réparation tardive est difficile.

Rappel anatomique et physiologie

Plusieurs éléments capsuloligamentaires collatéraux médiaux participent à la stabilité du genou.

Ligament collatéral médial

Le LLI est la structure ligamentaire principale du compartiment médial, contrôlant le genou dans le plan frontal en cas de stress en valgus.

Extrait de Ligaments croisés du genou
18 Mises au point en chirurgie du genou

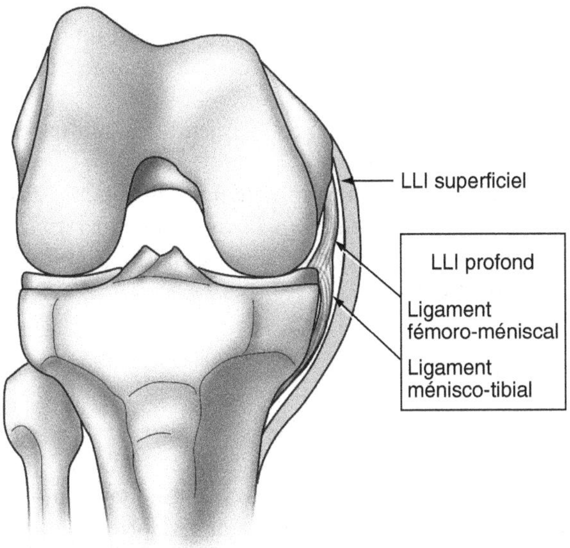

Figure 1. Anatomie du ligament collatéral médial (ligament latéral interne, LLI) : faisceaux superficiel et profond.

Il est composé de deux faisceaux (Fig. 1).

Faisceau superficiel

Le faisceau superficiel est tendu du fémur au tibia. Il s'insère 1 cm en avant et en dessous du tubercule de l'adducteur. Ses fibres disposées en éventail se dirigent obliquement en bas et en avant vers le tibia, en arrière de l'insertion des tendons de la patte-d'oie. Il mesure 10 à 12 cm.

Ce premier faisceau se tend en extension et se détend en flexion.

Faisceau profond

Le faisceau profond est plus court, intimement lié au ménisque médial sous forme d'une portion fémoroméniscale et d'une portion méniscotibiale. Ce faisceau est détendu en extension et tendu en flexion. Il se prolonge en arrière où il participe au PAPI (point d'angle postéro-interne de l'École lyonnaise [22, 23] ou ligament oblique postérieur de Hughston [13]).

Point d'angle postéro-interne

Il est composé de la coque condylienne médiale, du bord postérieur du LLI, du segment postérieur du ménisque médial et des terminaisons du semi-membraneux (tendon direct, réfléchi et tendon récurrent). Ce complexe capsuloligamentaire intervient dans le contrôle de la stabilité antérieure et le contrôle de la rotation externe du genou.

Gastrocnémien médial et muscles de la patte d'oie (sartorius, semi-tendinosus et gracilis)

Ces muscles participent au contrôle actif du genou en flexion et rotation interne.

Mécanismes lésionnels

L'atteinte isolée du LLI résulte d'un traumatisme en valgus, appuyé ou non. Une atteinte du PAPI est combinée en cas d'hyperrotation tibiale externe associée ou rotation interne fémorale excessive, tibia fixé au sol. Le pivot central (LCA ou LCP) subit secondairement ou de façon concomitante une déformation élastique sinon plastique. Les valeurs des contraintes en valgus nécessaires à la rupture du LLI sont discutées (150 à 400 N) [8, 19, 29]. La résistance moyenne du LCA est égale à 1250 ± 90 N si le LLI est lésé, contre 2110 ± 50 N si le LLI est intact [29].

Classification lésionnelle

Il convient de différencier les atteintes intratendineuses ou interstitielles des atteintes jonctionnelles ou d'insertion ligamentaire, car leur traitement peut varier.

L'atteinte interstitielle survient lorsque les fibres ligamentaires sont soumises à des forces qui n'autorisent plus une déformation élastique. Dans ce cas, il s'agit d'une déformation plastique. Ceci se traduit par des microruptures au sein du ligament pouvant aller jusqu'à la rupture [17]. En cas de rupture, les deux faisceaux sont fréquemment touchés. Une incarcération du faisceau superficiel est parfois observée [20].

Les atteintes jonctionnelles sont le plus souvent fémorales. Elles sont caractérisées par une avulsion ligamentaire isolée ou ostéoligamentaire (fracture de l'épicondyle médial). Elles résultent d'une force de traction violente.

Cicatrisation

Le LLI présente un fort potentiel de cicatrisation dont les modalités ont été détaillées par Frank [7]. Après le saignement initial, la phase d'inflammation dure 2 à 4 semaines. La phase suivante, de durée identique, permet d'obtenir une nouvelle matrice collagénique grâce à l'afflux de fibroblastes. Le remodelage qui suit dure de quelques semaines à quelques mois avec réorganisation tissulaire. Toutefois, certaines conditions biomécaniques sont nécessaires à une meilleure cicatrisation : la décharge, en évitant les contraintes en valgus et en translation tibiale antérieure ou postérieure, en cas de rupture du LCA ou du LCP associée.

À terme (environ 6 à 12 mois), l'élasticité est proche de la normale, mais la force de rupture du ligament reste définitivement plus faible.

Examen clinique

Il faut rechercher un épanchement articulaire, une douleur sur le trajet du LLI associée ou non à une laxité frontale. L'essentiel de cet examen, comparatif, est la recherche d'un bâillement interne en valgus, genou en extension, puis en flexion à 30° (une main de l'examinateur induit un mouvement en valgus en empaumant le talon, tandis que la main controlatérale bloque le fémur).

Le plan externe et le pivot central sont également analysés à l'aide des tests cliniques spécifiques.

Une translation tibiale antérieure avec hyperrotation externe du genou à 70° de flexion traduit une lésion du PAPI associée à la rupture du LCA.

La gravité de la laxité est rapportée à l'aide de la classification de O'Donoghue [24] :

- stade I : atteinte de quelques fibres se traduisant par une douleur sans laxité ;
- stade II : rupture partielle des fibres avec épanchement articulaire, douleur et laxité modérées (bâillement inférieur à 5 mm) ;
- stade III : rupture complète interstitielle ou jonctionnelle, se traduisant par une laxité médiale avec bâillement de plus de 5 mm.

Examens complémentaires

Radiographies

Les radiographies sont le plus souvent normales. Elles permettent de dépister une avulsion épicondylienne fémorale ou capsulaire périarticulaire.

Les clichés dynamiques comparatifs (stress en valgus) peuvent être utiles pour mieux apprécier les laxités frontales.

Imagerie par résonance magnétique

L'imagerie par résonance magnétique (IRM) est l'examen de choix pour apprécier les lésions méniscoligamentaires, capsulaires ou tendineuses. L'analyse soigneuse repose sur des signes spécifiques permettant de localiser et de quantifier les lésions du complexe ligamentaire médial [21]. Neuf signes sont spécifiques, dont les plus intéressants sont la discontinuité ligamentaire (proximale ou distale), l'œdème environnant, et surtout l'effacement de graisse entre les deux plans ligamentaires.

Les lésions sont classées en trois stades IRM :

- stade 1 : œdème périligamentaire (LLI intact) ;
- stade 2 : hypersignal ligamentaire (rupture partielle sans instabilité) ;
- stade 3 : discontinuité ligamentaire (rupture complète avec instabilité).

L'IRM peut mettre en évidence un œdème osseux condylien interne (ou *bone bruise*) en regard du LLI. Il faut également s'attacher à vérifier l'intégrité du compartiment externe.

Arthroscopie

L'arthroscopie permet de compléter le diagnostic. L'observation des espaces sus- et sous-méniscaux médiaux informe sur la localisation de la désinsertion du LLI. Un bâillement sus-méniscal oriente vers une désinsertion fémorale.

Complications

Elles ne sont pas exceptionnelles.

En cas de laxité médiale chronique, nous discuterons ci-dessous des modalités spécifiques de reconstruction.

Des ossifications d'hématome des parties molles sont parfois observées dans la zone d'insertion du LLI ou du tendon de l'adducteur : maladie de Pelligrini-Stieda, généralement asymptomatique.

Une raideur articulaire liée à une rétraction cicatricielle (syndrome de Palmer [25] et Trillat [28]) peut nécessiter une rééducation spécifique.

L'hypermobilité du ménisque médial, liée à l'apparition d'une fibrose de la jonction faisceau profond du LLI-ménisque, a été décrite par Bousquet [3, 27]. Elle offrirait une explication à la survenue de lésions méniscales internes secondaires.

Méthodes thérapeutiques

Traitement fonctionnel et orthopédique

L'immobilisation, dont le but essentiel est antalgique, est habituellement nécessaire pendant deux semaines. Dès que possible, la mobilisation du genou est entreprise. L'appui est autorisé en évitant les contraintes en valgus. Ceci favorise une meilleure cicatrisation ligamentaire par sollicitation dite « contrôlée ». L'appui peut être différé à titre antalgique. Après 6 semaines, il n'y a plus de restriction pour les mouvements de la vie courante.

Traitement chirurgical

Les techniques, très nombreuses, dépendent de la localisation ainsi que du caractère aigu ou chronique de la lésion. Pour beaucoup, les voies d'abord doivent éviter les décollements excessifs au prix de contre-incisions centrées sur les lésions, notamment postéro-internes.

Réparation du ligament collatéral médial

À la phase aiguë

Suture du ligament collatéral médial

La suture est réalisée à l'aide de points simples, en X, en U ou en paletot, dont le but est d'affronter les berges lésionnelles afin de diriger la cicatrisation. Cette suture peut être renforcée à l'aide de bandelettes de PDS® (*poly diox anone*).

Ce geste n'est réalisable qu'à la phase aiguë (dans les 10 premiers jours). En effet, à ce stade, les éléments rompus sont plus facilement isolés, afin d'organiser au mieux leur réparation anatomique plan par plan.

Ostéosynthèse de l'avulsion ostéoligamentaire

Les fragments de grosse taille seront fixés à l'aide d'un vissage, rarement par des agrafes.

Réinsertion ligamentaire

En cas d'avulsion ligamentaire isolée, la réparation est réalisée par points transosseux ou suture appuyée sur ancres [10].

À la phase chronique

Retension du ligament collatéral médial superficiel

Ce geste est efficace, de bon pronostic, si les lésions siègent près des insertions ligamentaires.

La retension peut être proximale (fémorale selon Leggenhager [16]) ou tibiale (selon Mauck [18]). Nous éviterons la fixation par agrafes au profit d'ancres ou de vis avec rondelle cruentée (WasherLoc™).

En arthroscopie, un bâillement de l'espace susméniscal de plus de 5 mm oriente vers une atteinte fémorale. La retension s'imposera au fémur.

Ostéosynthèse d'une pseudarthrose

La pastille osseuse est repérée, puis avivée. Le ligament est libéré afin d'être mobilisé pour envisager sa retension. La zone d'insertion anatomique épicondylienne est repérée, avivée. Une logette peut être nécessaire pour la retension. Un fil métallique appuyé sur vis permet la fixation, désormais préféré aux agrafes (Fig. 2).

Reconstruction ligamentaire du ligament collatéral médial superficiel

Diverses plasties du LLI superficiel ont été décrites [5].

Intervention de Lemaire

Il s'agit d'une méthode [12] inspirée de la technique d'Helfet [7]. Helfet a décrit une transposition du gracilis dans une gouttière creusée dans le condyle interne (Fig. 3).

L'intervention de Lemaire [12] consiste à stripper puis détacher le gracilis en amont, en le laissant pédiculé sur son insertion tibiale. Un tunnel osseux est réalisé sur le condyle interne, au niveau de l'insertion originelle du LLI. Le gracilis est passé dans ce tunnel avant d'être retourné et suturé sur lui-même (Fig. 4).

Plastie en « 8 » à l'aide d'un tendon de la patte d'oie (P. Neyret, T. Aït Si Selmi) [Fig. 5]

Nous utilisons un des deux tendons prélevés grâce à un stripper. Le but est de reconstruire le faisceau superficiel du LLI en s'appuyant sur l'équilibre complexe entre LLI profond et LLI superficiel décrit par Müller [15]. Un tunnel osseux est réalisé au niveau de l'insertion fémorale du LLI et un second tunnel antéropostérieur descendant au niveau du bord interne du tibia. Le transplant est alors passé en « 8 » dans les tunnels. Toute la difficulté repose sur le bon positionnement du tunnel fémoral. L'isométrie peut être recherchée à l'aide d'un compas ou plus simplement à l'aide d'une lancette chirurgicale.

Plastie à l'aide du tendon quadricipital (Fig. 6)

Le greffon quadricipital (d'une largeur de 12 mm) est détaché avec sa baguette rotulienne (12 sur 15 mm de longueur). Cette dernière est synthésée sur l'épicondyle médial. L'extrémité distale est fixée sur le tibia après recherche de la meilleure isométrie, à l'aide d'ancres osseuses, en évitant les agrafes.

Plastie du ligament collatéral médial profond selon Bousquet

Le tendon du troisième adducteur est prélevé à sa partie supérieure, le tendon est retourné sur lui-même et accolé au faisceau profond du LLI. Il est ensuite fixé par un tunnel transosseux au niveau de la métaphyse tibiale supérieure [3] (Fig. 7).

Allogreffes

Certains auteurs utilisent des greffons allogéniques (bandelette iliotibiale) selon les procédés sus-décrits [2, 16].

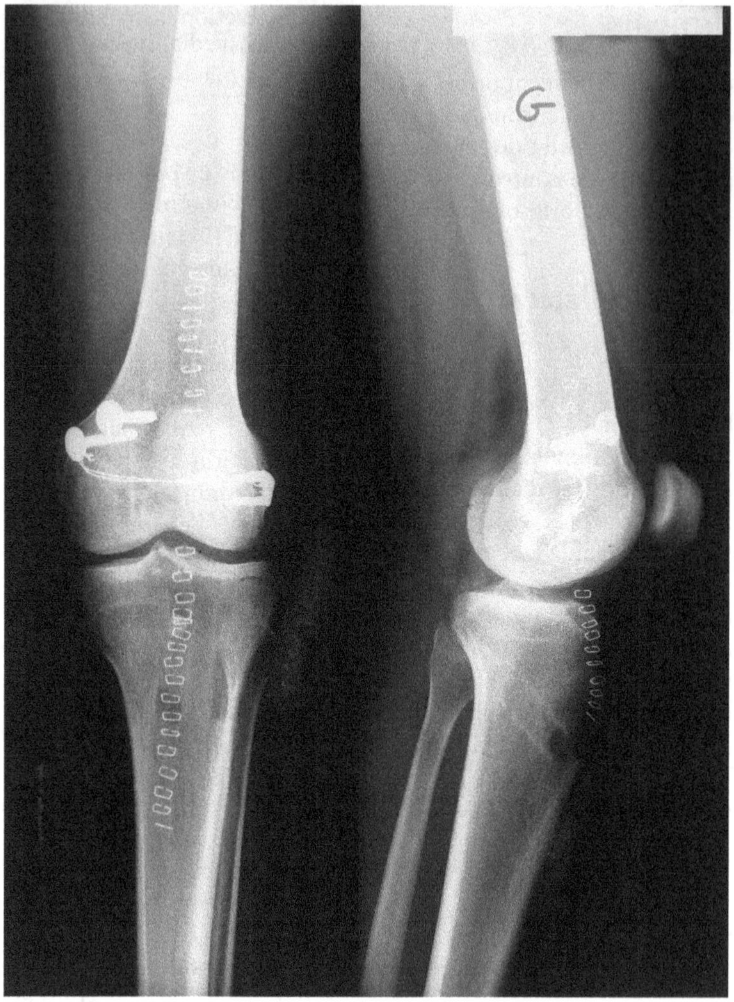

Figure 2. Fixation du ligament collatéral médial profond.

Réparation du point d'angle postéro-interne

Le PAPI présente un rôle secondaire dans le contrôle de la laxité médiale, la rotation tibiale externe et la translation antérieure du tibia. Le PAPI fait partie des freins secondaires après le LLI et le LCA.

Divers procédés de plastie ou retension du PAPI ont été décrits.

L'intervention de Hughston associe à la remise en tension du LLI et du PAPI l'avancement du semi-membranosus [11] (Fig. 8).

Si besoin, la corne postérieure du ménisque médial doit être réinsérée.

L'intervention de Lemaire [12] consiste à détacher le semi-tendinosus du tibia. Ce tendon est ensuite passé dans un premier tunnel fémoral puis tibial postéro-interne avant d'être suturé sur lui-même (Fig. 9).

L'intervention de Müller [14] nécessite une bandelette du tendon du semi-membranosus, détachée à sa partie haute, afin de reconstruire le PAPI. La fixation est réalisée en arrière du faisceau superficiel du LLI sur le condyle médial (Fig. 10).

L'intervention de Nicolas et O'Donoghue deuxième manière [18], comportant méniscectomie médiale et dépériostage du plateau tibial médial, n'est plus utilisée compte tenu des nécroses fréquentes du plateau tibial.

La plastie à cinq faisceaux de Bousquet s'adresse à toutes les formations postéromédiales [3] (schéma 10).

La technique de Dejour [6] consiste à remonter le LLI, retendre les coques postérieures et à avancer le tendon réfléchi du semi-membranosus. Ceci permet de réparer la désinsertion au plafond des coques du tendon du gastrocnémien médial, décrite par Dejour sous le signe de la lunule.

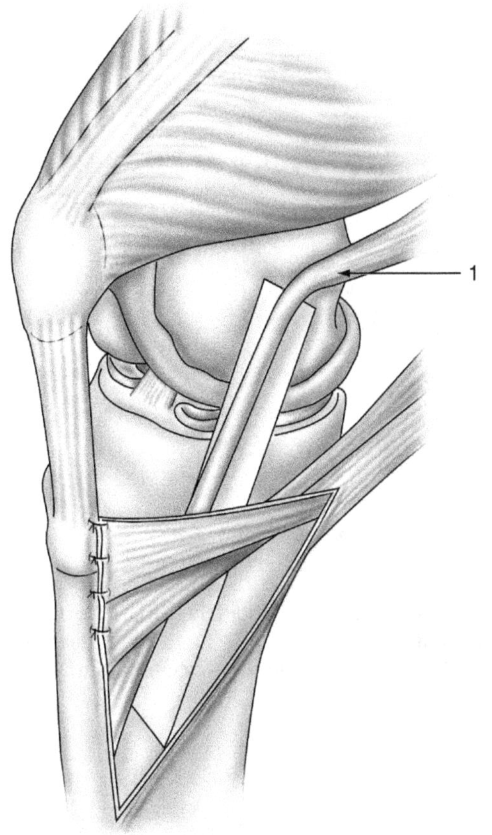

Figure 3. Plastie du ligament collatéral médial selon Helfet [9]. 1 : Gracilis.

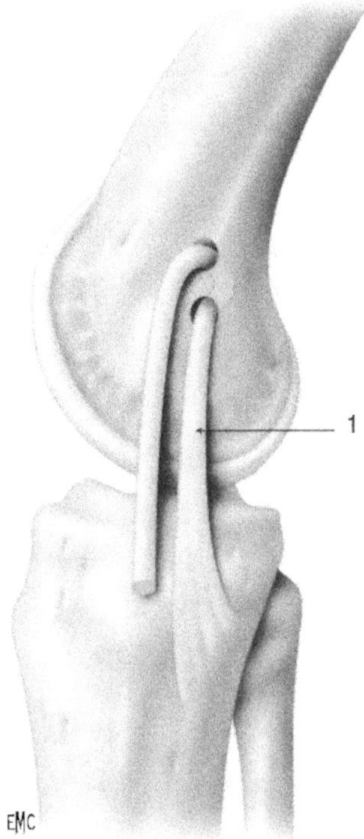

Figure 4. Plastie du ligament collatéral médial selon Lemaire [15]. 1 : Gracilis. Extrait de l'EMC [5].

Indications

Un geste chirurgical médial se discute uniquement pour les lésions de stade III. En cas de lésions de stade I ou II, la reconstruction du LCA associée à un protocole de rééducation précoce permet la cicatrisation du LLI sans séquelle. Le choix du traitement dépend également du caractère aigu ou chronique de la lésion.

Lésions fraîches

En cas de lésion aiguë avec laxité médiale en valgus de plus de 15°, un geste périphérique spécifique paraît préférable [4]. Ce d'autant que le patient est jeune et très motivé sur le plan sportif. Il est essentiel de s'assurer de la bonne compréhension du patient comme de l'équipe de rééducateurs, des objectifs de ce traitement afin d'obtenir une cicatrisation sans raideur.

En cas d'avulsion ostéoligamentaire, la fixation du LLI est assurée par un vissage.

Une incarcération du faisceau profond doit être systématiquement recherchée pour être levée, afin de suturer anatomiquement le LLI.

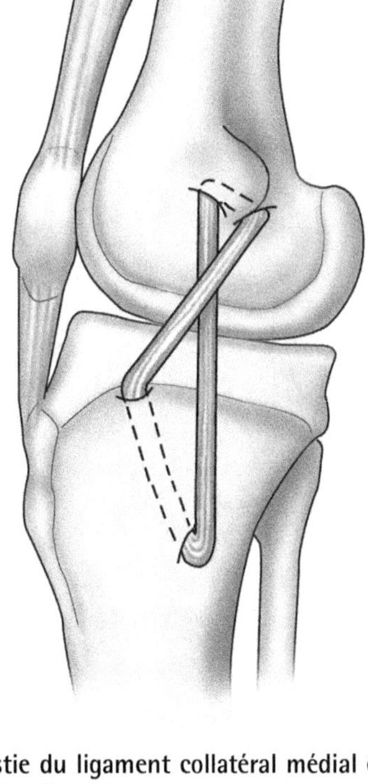

Figure 5. Plastie du ligament collatéral médial en 8 au semi-tendinosus selon Neyret.

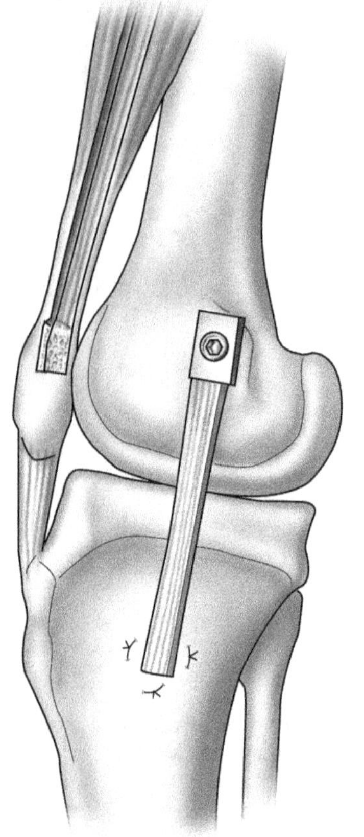

Figure 6. Plastie du ligament collatéral médial au quadriceps.

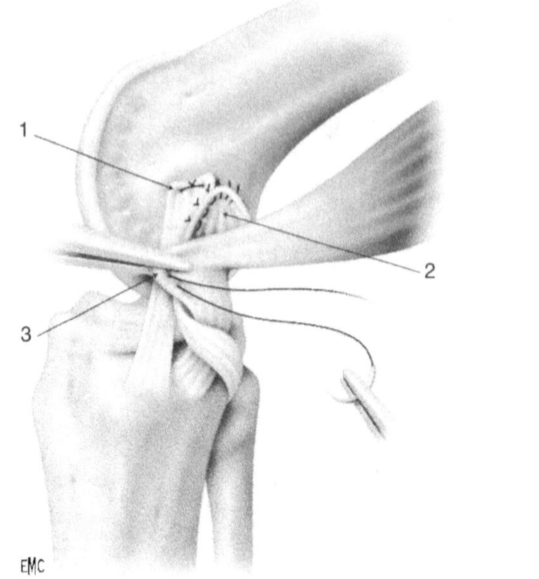

Figure 8. Plastie du PAPI selon Hughston [5]. 1 : retension du ligament collatéral médial. 2 : retente du ligament poplité oblique. 3 : avancement du semi-membranosus.

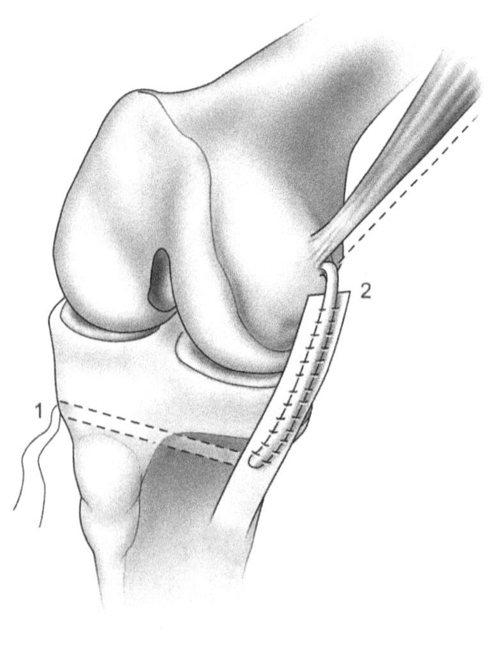

Figure 7. Plastie du ligament collatéral médial profond selon Bousquet. 1 : tunnel tibial. 2 : troisième adducteur.

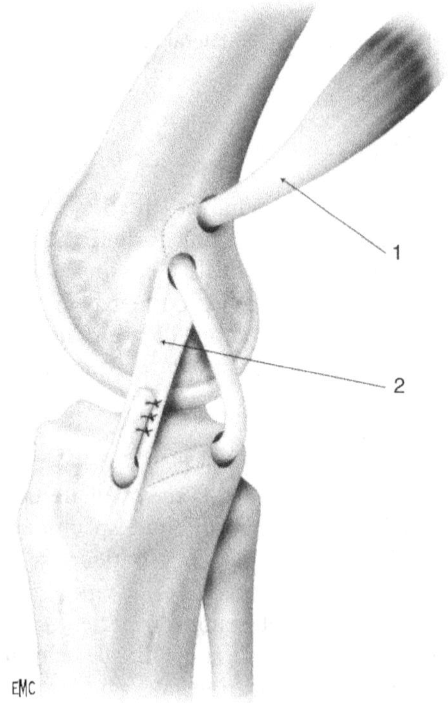

Figure 9. Plastie du PAPI selon Lemaire [15]. 1 : semi-tendinosus. 2 : ligament collatéral médial [5].

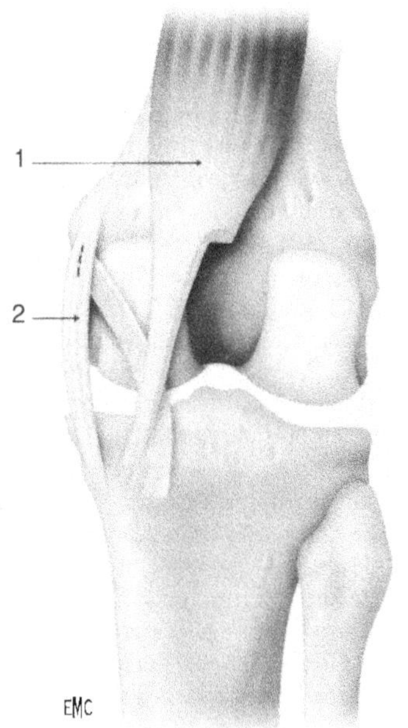

Figure 10. Plastie du PAPI selon Müller [20]. 1 : semi-membranosus. 2 : ligament collatéral médial [5].

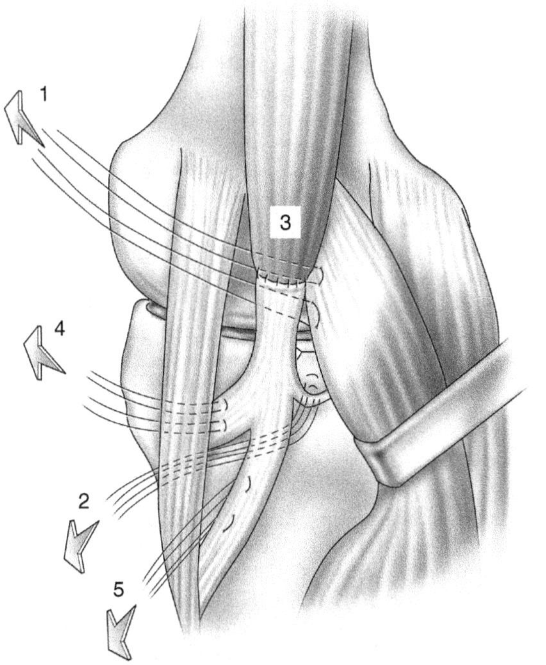

Figure 11. Plastie du PAPI selon Bousquet [3]. 1 : renforcement coque avec gastrocnémien. 2 : retension PAPI en bas et en avant. 3 : plicature semi-membraneux. 4 : avancée tendon réfléchi semi-membraneux. 5 : retension tendon direct semi-membraneux.

Les indications chirurgicales en cas d'atteinte interstitielle sont plus délicates car sources de raideur post-opératoire pouvant compromettre le résultat de la chirurgie du LCA [9, 19].

En cas d'atteinte du PAPI, nous opterons volontiers pour un geste simple et reproductible tel que la retension des coques.

Lésions chroniques

Dans les laxités chroniques médiales se discute une plastie du LLI avec retension du PAPI.

Il faudra préférer un geste simple, utilisant une voie d'abord peu extensive et autorisant une rééducation précoce, à une chirurgie complexe et lourde, plus enraidissante [11].

En cas de pseudarthrose du LLI, généralement par désinsertion fémorale, le foyer est avivé, puis le LLI est refixé grâce à des ancres résorbables ou une agrafe (Fig. 11).

Concernant les résultats, les auteurs sont partagés. Aucune étude n'a rapporté la supériorité d'une reconstruction médiale associée à la reconstruction du LCA [10, 13, 20], en aigu comme en chronique. Certains auteurs prônent une chirurgie isolée du LCA [1, 14, 26, 29]. Pour Nakamura [21], le geste s'impose à l'issue de la chirurgie du LCA, en cas de laxité interne persistante.

Conclusion

Les laxités médiales de stade III, contemporaines d'une laxité antérieure, posent des difficultés de prise en charge. Le potentiel de cicatrisation permet habituellement une guérison sans séquelle, grâce à la reconstruction isolée du LCA. Les résultats de la chirurgie de reconstruction du plan médial sont controversés.

Chez le patient jeune et sportif, victime d'une entorse récente avec rupture du LCA, associée à une laxité en valgus de plus de 15°, il semble justifié de réparer le plan médial lors de la reconstruction du LCA. Le geste sera indiqué en aigu.

Dans les autres cas, il est indiqué de réaliser une ligamentoplastie isolée du LCA.

En cas de laxité antérieure chronique associée à une laxité médiale, une plastie du LLI est combinée à la reconstruction du LCA. Un compromis est à faire entre un contrôle plus précis de la laxité médiale, au prix d'une chirurgie enraidissante, et une reconstruction isolée du LCA, aux suites opératoires plus simples avec cicatrisation partielle du LLI.

Références

[1] Ballmer PM, Ballmer FY, Jakob RP. Reconstruction of the LCA alone in the treatment of a combined instability with complete rupture of the medial collateral ligament. A prospective study. Arch Orthop Trauma Surg 1991; 110(3) : 139–41.

[2] Borden PS, Kantars AT, Caborn DN. Medial collateral ligament reconstruction with allograft using a double-bundle technique. Arthroscopy 2002; 18(4) : E19 [one-line short report].

[3] Bousquet G, LeBeguec P, Girardin P. Les laxités chroniques du genou. Paris : Medsis/McGraw-Hill; 1991.

[4] Chambat P, Graveleau N. Indications thérapeutiques dans les ruptures du ligament croisé antérieur. Le genou du sportif. 10es Journées lyonnaises de chirurgie du genou 2002; 185–8.

[5] Chassaing V, Lemoine J. Plasties périphériques dans les lésions ligamentaires chroniques du genou. Encycl Méd Chir (Elsevier, Paris), 44-793 : 2000. p. 1–9.

[6] Dejour H, Walch G, Neyret Ph, Adeleine P. Résultats des chroniques antérieures opérées. À propos de 251 cas revus avec un recul minimum de 3 ans. Rev Chir Orthop 1988; 74 : 622–36.

[7] Frank C, Bray R, Hart D. Soft tissue healing. In : Knee surgery, New York : Williams and Wilkins; 1994. p. 189–229.

[8] Grood ES, Noyes FR, Butler JE. Ligamentous and capsular restraints preventing staight media land lateral laxity in intact human cadaver knees. J Bone Joint Surg Am 1981; 63A : 1257–69.

[9] Helfet AJ. The management of internal derangements of the knee. New York : JB Lippincott Company. p. 167-9

[10] Hertel P. Specific techniques in recent knee ligament surgery. Encycl Méd Chir. (Elsevier, Paris). Surgical techniques in orthopaedics and traumatology, 55-530-C-10. 2000 : 8. p.

[11] Heuleu JN, Neyret Ph. Les raideurs du genou. 76e réunion annuelle SOFCOT 2001, table ronde. Rev Chir Orthop 2002; 88(suppl. 5) : 27–51.

[12] Hillard-Sembel D, Daniel D, Stone ML, Dobson BE, Fithian D. Combined injuries of the anterior cruciate ligament and medial collateral ligaments of the knee. J Bone Joint Surg 1996; 78A(2) : 169–76.

[13] Hughston JC, Eilers AF. The role of the posterior oblique ligament in repairs of acute medial (collateral) ligament tears of the knee. J Bone Joint Surg Am 1973; 55A : 923–40.

[14] Indelicato PA, Hermansdorfer J, Huegel M. Non-operative management of complete tears of the medial collateral ligament of the knee in intercollegiate football players. Clin Orthop 1990; 256 : 174–7.

[15] Lemaire M, Miremad C. Instabilité chronique antérieure et interne du genou. Rev Chir Orthop 1983; 69 : 591–601.

[16] Lengenhager K. Genèse symptomatologie et traitement du symptôme du tiroir antérieur dans l'articulation du genou. Zentralbl Chir 1940; 39 : 1816–25.

[17] Ma CB, Papageogiou CD, Debski RE, Woo SL. Interaction between the ACL graft and MCL in a combined ACL + MCL knee injury using a goat model. Acta Orthop Scand 2000; 71(4) : 387–93.

[18] Mauck HP. A new operative procedure of instability of the knee. J Bone Joint Surg Am 1936; 18 : 984–90.

[19] Mazzocca AD, Nissen CW, Geary M, Adams DJ. Valgus medial collateral ligament ruptures causes concomitant loading and damage of the anterior cruciate ligament. J Knee Surg 2003; 16(3) : 148–51.

[20] Muller W. The knee : form, function and ligamentous reconstruction. New York : Springer-Verlag; 1983.

[21] Nakamura N, Horibe S. Acute grade III medial collateral ligament injury of the knee associated with anterior cruciate ligament tear. Am J Sports Med 2003; 31(2) : 261–7.

[22] Neyret P. Greffe du ligament croisé antérieur et retension de la coque postéro-interne. 8es Journées lyonnaises de chirurgie du genou. 1995.

[23] Neyret P. Les entorses ligamentaires récentes du genou chez l'adulte. Cahiers d'enseignement de la SOFCOT. Paris : Elsevier; 2002. 79 : 163–86.

[24] O'Donoghue DH. Treatment of injuries to athletes (2e éd.). Philadelphia, London, Toronto : WB Saunders Compagny; 1970.

[25] Palmer I. On the injuries to the ligaments of the knee joint. A clinical study. Acta Chir Scand 1938; (suppl. 53)1–282.

[26] Shelbourne KD, Porter DA. Anterior cruciate ligament medial collateral injury nonoperative management of medial collateral ligament tear with anterior cruciate ligament reconstruction. A preliminary report. Am J Sports Med 1992; 20(3) : 283–6.

[27] Smillie IS. Injuries of the knee joint (5e éd.). Churchill Livingstone.

[28] Trillat A. Réfection du ligament latéral interne du genou. Helv Chir Acta 1954; 21(3-4) : 292–7.

[29] Woo SL, Chan SS, Yamaji T. Biomechanics of knee ligament healing, repair and reconstruction. J Biomech 1997; 30(5) : 431–9.

Conduite à tenir après un échec de reconstruction du ligament croisé antérieur

Anterior cruciate ligament revision surgery

M. BONNIN, P. CHAMBAT

Résumé

La prise en charge d'une rupture itérative après reconstruction du ligament croisé antérieur (LCA) est difficile et pose de nombreux problèmes techniques. La stratégie chirurgicale doit être établie à l'issue d'un bilan complet qui permet de prévoir les difficultés chirurgicales et d'identifier l'éventuelle anomalie ayant conduit à l'échec, particulièrement s'il s'agit d'un mauvais positionnement des tunnels ou d'une laxité périphérique négligée lors de la première intervention. Plusieurs types de greffon peuvent être utilisés pour la reprise : tendon rotulien controlatéral, tendon rotulien homolatéral, tendons du droit interne et du demi-tendineux (DIDT) ou tendon quadricipital. La difficulté essentielle est liée au positionnement des tunnels déjà présents. S'ils sont en position correcte, ils peuvent être réutilisés. S'ils sont décalés de plus de 10 mm de la position idéale, de nouveau tunnels doivent être réalisés, permettant l'utilisation de tous types de greffon. S'ils sont décalés de moins de 10 mm, ils doivent être agrandis mais le greffon doit être orienté de manière à positionner la portion ligamentaire du greffon en situation isométrique. Si cela est impossible ou s'il existe une ballonisation importante des tunnels, une chirurgie en deux temps peut être préférable, avec d'abord greffe osseuse de comblement des tunnels puis reconstruction ligamentaire. Une laxité ligamentaire périphérique associée doit être traitée dans le même temps avec reconstruction ligamentaire et/ou ostéotomie tibiale de valgisation en cas de laxité externe et reconstruction utilisant le demi-tendineux ou le tendon quadricipital en cas de laxité interne.

Mots clés : Ligament croisé antérieur. - Échec de greffe du LCA. - Reprise de greffe du LCA.

Summary

Treatment of recurrent rupture after ACL reconstruction is a complex issue, and raises a number of challenging technical problems. The surgical strategy must be based on thorough preoperative planning including the consideration of potential technical difficulties that might arise during surgery, and identification of the possible cause of failure such as tunnel malpositioning, or peripheral laxity that remained undiagnosed during the first operation. Several types of graft may be used for revision surgery : contra- or ipsilateral patellar, quadricipital, semi tendinosus and gracilis tendons. The main difficulty that arises concerns the placement of the already existing tunnels. If they are correctly placed they can be reused. In the case of malpositioning of more than 10 mm relative to the optimal placement site, new tunnels must be drilled with anatomically correct positioning, thereby allowing all types of grafts to be used. In the case of malpositioning of less than 10 mm, the existing tunnels must be enlarged in such a manner that the graft is isometrically placed to join the anatomical insertion of the ACL. If this is not possible, or when there is significant ballooning of the tunnel, two-step surgery must be carried out, first with a bone graft to remedy this defect, followed by ligamentous reconstruction. As ACL reconstruction failure can be due to neglected peripheral ligament laxity, particular attention must be paid to the peripheral structure while reoperating the patient. Lateral collateral ligament laxity can be treated by tibial valgisation osteotomy and/or ligamentous reconstruction, while medial collateral ligament laxity can be repaired by ligamentous reconstruction using the semi tendinosus or quadricipital tendon.

Key words: Anterior cruciate ligament. - ACL reconstruction failure. - ACL revision surgery.

Introduction

Un échec de reconstruction du ligament croisé antérieur (LCA) peut être lié à un échec anatomique (rupture, distension du greffon ou échec de ligamentisation), à une complication du geste chirurgical (raideur, évolution arthrosique, amyotrophie, tendinite rotulienne) mais parfois à une simple insécurité qui, si

Extrait de Ligaments croisés du genou
18 Mises au point en chirurgie du genou

elle empêche le patient de retrouver son niveau sportif initial, peut être équivalente à un échec. Nous limiterons notre propos aux reprises chirurgicales pour ruptures itératives après greffe du LCA par autogreffe et nous en analyserons les étapes et les difficultés. Les reprises pour raideur ou douleurs isolées seront exclues de ce chapitre, de même que les échecs de ligaments synthétiques.

Le diagnostic d'échec anatomique est généralement facile devant la réapparition d'une symptomatologie faite d'accidents d'instabilité et la mise en évidence d'une laxité objective à l'examen clinique. Celui-ci peut être difficile, dans certains cas où la laxité est peu importante et l'examen clinique peu démonstratif, se limitant à un Lachman arrêt « dur-retardé » ou une simple ébauche de ressaut, d'autant que seulement 0,7 % à 8 % des tableaux d'instabilité fonctionnelle sont liés à une rupture vraie du greffon [15]. Lorsqu'une plastie antéro-externe avait été associée à la greffe du LCA, le diagnostic est particulièrement difficile du fait de l'absence de ressaut. Il faut alors savoir le porter devant une symptomatologie fruste et un examen pauvre. Dans ce contexte, l'apparition d'une lésion méniscale secondaire doit toujours faire suspecter un échec anatomique de la greffe. Ailleurs, il s'agit d'une laxité nette mais avec une symptomatologie purement douloureuse, et l'attitude thérapeutique n'est pas univoque. La décision de reprise chirurgicale repose alors sur un faisceau d'arguments dont aucun n'est formel, tels que gêne fonctionnelle, laxité, motivations et attentes du patient, clichés dynamiques et imagerie par résonance magnétique (IRM).

L'échec anatomique de la greffe de LCA peut avoir plusieurs origines et être favorisé par des défauts techniques ou des particularités morphologiques liées au patient. Selon la phase à laquelle il se révèle, plusieurs tableaux cliniques peuvent être individualisés. Harner [13] sépare les ruptures précoces, survenant dans les 6 mois et correspondant à des échecs techniques, biologiques ou à une rééducation trop agressive, des ruptures tardives survenant après 1 an, d'origine traumatique.

En fait, la récidive de laxité peut se rencontrer dans quatre circonstances de signification différente [2] :

- il peut s'agir d'une rupture itérative vraie, survenant lors d'un nouvel accident sportif, après un intervalle libre de plusieurs mois ou années pendant lesquels le patient avait repris ses activités sportives. Le transplant initial était généralement bien positionné et le problème technique lors de la reprise se résume au choix du greffon et au traitement d'une éventuelle ostéolyse ;
- dans d'autres cas, la rupture itérative est « faussement traumatique » et se produit dès la reprise sportive lors d'un accident bénin. Elle est ici favorisée par un défaut technique sous-jacent (conflit entre l'échancrure et le greffon, absence d'isomérie, tension excessive ou défaut de fixation du greffon) ou par des facteurs de risques morphologiques (échancrure intercondylienne trop étroite, pente tibiale trop importante...). Lors de la reprise chirurgicale, les éventuels facteurs ayant favorisé la rupture devront être pris en compte (Tableau 1) ;
- une rupture par distension progressive peut être liée à une dégradation progressive de la greffe favorisée par les facteurs susmentionnés. La laxité apparaît alors progressivement au fur et à mesure des examens successifs postopératoires, et aucun traumatisme n'est identifié. L'IRM est souvent d'interprétation difficile dans ce contexte. Elle peut mettre en évidence un greffon hypodense ou absent mais aussi parfois un greffon de densité correcte, bien positionné mais simplement distendu ;

Tableau 1
Causes favorisant la rupture itérative du LCA modifié [d'après Bonnin [1], avec autorisation]

	Anomalie observée		*Effet*
Technique	Tunnel tibial	Antérieur Postérieur Interne/externe	Conflit en extension-contraintes en flexion Contraintes en extension Conflit avec les condyles
	Tunnel fémoral	Antérieur Postérieur	Contraintes en flexion-laxité en extension Contraintes en extension-laxité en flexion
	Greffon	Trop serré Trop lâche	Raideur – dégénérescence du greffon Laxité résiduelle
	Défaut de fixation		Déplacement dans les tunnels
Patient	Morphologie Lésion ligamentaire périphérique négligée	Échancrure étroite Pente tibiale excessive	Conflit Contraintes excessives sur le greffon Contraintes excessives sur le greffon

• une laxité d'apparition immédiate après l'intervention peut traduire un défaut de fixation lié à un problème technique ou parfois à une insuffisance de qualité osseuse ou une rééducation trop agressive.

Dans tous les cas, même si un traumatisme est signalé par le patient, il peut s'agir d'un simple élément révélateur ; il faut toujours rechercher une cause sous-jacente à l'échec, qu'elle soit liée à la technique initiale ou au patient lui-même, et en tenir compte lors de la reprise chirurgicale.

Bilan préopératoire

Il a pour objectif de confirmer le diagnostic de rupture du greffon, de rechercher une cause favorisante, de préciser les difficultés techniques, d'analyser la faisabilité de la reprise essentiellement liée à l'état cartilagineux et de planifier les éventuels gestes associés à la greffe itérative.

L'analyse détaillée de l'historique est capitale. Elle doit préciser les mécanismes des divers accidents et la technique chirurgicale utilisée lors de la première intervention. L'obtention du ou des comptes rendus opératoires précisant la marque des vis d'interférence ainsi que le protocole de rééducation utilisé est importante.

L'examen clinique est déterminant pour la mise en évidence de la laxité. Le test de Lachman doit être réalisé sur le genou en extension mais aussi à divers degrés de flexion et de manière comparative. Parfois aucun ressaut net ne peut être mis en évidence, particulièrement si une plastie externe « anti-ressaut » avait été réalisée préalablement. L'examen doit préciser l'importance de la laxité antéropostérieure et s'attacher à préciser tout ce qui peut influencer la stratégie opératoire : existence d'une laxité périphérique pouvant justifier une plastie ligamentaire associée ou une ostéotomie, recherche d'une raideur articulaire pouvant faire envisager une chirurgie en deux temps avec arthrolyse préalable, étude du morphotype et de l'état cutané.

Le bilan radiographique doit être complet et permet généralement d'établir la stratégie chirurgicale. Il comprend des clichés en appui monopodal de face et de profil et des clichés en schuss, des clichés dynamiques afin de quantifier la laxité antéropostérieure et les laxités périphériques et une goniométrie.

Le positionnement et l'aspect de tunnels osseux doivent être analysés en détail. Si les tunnels sont bien positionnés, ils doivent être réutilisés mais dans le cas contraire, de nouveaux tunnels doivent être réalisés. L'orifice intra-articulaire du tunnel fémoral doit se situer dans le tiers postérieur de la ligne de Blumensaat et tout positionnement antérieur impose de réaliser un nouveau tunnel (Fig. 1). Au tibia, le tunnel doit rester en arrière de la ligne prolongeant la ligne de Blumensaat sur le cliché de profil en extension. Une position plus antérieure entraîne un conflit entre le greffon et l'échancrure. L'analyse radiographique dans le plan frontal est plus difficile et seules les anomalies majeures peuvent être clairement identifiées sur le bilan radiographique.

Le diamètre des tunnels doit être pris en compte car une ballonisation des tunnels peut faire discuter un

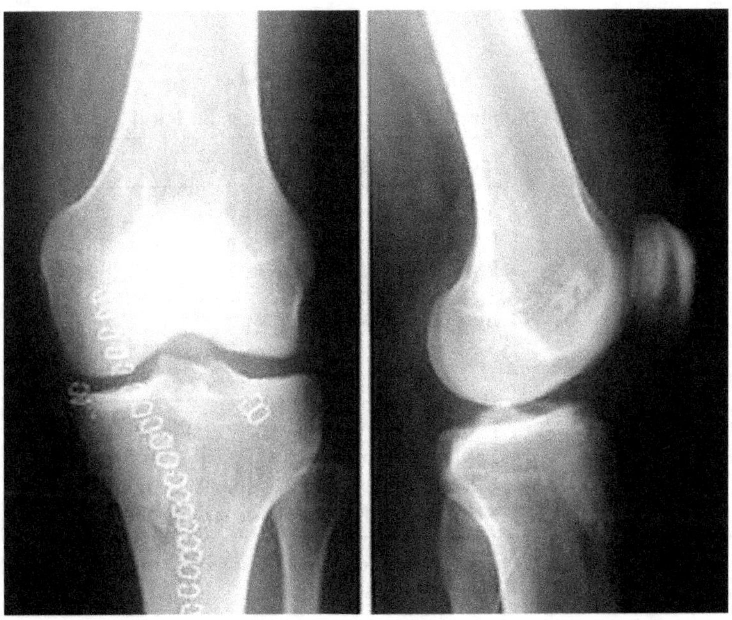

Figure 1. Position très anormale du tunnel fémoral, l'orifice intra-articulaire se situant au niveau du tiers antérieur de la ligne de Blumensaat.

comblement par greffes osseuses spongieuses. Celui-ci peut être réalisé dans un premier temps, avant le geste ligamentaire, ou simultanément si l'on utilise un greffon de tendon rotulien (TR) ou quadricipital.

Un pincement articulaire doit être recherché sur les clichés en appui monopodal de face et de profil et sur le cliché en schuss. Il peut imposer la réalisation d'une ostéotomie tibiale de valgisation ou même faire contre-indiquer la plastie ligamentaire itérative du fait du risque d'aggravation postopératoire des lésions cartilagineuses.

L'axe fémorotibial doit être également quantifié sur une goniométrie car un genu varum excessif est un facteur de risque de rupture itérative et peut imposer la réalisation d'une ostéotomie tibiale de normocorrection. La pente tibiale postérieure doit être mesurée sur les radiographies de profil. Une pente tibiale excessive peut favoriser la rupture du LCA et une rupture itérative du greffon. En cas de rupture itérative associée à une laxité importante, une ostéotomie tibiale correctrice peut se discuter si la pente tibiale est importante, supérieure à 15° [7].

Les laxités périphériques éventuelles doivent également être quantifiées par des clichés dynamiques, de même que la laxité antéropostérieure.

L'IRM peut être utile pour préciser l'état du greffon ligamentaire, des ménisques et du cartilage. Le scanner, avec parfois des reconstructions tridimensionnelles, permet de localiser de façon précise les tunnels osseux. L'existence de matériel métallique peut toutefois rendre la réalisation de ces examens difficile. Une scintigraphie osseuse peut être utile en cas de douleurs importantes ou de suspicion d'infection.

Choix du greffon

Plusieurs greffes peuvent être utilisées en cas de reprise pour ruptures itératives, chacune ayant leurs avantages et leurs inconvénients (Tableau 2).

L'utilisation du TR controlatéral est la technique la plus utilisée [33, 34] du fait de sa fiabilité. Les propriétés du greffon sont bonnes et les baguettes osseuses permettent de combler des pertes de substance osseuse importantes dans les tunnels. Par ailleurs, en jouant sur l'orientation de la baguette osseuse, il est possible de corriger dans une certaine mesure les anomalies de positionnement des tunnels. L'utilisation du tendon controlatéral a l'avantage de fournir un greffon vierge, ayant des propriétés intactes, mais présente l'inconvénient d'agresser le genou sain. Les conséquences en sont discutées. Ainsi, Rubinstein [34], sur une série de 26 prélèvements controlatéraux, a observé 95 % de récupération quadricipitale complète à 2 ans et n'a noté aucune complication fémoropatellaire importante. Dans cette série, 55 % des patients ont souffert de tendinite rotulienne pendant la première année, sans toutefois que cela retentisse sur leurs activités.

Le prélèvement itératif du côté homolatéral a l'avantage de respecter le genou controlatéral mais le prélèvement des baguettes osseuses peut être difficile (risque de fracture de rotule) et procure un greffon de moindre qualité biologique. Coupens [6], analysant l'évolution du TR restant après prélèvement du tiers moyen du TR sur genoux vierges, a montré que l'aspect IRM n'est normal qu'au bout de 18 mois. Sur le plan biomécanique, les études animales ont fait état de moins bonnes propriétés mécaniques du greffon en cas de prélèvement itératif sur le TR. Proctor [32] a

Tableau 2
Les différents greffons utilisables lors d'une reprise de greffe du LCA (allogreffes exceptées) (d'après Bonnin [1])

	Avantages	Inconvénients
TR homolatéral	Simplicité Bonne fixation	Impossible avant 18 mois Propriétés biomécaniques médiocres Problèmes des baguettes osseuses
TR controlatéral	Bonne fixation Bonnes propriétés biomécaniques Fragments osseux volumineux si besoin	Intervention sur genou sain
DIDT	Bonnes propriétés biomécaniques Tunnels plus petits si besoin Même genou Peu agressif	Fixation plus fragile Pas de comblement des tunnels Nécessité de nouveaux tunnels (os sain) Rapport rigidité/résistance < TR ou TQ
TQuadricipital	Même genou Propriétés biomécaniques	Pas de comblement du tunnel côté proximal Pas de fixation os-os côté proximal

montré sur des chèvres que les propriétés mécaniques du tendon cicatriciel étaient encore anormales après 21 mois et LaPrade [24], sur des chiens, a montré que 1 an après l'opération, la résistance à la rupture d'un prélèvement itératif était encore faible comparée au tendon controlatéral.

Kartus [22], sur une série de 24 patients opérés pour rupture itérative du LCA, a comparé deux groupes. L'un comprenait 12 patients avec prélèvement du TR controlatéral et l'autre comprenait 12 patients avec prélèvement du TR homolatéral. Les résultats sur la laxité sont similaires mais les résultats fonctionnels sont significativement meilleurs dans le groupe « controlatéral ». Par ailleurs, dans le groupe « homolatéral », deux complications ont été notées : une fracture de rotule et une rupture de TR.

Woods [45], sur une série de 10 patients pour lesquels il a utilisé le tiers externe du TR homolatéral, note des résultats identiques à ceux des greffes de première intention.

O'Shea [31] note d'excellents résultats après utilisation du tiers moyen du TR homolatéral après un délai moyen de 71 mois par rapport à l'intervention initiale et après avoir vérifié par IRM la bonne qualité du TR cicatriciel.

Colosimo [3], sur une série de 13 patients après utilisation itérative du TR homolatéral, note 11 bons et très bons résultats mais un cas de tendinite rotulienne rebelle.

Eberhardt [8] note également de bons résultats après utilisation du TR homolatéral, mais cette série ne comprend que quatre prélèvements itératifs.

L'utilisation du droit interne et du demi-tendineux (DIDT) à quatre faisceaux donne un greffon de bonne qualité en ce qui concerne la résistance à la rupture : 4140 N [12] contre 2977 N pour le TR [4], 2353 N pour le tendon quadricipital [38] et 2160 N pour le LCA [44], mais avec une plus grande raideur : 855 N/mm [12] contre 455 pour le TR [4], 326 pour le tendon quadricipital [38] et 242 pour le LCA [44]. Ce greffon nécessite des tunnels de plus petit diamètre, ce qui peut être intéressant lorsque l'on veut se décaler par rapport aux tunnels préalables. En revanche, l'impossibilité de combler le contenu des anciens tunnels rend la réutilisation des tunnels initiaux difficile ou discutable, car elle aboutirait à une fixation précaire en os remanié et dans un tunnel trop large. Il est donc souvent préférable de refaire de nouveaux tunnels, séparés des tunnels initiaux, afin d'être en os sain, ce qui n'est possible que si ces derniers étaient mal positionnés.

Le tendon quadricipital est volumineux et possède de bonnes propriétés mécaniques. Il procure un greffon de bonne qualité, tout en ayant l'avantage de respecter le genou controlatéral et de permettre une fixation osseuse sur le segment distal. Par ailleurs, le diamètre important du tendon permet une fixation très solide, même du côté « tendon-os ».

Le fragment osseux ne peut toutefois être très volumineux, puisqu'il est prélevé sur une rotule déjà fragilisée afin de limiter le risque de fracture. Il ne peut donc pas combler des pertes de substance trop importantes.

Stratégie chirurgicale

Dans la plupart des cas, la reprise complète peut être effectuée en un seul temps opératoire. Parfois deux temps opératoires sont nécessaires, avec d'abord ablation du matériel et comblement des tunnels osseux par greffons spongieux puis reconstruction ligamentaire dans un deuxième temps, après incorporation des greffons osseux. Cette option est privilégiée lorsque les pertes de substance osseuse sont importantes, rendant aléatoire la fixation d'un nouveau greffon. De même, en cas de raideur articulaire avec un flexum de plus de 5° ou une limitation de flexion de plus de 20°, une arthrolyse isolée avec résection du greffon s'impose dans un premier temps, la greffe ligamentaire itérative n'étant envisageable que dans un deuxième temps, après récupération complète des amplitudes articulaires.

Problèmes techniques

Incision cutanée

Ce problème est généralement secondaire dans ce contexte, car les cicatrices des incisions préalables sont généralement de qualité correcte et elles peuvent être soit réutilisées, soit prolongées vers le haut ou vers le bas. En cas de doute particulier sur la vitalité cutanée, la prise du greffon sur le genou opposé permet de limiter le risque.

Ablation du matériel

Elle est toujours souhaitable afin d'éviter la présence de matériel métallique et de faciliter la réalisation éventuelle d'IRM ultérieures. L'ablation du matériel extra-articulaire peut être difficile, notamment lorsqu'il s'agit d'agrafes. Elle peut être source de perte de substance osseuse péjorative, particulièrement au tibia.

L'ablation des vis d'interférences pose plusieurs problèmes. Il est nécessaire de disposer d'un tournevis adapté et il est donc préférable de connaître avant l'intervention la marque de la vis utilisée et de s'être procuré le tournevis chez le fabricant. Les tournevis

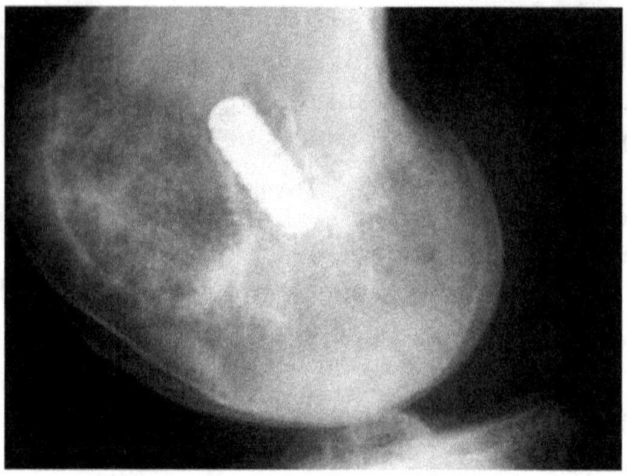

Figure 2. Les vis d'interférence fémorales posent des problèmes d'ablation (orientation de la vis, tête de vis).
(d'après Bonnin [1])

« universels » peuvent également être utilisés. En cas d'impossibilité de dévisser la vis d'interférence et s'il est impossible de creuser un autre tunnel, l'ablation peut être réalisée à l'aide d'une tréphine, qui a toutefois l'inconvénient d'augmenter la perte de substance osseuse.

Le repérage de la vis peut être difficile lorsqu'elle est située en profondeur dans le tunnel. L'introduction de l'optique dans le tunnel peut être utile pour repérer la vis et sa tête et introduire une broche-guide dans le corps de la vis, mais cela n'est possible qu'en cas de reprise précoce. Dans certains cas, l'usage de l'amplificateur de brillance est nécessaire.

Les vis introduites par voie endoarticulaire dans un tunnel borgne peuvent être particulièrement difficiles à repérer et à enlever. L'introduction du tournevis dans la tête de vis n'est possible qu'après dégagement minutieux et nettoyage de la tête de vis, et si l'orientation du tournevis est la même que celle de la vis. S'il s'agit d'un tunnel borgne, il est utile de savoir s'il a été creusé à partir du tunnel tibial ou du point d'entrée antéro-interne (Fig. 2).

Au tibia, l'ablation de la vis est souvent nécessaire à moins d'un défaut majeur de positionnement, auquel cas un nouveau tunnel doit impérativement être creusé.

Au fémur, il est parfois possible de laisser la vis en place, soit que le tunnel initial soit mal placé (généralement trop antérieur), soit que l'on puisse réaliser un deuxième tunnel convergent, de dehors en dedans si le premier avait été creusé de dedans en dehors et inversement, du fait de la différence d'obliquité des tunnels dans ces deux techniques.

Tunnels et comblement

Il s'agit du problème principal des reprises [1] et plusieurs options peuvent être envisagées. La chirurgie en deux temps avec d'abord ablation du matériel et comblement des tunnels par greffe spongieuse puis reconstruction ligamentaire secondaire permet de résoudre les problèmes difficiles, notamment en cas de dilatation importante des tunnels (Fig. 3).

En cas de tunnels bien positionnés, il suffit, après ablation du matériel, de reprendre les tunnels en curetant ou en augmentant le diamètre jusqu'à arriver en os sain. Dans ce cas, le tunnel est élargi, ce qui empêche d'utiliser les tendons de la patte d'oie car le greffon final est de plus petit diamètre. L'idéal est d'utiliser un greffon permettant une fixation os-os, mais le tendon quadricipital peut également être utilisé compte tenu de son diamètre important.

En cas de tunnel mal positionné : s'il est éloigné de la position idéale de plus de 10 mm (diamètre d'un

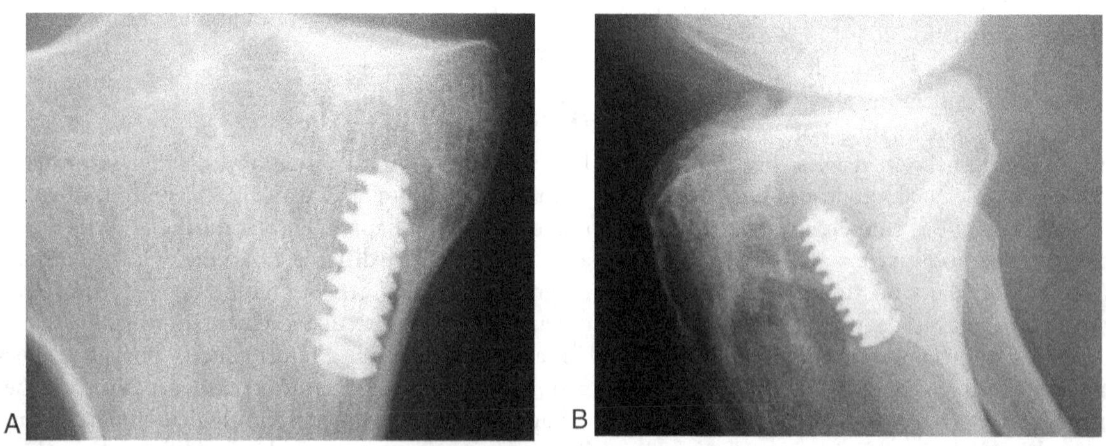

Figure 3. Ostéolyse autour du tunnel tibial rendant la reprise difficile. A : radiographie de face ; B : de profil.
(d'après Bonnin [1])

tunnel), un nouveau tunnel peut être réalisé sans difficulté, car il ne communiquera pas avec le premier (Fig. 4). Le matériel préalable peut ici être laissé en place, même s'il s'agit d'une vis d'interférence métallique.

Si le tunnel est éloigné de moins de 10 mm de la position idéale, la situation est difficile, car un nouveau tunnel risque de communiquer avec le premier et de former une volumineuse cavité. Le risque est alors d'avoir une fixation médiocre et surtout un positionnement non isométrique. Une option peut être alors de réaliser un nouveau tunnel en bonne position, s'ouvrant sur l'ancien tunnel. L'ovalisation ainsi obtenue peut être ensuite corrigée de différentes manières (Fig. 5). Si l'on dispose d'un greffon avec volumineux fragment osseux (TR ou quadricipital), il est tourné de manière à combler la portion antérieure du tunnel avec le fragment osseux du greffon et à positionner la portion ligamentaire du greffon dans la zone isométrique du tunnel. Si le fragment osseux du greffon est de trop petite taille pour permettre un centrage correct, un greffon osseux libre peut être introduit dans la partie antérieure du tunnel, mais ce geste peut être techniquement difficile. Une solution de secours peut consister à utiliser des vis d'interférences de gros diamètre, permettant de repousser le greffon en zone anatomique. Un autre artifice technique consiste à reperméabiliser le tunnel préalable, à le boucher à l'aide d'une vis d'interférence résorbable, puis à forer un nouveau tunnel en position anatomique qui « mordra » sur la vis résorbable. Celle-ci servira d'appui

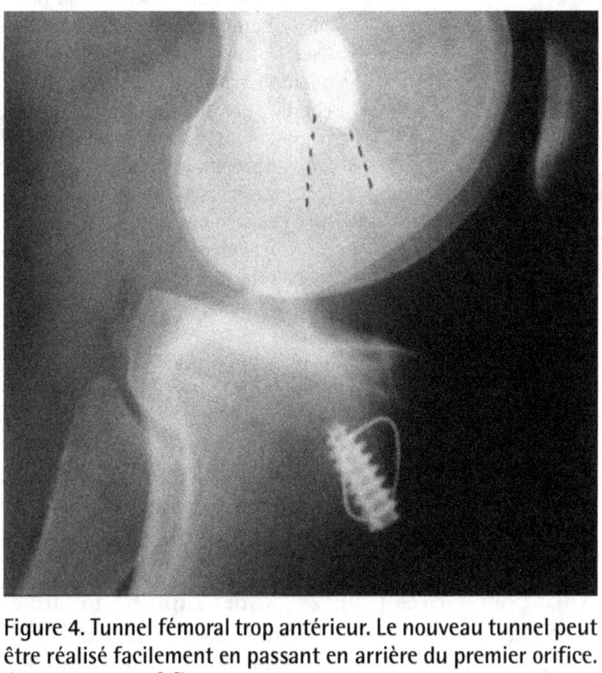

Figure 4. Tunnel fémoral trop antérieur. Le nouveau tunnel peut être réalisé facilement en passant en arrière du premier orifice. *(d'après Bonnin [1])*

pour le greffon introduit dans le nouveau tunnel. Une deuxième vis d'interférence peut alors être introduite dans le nouveau tunnel.

Au fémur, la fixation du greffon dans une gorge postérieure over the top ou en « trou de serrure » peut être une solution en cas de difficulté. Si l'on dispose d'un greffon purement tendineux ou avec fragment osseux de trop petite taille, il peut être préférable de réaliser une technique en deux temps (Fig. 6).

La prévision du positionnement des tunnels en préopératoire n'est pas toujours facile et bien souvent, c'est en peropératoire que le choix définitif est porté.

Plastie de l'échancrure

Un conflit entre le greffon et l'échancrure intercondylienne peut être en cause dans la rupture. Celui-ci peut survenir au niveau du toit de l'échancrure lors de l'hyperextension, en cas de tunnel tibial trop antérieur mais aussi au niveau du condyle externe, en cas de tunnel tibial trop externe. Ce conflit peut être favorisé par une anomalie morphologique avec échancrure très étroite. La décision de plastie de l'échancrure doit être large si un conflit est observé après préparation des tunnels. L'utilisation de dilatateurs ou à défaut d'une mèche dans le tunnel tibial permet de vérifier l'absence de conflit au cours de la flexion-extension complète du genou.

Fixation du greffon

La fixation de référence reste la vis d'interférence, dans ces cas complexes. Des vis de gros diamètre peuvent être utiles et doivent être disponibles au bloc opératoire. En cas d'os scléreux ou de tunnels très dilatés (même en cas de greffes osseuses de comblement), l'association d'un autre moyen de fixation peut être utile, qu'il s'agisse d'une agrafe ou d'une vis appuyée sur un fil métallique. L'utilisation d'une double fixation peut être particulièrement souhaitable au tibia, où l'os est généralement de moindre qualité.

Gestes associés

Plastie antéroexterne associée

L'intérêt d'associer une plastie antéroexterne à une greffe itérative du LCA n'a jamais été évalué de manière comparative. Dans la littérature française, cette plastie de protection a souvent été utilisée alors que les séries récentes nord-américaines n'y font plus référence. Pour nous, l'utilisation de plastie antéroexterne type Lemaire est large en cas de reprises si la translation tibiale différentielle est importante.

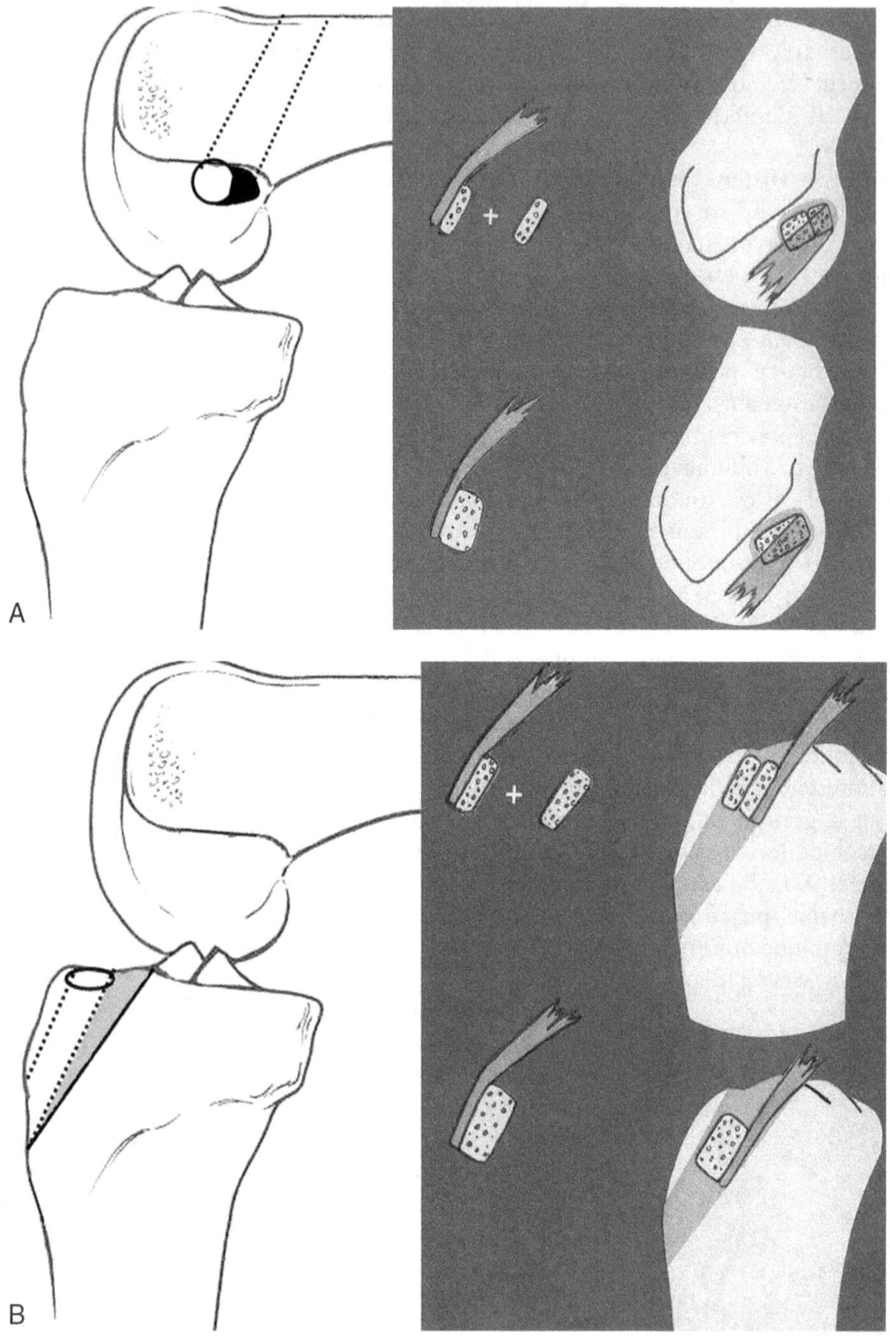

Figure 5. A : tunnel fémoral mal positionné mais proche de la position anatomique. Nécessité d'ovaliser le tunnel pour le ramener en position correcte. Le défect est comblé par une greffe ou par le fragment osseux. B : tunnel tibial trop antérieur. Nécessité d'agrandir le tunnel vers l'arrière et de combler l'espace par un greffon osseux ou le fragment osseux du néoligament retourné en bonne position. *(d'après Bonnin [1])*

Gestes ligamentaires périphériques

L'existence d'une laxité périphérique associée mais non reconnue et non traitée peut être à l'origine de la rupture du greffon du fait d'une augmentation des contraintes à ce niveau. Pour Schepsis [37], 15 % des ruptures itératives du LCA sont liées à ce phénomène et cette étiologie arrive juste après le mauvais positionnement des tunnels.

Les laxités postéroexternes, bien que souvent non diagnostiquées, sont associées aux ruptures du LCA dans 10 % à 15 % des cas selon Gersoff [11], or leur négligence représente un risque de rupture itérative en cas de greffe du LCA [16, 17, 21, 27, 28, 30, 35]. Ainsi pour Noyes [29], 24 % des ruptures itératives sont liées à une laxité externe négligée lors de l'intervention initiale. Expérimentalement, la section in vitro

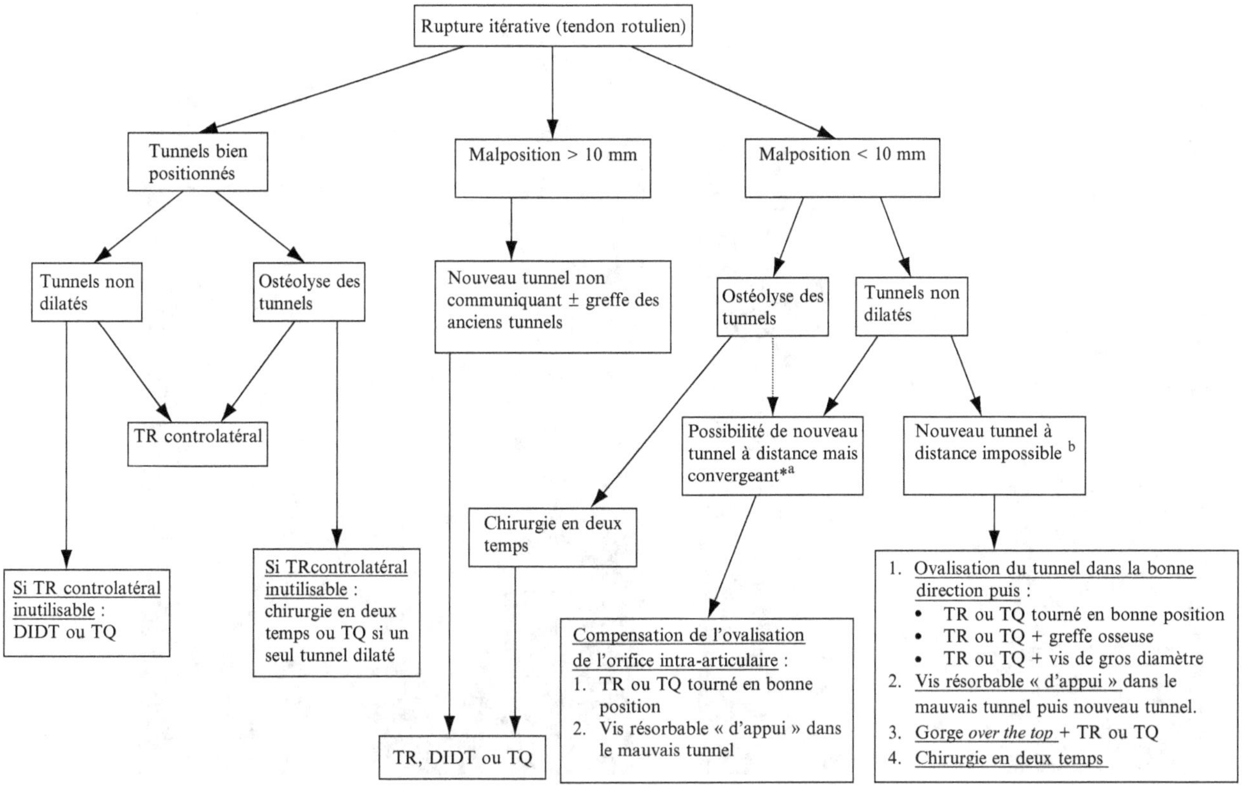

Figure 6. Algorithme décisionnel en cas de rupture itérative d'un greffon de TR. TR : tendon rotulien ; TQ : tendon quadricipital ; DIDT : greffon utilisant les tendons du DIDT.
*** Situation rencontrée éventuellement au niveau du fémur en forant le nouveau tunnel de dehors en dedans pour reprendre un tunnel borgne ou inversement. Cette situation est rencontrée plus rarement au tibia. La différence entre les situations a et b se situe au niveau de la stabilité du greffon. Dans la situation a, le greffon est stable dans un tunnel de bonne qualité. La correction du positionnement au niveau de l'orifice intra-articulaire est relativement aisée. Dans la situation b, l'ensemble du tunnel est ovalisé et la stabilisation du greffon en bonne position est techniquement plus difficile.**

des structures postéroexternes augmente de manière significative les contraintes sur un LCA intact [26] ou sur une greffe après reconstruction du LCA [25].

Les plasties ligamentaires externes donnant des résultats médiocres, l'ostéotomie tibiale de normocorrection ou de discrète valgisation est souvent considérée comme le geste le plus fiable pour stabiliser le compartiment externe [8, 30] (Fig. 7). L'utilisation d'une greffe libre du ligament latéral externe (LLE), à l'aide d'un greffon de 6 mm de largeur prélevé sur le tiers moyen du TR, ou d'un avancement en bloc sur le condyle, de l'insertion du LLE et du tendon du poplité [23, 24, 27, 28, 40], peut toutefois faire espérer de meilleurs résultats et éviter l'ostéotomie.

Le diagnostic de lésion ligamentaire externe est parfois difficile et repose avant tout sur l'existence d'une laxité externe pathologique asymétrique à l'examen clinique, ou sur les clichés dynamiques en varus forcé. L'existence d'une décoaptation externe asymétrique sur les clichés de face en appui monopodal est un facteur de gravité mais n'est pas toujours corrélée à la laxité externe objective car d'autres facteurs jouent un rôle dans son apparition, tels que le morphotype frontal et l'état méniscal et cartilagineux.

Après reconstruction du LCA, l'attitude vis-à-vis de la laxité externe est difficile à déterminer, et trois options se présentent : soit un geste ligamentaire externe isolé, soit une ostéotomie tibiale de discrète valgisation, soit les deux. Dans ce cas, la séquence de réalisation de ces gestes, simultanés ou consécutifs, peut également se discuter. Plusieurs critères doivent être pris en compte dans ce choix : le morphotype, l'existence ou non d'une décoaptation externe asymétrique et le type de laxité latérale. L'existence d'une décoaptation externe en appui monopodal est un critère majeur d'indication d'ostéotomie car aucune greffe ligamentaire isolée ne peut corriger ce phénomène. Pour Noyes, l'existence d'une décoaptation externe et d'une ouverture externe en varus forcé mais sans laxité rotatoire justifie une

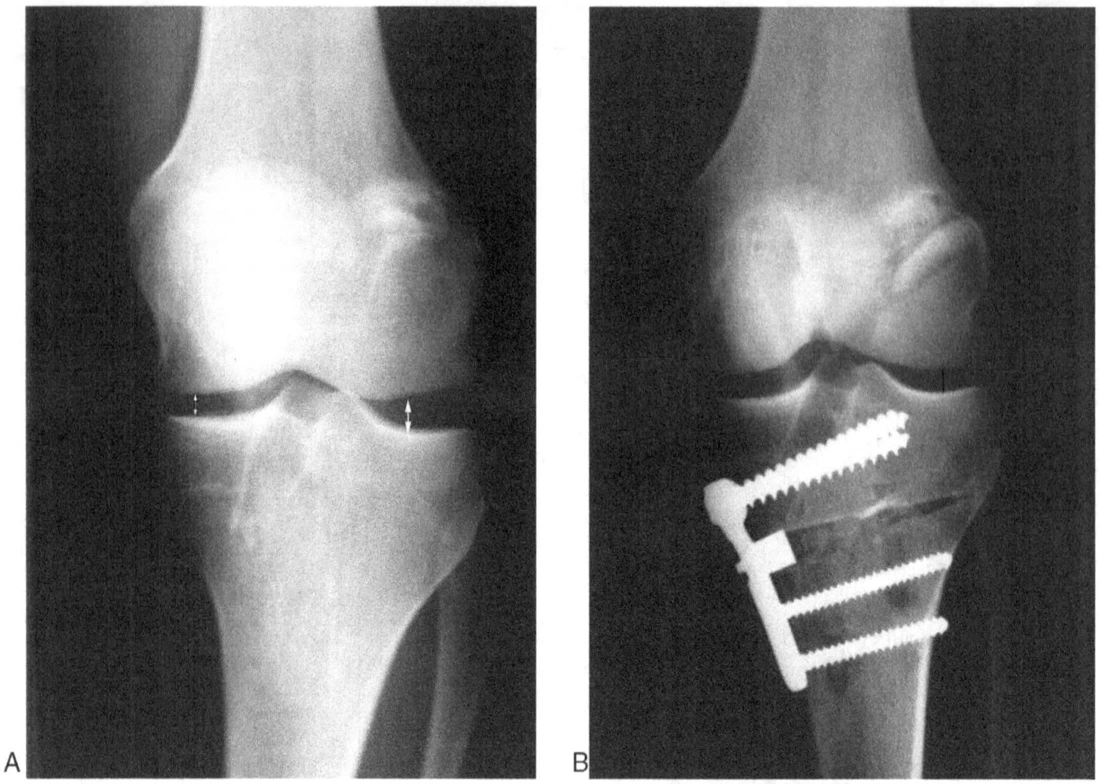

Figure 7. Échec de greffe du LCA par TR lié à une laxité externe négligée lors de la première intervention. Décoaptation externe visible sur la radiographie de face (A). Reprise par greffe itérative (TR controlatéral) et ostéotomie tibiale de valgisation (B). *(d'après Bonnin [1])*

ostéotomie tibiale de valgisation en association avec la greffe du LCA. En revanche, en cas de lésion postéroexterne complexe se manifestant par une laxité rotatoire, une reconstruction ligamentaire externe est conseillée [30].

L'existence d'une laxité interne chronique peut également être en cause dans la rupture itérative et doit être évaluée. Elle peut nécessiter une plastie ligamentaire interne réalisée soit à l'aide du tendon quadricipital, soit à l'aide du demi-tendineux.

Ostéotomies

L'association d'une ostéotomie tibiale de valgisation à la reconstruction ligamentaire peut être envisagée soit en raison de lésions cartilagineuses débutantes sur le compartiment interne, soit en raison d'une laxité postéroexterne associée, soit en raison d'un morphotype particulier avec genu varum constitutionnel important ou pente tibiale excessive, les deux ayant pu jouer un rôle dans la rupture du greffon. Sur le plan technique, nous privilégions l'ostéotomie par addition interne en veillant à ne pas augmenter la pente tibiale (Fig. 7).

Rééducation postopératoire

Dans ce contexte, aucun protocole standard ne peut être utilisé et la rééducation doit être adaptée au cas par cas en fonction de la cause de l'échec, des difficultés opératoires et du type de greffe utilisé.

Il n'y a pas de place ici pour les « protocoles accélérés » et la rééducation doit être plus prudente que pour une chirurgie primaire. Elle sera conditionnée par la qualité, souvent imparfaite, de la fixation, par les gestes associés et par le choix du greffon (prélèvement itératif ou controlatéral). La reprise de l'appui est volontiers différée et la récupération des amplitudes est plus lente. L'utilisation d'une attelle de protection est importante pendant les premières semaines.

Résultats

L'analyse des résultats publiés dans la littérature est difficile compte tenu de l'hétérogénéité des séries, certaines incluant les échecs de ligaments synthétiques, d'autres les échecs d'allogreffes utilisées en première intention et même parfois les échecs de sutures réalisées en urgence. Par ailleurs, les gestes associés sont souvent mal précisés et les plasties antéroexternes ont été peu ou pas utilisées dans les séries nord-américaines.

Toutes ces séries varient également en ce qui concerne le recul, le nombre de lésions méniscales et cartilagineuses associées et les modes d'évaluation des résultats. Les résultats des principales séries de la littérature sont mentionnés au Tableau 3.

Conclusion

La reprise chirurgicale pour échec de greffe du LCA est une chirurgie difficile dont les résultats sont significativement moins bons que ceux retrouvés dans la chirurgie de première intention. Il s'agit donc d'une chirurgie de rattrapage et il est important d'en informer le patient. Quoi qu'il en soit, une rupture itérative conduit souvent à une laxité majeure, source de lésions cartilagineuses rapides si la pratique sportive est poursuivie. Il nous paraît donc important d'envisager une reprise chirurgicale rapide chez un sujet jeune afin de préserver au maximum l'avenir du genou.

L'analyse de la cause de l'échec est un point capital de la démarche afin de ne pas reproduire une éventuelle erreur technique lors de la reprise. Le positionnement des tunnels doit être analysé de manière méticuleuse afin de ne pas réutiliser de mauvais tunnels. Il est préférable en cas de difficultés de réaliser une chirurgie en deux temps avec greffe osseuse puis chirurgie ligamentaire plutôt que de prendre le risque d'un nouveau défaut de positionnement.

L'analyse des laxités périphériques est un autre point capital et les gestes de stabilisation associés (ligamentaires ou ostéotomies) ne doivent pas être négligés.

Tableau 3
Résultats des greffes itératives dans la littérature (d'après Bonnin [1])

Auteur	Nombre de cas	Recul	Technique	Résultats-Conclusions
Djian et Jenny [9, 19]	52 (groupés avec 81 ligaments synthétiques)	2,6 ans	Autogreffe12 TR controlatéraux 33 plasties antéroexternes 15 OTV	69 % IKDC A ou B
Texier [41]	17 (groupés avec15 ligaments synthétiques)	4 ans	TR homolatéraux (1 TR controlatéral) 9 plasties antéroexternes	65 % IKDC A ou B
Kartus [22]	12 12	26 mois 24 mois	TR homolatéraux TR controlatéraux	25 % IKDC A ou B 55 % IKDC A ou B
Woods [45]	10	43 mois	TR homolatéraux	Idem TR première intention
O'Shea [32]	8	> 2 ans	TR homolatéraux	
Colosimo [3]	13	39 mois	TR homolatéraux	84 % IKDC A ou B
Uribe [42]	54	32 mois	TR homolatéraux 41 % TR controlatéraux 20 % Allogreffes 39 %	Autogreffes = allogreffes 57 % B et TB résultats (Lysholm)
Noyes [29]	65 20	42 mois 27 mois	Allogreffes TR homolatéraux	Taux d'échec : 33 % Taux d'échec : 27 %
Wirth [43]	87	8 ans		Score de Lysholm : 68 ± 12
Johnson [20]	25	28 mois	Allogreffes	12 % IKDC A ou B
Eberhardt [10]	8 (groupés avec 30 échecs de suture et 10 d'allogreffes)	41 mois	TR homolatéraux	75 % IKDC A ou B mais résultats groupés

OTV : ostéotomie tibiale de valgisation.

RÉFÉRENCES

[1] Bonnin M. Problèmes techniques des reprises de greffes du LCA. In : Chambat P, Neyret P, Deschamps G, Bonnin M, Dejour D, Badet R, ed. Le genou du sportif., Montpellier : Sauramps Médical; 2002. p. 301–11.

[2] Bonnin M. Les échecs des ruptures du LCA. In : Chambat P, Neyret P, Deschamps G, Bonnin M, Dejour D, Badet R, Eds. Le genou du sportif. Montpellier : Sauramps Médical; 2002. p. 323–8.

[3] Colosimo AJ, Heidt RS, Traub JA, Carlonas RL. Revision ACL reconstruction with a reharvested ipsilateral patellar tendon. Am J Sports Med 2001; 29(6) : 746–50.

[4] Cooper DE, Wilson TW. Clinical failure of tibial interference screw fixation after anterior cruciate ligament reconstruction. A report of two cases. Am J Sports Med 1996; 24(5) : 693–7.

[5] Corsetti JR, Jackson DW. Failure of anterior cruciate ligament reconstruction : the biologic basis. Clin Orthop 1996; 325 : 42–9.

[6] Coupens SD, Yates CK, Sheldon C, Ward C. Magnetic resonance imaging evaluation of the patellar tendon after use of its central one-third for ACL reconstruction. Am J Sports Med 1992; 20(3) : 332–5.

[7] Dejour H, Bonnin M. Tibial translation after anterior cruciate ligament rupture. Two radiological test compared. J Bone Joint Surg 1994; 76-B : 745–9.

[8] Dejour H, Neyret P, Boileau P, Donell ST. Anterior cruciate reconstruction combined with valgus tibial osteotomy. Clin Orthop 1994; 299 : 220–8.

[9] Djian P. Ligamentoplastie itérative du LCA sous arthroscopie : présentation de la série multicentrique de la SFA. Ann Soc Fr Arthrosc 1996; 6 : 83–7.

[10] Eberhardt C, Kurth AH, Hailer N, Jäger A. Revision ACL reconstruction using autogenous patellar tendon graft. Knee Surg Sports Traumatol Arthrosc 1996; 8 : 290–5.

[11] Gersoff WK, Clancy WG. Diagnosis of acute and chronic anterior cruciate ligament tears. Clin Sports Med 1998; 7(4) : 727–38.

[12] Hamner DL, Brown CH, Steiner ME, Hecker AT, Hayes WC, Brown Jr. CH. Hamstring tendon grafts for reconstruction of the anterior cruciate ligament : biomechanical evaluation of the use of multiple strands and tensioning techniques. J Bone Joint Surg Am 1999; 81(4) : 549–57.

[13] Harner CD, Giffin JR, Duntemen RC, Annunziata ML, Friedman MJ. Evaluation and treatment of recurrent instability after ACL reconstruction. Instr Course Lect (AAOS) 2001; 50 : 463–74.

[14] Harner CD, Paulos LE, Greenwald AE, Rosenberg TD, Cooley VC. Detailed analysis of patients with bilateral anterior cruciate ligament injuries. Am J Sports Med 1994; 22(1) : 37–43.

[15] Harter RA, Osternig LR, Singer KM, James SL, Larson RL, Jones DC. Long-term evaluation of knee stability and function following surgical reconstruction for ACL deficiency. Am J Sports Med 1988; 16 : 434–43.

[16] Hughston JC, Norwood Jr. LA. The posterolateral drawer test and external rotational recurvatum test for posterolateral rotatory instability of the knee. Clin Orthop 1980; 147 : 82–7.

[17] Hughston JC, Jacobson KE. Chronic posterolateral rotatory instability of the knee. J Bone Joint Surg 1985; 67-A : 351–9.

[18] Jaureguito JW, Paulos LE. Why grafts fail. Clin Orthop 1996; 325 : 25–41.

[19] Jenny JY. Résultats des ligamentoplasties itératives du LCA sous arthroscopie. Ann Soc Fr Arthrosc. 1996; 6.

[20] Johnson DL, Swenson TM, Irrgang JJ, Fu FH, Harner CD. Revision anterior cruciate ligament surgery : experience from Pittsburgh. Clin Orthop 1996; 325 : 100–9.

[21] Kannus P. Nonoperative treatment of grade II and III sprains of the lateral ligament compartment of the Knee. Am J Sports Med 1989; 17 : 83–8.

[22] Kartus J, Stener S, Lindhal S, Eriksson BI, Karlsson J. Ipsi- or contralateral patellar tendon graft in ACL revision surgery. A comparison of two methods. Am J Sports Med 1998; 26 : 499–504.

[23] LaPrade RF. Arthroscopic evaluation of the lateral compartment of knees with grade III posterolateral knee complex injuries. Am J Sport Med 1997; 25 : 596–602.

[24] LaPrade RF, Hamilton CD, Montgomery RD, Wentorf F, Hawkins HD. The reharvested central third of the patellar tendon : a histologic and biomechanical analysis. Am J Sports Med 1997; 25 : 779–85.

[25] LaPrade RF, Resig S, Wentorf F, Lewis JL. The effects of grade III posterolateral knee complex injuries on anterior cruciate ligament graft force. Am J Sports Med 1999; 27 : 469–75.

[26] Markolf KL, Burchfield DM, Shapiro MM, Davis BR, Finerman GA, Slauterbeck JL. Biomechanical consequences of replacement of the anterior cruciate ligament with a patellar ligament allograft. Part II : Forces in the graft compared with forces in the intact ligament. J Bone Joint Surg 1996; 78-A : 1728–34.

[27] Noyes FR, Barber-Westin SD. Surgical reconstruction of severe chronic posterolateral complex injuries of the knee using allograft tissues. Am J Sports Med 1995; 23 : 2–12.

[28] Noyes FR, Barber-Westin SD. Revision anterior cruciate ligament surgery : experience from Cincinnati. Clin Orthop 1996; 325 : 116–29.

[29] Noyes FR, Barber-Westin S. Surgical restoration to treat chronic deficiency of the posterolateral complex and cruciate ligaments of the knee joint. Am J Sports Med 1996; 24 : 415–26.

[30] Noyes FR, Barber-Westin SD, Hewett TE. High tibial osteotomy and ligament reconstruction for varus angulated anterior cruciate ligament-deficient knees. Am J Sports Med 2000; 28 : 282–96.

[31] O'Shea JJ, Shelbourne KD. ACL reconstruction with reharvested bone-patellar tendon-bone graft. Am J Sports Med 2002; 30 : 208–13.

[32] Proctor CS, Jackson DW, Simon TM. Characterization of the repair tissue after removal of the central one-third of the patellar ligament. J Bone Joint Surg Am 1997; 79 : 997–1006.

[33] Ritchie JR, Parker RD. Graft selection in ACL revision surgery. Clin Orthop 1996; 325 : 65–77.

[34] Rubinstein Jr. RA, Shelbourne KD, VanMeter CD, McCarroll JC, Rettig AC. Isolated autogenous bone-patellar tendon-bone graft site morbidity. Am J Sports Med 1994; 22 : 324–7.

[35] Rubman MH, Noyes FR. Varus angulation with chronic ligament deficiency : the role of high tibial osteotomy. In : Craig EV, Ed. Clinical orthopaedics. Philadelphia : Lippincott Williams & Wilkins; 1999. p. 783–92.

[36] Safran MR, Harner CD. Technical considerations of revision anterior cruciate ligament surgery. Clin Orthop 1996; 325 : 50–64.

[37] Schepsis A, Getelman MH, Zimmer J. Revision ACL reconstruction : overall results and a comparison between auto- and allograft. In : 14th Annual meeting of the Arthroscopy Association of North America, San Francisco; 1995. p. 49.

[38] Staübli HU, Schatzmann L, Brunner P, Rincon L, Nolte LP. Quadriceps tendon and patellar ligament : cryosectional anatomy and structural properties in young adults. Knee Surg Sports Traumatol Arthrosc 1996 ; 4 : 100–10.
[39] Steiner ME, Hecker AT, Brown CH, Hayes WC. Anterior cruciate ligament graft fixation. Comparison of hamstring and patellar tendon grafts. Am J Sports Med 1994 ; 22 : 240–6.
[40] Terry CT, LaPrade RF. The biceps femoris muscle complex at the knee. Its anatomy and injury patterns associated with acute anterolateral-anteromedial rotatory instability. J Sports Med 1996 ; 24 : 2–8.
[41] Texier A, Hulet C, Acquitter Y, Tallier E, Locker B, Vielpau C. Reconstruction itérative du LCA sous arthroscopie. À propos de 32 cas. Rev Chir Orthop 2001 ; 87 : 653–60.
[42] Uribe JW, Hechtman KS, Zvijac JE, Tjin-A-Tsoi EW. Revision anterior cruciate ligament surgery : experience from Miami. Clin Orthop 1996 ; 325 : 91–9.
[43] Wirth CJ, Kohn D. Revision anterior cruciate ligament surgery : experience from Germany. Clin Orthop 1996 ; 325 : 110–5.
[44] Woo SL, Hollis JM, Adams DJ, Lyon RM, Takai S. Tensile properties of the human femur-anterior cruciate ligament-tibia complex. The effects of specimen age and orientation. Am J Sports Med 1991 ; 19 : 217–25.
[45] Woods GW, Finsher AL, O'Connor DP, Bacon SA. Revision ACL reconstruction using the lateral third of the ipsilateral patellar tendon after failure of a central third graft : a preliminary report on 10 patients. Am J Knee Surg 2001 ; 14 : 23–31.

Techniques de reconstruction isolée du ligament croisé postérieur

Posterior cruciate ligament reconstruction

P. LANDREAU

Résumé

Les méthodes de traitement des ruptures du ligament croisé postérieur (LCP) sont encore controversées, probablement en raison du nombre limité de ruptures opérées et d'études cliniques. Néanmoins, au cours de ces dernières années, les connaissances concernant l'anatomie, la biomécanique et les résultats des différents traitements ont apporté un jour nouveau sur ce sujet. Les notions récentes concernant l'anatomie ont permis d'améliorer le geste chirurgical, en particulier le positionnement des tunnels, une des clés du contrôle du tiroir postérieur. Le choix de la greffe est variable. Qu'il s'agisse d'une autogreffe ou d'une allogreffe, le greffon doit être de taille et de résistance suffisantes pour reconstruire ce volumineux ligament. Lorsque la chirurgie est décidée, le délai entre rupture et intervention dépend de plusieurs facteurs. L'un d'eux est l'association à des lésions latérales ou postéro-latérales qui doivent être traitées dans le même temps de façon complète si l'on veut éviter des échecs précoces. L'intérêt croissant pour la reconstruction à double faisceau est indéniable mais actuellement la littérature n'a pas apporté la preuve de la supériorité clinique de la reconstruction à double faisceau sur celle à simple faisceau. Certains auteurs sont partisans de la technique « inlay » afin d'éviter la réflexion à angle aigu de la greffe lors de son issue postérieure du tunnel tibial en cas de technique transtibiale. Quelle que soit la technique, les gestes sont en majorité réalisés sous arthroscopie, la chirurgie du LCP réalisée entièrement à ciel ouvert étant de moins en moins pratiquée. Les complications de cette chirurgie ne sont pas rares. La proximité du paquet vasculo-nerveux poplité, la relative rareté de cette chirurgie et le manque de connaissance et d'expérience des chirurgiens expliquent en grande partie les complications spécifiques de la chirurgie du LCP. Plusieurs variantes techniques ont d'ailleurs été décrites dans la littérature pour faciliter la précision du geste ou éviter les complications. Elles sont également développées dans cet article afin de permettre au lecteur de faire son propre choix en se basant sur les connaissances les plus récentes.

Mots clés : Genou. - Technique chirurgicale. - Ligament croisé postérieur.

Abstract – Posterior cruciate ligament reconstruction

There is much debate and controversy on the methods of treatment of posterior cruciate ligament (PCL) injuries, probably due to the limited number of cases and clinical studies. Nevertheless, in recent years, advances in the knowledge of anatomy, biomechanics and clinical results of different treatments have provided a new light on this ligament. Recent concepts concerning the anatomy of the PCL have improved the surgical procedure in particular with respect to tunnel positioning. The choice of the graft is variable. Whether it is an autograft or an allograft, the graft must be of sufficient size and strength to rebuild this large ligament. When surgery is decided, the time between rupture and surgical repair will depend upon several factors. One such factor is the association with lateral or posterolateral lesions which must be repaired at the same time to avoid early failures. The growing interest in double bundle reconstruction is undeniable, however, the current literature has not provided evidence of a clinical superiority of the double bundle reconstruction over use of the single bundle. Additionally, some authors prefer the inlay technique to avoid the so-called "killer turn" with the transtibial technique. Whatever the technique, the procedures are now mostly performed arthroscopically. Complications are not uncommon after reconstruction of the PCL. The proximity of the neurovascular structures, the lack of knowledge and experience due to the relative infrequency of PCL injuries and the technically demanding nature of PCL reconstructive procedures explain the specific potential complications in PCL surgery. Several tips and tricks have been described in the literature to facilitate the surgical technique or to prevent complications. We have also developed them in this paper to enable the reader to design his own surgical technique based on the latest knowledge.

Key words: Knee. - Surgical technique. - Posterior cruciate ligament.

Extrait de Conférences d'enseignement 2011
18 Mises au point en chirurgie du genou

Introduction

Comparées aux ruptures du ligament croisé antérieur, celles du ligament croisé postérieur (LCP) sont rares. Les études cliniques et l'expérience des chirurgiens sont donc limitées dans ce domaine. Néanmoins, les études anatomiques, biomécaniques et cliniques récentes ont apporté quelques éclaircissements sur ce ligament.

Il faut préciser que ce chapitre se limite aux techniques de reconstruction dans le cadre des ruptures isolées du LCP et que les indications chirurgicales seront seulement abordées sans être développées. Il faut néanmoins insister sur l'importance de reconnaître les lésions associées, en particulier postéro-latérales. Leur méconnaissance clinique est responsable de bon nombre d'échecs précoces de cette chirurgie. L'analyse clinique est essentielle mais il faut également examiner scrupuleusement le patient sous anesthésie avant de commencer l'intervention, car l'examen clinique préopératoire est parfois d'interprétation difficile en particulier dans la pathologie aiguë ou subaiguë.

Les principes généraux de la reconstruction du LCP reposent sur le placement anatomique des tunnels, l'utilisation d'un greffon solide et de taille suffisante avec un trajet évitant si possible de fortes angulations, la connaissance de la proximité des vaisseaux poplités, une tension et fixation finales du faisceau antéro-latéral entre 70 et 90 degrés de flexion du genou, une fixation solide du transplant avec si possible une double fixation au niveau tibial, enfin un programme de rééducation approprié.

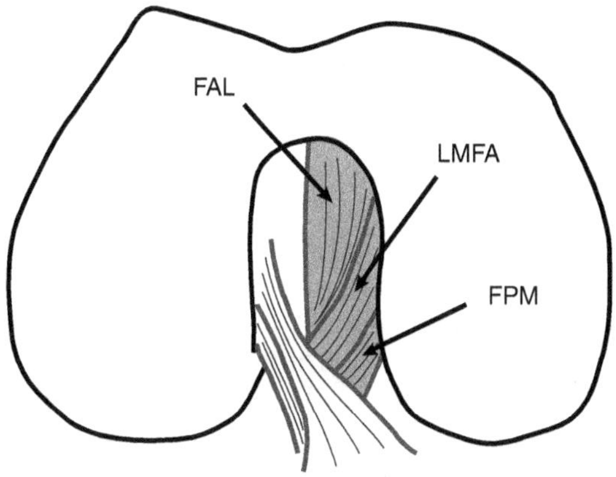

Figure 1. Vue antérieure du LCP, genou droit. FAL : faisceau antéro-latéral. FPM : faisceau postéro-médial. LMFA : ligament ménisco-fémoral antérieur de Humphry.

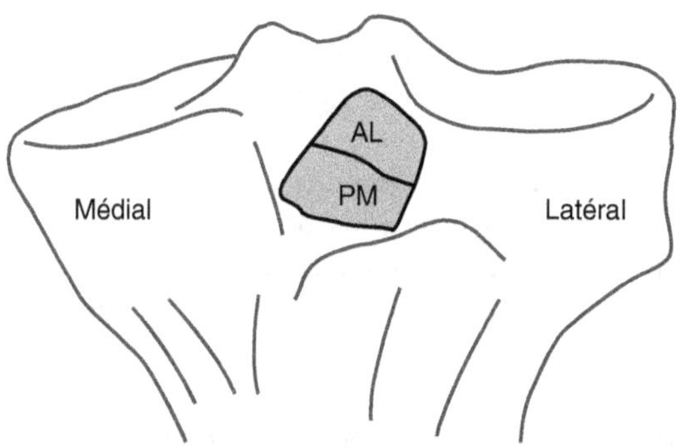

Figure 2. Insertion tibiale du LCP. Aspect trapézoïdal. Vue postérieure du tibia droit.

Anatomie

L'intervention devant reconstituer au mieux l'anatomie du ligament, il n'est pas possible de parler de reconstruction du ligament croisé postérieur sans rappeler l'anatomie du LCP natif [4, 11, 19].

Le LCP est un volumineux ligament s'étendant de la face latérale du condyle fémoral médial à la portion postérieure du tibia (figure 1). Anatomiquement, il est intimement lié à d'autres structures comme la capsule articulaire, le ligament croisé antérieur (LCA), les ménisques, les ligaments de Humphry et de Wrisberg ainsi que les structures vasculo-nerveuses postérieures.

Il est constitué de fibres collagènes longitudinales, plus étroites dans leur portion moyenne, s'étendant largement au niveau de son insertion fémorale et sur une surface plus restreinte au niveau tibial. La zone d'insertion fémorale a une orientation médio-latérale, tandis que celle de l'insertion tibiale est antéro-postérieure. La longueur moyenne du LCP est de 35 à 38 mm contre 11 à 13 mm pour sa largeur. Deux faisceaux distincts mais inséparables ont été décrits avec des insertions distinctes aussi bien au niveau fémoral que tibial. Ce sont les faisceaux antéro-latéral (AL) et postéro-médial (PM). Le faisceau antéro-latéral est deux fois plus volumineux que le faisceau postéro-médial. Il est le premier frein du tiroir postérieur. C'est donc celui qui est reconstruit dans une ligamentoplastie mono-faisceau. Le faisceau AL est tendu en flexion et le faisceau PM tendu en extension. Il a également été décrit un faisceau distinct qui croise la face postérieure du LCP et qui s'insère sur la partie postéro-latérale du tibia : le faisceau postérieur oblique.

Insertion tibiale

L'insertion tibiale du LCP est située 1,5 cm au-dessous de l'interligne articulaire postérieur, dans une fossette postérieure située entre les plateaux tibiaux, légèrement en dehors (figure 2). Cette fossette est trapézoïdale avec une base inférieure large. Le faisceau AL est inséré sur la portion supéro-latérale et le faisceau PM sur la portion inféro-médiale de la fossette. Les deux surfaces d'insertion sont distinctes et ont une pente différente.

Une partie des fibres descend de 5 mm sur la face postérieure du tibia à 1 ou 2 mm de la capsule articulaire postérieure [30]. La paroi antérieure de l'artère poplitée se situe à une distance allant de 7 à 10 mm du bord postérieur du LCP.

Insertion fémorale

L'insertion fémorale du LCP a un aspect circulaire, en demi-lune, sur la portion antérieure de l'échancrure intercondylienne (figure 3). Sa portion distale suit le cartilage du condyle médial à une distance de 1 à 2 mm. Cette insertion est étalée dans le plan coronal de 4 heures à midi pour un genou droit et de 8 heures à midi pour un genou gauche, mais son extrémité supéro-latérale dépasse fréquemment la ligne médiane. Les faisceaux AL et PM ont des surfaces d'insertion distinctes, dont la pente est différente. Une crête médiale intercondylienne définit la limite proximale de l'insertion fémorale du LCP et elle est généralement orientée entre 75° et 90° par rapport à l'axe longitudinal du fémur, tandis qu'une crête médiale de bifurcation sépare les insertions de chaque faisceau. Lors d'une arthroscopie, le faisceau AL est plus facilement repéré, le faisceau PM ayant une position plus inféro-médiale (figure 4).

Ligaments ménisco-fémoraux

Le LCP est pris en sandwich entre les ligaments ménisco-fémoraux, de Wrisberg en arrière et de Humphry en avant. Les ligaments ménisco-fémoraux sont deux structures distinctes qui connectent le ménisque latéral

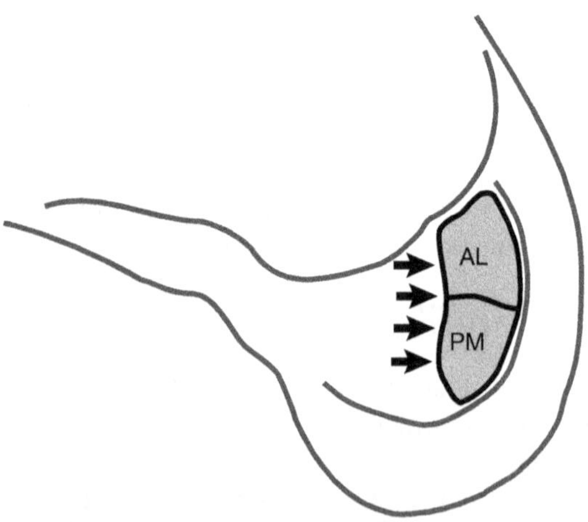

Figure 3. Insertion fémorale du LCP. AL : insertion du faisceau antéro-latéral. PM : insertion du faisceau postéro-médial. Les flèches indiquent la crête médiale intercondylienne. Genou droit, vue de la face axiale du condyle médial.

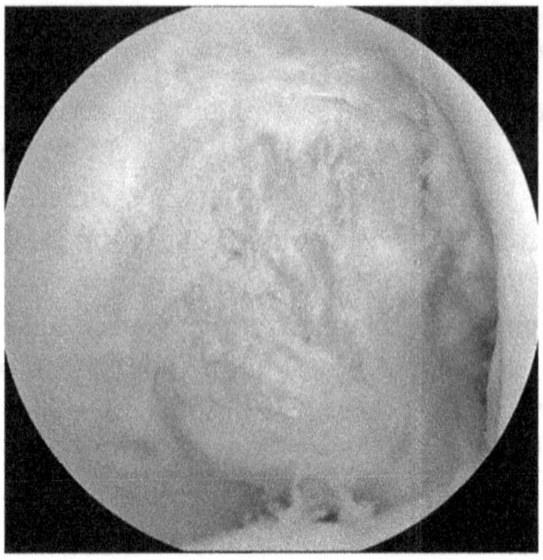

Figure 4. Aspect arthroscopique du LCP. Genou gauche, vu par la voie arthroscopique antéro-latérale. Noter que l'insertion fémorale du LCP est large, proche de la limite cartilagineuse et qu'elle s'étend jusqu'au toit de l'échancrure.

et la surface intercondylienne médiale. Lors des dissections anatomiques, il a été constaté la présence d'au moins un ligament ménisco-fémoral dans 93 % et des deux dans 50 % des cas [4]. Le ligament de Wrisberg peut représenter jusqu'à 25 % de la taille du LCP. Ces deux ligaments sont des freins secondaires de la translation tibiale postérieure. Ils doivent donc être conservés dans la mesure du possible au cours du geste de reconstruction du LCP.

Choix de la greffe

Le LCP est un ligament volumineux. La greffe « idéale » doit être volumineuse et solide, permettre une fixation de qualité, être facile à passer dans les tunnels, facilement disponible et ne donner que peu de morbidité. Cette greffe parfaite n'existe pas, les greffons ayant chacun des avantages et des inconvénients. Il est possible d'utiliser des autogreffes ou des allogreffes. Le choix dépend des préférences du chirurgien et des possibilités locales de disposer d'allogreffes.

L'utilisation des autogreffes peut imposer des critères de prélèvement spécifiques de cette chirurgie. Le prélèvement des ischio-jambiers n'est pas différent de celui réalisé pour la chirurgie du LCA. Ce greffon a l'avantage d'être suffisamment long pour répondre à la demande d'une reconstruction du LCP. Le tendon rotulien est prélevé avec une largeur de 10 à 12 mm, mais avec une longueur de cheville osseuse n'excédant pas 15 mm afin de pouvoir prendre le virage postérieur du tunnel tibial. Le tendon quadricipital ne pose pas ce problème car la baguette osseuse reste dans le tunnel tibial. Il faut cependant faire un prélèvement suffisamment long en amont pour avoir la longueur nécessaire (il faut au moins 10 cm de longueur de transplant en cas de tunnel tibial, un peu moins en cas de technique « inlay »). En cas de technique inlay, le greffon osseux destiné au tibia doit être assez large (12 mm est une largeur de sécurité) pour permettre son vissage sans risque de fracture.

Les allogreffes ont l'avantage de répondre aux critères de diamètre et de longueur du transplant. Elles ont l'inconvénient du risque de transmission infectieuse et leur qualité mécanique est discutée. En France, leur utilisation est difficile en raison des difficultés d'obtention, de leur coût et d'aspect légaux.

Les ligaments synthétiques, alors qu'ils ont été largement abandonnés dans le cadre des reconstructions du LCA, sont utilisés par certaines équipes [10, 24]. La plupart des auteurs dans ce cas les utilisent non pas comme un substitut ligamentaire mais comme un tuteur maintenant la réduction du tiroir postérieur en attendant la ligamentisation complète du greffon ligamentaire.

Le traitement des fractures-arrachements de l'insertion tibiale du LCP ne sera pas abordé dans ce chapitre. Ces fractures sont habituellement traitées, lorsqu'elles sont déplacées, par un vissage par voie postérieure.

Technique de reconstruction « simple faisceau »

La technique arthroscopique de reconstruction monofaisceau du LCP utilisant un greffon d'ischio-jambiers sera d'abord décrite. Le principe est d'utiliser un transplant quatre brins permettant de reconstituer le faisceau antéro-latéral. Cette description sera faite étape par étape.

Avant d'envisager une ligamentoplastie du LCP, il faut vérifier que l'on dispose des instruments spécifiques de cette intervention. Il s'agit essentiellement d'un ancillaire constitué d'instruments courbes permettant la réalisation du tunnel tibial sous arthroscopie. En pratique, il est possible d'utiliser la même boîte de matériel que pour la ligamentoplastie du LCA, à laquelle il faut ajouter le kit spécifique pour ligamentoplastie du LCP (figure 5).

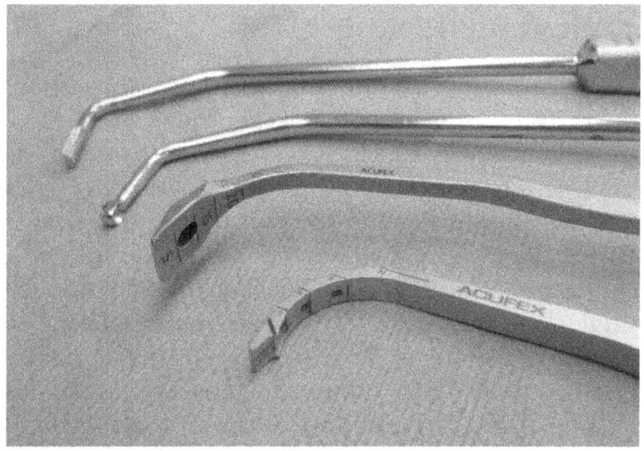

Figure 5. Instrumentation spécifique pour ligamentoplastie du LCP. Au premier plan, le guide tibial. Au deuxième plan, l'instrument permettant de protéger les structures postérieures lors du méchage. L'extrémité de la broche-guide est dans ce cas positionnée dans l'orifice central de l'instrument pour éviter sa progression en arrière pendant le méchage. En 3e et 4e plans, une curette et une râpe adaptées.

Installation du patient (figure 6)

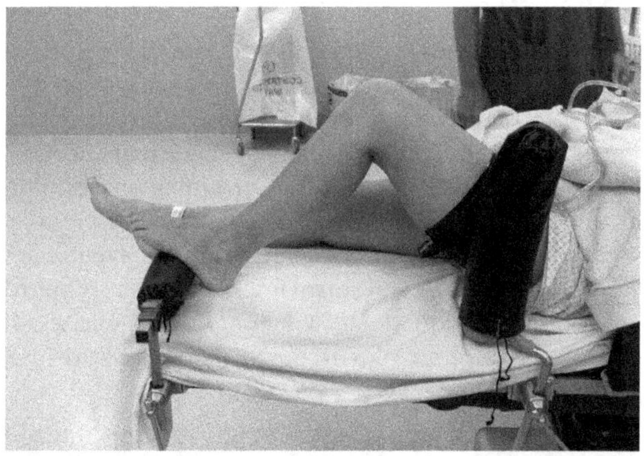

Figure 6. Installation du patient. Le patient est positionné en décubitus dorsal sur une table ordinaire. Deux appuis sont mis en place, l'un transversal en bout de table afin d'appuyer le talon du patient pour réaliser un flexion à 90°, l'autre latéral à la racine de la cuisse pour maintenir le genou dans cette position.

Le patient est installé en décubitus dorsal sur table ordinaire. Deux appuis sont installés, l'un transversal en bout de table afin d'appuyer le talon du patient pour réaliser un flexion à 90°, l'autre latéral à la racine de la cuisse pour maintenir le genou dans cette position. Il est conseillé, surtout si le patient est de grande taille, de le positionner avec les deux talons dépassant de 10 cm environ le bord de la table afin de pouvoir opérer confortablement en faisant face au genou. L'assistant se positionne du côté opposé au genou opéré. Cette installation permet d'être à l'aise pour réaliser les gestes par la voie postéro-médiale sans être gêné par le genou contro-latéral, comme cela pourrait être le cas avec l'arthro-stress en position jambes pendantes.

L'utilisation d'un garrot pneumatique procure une meilleure vision, en particulier du compartiment postérieur. Il est positionné le plus haut possible sur la cuisse et gonflé habituellement à 250 mmHg. L'utilisation d'une arthro-pompe est pour nous systématique.

Prélèvement du greffon

Le premier temps est celui du prélèvement du greffon. Il est effectué de la même manière que pour une reconstruction du LCA. Une incision verticale en dedans de la tubérosité tibiale antérieure permet de prélever les tendons gracilis et semi-tendinosus. Le prélèvement est effectué à l'aide d'un *stripper* « queue de cochon », ce qui permet en cas de transplant un peu court de gagner de la longueur en prélevant suffisamment de périoste au moment de la désinsertion finale distale des tendons. Chaque extrémité tendineuse est faufilée à l'aide de fils n° 2 non résorbables de couleurs différentes permettant de repérer chaque tendon. Un endobouton, habituellement de 15 ou 20 mm, est mis en place. Le quadruple transplant est calibré puis mis en pré-tension sur table de tension. Une marque circulaire au stylo stérile à 2 cm de l'extrémité proximale permet un repérage facile ultérieur lors de la progression du transplant dans les tunnels (figure 7).

Repérage du point fémoral

Deux voies arthroscopiques antéro-latérale et antéro-médiale sont d'abord réalisées. La voie antéro-latérale peut être réalisée de façon habituelle. Il faut prendre garde à ne pas faire la voie antéro-médiale trop médiale, ce qui pourrait rendre difficiles certaines phases ultérieures comme celle de la visualisation arthroscopique lors de la réalisation du tunnel fémoral. Les éventuelles lésions méniscales ou cartilagineuses sont d'abord traitées. Les reliquats du LCP rompu sont excisés. Il faut noter qu'il est plus fréquent d'observer un LCP détendu, d'aspect pathologique, qu'une véritable rupture. L'évaluation du LCA fait partie du bilan intra-articulaire. Elle doit se faire en réduction du tiroir postérieur spontané afin d'éviter de considérer à tort que le LCA est détendu. La future zone d'insertion fémorale du transplant est repérée à ce stade, grâce aux reliquats de ligament. Le but de la reconstruction simple faisceau est de reproduire la portion antéro-latérale du LCP. Le tunnel doit donc être situé dans la portion distale et antérieure du LCP natif. Le point d'entrée de la broche-guide, dans cette technique « in-out », est situé à 5 ou 6 mm de la limite cartilagineuse du condyle médial, à 1 heure pour un genou droit et à 11 heures pour un genou gauche (figure 8). C'est donc bien dans une position assez « haute » au cours de cette vue arthroscopique, genou fléchi à 90°, que le tunnel fémoral doit se situer. Le repérage du point d'entrée est au mieux effectué à l'aide d'un bistouri bipolaire.

Réalisation du tunnel fémoral

L'arthroscope est alors mis en place par la voie antéro-médiale et la broche montée sur moteur passe par la voie antéro-latérale pour aborder la face axiale du condyle médial. La situation est donc assez comparable à celle de la réalisation du tunnel fémoral au cours de la reconstruction du LCA, à ceci près que les voies sont inversées, que le guide fémoral n'est pas utile et qu'il n'est pas nécessaire de fléchir fortement le genou. La broche est introduite jusqu'à dépasser la corticale condylienne médiale. Une mèche de 4,5 ou 5 mm de diamètre

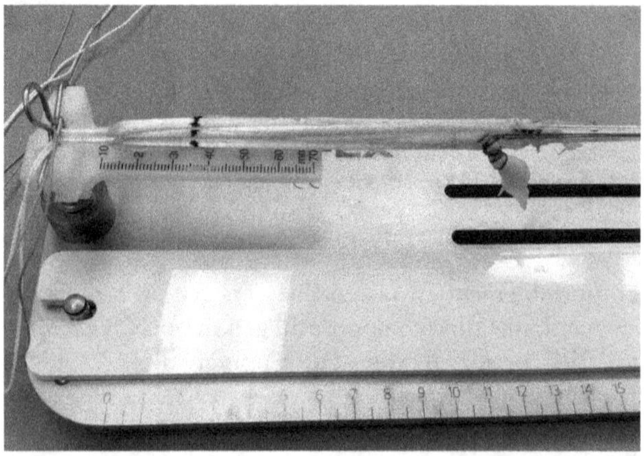

Figure 7. Préparation du greffon d'ischio-jambiers. Un endobouton, habituellement de 15 ou 20 mm, est mis en place. Le quadruple transplant est calibré puis mis en prétension sur table de tension. Une marque circulaire au stylo stérile à 2 cm de l'extrémité proximale permet un repérage facile ultérieur lors de la progression du transplant dans les tunnels.

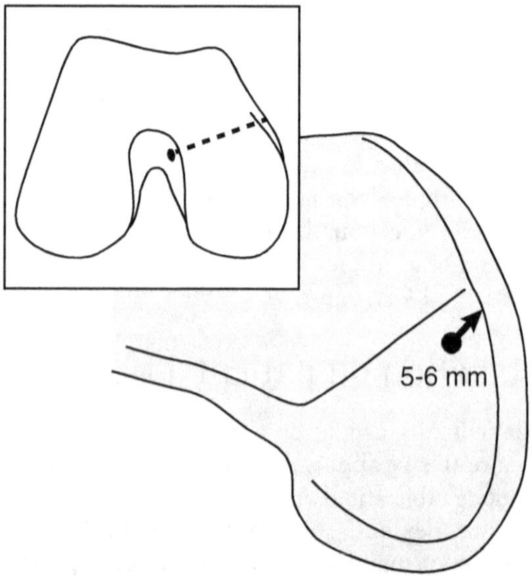

Figure 8. Point d'entrée de la broche-guide fémorale sur un genou droit. 5 ou 6 mm de la limite cartilagineuse du condyle médial, en « position 1 heure » de face.

(correspondant à l'ancillaire de l'endobouton utilisé) est montée sur la broche jusqu'à perforer la corticale médiale. À ce stade, il est préférable de retirer l'ensemble mèche-broche pour pouvoir mesurer la longueur totale du tunnel transcondylien (ou « longueur transcondylienne »). La broche est ensuite remise en place puis une mèche fémorale du diamètre du transplant permet de réaliser le tunnel fémoral dont la profondeur dépendra de la mesure transcondylienne et de la longueur de l'endobouton utilisé. Certains utilisent d'abord une mèche de diamètre inférieur puis des dilatateurs jusqu'au diamètre voulu afin de compacter l'os périphérique du tunnel. Cette technique peut être également utilisée pour le tunnel tibial. Il est possible de ne choisir la taille de l'endobouton qu'après la mesure transcondylienne afin d'ajuster au mieux la longueur de transplant intrafémoral. Les bords du tunnel fémoral sont nettoyés au *shaver* afin de permettre un passage plus facile du transplant. Il est possible d'émousser très légèrement le bord postérieur de l'orifice pour éviter un angle trop agressif pour le greffon lorsqu'il sera en place.

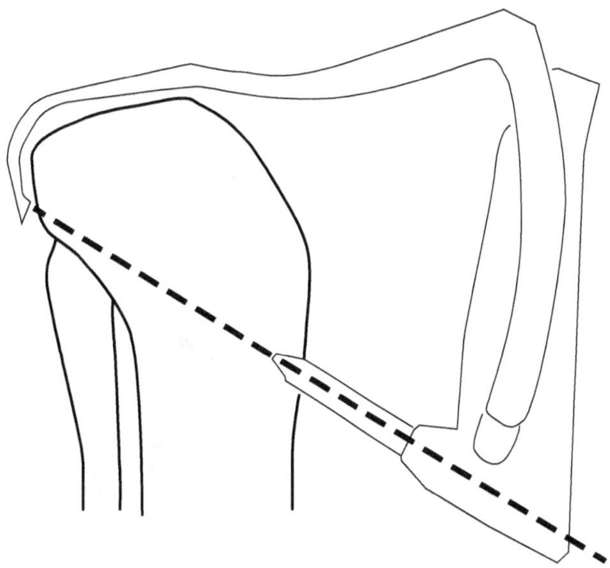

Figure 9. Position du guide tibial. Noter l'orientation du guide, le positionnement de son extrémité en arrière du tibia, l'obliquité de la broche et son point de sortie postérieure.

Voie postéro-médiale

La phase suivante est la réalisation de la voie postéro-médiale. L'arthroscope, laissé en place au niveau de la voie antéro-médiale, traverse l'échancrure pour accéder au compartiment postérieur. Certains préconisent l'utilisation d'une optique à 70° à cette phase. Une aiguille spinale n° 2 est introduite en arrière du condyle médial en s'aidant de la transillumination et de la visualisation directe arthroscopique. L'erreur habituelle est de réaliser un point d'introduction trop proche du condyle médial par crainte d'être trop postérieur, ce qui limite l'angle de débattement des instruments par la suite. Il faut donc vérifier avec l'aiguille que l'accès à l'insertion tibiale du LCP est aisé avant d'effectuer le point d'entrée au bistouri. Une canule fine (6 mm) est ensuite mise en place, ce qui facilite les changements d'instruments ultérieurs.

L'exposition du site d'insertion tibiale est effectuée à l'aide du *shaver*, du bistouri bipolaire ou de curettes courbes. Ces instruments doivent être constamment orientés vers l'avant. La capsule est désinsérée du tibia jusqu'à voir les fibres du muscle poplité. Cette capsulotomie permet de mieux positionner le guide et il a été montré qu'elle augmentait la distance entre l'insertion tibiale du LCP et le paquet vasculo-nerveux [3]. Elle expose en revanche au risque de syndrome de loge, en particulier dans les cas aigus. C'est la raison pour laquelle elle ne doit être effectuée que juste avant la réalisation du tunnel tibial et que la pression de l'arthro-pompe doit être contrôlée (50 mmHg maximum).

Réalisation du tunnel tibial

L'arthroscope est mis en place au travers de la voie postéro-médiale. Il est indispensable d'utiliser un guide spécifique pour le LCP dont l'angulation est adaptée à cette chirurgie et qui présente une spatule postérieure de protection. Le guide spécial LCP est introduit par la voie antéro-médiale jusqu'à être visible avec l'arthroscope dans le compartiment postérieur (figures 9 et 10). La portion extra-articulaire du guide est positionnée à 4 cm de l'interligne au niveau de l'insertion utilisée pour le prélèvement du greffon. Son extrémité intra-articulaire doit être placée de telle façon que la broche sorte 1,5 cm au-dessous de l'interligne, en position légèrement latérale, dans la portion distale d'insertion du LCP. La corne postérieure du ménisque latéral est un bon repère puisqu'elle est située immédiatement en avant de la portion la plus antérieure de l'insertion du LCP. La broche doit sortir au-dessous de la crête tibiale de l'insertion du LCP (figure 10). Ce positionnement permet de mieux reproduire l'anatomie du LCP et permet de plus de créer à ce niveau deux angles de 45° environ pour le transplant à ce niveau au lieu d'un seul angle de 90° (figure 11).

Le tunnel tibial est orienté à 45° dans le plan sagittal et 15° en dehors et en arrière dans le plan horizontal. Un tunnel suffisamment vertical diminue le « killer turn » (c'est-à-dire l'angulation aiguë finale du transplant créée par la différence d'orientation entre le tunnel tibial et l'orientation intra-articulaire du transplant) et facilite le passage

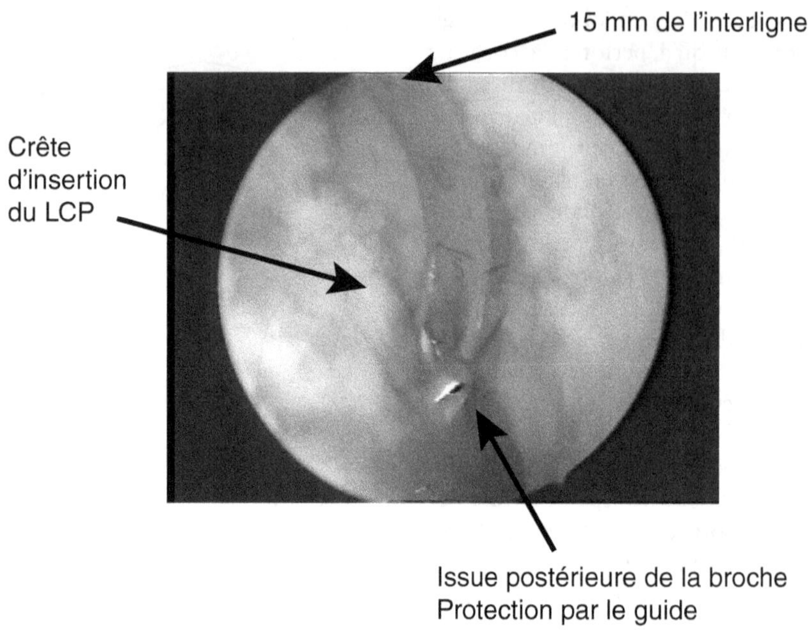

Figure 10. Guide tibial en place sur un genou droit. Vue par la voie arthroscopique postéro-médiale. Le paquet vasculo-nerveux est protégé par le guide positionné de façon que la broche sorte à 1,5 cm de l'interligne. La broche doit sortir sous la crête d'insertion du LCP.

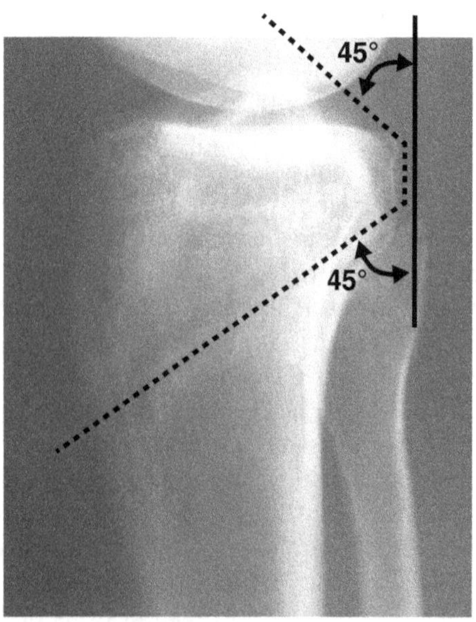

Figure 11. Angle postérieur du transplant. Le positionnement correct du tunnel permet d'imposer deux angles d'environ 45° au transplant au lieu d'un seul de 90°.

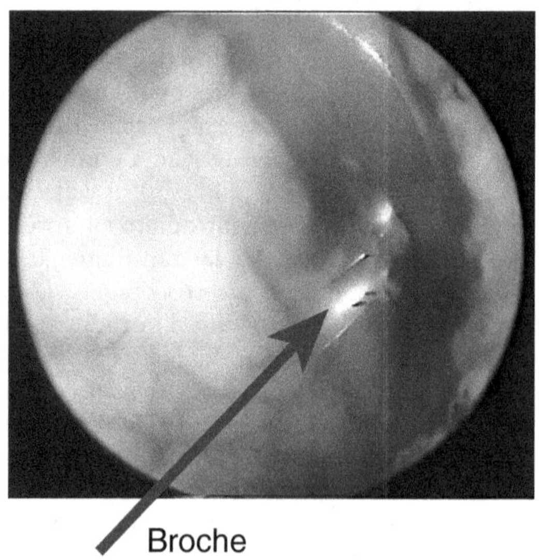

Figure 12. Méchage. Vue du compartiment postérieur d'un genou droit par la voie arthroscopique postéro-médiale. Pendant le méchage, l'instrument de protection s'appuie sur la broche-guide pour éviter que celle-ci ne progresse vers l'arrière.

ultérieur du greffon en diminuant l'angle postérieur. La broche est introduite au moteur avec prudence. Elle doit être contrôlée constamment par la visualisation arthroscopique. Certains réalisent systématiquement un contrôle fluoroscopique afin de vérifier le bon positionnement de la broche, en particulier de profil [12].

Le guide est retiré et remplacé par une curette courbe de protection présentant une cupule destinée à appuyer l'extrémité de la broche. Une mèche de la taille du transplant est montée sur la broche. Là encore, une surveillance constante à l'aide de l'arthroscope est impérative pour observer l'issue de la mèche en arrière du cortex postérieur et vérifier que la broche n'est pas repoussée en arrière lors du méchage (figure 12). Certains préfèrent terminer le méchage tibial manuellement pour mieux contrôler l'issue de la mèche en arrière. Ces gestes doivent être effectués au mieux à 100° de flexion pour minimiser les risques pour le paquet vasculo-nerveux en cas de pénétration trop importante en arrière du tibia (figure 13). Une fois le tunnel tibial réalisé, il est indispensable de nettoyer et de chanfreiner son orifice postérieur pour éviter les difficultés de passage du greffon. Ce nettoyage se fait au *shaver* introduit au travers du tunnel lui-même, avec contrôle arthroscopique postéro-médial, puis introduit par la voie postéro-médiale. L'utilisation du bistouri bipolaire est fortement conseillée car elle permet de faire disparaître certains reliquats ligamentaires gênants pour le passage du transplant.

Passage du transplant et fixation

L'arthroscope est introduit par voie antéro-médiale. Une broche à chas est passée par la voie antéro-latérale dans le tunnel fémoral et sortie au travers de la peau afin de faire passer un fil pds n° 2 en boucle. Après avoir réintroduit l'arthroscope par voie antéro-latérale, la boucle est poussée à la pince dans le compartiment postérieur. De nouveau, l'arthroscope est positionné par voie postéro-médiale, ce qui permet de contrôler la récupération de la boucle de pds par une pince introduite par le tunnel tibial. Les extrémités des fils de l'endobouton sont passées dans la boucle et l'ensemble est introduit au travers des tunnels. Le transplant suit donc le chemin tunnel tibial – échancrure – tunnel fémoral. La difficulté de ces gestes est liée au passage de deux angles, à la différence du geste réalisé lors de la reconstruction du LCA. C'est la raison pour laquelle la progression du transplant au travers des tunnels doit se faire graduellement en aidant le transplant grâce au palpateur introduit par la voie postéro-médiale (utilisé comme une poulie à la sortie du tunnel tibial) ou à une pince. L'endobouton est passé puis retourné pour s'appuyer sur la corticale condylienne médiale. Il est possible d'ajouter une vis d'interférence de 6 ou 7 mm par voie endo-articulaire afin de sécuriser la fixation [29]. Un cyclage est réalisé pendant 10 à 20 cycles entre 0 et 90 degrés. Si la fluoroscopie a été utilisée préalablement, elle peut de nouveau être utilisée à ce stade pour vérifier que l'endobouton est bien appliqué sur la corticale. Après cyclage, le genou est positionné entre 70° et 90° et l'assistant corrige le tiroir postérieur en appliquant une rotation interne. S'il s'agit d'une réparation des deux ligaments croisés, il faut prendre garde à ne pas fixer le greffon postérieur en position trop antérieure du tibia. La fixation tibiale se fait alors par une vis d'interférence résorbable de 30 mm de longueur dont le diamètre est habituellement au moins celui du greffon. L'arthroscope mis en place dans le tunnel tibial permet de vérifier le bon positionnement de la broche guide puis de la vis. Il est possible et recommandé de sécuriser la fixation distale par une agrafe fixant l'extrémité des tendons ou les fils.

Le tiroir postérieur est testé. Le transplant et sa tension en flexion-extension sont contrôlés sous arthroscopie. À ce stade, la réduction correcte du tiroir postérieur doit avoir permis de redonner une tension normale au LCA lorsque celui-ci est présent. La fermeture des incisions ne présente aucune particularité. Un drain de Redon intra-articulaire est mis en place. Une attelle articulée est appliquée. Elle est verrouillée en extension afin d'interdire toute flexion pendant les 3 premières semaines. Elle sera déverrouillée par la suite pendant les 3 semaines suivantes.

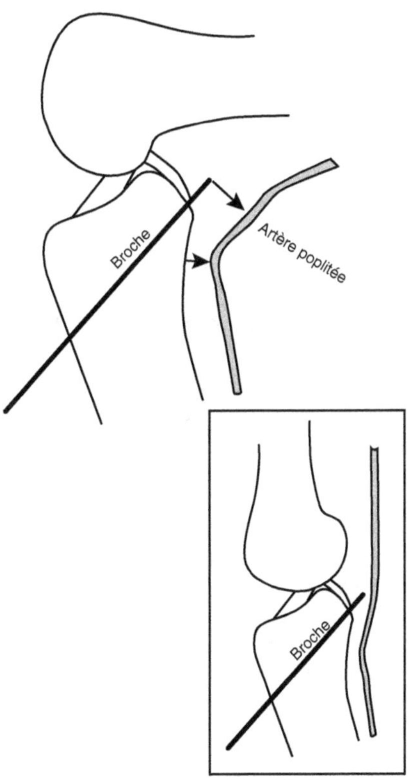

Figure 13. La flexion du genou à 100° permet d'augmenter la distance entre insertion du LCP et paquet vasculaire de façon optimale. Comparer la distance entre broche et artère poplitée sur le schéma à 100° de flexion du genou et sur le schéma en extension reproduit en cartouche (adapté de Matava [28]).

Variantes techniques

Voie médiale

En cas de tunnels transfixiants avec utilisation d'un guide fémoral, l'incision médiale est réalisée au niveau du tubercule de l'adducteur puis le vaste médial est élevé et écarté en avant pour permettre le positionnement du guide puis le passage des systèmes de fixation du transplant.

Voie postérieure trans-septale

Ahn [2] a proposé une voie postéro-latérale arthroscopique en complément de la voie postéro-médiale. Elle est réalisée selon le même principe, en utilisant la transillumination et une aiguille. Elle permet de créer un orifice dans le septum postérieur afin de faciliter la visualisation de l'insertion tibiale du LCP. Elle doit être réalisée avec précaution en respectant les principes de son auteur car elle n'est pas dénuée de risques pour le nerf tibial postérieur.

Fixation du greffon osseux dans le tunnel tibial

Lorsque l'on utilise un greffon avec un bloc osseux tibial, son positionnement et sa fixation ne sont pas toujours faciles. Pour gagner de la longueur, il est souvent nécessaire que le greffon osseux soit proche de l'orifice tibial postérieur. Ce positionnement a de plus l'avantage de diminuer le risque de cisaillement de la partie tendineuse au niveau du « killer turn ». Mais une position trop postérieure, en raison de l'obliquité du tunnel tibial, fait prendre un risque de faillite de la fixation par la vis (figure 14). Il faut donc bien contrôler la position de la greffe grâce à l'arthroscope introduit par voie postéro-médiale. Il est d'ailleurs utile de marquer au bleu la limite os-tendon pour faciliter le repérage. L'arthroscope introduit dans le tunnel tibial permet de guider le positionnement de la broche guide et de contrôler l'introduction de la vis.

Orientation du tunnel tibial

Il a été proposé de réaliser le tunnel transtibial par voie antéro-latérale plutôt qu'antéro-médiale dans le but de diminuer l'angle de réflexion postérieure (figure 15). Même si cet angle est objectivement diminué lors de la réalisation du tunnel tibial à partir de la corticale antéro-latérale, l'orifice externe du tunnel, en raison de l'obliquité de la corticale, est plus large, ce qui peut rendre plus difficile la fixation du transplant [1]. Quoi qu'il en soit, les résultats cliniques comparant l'une et l'autre méthode n'ont pas actuellement montré de différence objective [23].

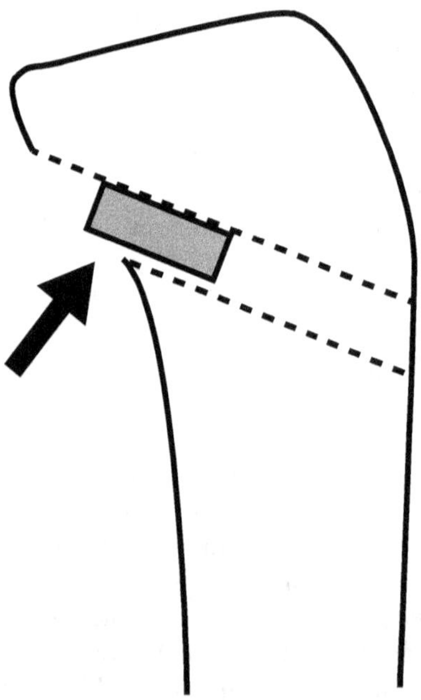

Figure 14. La flèche indique le risque de faillite de fixation du greffon osseux au niveau tibial en cas de position trop postérieure.

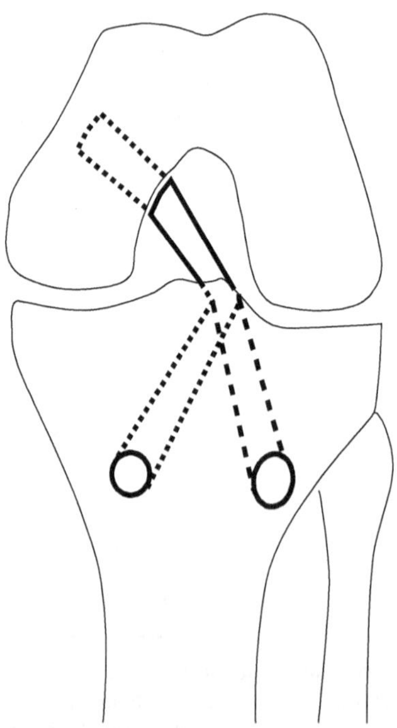

Figure 15. Comparaison des orientations des tunnels antéro-médial et antéro-latéral.

Suites opératoires

La rééducation fait partie intégrante du protocole thérapeutique.

Pendant les trois premières semaines, l'attelle en extension est portée jour et nuit et seul l'appui partiel à 20 % du poids du corps est autorisé. La rééducation est débutée dès les premiers jours en position ventrale pour éviter l'effet néfaste de la gravité sur le tibia en décubitus dorsal. La rééducation repose sur le travail actif de l'extension et passif de la flexion pendant les 6 premières semaines afin de minimiser les contraintes sur le greffon. Entre 3 et 6 semaines, la reprise progressive de l'appui total est effectuée et l'attelle est libérée dans sa mobilité jusqu'à 90°. Le travail en chaîne cinétique fermée est privilégié pendant les 3 premiers mois. Le travail actif des ischio-jambiers contre gravité peut être débuté à la fin du 4ᵉ mois mais leur travail contre résistance est déconseillé avant la fin du 6ᵉ mois. Les exercices du quadriceps contre résistance peuvent, quant à eux, débuter après le 3ᵉ mois. La course à pied, effectuée dans l'axe, peut être débutée après 4 mois mais la reprise de l'entraînement avec pivots n'est autorisée qu'après 6 mois. Quant à la reprise du sport avec match et compétition, elle n'est envisagée qu'après 8 mois.

Technique de reconstruction « double faisceau »

Principes

La majorité des auteurs ne réalise un double faisceau qu'au niveau fémoral [15]. Les principes généraux sont communs avec ceux de la reconstruction simple faisceau.

Le choix de la greffe et sa préparation diffèrent en cas de double faisceau. Les ischio-jambiers ne semblent pas adaptés à la reconstruction de ce volumineux ligament. Autant les quatre brins permettent de reconstruire un faisceau antéro-latéral dans de bonnes conditions, autant sa séparation en deux faisceaux ne permet pas de reconstruire un faisceau postéro-médial de qualité. L'utilisation du tendon rotulien impose de le séparer à une de ses extrémités. Le tendon quadricipital peut être utilisé pour une reconstruction à deux faisceaux car il existe un plan de glissement naturel entre le tendon terminal du rectus femoris et les fibres plus profondes. Il permet de plus de confectionner un transplant plus long que pour le tendon rotulien. L'utilisation d'allogreffes a l'avantage de ne pas limiter la taille disponible des transplants à deux faisceaux. Il est possible par exemple d'utiliser un tendon d'Achille et un tendon tibial antérieur.

Là aussi, il est conseillé de débuter par le temps fémoral. La visée peut être réalisée de dedans en dehors ou de dehors en dedans. Le premier tunnel est réalisé au niveau du site d'insertion du faisceau antéro-latéral comme dans la technique à simple faisceau. Puis un deuxième tunnel est réalisé au niveau de l'insertion du faisceau postéro-médial en utilisant éventuellement un guide spécifique. Mais sa position dépend également de la taille du genou. Le positionnement est habituellement à 8 heures pour le faisceau postéro-médial et à 11 heures pour le faisceau antéro-latéral pour un genou gauche, 4 heures et 1 heure pour un genou droit (figure 16). Il faut prendre garde à conserver un espace suffisant entre les deux tunnels au niveau de l'échancrure (5 mm), mais également au niveau de la face médiale du condyle médial en cas de tunnels transfixiants pour éviter des problèmes de fixation à ce niveau. Il faut également rester à distance du cartilage condylien au niveau de la face médiale du condyle (>5 mm) si l'on veut éviter de léser le cartilage, de fracturer le condyle au moment de la mise en place de la vis d'interférence voire d'entraîner une nécrose du condyle médial.

Le passage de la greffe dans une technique à deux faisceaux doit se faire le brin postéro-médial en premier car le brin antéro-latéral, s'il était passé en premier, pourrait s'opposer au passage du brin postéro-médial.

La fixation fémorale des deux faisceaux se fait d'abord à 70° de flexion pour le faisceau antéro-latéral puis en extension pour le faisceau postéro-médial. En cas de greffon « bifide » avec un faisceau commun tibial et deux faisceaux fémoraux comme avec un tendon quadricipital, les tunnels fémoraux doivent être transfixiants et la fixation se fait d'abord au niveau tibial.

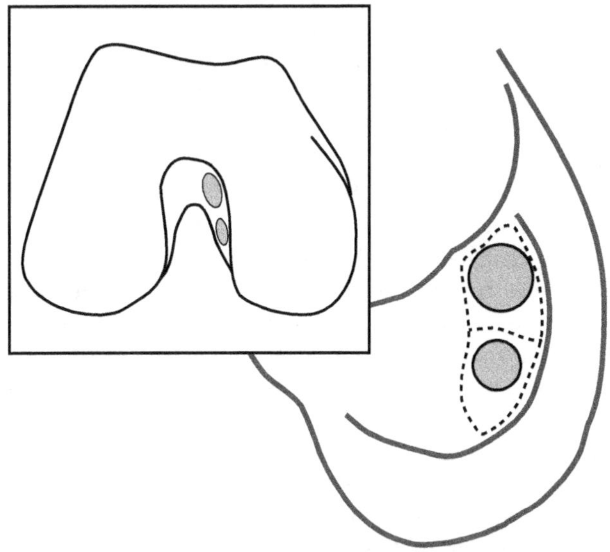

Figure 16. Positionnement des tunnels fémoraux en cas de double faisceau : 4 heures et 1 heure pour un genou droit.

Variantes techniques

Greffon en cas de double faisceau

En l'absence d'allogreffe disponible, il est possible d'utiliser un tendon quadricipital pour réaliser un double faisceau fémoral avec un seul tunnel tibial. L'utilisation de deux tunnels fémoraux associés à deux tunnels tibiaux impose en revanche de prélever deux transplants. Il peut s'agir d'un transplant de tendon rotulien de 10 mm associé à un greffon de 8 mm de tendon quadricipital, ce dernier étant utilisé pour reconstruire le faisceau postéro-médial [13]. À la place du tendon du quadriceps, il est possible de prélever un semi-tendineux qui sera utilisé en deux brins.

Fixation fémorale en cas de double faisceau

Après fixation des greffons dans les deux tunnels fémoraux de dehors en dedans à l'aide de vis d'interférence, il est conseillé de sécuriser ces fixations soit par systèmes de type « washer », soit en suturant entre eux les fils de traction en s'appuyant sur le pont osseux situé entre les deux tunnels.

Technique « inlay »

Certains auteurs ont proposé la technique dite « inlay » pour éviter la réflexion à angle aigu du greffon après sa sortie du tunnel tibial (le « killer turn »). Cette angulation rend difficile la tension du greffon après sa fixation à une de ses deux extrémités. Elle ferait prendre également un risque de lésion progressive du greffon sur le bord supérieur de l'orifice du tunnel au cours des mouvements répétitifs de flexion-extension [9, 27]. Il faut mentionner qu'actuellement, aucune étude publiée n'a pu montrer de différence de résultats cliniques entre la technique « inlay » et la technique avec tunnel tibial.

Cette technique a été recommandée en cas de reprise après échec d'une première reconstruction du LCP. Elle a également été décrite pour le traitement chirurgical des ruptures du LCP après échec du traitement fonctionnel chez l'enfant. Dans cette chirurgie rare, le greffon osseux est fixé au-dessus du cartilage tibial de croissance, la vis restant dans l'épiphyse et le tunnel fémoral est réalisé en dessous du cartilage fémoral de croissance [33].

Le choix de la technique « inlay » impose de choisir un transplant avec au moins une extrémité osseuse, c'est-à-dire un tendon rotulien, un tendon quadricipital ou une allogreffe comme le tendon d'Achille. Il est possible d'y associer un seul tunnel ou deux tunnels fémoraux. Cette technique pose également un problème d'installation du patient. Le temps antérieur arthroscopique est réalisé en décubitus dorsal et le temps postérieur nécessite un décubitus ventral, ce qui demande d'alterner les positions, avec les problèmes de garrot et de stérilité que cela suppose. Certains ont proposé d'installer le patient en décubitus latéral, de réaliser le temps antérieur en rotation externe de hanche et de faire le geste postérieur à ciel ouvert en remettant le genou en position latérale [8]. Cette méthode a l'avantage de gagner du temps pour le passage d'une phase opératoire à l'autre. Mais elle n'est possible qu'en cas de mobilité suffisante de la hanche en rotation externe. En outre, elle rend difficile la voie postérieure, surtout si une voie postéro-médiale est réalisée.

Temps arthroscopique antérieur

L'intervention débute par le temps antérieur. Après réalisation des éventuels gestes associés et de la résection du reliquat de LCP, le tunnel fémoral est réalisé le plus souvent de dehors en dedans avec un viseur spécial. Mais il peut être réalisé de dedans en dehors. Ce tunnel doit être transfixiant. Une fois le tunnel réalisé, un fil pds n° 2 est passé au travers du condyle, et la boucle est laissée dans l'échancrure pour pouvoir être récupérée lors du temps suivant.

Temps postérieur

Le patient est alors retourné en décubitus ventral ou le membre inférieur remis en position latérale. Une voie postérieure est réalisée. Cette voie a été décrite à plusieurs reprises dans la littérature avec des variantes et des dénominations variables comme celle de « voie de Trickey ». Le principe commun est une incision évitant les rétractions cutanées ultérieures, la protection du paquet vasculo-nerveux par tout ou partie du muscle gastrocnémien médial, l'incision verticale de la capsule et dans le même temps du ligament poplité oblique pour aborder l'insertion distale du LCP. Il a été décrit une voie mini-invasive passant au milieu et dans le sens des fibres du gastrocnémien médial [7]. La voie « classique » postéro-médiale sera décrite (figure 17). L'incision cutanée de la voie postéro-médiale représente un L dont la branche horizontale est dans le pli poplité et la branche verticale descend le long du bord médial du muscle gastrocnémien médial. L'espace entre ce dernier et le demi-membraneux est identifié. Le muscle gastrocnémien est rétracté en dehors, ce qui permet de protéger le paquet vasculo-nerveux. Parfois, il est

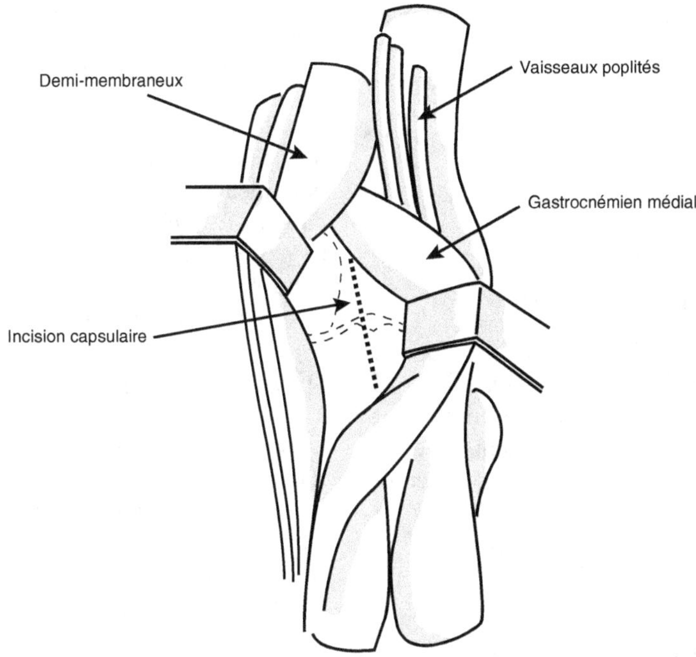

Figure 17. Voie postéro-médiale, genou droit. L'abord est réalisé entre semi-membraneux et gastrocnémien médial qui est écarté et protège les vaisseaux poplités.

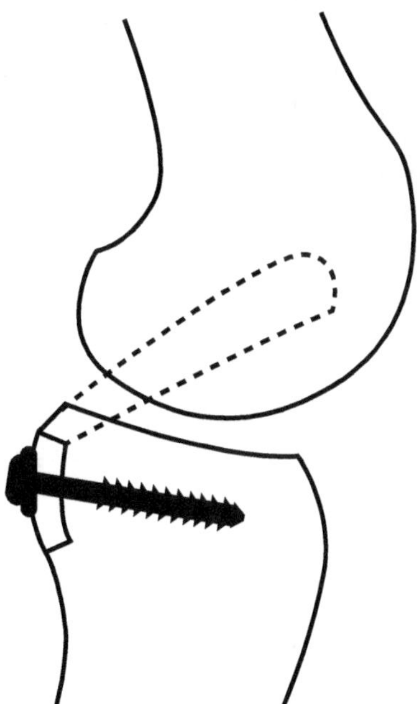

Figure 18. Technique « inlay ». La vis avec rondelle est orientée parallèlement à la surface articulaire tibiale.

nécessaire d'inciser partiellement son origine pour faciliter sa mobilisation. Il est possible de repérer au doigt la fossette d'insertion du LCP au travers de la capsule. Une broche de Steinmann peut être placée dans le tibia en dehors de l'insertion du LCP afin de récliner le muscle gastrocnémien avec les vaisseaux. Le bord supérieur du muscle poplité est disséqué puis récliné en bas avec un écarteur afin d'aborder la corticale tibiale postérieure. La capsule est incisée verticalement, ce qui permet d'aborder l'insertion du LCP. Les reliquats du ligament sont excisés et une logette est réalisée à l'ostéotome et à la fraise de façon à y encastrer le fragment osseux de la greffe. Sa fixation est effectuée avec une vis spongieuse de 6,5 mm de diamètre partiellement filetée si le fragment est assez volumineux ou par une vis corticale de 4,5 mm de diamètre prenant la corticale antérieure tibiale. Une rondelle est habituellement utilisée pour augmenter la stabilité du montage. La vis doit être orientée parallèlement à la surface articulaire tibiale (figure 18). Le greffon est introduit dans l'échancrure pour être récupéré ultérieurement. La fermeture complète est effectuée, avec en particulier une suture étanche capsulaire pour éviter l'extravasation ultérieure du sérum puis le patient est repositionné en décubitus dorsal.

Fixation fémorale du transplant

L'arthroscope est remis en place afin de guider la récupération du greffon qui est passé dans le tunnel fémoral. Un cyclage est effectué puis la fixation fémorale est effectuée par une vis du diamètre du transplant et de 25 mm de longueur à 70°–90° de flexion avec correction du tiroir postérieur. Au cours de cette intervention, les temps arthroscopiques sont souvent réalisés sans garrot, ce dernier n'étant gonflé que pour le temps postérieur.

Variantes techniques

Position pour la technique « inlay »

Jung a proposé une installation en décubitus dorsal avec jambes pendantes, qui permet de réaliser l'abord postéro-médial pour la technique « inlay » en mettant le pied homolatéral sur une table supplémentaire et en penchant la table vers le côté opéré [22]. La table étant orientée de 30° du côté du genou opéré, celui-ci est situé plus bas que le genou contro-latéral, ce qui faciliterait la voie postérieure (figure 19).

Technique arthroscopique « inlay »

Jordan [21] a proposé de réaliser la technique « inlay » par voie endoscopique. Une allogreffe de tendon rotulien est utilisée. Deux fils non résorbables sont passés dans le greffon osseux destiné au tibia. La logette tibiale postérieure est réalisée à l'aide de mèches « retro-drill ». Au lieu d'une vis avec rondelle, le greffon osseux est fixé par les fils non résorbables passés en transtibial et noués sur bouton sur la corticale antérieure tibiale.

Complications de la chirurgie du ligament croisé postérieur

Avant de réaliser une reconstruction du LCP, il est indispensable d'avoir à l'esprit les complications potentielles de cette chirurgie et d'en informer le patient. Au-delà des complications communes à tous les gestes orthopédiques d'une part et arthroscopiques d'autre part, il existe certains risques spécifiques à la reconstruction du LCP.

Risque vasculo-nerveux

C'est le principal risque de cette chirurgie en raison des risques pour la vitalité du membre voire pour la vie du patient. Ce risque est encore plus important en cas de reprise chirurgicale, car il existe une fibrose postérieure pouvant modifier l'anatomie. La dilacération de l'artère poplitée, son occlusion ou son spasme ont été rapportés dans la littérature [26, 34]. La cause principale est la blessure par les instruments transtibiaux (broche et/ou mèche) mais la blessure peut survenir au cours de la voie arthroscopique postéro-médiale ou au cours des manipulations. La technique « inlay » diminue théoriquement le risque vasculo-nerveux, en raison de l'abord direct, mais les variations anatomiques postérieures peuvent faire craindre ces mêmes complications dans ce type de reconstruction.

Cette complication grave est principalement liée à la proximité des structures vasculo-nerveuses postérieures

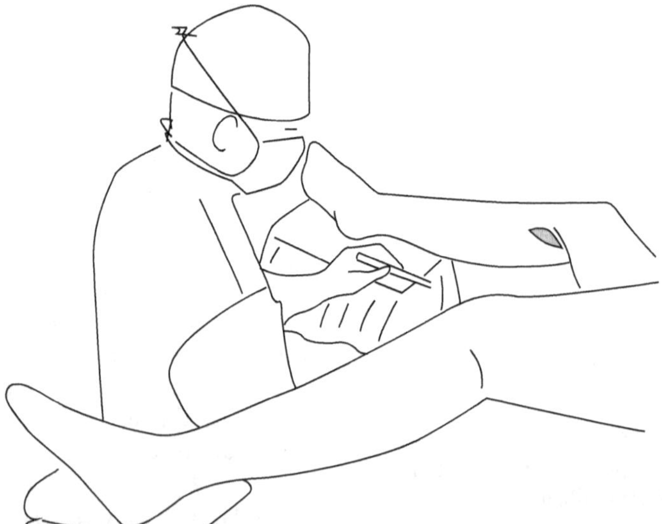

Figure 19. Jung propose une installation en décubitus dorsal avec jambes pendantes pour faciliter la voie postéro-médiale dans la technique « inlay ». Le pied homolatéral est posé sur une table supplémentaire et la table principale est orientée de 30° du côté du genou opéré (adapté de Jung).

et du LCP. Les études cadavériques ont montré une distance de 7 à 9 mm entre l'insertion distale du LCP et le paquet vasculaire [14, 28]. Il a été montré que cette distance augmente lors de la flexion pour être au maximum de 9 à 10 mm à 100° de flexion [28]. C'est donc dans cette position qu'il faut réaliser le tunnel tibial (figure 13).

Ahn [3] a montré qu'une arthrolyse capsulaire postérieure limitée réduit le risque de blessure vasculaire. En effet, la désinsertion basse de la capsule au *shaver* et à la râpe, non seulement améliore la visualisation de l'insertion du LCP, mais également augmente de plusieurs millimètres la distance entre insertion du LCP et paquet vasculo-nerveux grâce à la distension arthroscopique de l'articulation.

L'artifice de Fanelli [15] permettrait également de réduire les risques vasculo-nerveux. Il a proposé de réaliser une « incision postéro-médiale extra-articulaire de sécurité ». Il s'agit d'une incision de 1,5 à 2 cm. La dissection se fait entre l'extrémité proximale du muscle gastrocnémien et la capsule articulaire sans ouvrir celle-ci (figure 20). L'opérateur peut ainsi protéger les structures vasculo-nerveuses en arrière avec son index, tout en dirigeant et repérant les instruments tibiaux sous la capsule. Ce geste n'empêche pas de réaliser une voie arthroscopique à ce niveau.

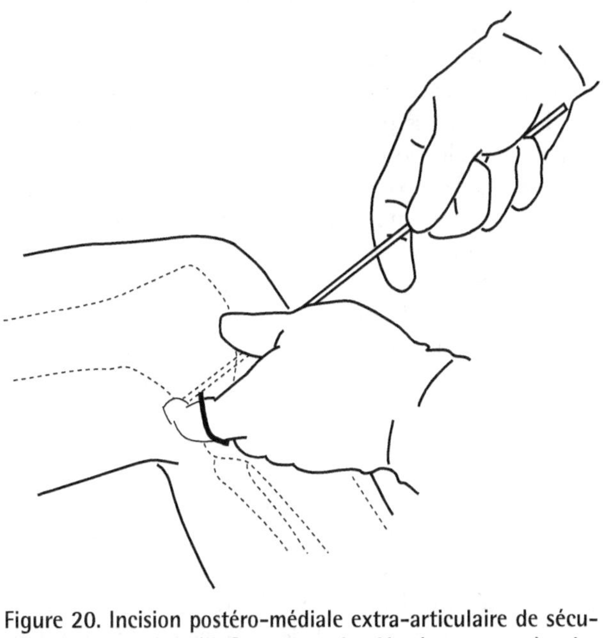

Figure 20. Incision postéro-médiale extra-articulaire de sécurité décrite par Fanelli. Genou gauche. L'opérateur protège les structures vasculo-nerveuses avec son index tout en dirigeant et repérant les instruments tibiaux sous la capsule (adapté de Fanelli).

Ostéonécrose du condyle médial

Quelques cas d'ostéonécrose du condyle médial ont été rapportés [5]. La vascularisation du condyle latéral est plus riche que celle du condyle médial, ce qui explique la survenue plus fréquente d'ostéonécrose, quelle que soit l'étiologie, au niveau du condyle médial. Pour les deux condyles, la vascularisation est d'origine intra-osseuse et extra-osseuse [31]. Le risque de nécrose est d'autant plus grand que le tunnel est antérieur, proche du cartilage et que la dissection médiale des tissus mous est extensive. Le diagnostic est évoqué devant la persistance de douleurs au niveau du condyle médial en postopératoire. Il est confirmé par l'imagerie. Pour éviter cette complication, il est recommandé que le tunnel soit distant de 8 à 10 mm de la surface cartilagineuse et que la dissection médiale soit limitée. Fanelli [15] recommande de réaliser le tunnel fémoral, pour son orifice médial, à mi-distance entre la surface articulaire et l'épicondyle, au niveau du tiers supérieur de la rotule lorsque le genou est à 90°. Dans la technique de dedans en dehors, le risque est d'être trop ascendant et antérieur si le genou est fléchi à 90°. Il est préférable de réaliser le tunnel à 60° de flexion, ce qui permet d'être orienté plus en arrière. L'avantage du tunnel borgne est également d'être moins agressif et plus économe d'os spongieux condylien. En cas de double tunnel, non seulement il faut garder suffisamment de distance avec le cartilage articulaire mais également entre les deux tunnels.

Fractures

Des fractures peuvent survenir pendant l'intervention mais également dans les suites. Ces fractures peuvent survenir au niveau tibial ou fémoral en cas de tunnel volumineux, de tunnels trop convergents ou de gestes agressifs comme la mise en place d'une agrafe au marteau par exemple [35]. Mais le risque se situe principalement au niveau de la rotule en cas de prélèvement d'un greffon de tendon rotulien ou surtout de tendon quadricipital. La prévention réside dans la prudence lors du prélèvement du greffon : taille limitée en longueur, largeur et profondeur, orientation des traits d'ostéotomie, utilisation prudente des ostéotomes auxquels doit être préférée la scie oscillante de petite taille. La greffe du site de prélèvement est recommandée pour diminuer le risque de fracture postopératoire.

Syndrome compartimental

Le risque de syndrome de loge est essentiellement lié à l'extravasation capsulaire postérieure du liquide de perfusion arthroscopique. La chirurgie précoce, surtout en cas de lésions associées, peut augmenter ce risque. La séquence des gestes de reconstruction et le contrôle de la pression d'injection articulaire sont des moyens préventifs.

Indications et résultats de la reconstruction chirurgicale du ligament croisé postérieur

Indications

Elles sont loin d'être consensuelles et des incertitudes persistent.

Il est habituel [17] de classer les laxités postérieures en trois grades. Le grade 1 représente 5 mm de subluxation tibiale postérieure, le grade 2, 5 à 10 mm et le grade est classé 3 lorsqu'il existe 10 mm de déplacement. Il existe en général un consensus pour proposer un traitement conservateur en cas de laxité de grade 1 ou 2. Mais l'indication opératoire dépend également des lésions associées et de l'ancienneté de la rupture [25].

Lésions récentes

En cas de rupture récente :

• s'il existe des lésions associées, entrant ou non dans le cadre d'une luxation du genou, la chirurgie est généralement indiquée, en un ou deux temps, afin de réparer l'ensemble des lésions;

• s'il s'agit d'une lésion isolée, les grades 1 et 2 sont habituellement traités de façon conservatrice. L'indication du traitement chirurgical dans les grades 3 dépend du niveau d'activité du patient. Les avulsions tibiales du LCP sont traitées par ostéosynthèse en cas de fragment volumineux déplacé.

Le délai entre le traumatisme et l'intervention dépend de plusieurs facteurs comme l'état vasculaire, l'état cutané, les lésions associées au niveau du genou et/ou au niveau systémique en cas de polytraumatismes. Certaines lésions périphériques comme les lésions médiales peuvent être traitées de façon conservatrice, la chirurgie du pivot central étant réalisée quelques semaines plus tard. D'autres, comme les lésions postéro-latérales, nécessitent un traitement chirurgical plus rapide. Dans ce cas, un délai de 2 à 3 semaines semble raisonnable car il laisse le temps à la capsule articulaire de cicatriser suffisamment pour pouvoir réaliser des gestes sous arthroscopie, tout en restant un délai raisonnable pour traiter les lésions ligamentaires périphériques. Il a également l'avantage de laisser passer la phase inflammatoire et de réduire le risque de raideur postopératoire.

Les lésions pluriligamentaires et les luxations peuvent nécessiter un traitement chirurgical en deux temps, lésions collatérales et capsulaires d'abord puis pivot central plus tard.

Quoi qu'il en soit, il n'y a pas de règle stricte car les délais dépendent de facteurs individuels propres au patient et des lésions orthopédiques et systémiques associées.

Lésions anciennes

En cas de lésion ancienne, après avoir éliminé une lésion associée, en particulier postéro-latérale passée inaperçue initialement et qui nécessite un traitement spécifique, une intervention mérite d'être envisagée si la rééducation ne permet pas de diminuer la symptomatologie douloureuse et/ou l'instabilité. Il faut noter que celle-ci est assez rarement le motif de consultation chez ces patients, la douleur étant la plainte la plus fréquente. Le but de la ligamentoplastie est de réduire le déplacement postérieur du tibia afin de restaurer une cinématique plus proche de la normale et de diminuer les contraintes mécaniques sur l'articulation du genou et en particulier sur l'articulation fémoro-patellaire.

Résultats

Hammoud et al. [18] ont fait une revue systématique des résultats des ligamentoplasties du LCP : 21 publications concernant les résultats des reconstructions isolées du LCP et 10 concernant ceux des reconstructions combinées (c'est-à-dire au moins une ligamentoplastie associée à celle du LCP, que ce soit du LCA ou des structures postéro-latérales) remplissaient leur critères de sélection.

Dans les lésions isolées, 50 à 82 % des patients avaient pu reprendre leur activité au même niveau qu'avant l'intervention. Dans les plasties combinées, seuls 19 à 68 % avaient pu le faire. Dans trois études concernant des plasties isolées utilisant les ischio-jambiers, 12 ruptures de greffe sur 96 reconstructions (12,5 %) étaient survenues. Les auteurs ont conclu que les résultats sont généralement bons mais qu'à long terme, la stabilité normale n'est pas restaurée dans la majorité des cas.

Même si les études cadavériques montrent que le transplant double faisceau restaure une meilleure cinématique normale [20], à ce jour les études cliniques n'ont pas montré de différence entre les résultats [16, 32].

Le symposium de 2004 de la Société française d'arthroscopie, sur 103 ruptures isolées du LCP revues rétrospectivement, a conclu que la ligamentoplastie, toutes méthodes confondues, permet d'améliorer de façon très significative la fonction du genou, le niveau d'activité et le niveau sportif [6]. Au recul moyen de 4 ans, le niveau d'activité était nettement amélioré, mais il restait significativement inférieur au niveau antérieur au traumatisme. Il n'y avait pas de différence en termes de résultat ou de laxité entre les techniques avec simple ou double faisceau. La laxité postérieure n'était pas totalement contrôlée, le gain moyen sur le tiroir postérieur étant de 6 mm. Il est d'ailleurs habituel de dire qu'une ligamentoplastie du LCP ne permet de corriger, dans les meilleurs cas, que la moitié de la laxité postérieure initiale.

Conclusion

La reconstruction du LCP est une chirurgie difficile, non dénuée de risques. Néanmoins, les notions récentes d'anatomie et de biomécanique ainsi que les études cliniques ont permis d'améliorer sensiblement les techniques chirurgicales. La technique avec double faisceau est une technique séduisante mais n'a pas encore montré de supériorité clinique par rapport à celle avec simple faisceau. Les deux techniques, simple et double faisceau, sont donc envisageables et permettent d'améliorer de façon significative la fonction du genou, le niveau d'activité et le niveau sportif.

Conflits d'intérêts

Le Dr P. Landreau est consultant pour deux sociétés commercialisant des implants pour ligamentoplastie de genou : Smith and Nephew Middle East (consultant pour la chirurgie de l'épaule) et Implanet (consultant arthroscopie).

Références

[1] Ahn JH, Bae JH, Lee YS, Choi K. An anatomical and biomechanical comparison of anteromedial and anterolateral approaches for tibial tunnel of posterior cruciate ligament reconstruction. Evaluation of the widening effect of the anterolateral approach. Am J Sports Med 2009; 37 : 1777–83.

[2] Ahn JH, Chung YS, Oh I. Arthroscopic posterior cruciate ligament reconstruction using the posterior trans-septal portal. Arthroscopy 2003; 19 : 101–7.

[3] Ahn JH, Wang JH, Lee SH, et al. Increasing the distance between the posterior cruciate ligament and the popliteal neurovascular bundle by a limited posterior capsular release during arthroscopic transtibial posterior cruciate ligament reconstruction : a cadaveric angiographic study. Am J Sports Med 2007; 35 : 787–92.

[4] Amis AA, Gupte CM, Bull AMJ, Edwards A. Anatomy of the posterior cruciate ligament and the meniscofemoral ligaments. Knee Surg Sports Traumatol Arthrosc 2006; 14 : 257–63.

[5] Athanasian EA, Wickiewicz TL, Warren RF. Osteonecrosis of the femoral condyle after arthroscopic reconstruction of a cruciate ligament : report of two cases. J Bone Joint Surg Am 1995; 77 : 1418–22.

[6] Badet R, Chambat P, Boussaton M, Bousquet V, Chassaing V, Cucurulo T, et al. Traitement chirurgical d'une rupture isolée du ligament croisé postérieur : résultats d'une série retrospective multicentrique de 103 patients. Rev Chir Orthop 2005; 91 : 43–54.

[7] Badet R, Siegrist O. Techniques de reconstruction du ligament croisé postérieur. In : Neyret P, editor. Cahiers d'enseignement de la SOFCOT. Ligaments croisés du genou. Paris : Elsevier; p. 183–93

[8] Berg EE. Posterior cruciate ligament tibial inlay reconstruction. Arthroscopy 1995; 11 : 69–76.

[9] Bergfeld JA, Graham SM. Tibial inlay procedure for PCL reconstruction : one tunnel and two tunnel. Op Tech Sports Med 2001; 9 : 69–75.

[10] Brunet P, Charrois D, Degeorges R, et al. Reconstruction of acute posterior cruciate ligament tears using a synthetic ligament. Rev Chir Orthop Reparatrice Appar Mot 2005; 91 : 34–43.

[11] Chambat P, Fayard JM, Société Française d'Arthroscopie. Anatomie et physiologie du ligament croisé postérieur. In : Arthroscopie. Paris : Elsevier; 2006. p. 197–200.

[12] Christel P, Djian P, Société Française d'Arthroscopie. Reconstruction arthroscopique du ligament croisé postéreur. In : Arthroscopie. Paris : Elsevier; 2006. p. 204–14.

[13] Clancy WG, Bisson LJ. Double tunnel technique for reconstruction of the posterior cruciate ligament. Operative Techniques in Sports Medicine 1999; 7 : 110–7.

[14] Cosgarea AJ, Kramer DE, Bahk MS, et al. Proximity of the popliteal artery to the PCL during simulated knee arthroscopy : implications for establishing the posterior trans-septal portal. J Knee Surg 2006; 19 : 181–5.

[15] Fanelli GC, Boyd J. How I manage PCL injuries. Oper Tech Sports Med 2009; 17 : 175–83.

[16] Fanelli GC, Edson CJ, Reinheimer KN, et al. Arthroscopic single bundle versus double bundle posterior cruciate ligament reconstruction. Arthroscopy 2008; 24(Suppl). : e26.

[17] Fanelli GC, Giannotti BF, Edson CJ. The posterior cruciate ligament arthroscopic evaluation and treatment. Arthroscopy 1994; 10 : 673–88.

[18] Hammoud S, Reinhardt KR, Marx RG. Outcomes of posterior cruciate ligament treatment : A review of the evidence. Sports Med Arthrosc Rev 2010; 18 : 280–91.

[19] Harner CD, Baek GH, Vogrin TM, et al. Quantitative analysis of human cruciate ligament insertions. Arthroscopy 1999; 15 : 741–9.

[20] Harner CD, Janaushek MA, Kanamori A, et al. Biomechanical analysis of a double-bundle posterior cruciate ligament reconstruction. Am J Sports Med 2000; 28 : 144–51.

[21] Jordan SS, Campbell RB, Sekiya JK. Posterior cruciate ligament reconstruction using a new arthroscopic tibial inlay double-bundle technique. Sports Med Arthrosc Rev 2007; 15 : 176–83.

[22] Jung YB, Tae SK, Jung HJ, Lee KH. Replacement of the torn posterior cruciate ligament with a mid-third patellar tendon graft with use of a modified tibial inlay method. J Bone Joint Surg Am 2004; 86 : 1878–83.

[23] Kim SJ, Chang JH, Kang YH. Clinical comparison of anteromedial versus anterolateral tibial tunnel direction for transtibial posterior cruciate ligament reconstruction. 2 to 8 years' follow-up. Am J Sports Med 2009; 37 : 693–8.

[24] Li B, Wen Y, Wu H, et al. Arthroscopic single-bundle posterior cruciate ligament reconstruction : retrospective review of hamstring tendon graft versus LARS artificial ligament. Int Orthop 2009; 33 : 991–6.
[25] Lopez-Vidriero E, Simon DA, Johnson DH. Initial evaluation of posterior cruciate ligament injuries : History, physical examination, imaging studies, surgical and nonsurgical indications. Sports Med Arthrosc Rev 2010; 18 : 230–7.
[26] Makino A, Costa Paz M, Aponte Tinao L, et al. Popliteal artery laceration during arthroscopic posterior cruciate ligament reconstruction. Arthroscopy 2005; 21 : 1396.
[27] Markolf KL, Zemanovic JR, McAllister DR. Cyclic loading of posterior cruciate ligament replacements fixed with tibial tunnel and tibial inlay methods. J Bone Joint Surg Am 2002; 84 : 518–24.
[28] Matava MJ, Sethi NS, Totty WG. Proximity of the posterior cruciate ligament insertion to the popliteal artery as a function of the knee flexion angle : implications for posterior cruciate ligament reconstruction. Arthroscopy 2000; 16 : 796–804.
[29] Niedzwietzki P, Zantop T, Weimann A, Herbort M, Raschke MJ, Petersen W. Femoral fixation of hamstring grafts in posterior cruciate ligament reconstruction : Biomechanical evaluation of different fixation techniques. Am J Sports Med 2007; 35 : 780–6.
[30] Ramos LA, de Carvalho RT, Cohen M, Abdalla RJ. Anatomic relation between the posterior cruciate ligament and the joint capsule. Arthroscopy 2008; 24 : 1367–72.
[31] Reddy AS, Frederick RW. Evaluation of the intraosseous and extraosseous blood supply to the distal femoral condyles. Am J Sports Med 1998; 26 : 415–9.
[32] Wang CJ, Weng LH, Hsu CC, et al. Arthroscopic single - versus double -bundle posterior cruciate ligament reconstructions using hamstring autograft. Injury 2004; 35 : 1293–9.
[33] Warme WJ, Mickelson D. All-epiphyseal Semitendinosus PCL Reconstruction in a 10-year-old Child. J Pediatr Orthop 2010; 30 : 465–8.
[34] Wu RW, Hsu CC, Wang CJ. Acute popliteal artery occlusion after arthroscopic posterior cruciate ligament reconstruction. Arthroscopy 2003; 19 : 889–93.
[35] Zawodny SR, Miller MD. Complications of Posterior Cruciate Ligament Surgery. Sports Med Arthrosc Rev 2010; 18 : 269–74.

Reconstructions du plan externe

Lateral collateral ligament reconstructions

E. SERVIEN, C. BUSSIÈRE, T. AÏT SI SELMI, P. NEYRET

Résumé

Les lésions du ligament collatéral latéral sont rares mais demandent le plus souvent une réparation chirurgicale. Nous ne décrirons pas dans ce chapitre les techniques palliatives telles que les ténodèses ou les plasties au fascia lata, ni les plasties antéroexternes dites plasties anti-ressaut. Notre exposé est consacré à la greffe du ligament collatéral latéral, technique de choix dans la reconstruction externe ainsi qu'aux reconstructions postéro-externes. Les lésions du point d'angle postéroexterne (PAPE), de diagnostic difficile, nécessitent souvent un geste de plastie visant à contrôler l'hyperrotation externe.

Mot clés : Ligament collatéral latéral. - Point d'angle postéro-externe.

Summary

Lesions involving the lateral collateral ligament of the knee occur only infrequently, but in most cases require surgical treatment. In this chapter, we have not described palliative techniques such as antero-lateral tenodesis or fascia lata plasties, but have focused on lateral collateral ligament graft, the technique of choice both for lateral and postero-lateral reconstruction. Lesions of the postero-lateral corner are difficult to diagnose, and frequently require reconstruction surgery aimed at correcting postero-lateral rotatory instability.

Key words: Lateral collateral ligament. - Posterolateral corner.

Introduction

La classification des lésions du plan ligamentaire externe peut être envisagée selon deux plans.

Une laxité dans le plan horizontal traduit une lésion du point d'angle postéroexterne (PAPE). Celle-ci peut être mise en évidence par l'hypermobilité externe décrite par Bousquet [1] ou le recurvatum test de Hughston.

Une laxité dans le plan frontal traduit une lésion du ligament collatéral latéral ou ligament latéral externe (LLE) et se traduit par une laxité en varus.

Enfin, il peut exister des laxités mixtes, qui impliquent alors une lésion du LLE et du PAPE.

Les lésions isolées (sans atteinte du pivot central) restent exceptionnelles, en tout cas sans laxité clinique.

Après avoir rappelé quelques données anatomiques essentielles et les principes de la classification de ces lésions, nous développerons le très difficile chapitre de leur traitement chirurgical. Ce chapitre reste l'un des plus discutés de la chirurgie ligamentaire du genou.

Extrait de Ligaments croisés du genou
18 Mises au point en chirurgie du genou

Anatomie

Le plan ligamentaire externe est une structure complexe englobant plusieurs entités anatomiques souvent intriquées. La réparation du plan externe prend en compte la biomécanique complexe du compartiment postéroexterne. Le LLE est le principal stabilisateur du genou lors de contrainte en varus en extension et le complexe postéroexterne est le plus important stabilisateur de la rotation externe du genou.

Plus précisément, le LLE s'oppose à la rotation externe à 0° de flexion. Cependant, dès les premiers degrés de flexion, le LLE ne contrôle plus la rotation externe car il se détend au fur à mesure que le genou fléchit. Au contraire, le complexe postéroexterne est à sa tension maximale à 60° de flexion et contrôle ainsi la rotation externe [14].

Ce sont les particularités anatomiques du plan ligamentaire externe (Fig. 1) et leurs incidences sur le traitement chirurgical qui nous font rappeler les différentes structures composant le PAPE :

• le poplité et ses trois tendons terminaux : le tendon principal, le ligament méniscopoplité et le ligament fibulopoplité (PFL);

• le complexe ligamentaire postéroexterne lui-même composé de trois ligaments : le ligament poplité oblique, le ligament fabello-fibulaire et le ligament poplité arqué;
• la corne postérieure du ménisque externe;
• la coque condylienne externe.

D'autre part, la connaissance de l'anatomie du ligament collatéral latéral est essentielle pour comprendre et envisager une réparation chirurgicale. Il s'insère en haut sur la tubérosité du condyle externe du fémur et descend obliquement en bas et en dehors sur la partie antéroexterne du péroné.

Sugita et Amis [14] retrouvent pour le LLE une longueur moyenne égale à 59,2 mm (51,5-64). Pour Meister [10], elle est un peu supérieure, avec une moyenne de 66 mm (59-72). Il sera donc nécessaire en cas de reconstruction du LLE de prévoir un greffon de longueur suffisante. De plus, si la longueur du LLE pose un problème pour sa reconstruction, il est important de noter que la position de la tête du péroné varie selon les individus dans le plan frontal et varie également selon le degré de flexion [14].

Diagnostic

Évaluation clinique

Elle doit tout d'abord commencer par l'analyse du morphotype, à la recherche d'un genu varum qui pourra orienter notre stratégie thérapeutique.

La recherche d'une lésion du PAPE peut se faire grâce à plusieurs tests, que nous rappellerons ici sans les détailler.

L'hypermobilité postérieure du plateau tibial externe (HME) décrite par Bousquet permet de rechercher une lésion du poplité. Le recurvatum test de Hughston recherche également une lésion du PAPE. Enfin, un tiroir postérieur en rotation externe (TPE) signe une lésion concomitante du PAPE.

Pour le LLE, il faut le palper en position de Cabot, puis la rupture sera affirmée par la mise en évidence d'une laxité externe asymétrique en varus forcé-flexion-rotation interne (VARFI).

Évaluation radiologique

Le bilan de laxité comprend des clichés comparatifs en varus forcé associés au bilan de laxité réalisé pour une lésion du pivot central. Une goniométrie est demandée de principe afin de pouvoir analyser le morphotype et calculer l'angle fémorotibial mécanique.

Une imagerie par résonance magnétique (IRM) [Fig. 2] est souvent utile pour préciser les lésions du PAPE et du LLE (désinsertion proximale ou distale, lésion du poplité isolé...). Le LLE est bien individualisé sur les coupes coronales et le poplité sur les coupes coronales obliques.

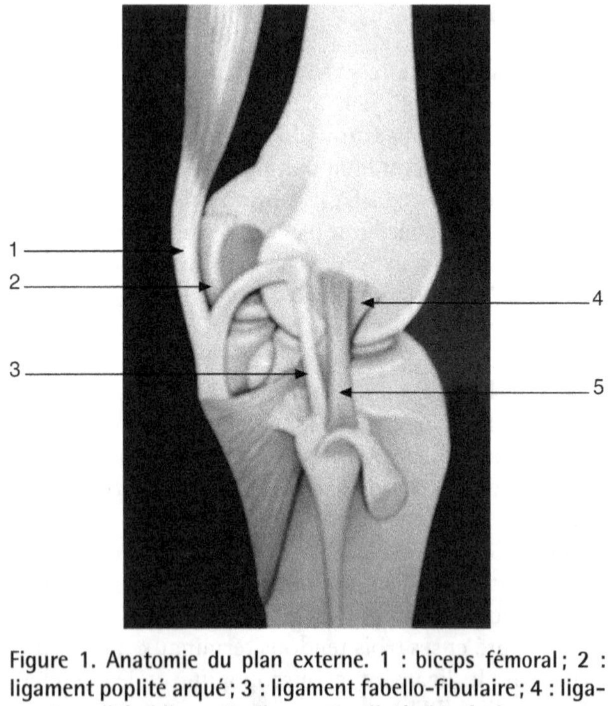

Figure 1. Anatomie du plan externe. 1 : biceps fémoral; 2 : ligament poplité arqué; 3 : ligament fabello-fibulaire; 4 : ligament poplité oblique; 5 : ligament collatéral latéral.

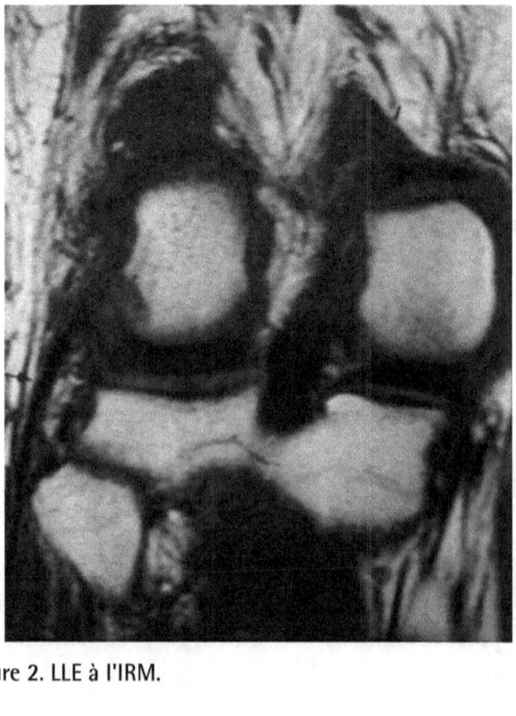

Figure 2. LLE à l'IRM.

Techniques

Les différentes techniques que nous allons décrire ont donc toutes pour but de stabiliser le genou en varus et/ou en rotation externe.

Récemment, Laprade [6] a rappelé les différentes possibilités thérapeutiques décrites dans la littérature pour reconstruire le plan postéroexterne en cas de lésion fraîche ou de lésion chronique.

Lésion récente dite « fraîche »

En cas de lésion fraîche, une réparation directe peut être proposée.

- S'il s'agit d'une avulsion ligamentaire (complexe LLE-poplité), une fixation osseuse est nécessaire et peut être réalisée par plusieurs procédés (vis, ancres, cerclages métalliques) ;
- En cas d'avulsion fémorale, il est conseillé de réaliser une fixation en rappel par un tunnel transosseux ;
- en d'arrachement au niveau de la tête du péroné (*the arcuate fracture*), ce sont les cerclages métalliques qui sont préférentiellement utilisés.
- S'il s'agit d'une rupture interstitielle, différentes techniques de suture peuvent être utilisées (points en cadre, points en U).

Lésion chronique

Pour une lésion chronique des structures postéroexternes, le morphotype du patient doit être analysé. En cas de morphotype en varus, une ostéotomie de valgisation doit être obligatoirement associée à la reconstruction du plan externe.

Pour Noyes [12], un geste d'ostéotomie est suffisant afin de corriger la décoaptation externe et une greffe du LLE est indiquée de manière exceptionnelle, car il existerait un raccourcissement d'adaptation du LLE.

Pour la majorité des auteurs, ostéotomie et reconstruction doivent être associées en un ou deux temps (ostéotomie puis reconstruction du plan externe). La reconstruction du plan externe permet de limiter l'hypercorrection dans l'ostéotomie.

La plastie ligamentaire est tributaire du type de laxité, dont l'analyse repose sur deux plans.

Plasties du plan horizontal : les plasties postérolatérales

Plastie du « petit poplité »

La réfection du PAPE a surtout été décrite par Bousquet [1] qui a développé la technique du petit poplité.

Il s'agit d'une plastie antirotatoire. Elle utilise le tiers moyen du tendon du biceps fémoral pour reconstruire les trois tendons terminaux du tendon poplité. Le tendon du biceps reste attaché sur la tête de la fibula puis est passé sous le fascia lata pour venir « cravater » le tendon poplité d'avant en arrière et de dedans en dehors. Le tendon du biceps va alors former une véritable sangle qui vise à corriger l'hypermobilité externe (Fig. 3).

L'action de cette plastie reste discutée par certains auteurs pour lesquels elle aurait plus une action « anti-ressaut ».

Plastie au fascia lata

Jaeger [5] a décrit une plastie dite de type I dont le but est le contrôle de l'hyperrotation externe. Elle utilise une bandelette de fascia lata de 15 à 20 cm de long qui suit un trajet complexe transfixiant à deux reprises le jumeau externe (Fig. 4). Une bandelette de fascia lata de 15 cm de long est prélevée à partir du tubercule de Gerdy. Deux tunnels sont réalisés :

- un tunnel transtibial antéropostérieur de 6 mm de diamètre qui débute au niveau du tubercule de Gerdy ;
- un tunnel transcondylien antéropostérieur en regard de la zone d'insertion du LLE-poplité foré à l'aide d'une pointe courbe.

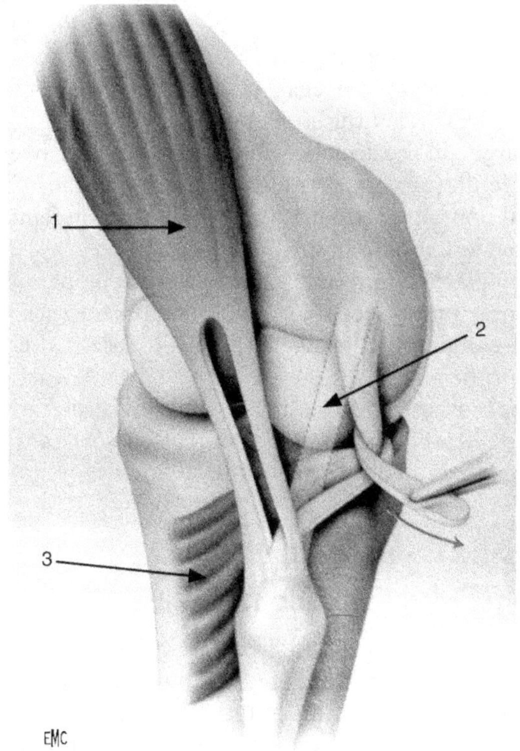

Figure 3. Plastie du « petit poplité ». 1 : biceps fémoral. 2 : LLE ; 3 : poplité.

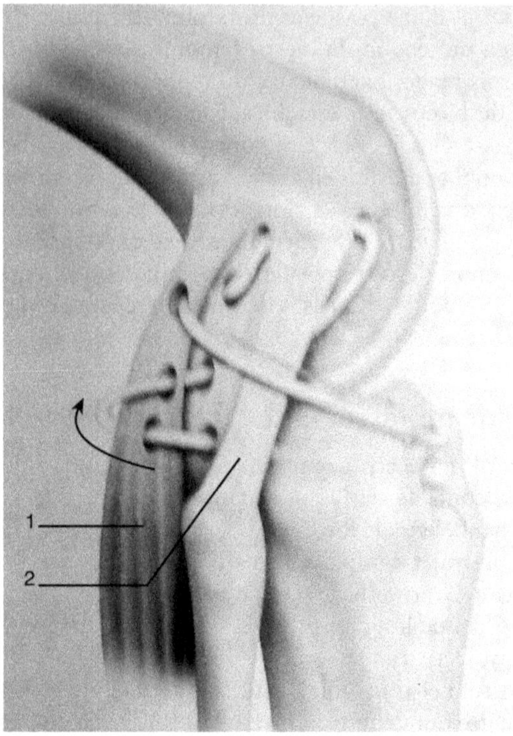

Figure 4. Plastie de Jaeger de type 1. 1 : muscle jumeau externe. 2 : LLE.

Le trajet du transplant est transtibial et traverse en arrière le jumeau externe puis est passé d'avant en arrière dans le fémur.

W. Müller [11] a également décrit une plastie au fascia lata. Elle utilise une bandelette de 10 à 15 cm de large qui est détachée du tubercule de Gerdy et est passée d'avant en arrière dans un tunnel transosseux tibial pour être fixée au niveau de l'insertion fémorale du tendon poplité (Fig. 5).

Les plasties utilisant le fascia lata nous paraissent moins appropriées dans les lésions externes, car une composante frontale pourrait secondairement s'exprimer.

Les indications de plastie isolée du PAPE sont exceptionnelles. Elles sont donc toujours associées à une reconstruction du pivot central.

Plasties du plan frontal

Greffe avec le tendon rotulien

La reconstruction du LLE par greffe du tendon rotulien est surtout utilisée pour les lésions du LLE en plein corps. Plusieurs variantes techniques existent. Nous prélevons soit le tendon rotulien controlatéral, le tendon homolatéral étant utilisé pour la reconstruction du pivot central, ou bien à l'inverse nous prélevons le

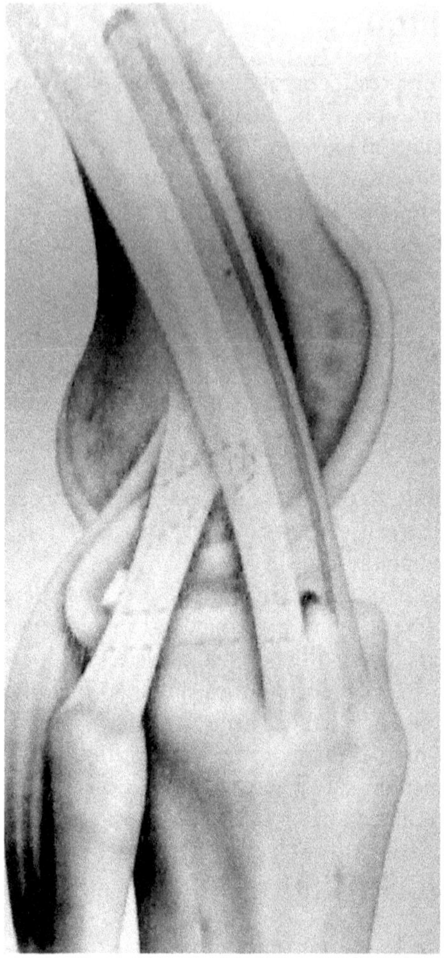
Figure 5. Plastie de Müller.

greffon le plus petit sur le genou homolatéral pour préserver au maximum l'appareil extenseur. Avant d'utiliser le tendon rotulien, il est important de mesurer sa longueur. En effet, la longueur moyenne du LLE varie de 59,2 mm à 66 mm [10, 14], alors que la longueur du tendon rotulien varie, selon les différentes séries de la littérature, entre 44 et 47 mm.

La technique la plus répandue consiste à faire une logette dans la tête du péroné et un tunnel dans la joue condylienne externe.

L'abord est externe et vertical. Le premier temps opératoire consiste à inciser le fascia lata et à repérer le nerf sciatique poplité externe. On va ensuite dégager la tête du péroné puis repérer l'insertion originelle du LLE au niveau de la métaphyse fémorale.

Pour l'insertion fémorale, un tunnel transosseux est foré dans le plan frontal. La baguette proximale du transplant (partie fémorale) est assurée par un fil métallique. Ce fil métallique est tracté depuis la métaphyse fémorale interne et est tendu sur une vis métallique. Pour l'extrémité distale de la greffe, une logette verticale de 8 mm de large est précédemment réalisée dans le sommet de la tête du péroné, le plus en avant possible. Le transplant est alors fixé par une agrafe ou un fil métallique éventuellement appuyé sur une vis. La fixation par l'adjonction d'un fil métallique en « 8 » nous paraît plus fiable. Le fil traverse le col du péroné. La vis applique le greffon et le fil tracte le greffon, empêchant son ascension (Fig. 6 et 7).

Plastie en « X » de Bousquet

Celui-ci utilise le tendon rotulien et le surtout fibreux prérotulien pour obtenir un greffon de longueur suffisante. Un tunnel osseux fémoral est perforé de part et d'autre du LLE et un tunnel identique est pratiqué dans la tête du péroné. La plastie est passée au travers des tunnels et se croise en son milieu « pour former un X ». Elle est fixée devant le LLE.

Greffe utilisant un tendon de la patte d'oie (demi-tendineux)

Une technique récemment décrite est celle de Lill [8] utilisant un tendon de la patte d'oie. Un tunnel transosseux antéropostérieur est pratiqué dans la tête du péroné, dans lequel est passé le tendon qui est fixé sur la joue condylienne au niveau de son insertion distale et proximale par une vis d'interférence. Les deux tunnels sont de même diamètre, compris entre 8 et 9 mm de large selon la taille de la greffe.

Greffe de tendon quadricipital

Récemment, Chen [2] a publié une variante technique utilisant le tendon quadricipital avec une baguette rotulienne. Ensuite la baguette rotulienne est fixée dans la tête du péroné grâce à une vis d'interférence résorbable de 9 mm de large et l'insertion de la greffe sur le condyle externe est fixée par une vis d'interférence montée sur une broche grâce à un tunnel transosseux de 7 mm de large.

Allogreffe

De nombreux auteurs [6, 7] utilisent des allogreffes de tendon d'Achille ou de tendon rotulien.

Plastie mixte

Transfert en bloc du complexe LLE-poplité

Le transfert en bloc du complexe LLE-poplité est une technique souvent utilisée. Il s'agit en fait de l'intervention décrite initialement par Trillat (1976) en

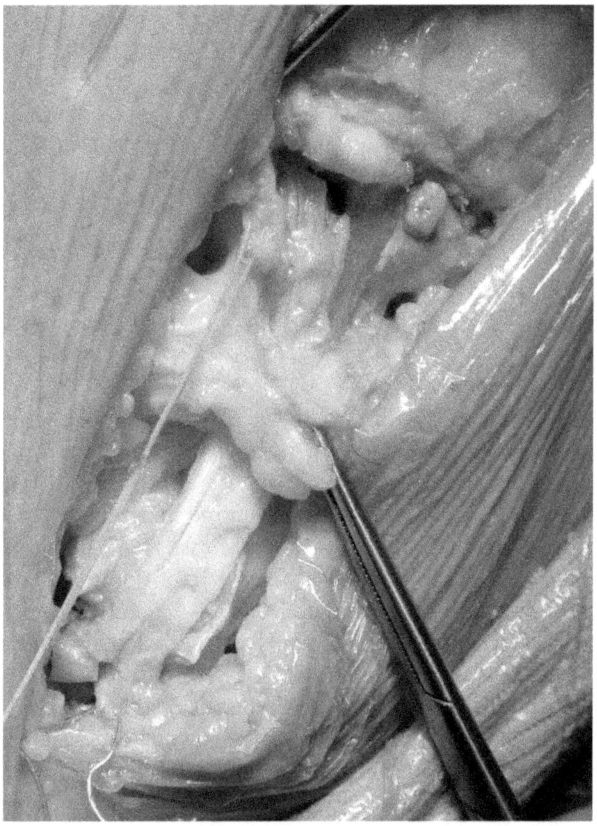

Figure 6. Greffe du LLE (vue peropératoire).

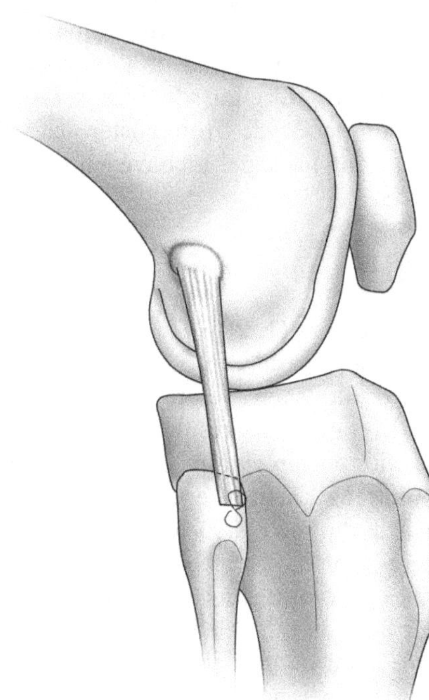

Figure 7. Greffe de LLE.

Europe et par Hughston [4] outre-Atlantique. Le complexe LLE-poplité est transposé, en bloc, grâce à un prélèvement osseux unique, en haut et en avant sur la joue condylienne externe et est fixé par une vis ou une agrafe. Cette intervention est indiquée dans les désinsertions hautes du LLE.

Elle a été reprise par Noyes [13] qui effectue une transposition uniquement proximale du complexe LLE-poplité (Fig. 8).

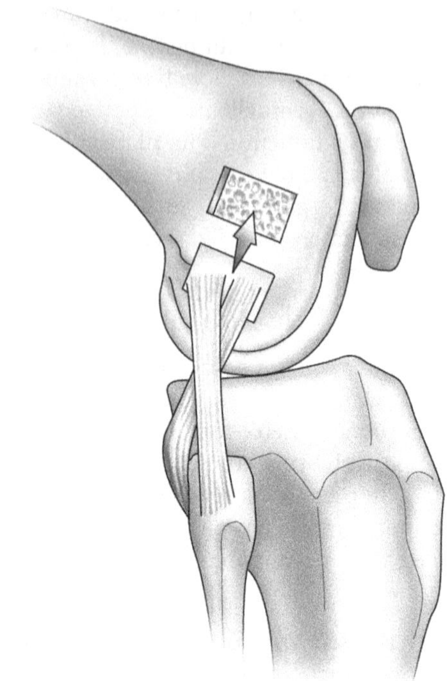

Figure 8. Le transfert en bloc du complexe LLE-poplité.

Plastie du grand poplité ou plastie en Y

La plastie du grand poplité ou plastie en Y utilise un transplant libre de tendon rotulien ou de tendon quadricipital et permet de reconstruire à la fois le LLE et le tendon poplité. La branche unique du transplant est fixée dans le tunnel fémoral au-dessus de l'insertion originelle du LLE, puis un des deux brins du transplant est fixé d'arrière en avant au niveau du Gerdy après être passé dans le tunnel tibial. Le second brin est passé dans le col du péroné d'arrière en avant (Fig. 9). Cependant cette technique ne permet pas une reconstruction « anatomique » du LLE, puisque celui-ci s'insère en avant et non en arrière sur la tête du péroné.

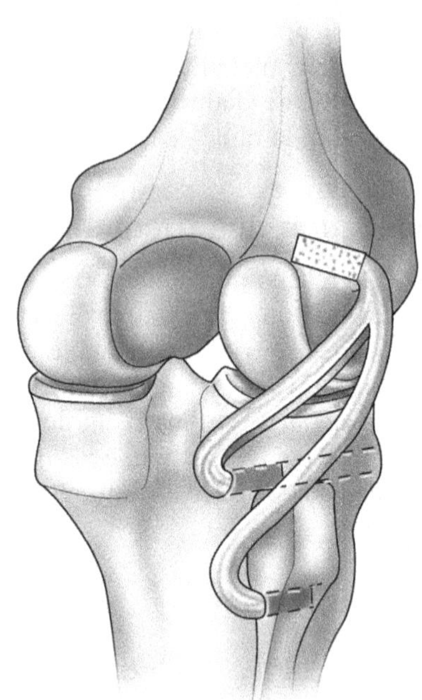

Figure 9. La plastie du grand poplité ou plastie en Y.

Ténodèse du biceps fémoral

Cette technique a été décrite par Clancy [9], qui utilise le tendon du biceps fémoral pour reconstruire le LLE. Le tendon du biceps fémoral est disséqué sur une longueur suffisante pour être fixé par une vis sur le condyle externe, en regard de l'insertion normale du LLE (Fig. 10). L'action du biceps est déroutée, diminuant son action de tiroir postéroexterne. Cette technique a pour principal inconvénient de limiter la rotation externe.

Résultats

Si plusieurs auteurs [1, 2, 5, 7, 8, 13] décrivent différentes techniques de reconstruction externe, peu donnent de résultats à moyen terme.

Jaeger [5] rapporte ses résultats sur 20 cas présentant une laxité postéroexterne avec 90 % de patients satisfaits ou très satisfaits. Cependant, seuls 12 cas ont eu une plastie du PAPE associée à une réfection d'un ou des deux croisés, dans certains cas, et également associée plus ou moins à une ostéotomie (deux cas). Il est donc difficile d'évaluer le bénéfice de la reconstruction externe étant donné l'absence d'évaluation objective de la laxité externe.

Noyes [13] fait état de 76 % de bons résultats à plus de 3 ans de recul en utilisant une allogreffe.

Indications

Le choix d'une technique est souvent une affaire d'école et aucune méthode ne s'est à ce jour impo-

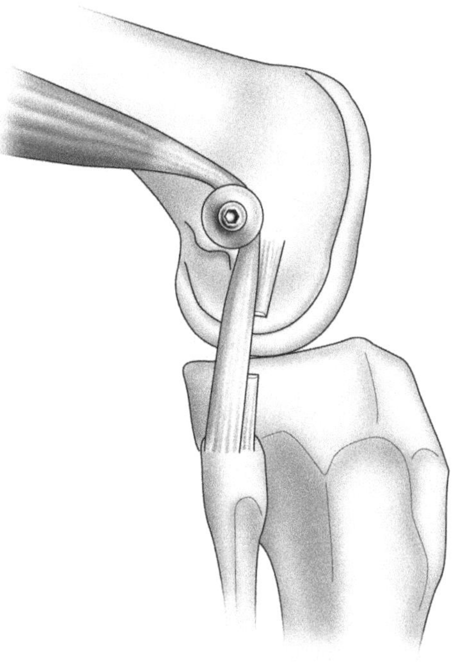

Figure 10. La ténodèse du biceps fémoral.

sée. Dans la littérature anglo-saxonne, la ténodèse du biceps fémoral a souvent été décrite essentiellement pour les laxités postéroexternes; cette technique semble aujourd'hui abandonnée au profit des réparations par greffon libre. La principale critique qui a été faite à la ténodèse décrite par Clancy est la limitation de la rotation externe qu'elle entraîne et la raideur secondaire.

Récemment, Hagemeister et al. [3] insistent sur l'importance des reconstructions « anatomiques » et rappellent que les techniques de transposition ou de ténodèses sont inefficaces à moyen terme.

La place des ostéotomies reste mal définie. Dans les laxités externes associées à une rupture d'un ligament croisé, outre la reconstruction du pivot central, l'ostéotomie tibiale de valgisation reste le geste essentiel. La reconstruction du LLE permet de limiter la valgisation apportée par l'ostéotomie. Une hypercorrection modérée est alors possible. Une hypercorrection marquée peut s'accompagner selon Noyes [12] d'une rétraction du LLE. Une ostéotomie de valgisation avec hypercorrection modérée (angle fémorotibial mécanique à 183°) associée à une greffe du LLE nous paraît préférable. Ainsi l'ostéotomie a pour but de protéger la greffe du LLE et indirectement la greffe du ligament croisé antérieur (LCA). Cependant cette ostéotomie peut s'avérer non indispensable, en particulier s'il existe un morphotype en valgus ou s'il s'agit d'une laxité dite horizontale sans composante frontale.

Références

[1] Bousquet G, Le Beguec P, Girardin P. Les laxités chroniques du genou. Paris : Medsi/ McGraw-Hill; 1991.

[2] Chen CH, Chen WJ, Shih CH. Lateral collateral ligament reconstruction using quadriceps tendon-patellar bone autograft with bioscrew fixation. Arthroscopy 2001; 17(5) : 551–4.

[3] Hagemeister N, Dual N, Yahia LH, Krudwig W, Witzel U, de Guise JA. Computer based method for the three-dimensional kinematic analysis of combined posterior cruciate ligament and postero-lateral complex reconstrucktions on cadaver knees. Knee 2003; 10 : 249–56.

[4] Hughston JC, Jacobson KE. Chronic posterolateral rotatory instability of the knee. J Bone Joint Surg 1985; 67A : 351–69.

[5] Jaeger JH. Les laxités chroniques externe et postéroexterne. Cahiers d'enseignement de la SOFCOT. Conférences d'enseignement, Paris : Expansion Scientifique Française; 1996. n° 59. p. 113–26.

[6] Laprade RF, Wentorf F. Diagnosis and treatment of posterolateral knee injuries. Clin Orthop 2002; 402 : 110–21.

[7] Lee MC, Park YK, Lee SH, Jo H, Seong SC. Posterolateral reconstruction using split achilles tendon allograft. Arthroscopy 2003; 19(9) : 1043–9.

[8] Lill H, Glasmacher S, Korner J, Rose T, Verheyden P, Josten C. Arthroscopic-assisted simultaneous reconstruction of the posterior cruciate ligament and the lateral collateral ligament using hamstrings and absorbable screws. Arthroscopy 2001; 17(8) : 892–7.

[9] Martin S, Clancy W. Posterolateral instability of the knee : treatment using the Clancy biceps femoris tenodesis. Oper Tech Sports Med 1996; 4 : 182–91.

[10] Meister BR, Michael SP, Moyer RA, Kelly JD, Schneck CD. Anatomy and kinematics of the lateral collateral ligament of the knee. Am J Sports Med 2000; 28 : 869–78.

[11] Müller W. The knee : form, function and ligament reconstruction. New York : Springer Verlag; 1983.

[12] Noyes FR. The evaluation and treatment of chronic cruciate ligament deficiencies associated with varus lower limb alignement. Cahiers d'enseignement de la SOFCOT. Conférences d'enseignement. Paris : Expansion Scientifique Française; 1994. n° 46 p. 233–50.

[13] Noyes FR, Barber-Westin SD. Surgical restoration to treat chronic deficiency of the posterolateral complex and cruciate ligaments of the knee joint. Am J Sports Med 1996; 24(4) : 415–25.

[14] Sugita T, Amis AA. Anatomic and biomechanical study of the lateral collateral and popliteofibular ligaments. Am J Sports Med 2001; 29(4) : 466–72.

Partie III

Lésions cartilagineuses fémoro-tibiales

Techniques de réparation du cartilage du genou par plastie en mosaïque

Chondral repair of the knee joint with mosaicplasty

H. ROBERT

Résumé

La greffe en mosaïque réalise le transfert d'un ou de plusieurs cylindres ostéochondraux d'une zone peu contrainte du genou vers la zone lésionnelle, habituellement condylienne. Elle suppose la connaissance préalable de nombreuses études biomécaniques, histologiques, animales et humaines qui permettent d'apporter des réponses à différents problèmes techniques. Le bilan préopératoire repose sur l'évaluation de la gêne fonctionnelle, l'axe, la stabilité du genou et l'imagerie (arthoscanner ou IRM avec des séquences cartilagineuses). L'intervention comprend un temps de prélèvement des greffons par une miniarthrotomie centrée sur la trochlée médiale ou latérale et un temps d'implantation sous arthroscopie. La lésion est évaluée selon la classification ICRS (*International Cartilage Repair Society*; siège, profondeur, localisation), mesurée avant, puis après débridement. Nous prélevons des greffes de grand diamètre, en petit nombre, sur la trochlée, du côté opposé à la lésion. Les greffes sont implantées de niveau avec le cartilage, selon un axe convergent, en *press-fit* et dans un puits ayant strictement la même profondeur. Chaque étape, prélèvement, creusement et implantation, est répétée jusqu'à couvrir toute la perte de substance. En postopératoire, la mobilisation est libre, mais l'appui est différé de 2 à 4 semaines. La plastie en mosaïque est indiquée chez des patients jeunes (avant 50 ans), présentant une lésion chondrale ou ostéochondrale en zone portante du condyle, symptomatique et de surface inférieure à 3 cm². La préarthrose est une contre-indication absolue. Toute désaxation (supérieure à 5°) ou instabilité sagittale sera traitée simultanément. Il s'agit d'une technique difficile et exigeante.

Mots clés : Greffe ostéochondrale. - Ostéochondrite. - Fracture ostéochondrale.

Summary

Autologous osteochondral transplantation consists of transferring one or several osteochondral cylinders from a weight bearing area of lesser importance in the knee to a condylar or patellar cartilage defect. Preliminary biomechanical, human and animal studies have provided answers to a number of technical questions. The preoperative evaluation is based on the assessment of functional impairment, axis, stability of the knee and imaging (arthroscan or MRI with cartilage sequences). The osteochondral grafts are harvested through a miniarthrotomy centered over the medial or lateral trochlea; they are implanted using an arthroscopic technique. The lesion is evaluated using the ICRS classification (International Cartilage Repair Society; site, depth, location), and is measured before and after debridement. We harvest a limited number of large-diameter grafts from the trochlea opposite the lesion. The grafts are implanted flush with the surrounding cartilage, with a convergent axis of the recipient holes. Each graft is delivered in press-fit fixation into a hole with exactly the same depth. Each step, graft harvesting, drilling of the recipient hole and implantation of the graft, is repeated until the whole cartilage defect has been covered. Postoperatively, rehabilitation includes immediate full range of motion, 2 to 4 weeks non-weight-bearing followed by 2 weeks of partial weight-bearing. Mosaicplasty is indicated in young patients (up to 50 years), with a symptomatic chondral or osteochondral lesion in the weight-bearing area of a femoral condyle, with a surface inferior to 3 cm². Any misalignment (varus or valgus more than 5°) or instability should be treated simultaneously. The procedure is technically difficult and demanding.

Key words: Osteochondral graft. - Osteochondritis. - Osteochondral defect.

Extrait de Conférences d'enseignement 2010
18 Mises au point en chirurgie du genou

Introduction

Le cartilage articulaire a un faible potentiel intrinsèque de réparation spontanée, connu depuis de nombreuses années [12,27]. Le risque d'évolution arthrosique des lésions chondrales profondes, en zone portante, est très élevé [36,41]. La fréquence des lésions chondrales est de 63 %, mais seules 5 % sont des lésions profondes (grades III et IV de l'International Cartilage Repair Society [ICRS]) chez les sujets de moins de 40 ans [15]. Le traitement des pertes de substance cartilagineuse focales du genou reste un sujet difficile et controversé en 2010. Depuis 50 ans, de nombreuses techniques ont cherché à réparer une lésion focale en zone portante du genou pour obtenir un tissu le plus proche possible du cartilage hyalin, dit *hyaline like*. Au début des années 1960, les perforations multiples de l'os sous-chondral ont cherché à stimuler les cellules souches pour favoriser une régénération essentiellement fibrochondrale. Cette technique a été relancée par Richard Steadman sous le nom de « microfractures » [56]. Celles-ci ne s'appliquent qu'à des pertes de substance de petite taille, récentes chez des sujets jeunes [21]. À partir de 1983, se sont développées les cultures de chondrocytes autologues sous l'impulsion de Mats Brittberg et Lars Peterson en Suède [10]. Les cultures cellulaires obtenues par repiquage dans un laboratoire de thérapie cellulaire étaient ensuite injectées sous un lambeau périosté. Les résultats étaient satisfaisants, mais la technique était difficile et imparfaite (prélèvement et suture du lambeau difficiles, mauvaise répartition spatiale des cellules). Actuellement, des chondrocytes ou des cellules souches autologues sont implantées dans une matrice, sous arthroscopie. Les greffes ostéochondrales multiples se sont développées à partir des années 1990, et restent largement utilisées car elles sont plus faciles à mettre en œuvre et moins onéreuses. Cette technique peut s'appliquer à de nombreuses articulations : genou, cheville, hanche, coude, épaule, etc., mais nous limiterons notre présentation au genou.

Historique

Plusieurs auteurs ont développé des greffes ostéochondrales massives, à partir de la rotule [45], du condyle postérieur [44], de la trochlée médiale [62]. Ces techniques n'apportent pas un greffon congruent, sont invasives et peuvent perturber la biomécanique articulaire. Ces greffes massives, uniques, semblent excessives pour la réparation d'une perte de substance de surface modérée.

L'utilisation de plusieurs cylindres ostéochondraux permet de pallier ces inconvénients, et le premier cas a été réalisé en 1988 puis publié en 1993 par Matsusue et al. [40]. Il s'agissait d'une lésion chondrale condylienne de 15 mm de diamètre, concomitante d'une rupture du ligament croisé antérieur. Trois greffes de 5 mm de diamètre et 9 mm de long ont été prélevées sur la trochlée et l'échancrure intercondylienne antérieure, et implantées sous arthroscopie. Le contrôle scopique à 2 ans a montré une bonne couverture et intégration. Bobic [8] a publié ses résultats en 1996 et Hangody a développé la technique de greffes multiples ou *mosaicplasty* à partir de 1992, avec une instrumentation spécifique, et rapporté ses premiers résultats en 1997 [23].

Les études expérimentales chez le chien [20] et le cheval ont montré qu'à 4 semaines, il existe une intégration osseuse, mais il persiste un clivage au niveau du revêtement cartilagineux entre zone donneuse et zone receveuse ; à 8 semaines, le tissu situé au niveau de la jonction entre les cylindres est de type fibrocartilagineux ; à 1 an, la structure cartilagineuse couvre 60 à 70 % de la zone greffée [22].

Bases biomécaniques et histologiques des greffes ostéochondrales

Plusieurs questions se posent.

Quel est le diamètre lésionnel minimal pour envisager une greffe chondrale ?

Une étude biomécanique sur genou de cadavre a mis en évidence un pic de pression sur les berges de la lésion à partir de 10 mm de diamètre [19]. Une lésion d'un plus petit diamètre n'a pas d'incidence sur la pression marginale. Une valeur seuil de 9 mm a été définie par Convery et al. chez le cheval [14]. Ce seuil lésionnel de 10 mm est celui adopté par de nombreux auteurs pour envisager une réparation chondrale en zone portante [10,41]. Le pic de pression sur les berges est proportionnel à la taille de la lésion et au poids du sujet.

Quelle est l'importance de la réduction de pression apportée par une greffe ostéochondrale ?

La réalisation d'une perte de substance chondrale de 16 mm de diamètre (2 cm^2) sur un condyle humain en zone d'appui majore la pression sur la périphérie de 92 %. Si l'on y implante trois greffes de 8 mm de diamètre, la pression n'est plus augmentée que de 35 % en bordure lésionnelle. La pression sur la zone de greffe est inférieure de 30 % à la pression sur le condyle intact [30].

Quel est le rôle de la désaxation frontale ?

Un axe en varus sur une lésion chondrale médiale augmente les contraintes marginales, d'autant plus que le varus est plus important. Seule la création d'un valgus entre 0 et 4° permet de répartir les pressions sur les deux compartiments [42].

Quelle est la zone idéale de prélèvement ?

Théoriquement, il faut prélever dans une zone de faible pression, de courbure et d'épaisseur voisines de celles de la zone receveuse.

Zone la moins contrainte

Garretson et al. [18] ont étudié les pressions sur les berges de la trochlée avec des capteurs électriques plans, lors de mouvements de flexion de 0 à 105°. La pression était faible sur la trochlée médiale et sur la trochlée latérale basse. Compte tenu des largeurs différentes de ces deux zones, ils ont suggéré de prélever des petits greffons sur la trochlée médiale et des greffons plus gros sur la trochlée latérale basse. Pour Guettler et al. [19], des greffons de 5 mm de diamètre prélevés sur la trochlée latérale n'ont pas d'effet sur la pression marginale. Nous n'avons pas la réponse pour des greffons plus gros.

Zone de convexité concordante

La restauration de la courbure du condyle est importante pour maintenir une bonne répartition des contraintes. Toute perte de courbure expose à une sous- ou surcontrainte sur la greffe. Deux études sur cadavres ont permis de déterminer que la trochlée médiale ou latérale basse (au-dessus de l'échancrure intercondylienne) offre la meilleure courbure pour les condyles ; la zone haute est plus convexe. Le pourtour de l'échancrure est plat et convient à la restauration de la trochlée [1,4].

Zone d'épaisseur la plus favorable

L'épaisseur du cartilage est très variable selon la zone et elle est proportionnelle aux contraintes. Plusieurs études ont mesuré l'épaisseur de cartilage des différentes zones donneuses : trochlées médiale et latérale, échancrure, à partir d'arthroscanners [58] ou de genoux de cadavres [1]. Pour Thaunat et al., l'épaisseur de la zone donneuse est en moyenne de 1,8 mm (1,33 à 1,97 mm), donc inférieure à celle de la zone d'appui des condyles, zone receveuse habituelle, qui est de 2,5 mm (2,41 à 2,69 mm). L'épaisseur est supérieure sur les berges de la trochlée par rapport au pourtour de l'échancrure, surtout latérale [58].

> *Point important*
>
> Les zones paratrochléennes médiales et latérales, à partir du sulcus terminalis, conviennent pour couvrir un défect condylien.

Quelle est la technique de prélèvement la plus fiable ?

L'étude de Keeling et al. [29] a comparé le prélèvement par arthrotomie et par arthroscopie. Les greffons (de 7 mm de diamètre) présentaient une incongruence inférieure à 1 mm dans 57 et 69 % des cas respectivement. Si la technique arthroscopique semble plus fiable, elle est plus difficile, notamment sur la trochlée latérale, et expose aux fractures marginales. Le défaut de congruence en surface, pour un même défaut d'angle, augmente avec le diamètre de la greffe.

Quels facteurs influencent la stabilité des greffons ?

Stabilité verticale selon les dimensions de la greffe

Sur des fémurs porcins, différents diamètres (8 et 11 mm) et différentes longueurs (10, 15 et 20 mm) de greffons ont été testés à l'arrachement axial. Les greffes de 11 mm de diamètre et de 15 et 20 mm de longueur avaient une résistance supérieure [16].

Stabilité verticale selon la longueur du puits receveur

Sur une étude cadavérique, Kock et al. [31] ont comparé la stabilité en poussée axiale de greffons parfaitement adaptés à la longueur du puits et de greffons plus courts. Les greffes ajustées à la longueur étaient 2 à 3 fois plus stables [31].

Stabilité horizontale selon l'effet *press-fit*

Deux types de greffes ont été implantés dans des condyles de lapins : sans ou avec effet *press-fit*. Dans le premier groupe, sans effet *press-fit*, à 24 semaines, le cartilage était plus épais, la densité chondrocytaire était augmentée et il existait de nombreux *clusters* de chondrocytes hypertrophiques. Dans le deuxième groupe, avec effet *press-fit*, le cartilage n'était pas modifié et un léger surdimensionnement en largeur des greffons était souhaitable pour conserver le caractère mature du cartilage [38]. Lorsque la greffe était légèrement saillante, elle subissait une dégénérescence chondrale en surface et une cavitation en profondeur [47].

> *Point important*
>
> Les greffes doivent être de grand diamètre, de même longueur que le puits receveur et implantées en *press-fit*.

Quelle est la conséquence d'une incongruence de surface des greffons ?

Une expérience sur le mouton a comparé trois situations des greffes par rapport à la surface : de niveau, pénétrée de 1 mm et pénétrée de 2 mm. Si la greffe était de niveau ou pénétrée de 1 mm, elle gardait son caractère hyalin et s'hypertrophiait, mais au-delà elle nécrosait. Il semble qu'une greffe non mise en contrainte disparaît [26].

Quel est le risque sur la viabilité cellulaire de l'impaction des greffes ?

Sur une étude cadavérique, Patil et al. [46] ont montré que la force d'impaction de greffes de 8 mm de diamètre n'avait pas d'incidence sur la viabilité cellulaire sous réserve de rester sous le seuil de 400 N (pression < 10 MPa) et d'avoir la même longueur pour le greffon et le puits receveur. Si la greffe était plus longue que le puits, la pression d'insertion dépassait 15 MPa, ce qui est nocif pour les chondrocytes. La répétition de plusieurs impacts de faible énergie était moins dangereuse pour les chondrocytes que peu d'impacts à forte énergie.

Quel est le devenir des greffons transplantés ?

Lane et al. [33] ont réalisé des transplantations de 2 greffons de la trochlée sur le condyle chez 6 chèvres adultes. À 3 mois, la surface de 10 greffes sur 12 apparaissait normale ; dans 2 cas, ils notaient des fibrillations en surface. La partie osseuse du greffon était parfaitement consolidée dans son plot ; en revanche, il n'y avait pas de cicatrisation cartilagineuse en surface. En microscopie confocale, 95 % des cellules des greffons étaient vivantes et synthétisaient des glycoaminoglycanes. Cependant, la dureté des greffes mesurée par un test d'indentation était très supérieure à celle du cartilage avoisinant. Au total, les modifications de dureté des greffes semblent secondaires et restent inexpliquées ; s'agit-il d'un remodelage secondaire ?

Kock et al. [32] ont pu analyser histologiquement un cas de mosaïque à l'aide de 3 greffons sur le condyle médial chez un homme de 49 ans. En raison d'un échec clinique, à 3 ans postopératoires, l'ensemble du condyle greffé prélevé lors de la pose d'une prothèse totale du genou a pu être étudié. L'intégration osseuse était bonne, le cartilage hyalin en surface était viable, la *tide mark* était continue, mais la jonction chondrale avec la zone receveuse ne s'était pas faite. La viabilité des greffes à 1 an de recul a été confirmée par Barber et al. [3].

> *Point important*
>
> La greffe ostéochondrale vit, s'intègre bien dans son puits osseux, mais plus rarement en surface.

Quel est le devenir de la zone donneuse ?

Habituellement, la zone donneuse est laissée vide et des contrôles arthroscopiques secondaires ont montré une surface déprimée avec du tissu fibreux en profondeur [2,3]. Certains auteurs ont cherché à combler cette zone par un plot ostéopériosté prélevé sur le tibia [60]. Ces tentatives n'ont pas permis d'obtenir un comblement osseux de qualité. Aucune étude expérimentale n'a étudié le devenir du greffon provenant de la zone receveuse et reposé dans la zone donneuse.

Avantages et inconvénients des greffes ostéochondrales autologues

Avantages

La greffe ostéochondrale constitue une unité fonctionnelle viable apportant un cartilage hyalin sur un support osseux (figure 1). Les dimensions des greffons peuvent être adaptées dans certaines limites à la zone receveuse. Il s'agit d'une chirurgie en un temps, ne

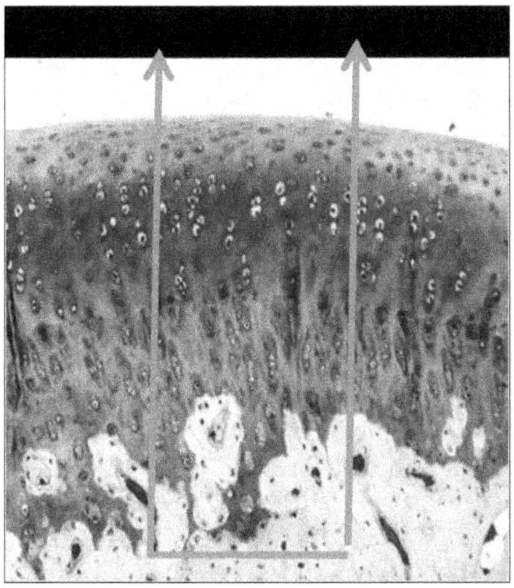

Figure 1. Prélèvement d'une unité fonctionnelle comprenant le cartilage hyalin et l'os sous-chondral.

nécessitant pas le recours à un laboratoire de thérapie cellulaire. Les risques infectieux sont faibles et le risque de rejet est nul.

Inconvénients

La technique impose une grande rigueur de prélèvement et d'implantation pour obtenir une couverture maximale (≥ 80 %) par des greffons stables et jointifs. Le prélèvement de plusieurs greffons peut exposer à des douleurs fémoropatellaires.

Bilan préopératoire

Clinique

La survenue d'une perte de substance chondrale et focale du genou peut être la conséquence d'un traumatisme direct ou d'une ostéochondrite. Il n'existe pas de signe clinique spécifique d'une lésion chondrale, mais l'association de douleurs survenant dans certaines positions du genou, d'épanchements, de blocages est évocatrice. L'examen recherche une douleur localisée à la pression condylienne ou rotulienne, qui peut orienter vers le site lésionnel. Il faut également rechercher une laxité sagittale ou frontale et une désaxation frontale. Le bilan clinique du patient doit inclure l'historique, le niveau sportif, l'indice de masse corporelle (IMC).

Imagerie des lésions ostéochondrales

Le bilan comprend au minimum une radiographie de face et profil en charge pour objectiver un éventuel pincement fémorotibial, qui serait une contre-indication à la réparation, et préciser les dimensions d'une ostéochondrite. L'incidence fémoropatellaire à 30° apprécie le centrage rotulien et l'épaisseur des berges de la trochlée qui pourront servir de zone donneuse. L'analyse de la surface et de la profondeur des pertes de substance ostéochondrale repose sur l'arthroscanner, l'imagerie par résonance magnétique (IRM) ou l'arthro-IRM. Le bilan permettra de classer la lésion selon les 4 grades de profondeur de l'ICRS. L'arthroscanner spiralé procure si nécessaire des coupes inframillimétriques, une reconstruction dans tous les plans mais impose une lecture très attentive. Les atteintes de plus de 50 % de l'épaisseur du cartilage et les fissurations sont mieux dépistées en arthroscanner qu'en IRM [11] et la spécificité de cette technique serait meilleure [58]. L'IRM avec les séquences « classiques » (écho de spin T1, écho de gradient T1 ou T2) ne permet pas de dépister plus de 55 % des lésions chondrales [11,21], mais sa spécificité est toujours élevée; ce sont les lésions superficielles qui sont méconnues. L'atteinte de l'os sous-chondral, en l'absence de traumatisme récent, permet de suspecter une lésion profonde (grade 3 ou 4). Les séquences spécifiques du cartilage sont les suivantes : l'écho de gradient 3D avec saturation des graisses, permettant des coupes de 3 à 4 mm d'épaisseur et des reconstructions dans les trois plans de l'espace, et le *fast spin-echo* (FSE) avec saturation de graisse (*fat-sat*) permettent d'améliorer les performances [10]. Pour des lésions de grades 2 à 4, comparativement à l'arthroscopie, la sensibilité est de 93 % et la spécificité de 94 %, avec des séquences 3D *fat-sat* [11]. L'arthro-IRM est indiquée dans le bilan d'une ostéochondrite pour connaître l'état du spongieux receveur et dans celui d'une lésion traumatique pour connaître sa surface [7]. En effet, ces lésions sont « cratériformes », bordées de lambeaux instables, et seule leur partie profonde sera décelée et mesurée par la seule IRM, ce qui conduit régulièrement à une sous-estimation de la surface [49].

Technique des greffes en mosaïque

Nous décrirons notre technique sur une lésion condylienne, sous arthroscopie, étape par étape, avec l'ancillaire auquel nous sommes habitués (Single Use OATS® système de la société Arthrex) (figure 2).

Installation

Le patient est en décubitus dorsal, sous anesthésie générale ou péridurale. Le membre repose sur la table et la flexion est possible jusqu'à 120°. Un garrot est mis en place à la racine de la cuisse et sera gonflé en cas de nécessité. Le pied est en appui sur un support pour maintenir un angle de flexion du genou permettant une visée orthogonale sur la lésion (figure 3). Cet angle est déterminé par une radiographie de profil avec une pince dirigée vers la lésion et n'empiétant pas sur le tibia (figure 4a, b).

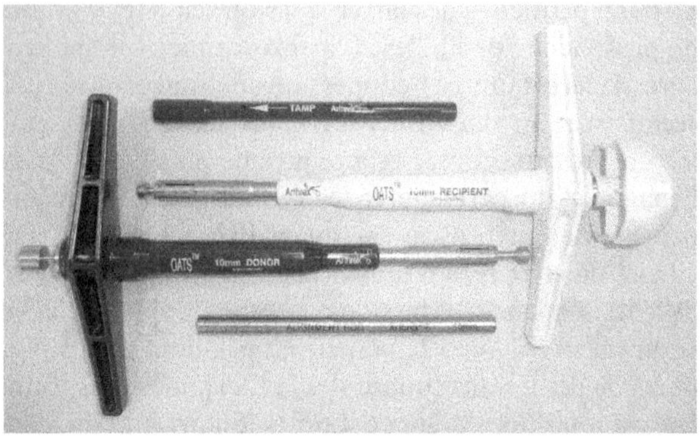

Figure 2. Ancillaire Single use OATS® de la société Arthrex.

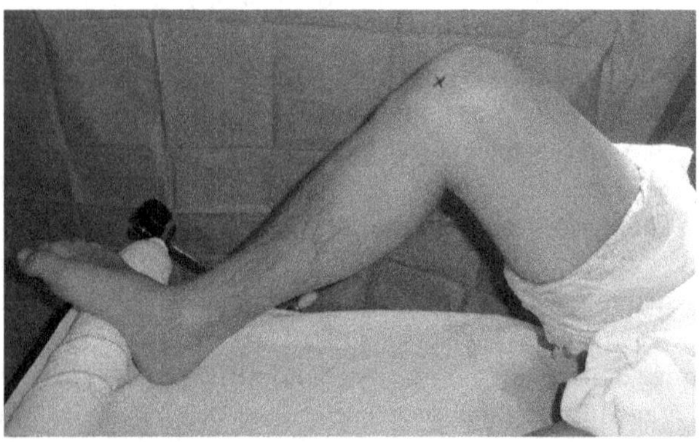

Figure 3. Le patient est installé en décubitus dorsal sur une barre à genou.

Voies d'abord

La voie du scope, antéromédiale ou antérolatérale, sera opposée à la voie instrumentale située directement en face de la lésion. Cette voie instrumentale sera choisie à tâtons avec une aiguille intramusculaire longue (18 G) pour être strictement perpendiculaire à la lésion condylienne. Habituellement, cette voie sera plus centrale que d'ordinaire, en raison de la courbure du condyle, sans être transtendineuse. La voie sera plutôt verticale pour donner plus de liberté de mouvement aux instruments et pouvoir être éventuellement convertie en miniarthrotomie.

Bilan arthroscopique

La lésion condylienne est évaluée selon la classification ICRS, en 9 secteurs pour la localisation, 4 stades pour la profondeur (habituellement, la lésion est de stade 3 ou 4). La lésion est mesurée en hauteur et largeur, puis photographiée avec le crochet pour avoir une échelle. Les lésions traumatiques à l'emporte-pièce ont des berges cratériformes avec des lambeaux instables; les ostéochondrites sont souvent mieux délimitées mais sont plus profondes. Le débridement lésionnel permet d'obtenir des berges saines et abruptes, plutôt à l'aide du bistouri froid (lame de 11 mm) ou d'une curette que du shaver, jugé trop agressif. La persistance de berges de mauvaise qualité expose à la non-fusion des plots en périphérie. Après débridement, la lésion est remesurée précisément avec un crochet court dont le coude a une longueur connue (figure 5), ou est long et gradué (figure 6), ou en utilisant la technique de l'arc lésionnel en flexion douce du genou [49,53]. Le siège et la surface mesurée seront déterminants pour le choix de

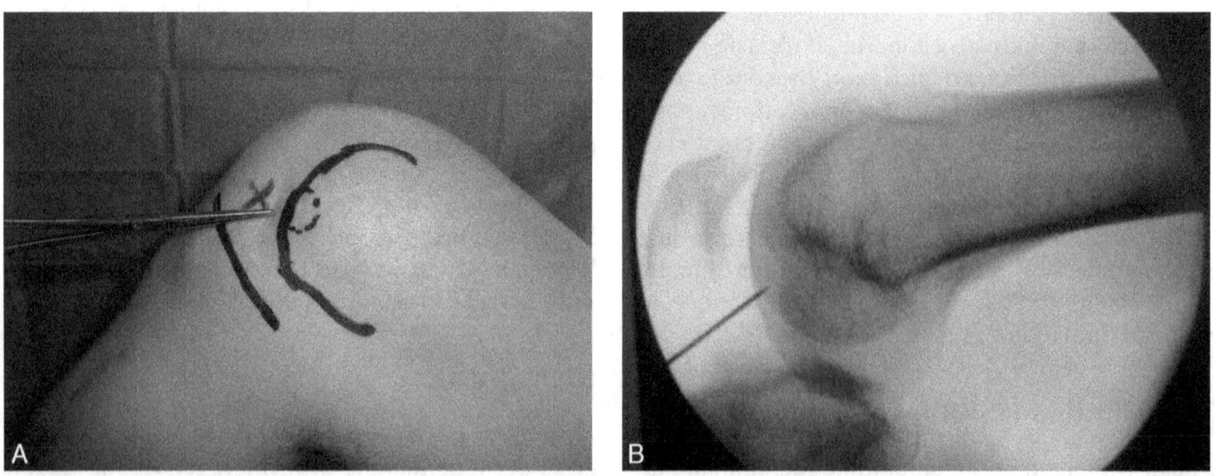

Figure 4. a et b. Un contrôle radioscopique permet de s'assurer que le degré de flexion du genou est suffisant pour accéder directement à la zone de greffe.

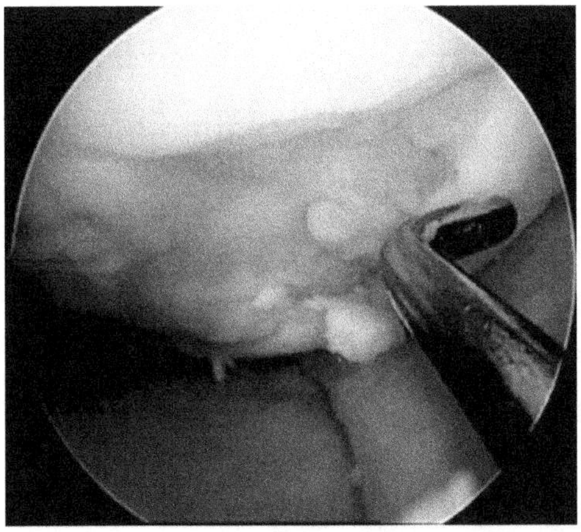

Figure 5. Mesure arthroscopique des dimensions lésionnelles avec un crochet court.

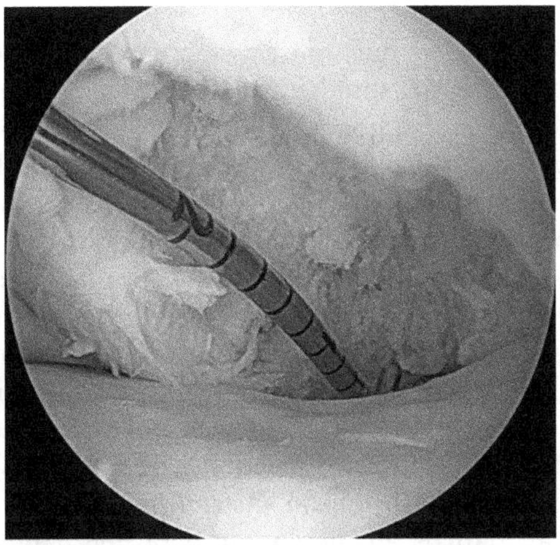

Figure 6. Mesure des dimensions lésionnelles avec un crochet long et gradué.

l'abord : arthroscopique ou par miniarthrotomie. Si la lésion est très postérieure et volumineuse, l'accès par scopie est difficile et on réalisera une arthrotomie. Dans les autres cas, l'arthroscopie est possible si l'on en maîtrise bien la gestuelle. Pour faciliter le passage des instruments, et éviter les interpositions, il est indispensable de bien nettoyer la porte instrumentale de toutes les franges synoviales au bistouri et au shaver synovial.

Planning

En fonction de la surface lésionnelle, il faut choisir le nombre et le diamètre des greffons. Certains préfèrent [22,28] des greffes de diamètre moyen, 5 à 7 mm, ce qui impose d'en prélever plus; d'autres [8] font le choix de greffes de grand diamètre (10 à 11 mm).

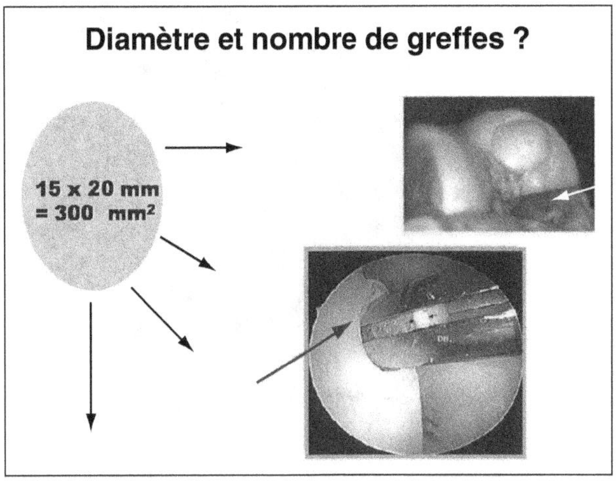

Figure 7. Choix des différentes options en nombre et diamètre de greffes pour une surface de 3 cm².

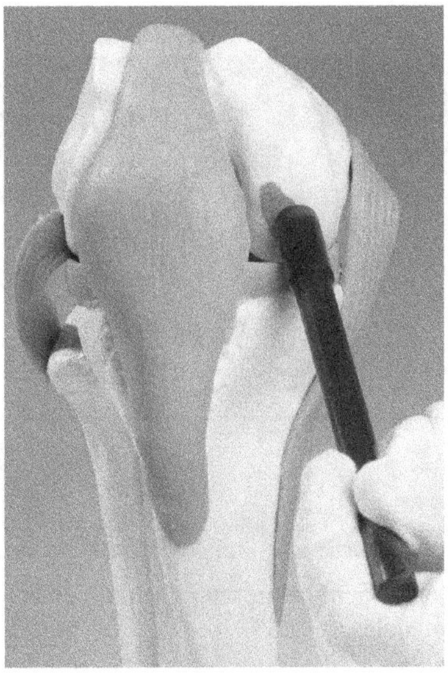

Figure 8. Estimation du nombre nécessaire de greffes avec un impacteur cylindrique du même diamètre que les ciseaux de prélèvement.

À titre personnel, nous préférons prélever moins de greffons mais de grand diamètre pour améliorer leur stabilité, la couverture et simplifier la gestuelle. Si l'on prélève des greffes de petit diamètre, le risque de fracture et d'insuffisance de couverture nous semble supérieur. La figure 7 illustre les différentes possibilités de couverture d'une perte de substance condylienne selon le nombre de greffes utilisées. Pour simuler le recouvrement de la lésion, nous utilisons un impacteur souple, de diamètre connu, de l'instrumentation Arthrex; celui-ci est reporté autant de fois que nécessaire sur la perte de substance (figure 8). Nous limitons les prélèvements à 3 greffons de grand diamètre

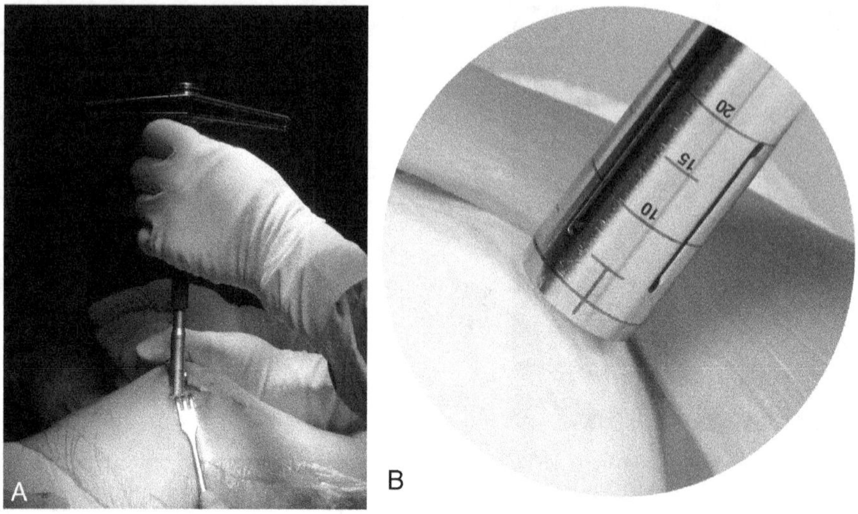

Figure 9. a et b. Prélèvement par arthrotomie latérale sur la trochlée de trois greffons. Le ciseau gouge doit respecter la double obliquité de la trochlée pour rester orthogonal à la surface chondrale.

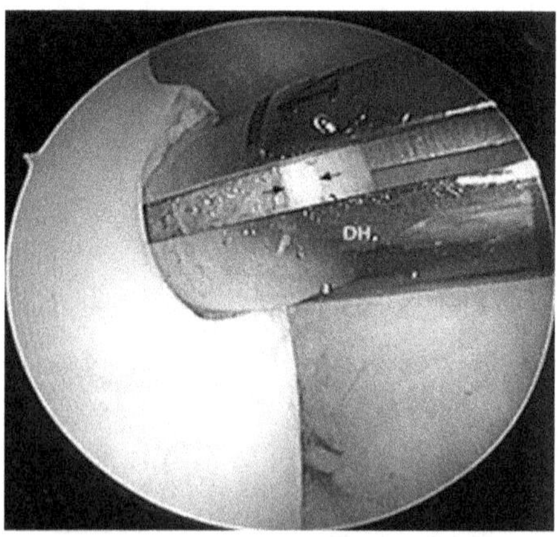

Figure 10. Prélèvement arthroscopique d'un greffon unique sur la trochlée médiale.

(10 ou 11 mm) sur la trochlée latérale au-dessus du sulcus terminalis ; sur la trochlée médiale, plus petite, nous prélevons des greffes de 8 ou 9 mm ; sur l'échancrure intercondylienne, nous limitons le diamètre à 6 mm. Nous nous efforçons de n'utiliser qu'un kit de prélèvement à usage unique pour limiter les coûts.

Prélèvement des greffons

Nous prélevons habituellement les greffons par une miniarthrotomie parapatellaire haute de 3 cm (figure 9a, b) plutôt que par scopie (figure 10), comme le préconise Hangody [22]. Nous commençons par prélever sur la trochlée opposée au condyle lésé. Ainsi, pour couvrir le condyle médial, nous prélevons sur la trochlée latérale et inversement. Ce choix est fondé sur la possibilité de distinguer, en cas de douleurs postopératoires, celles qui sont en rapport avec le prélèvement de celles qui sont liées à la greffe. Le prélèvement à l'aide du ciseau gouge cylindrique « donneur » doit être très minutieux pour respecter la double orthogonalité de la trochlée. L'instrument est saisi fermement et positionné perpendiculairement au cartilage pour ne pas déraper. Le contrôle se fait sur la marque laser qui doit rester parallèle à la surface, pendant toute la progression. La stricte orthogonalité est essentielle pour obtenir un greffon parfaitement cylindrique ; en cas de désaxation de 10°, lors du prélèvement d'une greffe de 10 mm de diamètre, la marche d'escalier induite sera de 1 mm. L'instrument est poussé au marteau (jamais au moteur) jusqu'à une hauteur de 15 mm au minimum, sans imprimer de mouvement de rotation. La greffe fera 15 mm pour une lésion traumatique, et 20 mm pour une ostéochondrite. Lorsque la profondeur souhaitée est atteinte, le ciseau de prélèvement peut être tourné de 180° plusieurs fois et manœuvré comme un levier pour fracturer en profondeur la greffe. Si un mouvement de rotation est imprimé avant d'avoir atteint la longueur souhaitée, il s'ensuivra immanquablement une fracture spiroïde de la greffe. Le premier greffon est prélevé juste au-dessus du sulcus et les suivants au-dessus encore. Le genou est maintenu en flexion légère pour le premier greffon puis est étendu. La longueur du greffon ostéochondral est appréciée avec la réglette de l'instrument « donneur » pour pouvoir creuser un puits receveur qui ait exactement la même longueur. La greffe est maintenue dans sa gaine durant le temps de creusement et non dans du sérum physiologique. En cas de besoin seulement, nous prélevons au pourtour de l'échancrure, sous arthroscopie, car la convexité et l'épaisseur

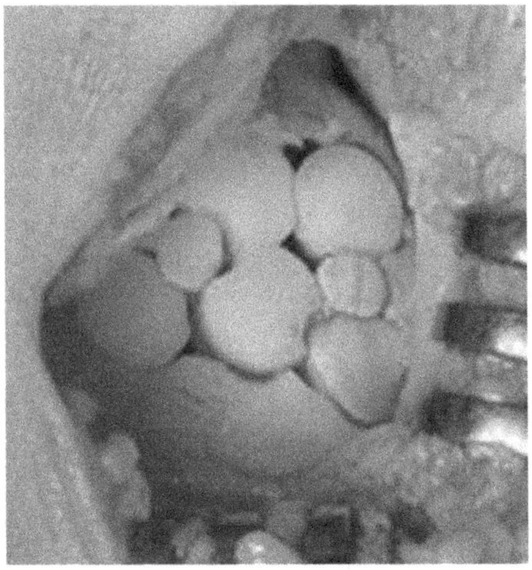

Figure 11. Comblement par des greffes de diamètre différent prises sur la trochlée (10 mm de diamètre) et l'échancrure (6 mm de diamètre) dans le cas d'une large perte de substance.

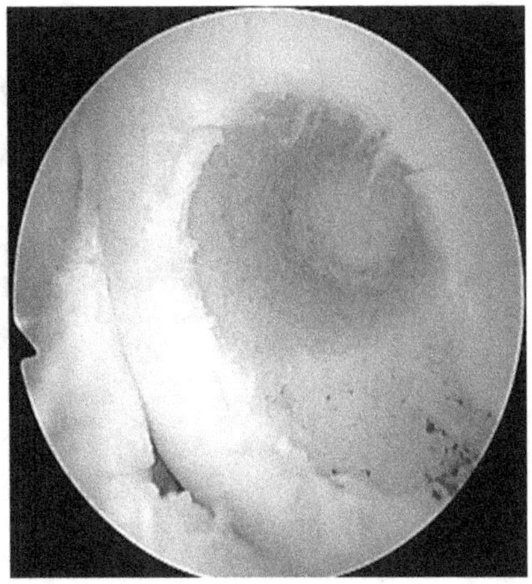

Figure 12. Le premier puits est creusé dans la zone receveuse condylienne.

de cartilage sont moins favorables. Dans ce cas, on obtiendra une mosaïque de greffons de deux diamètres différents, comme l'illustre la figure 11.

Implantation des greffons

Nous poursuivons l'intervention sous arthroscopie. On s'assure que la porte instrumentale est bien orthogonale à la zone à greffer. Le creusement du puits « receveur » est réalisé avec un ciseau gouge cylindrique de 1 mm de diamètre plus petit que le ciseau « donneur » pour avoir un effet *press-fit*. Le ciseau « receveur » est positionné sur la lésion juste en bordure de l'avivement, bien perpendiculairement; la marque laser est parallèle à la surface chondrale saine. La pénétration est faite au marteau sous contrôle scopique jusqu'à une profondeur identique à la longueur du greffon prélevé. Le ciseau peut alors être tourné de 180° plusieurs fois et sorti du genou (figure 12). La longueur du puits est vérifiée avec un calibreur souple (figure 13). La greffe extraite de ce puits sera impactée dans le puits donneur en fin d'intervention. Le greffon « donneur » est présenté en face du puits condylien et est poussé par serrage progressif de la vis de pénétration (figure 14a, b). Lorsque la pénétration est presque complète, l'instrument est retiré, et la greffe est poussée sous contrôle scopique avec l'impacteur souple. L'idéal est de la positionner affleurante par rapport au reste du condyle sain. Une petite marche d'escalier (inférieure à 0,5 mm) est fréquente et sera sans incidence sur le résultat. Lorsque plusieurs greffons sont nécessaires, la même procédure est recommencée : prélèvement–creusement–pénétration. L'objectif étant de restaurer une surface convexe, il faut, pour

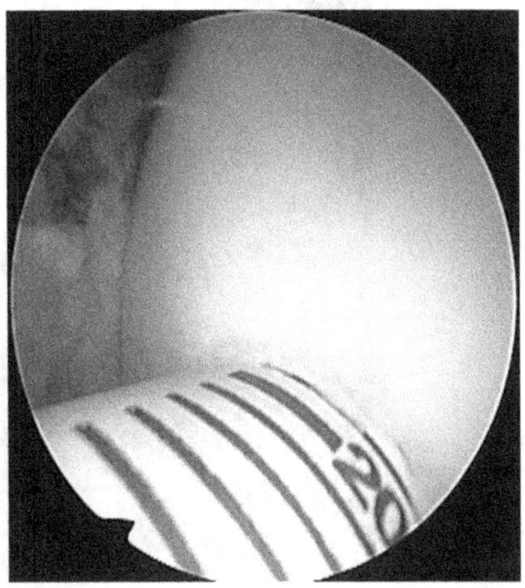

Figure 13. La longueur du puits receveur est mesurée et doit correspondre à celle du greffon.

chaque greffon, prendre une direction vers le centre du condyle, ce qui impose de « mordre » sur les greffons adjacents, sans les déstabiliser (figure 15a, b). Ce n'est possible que si chaque greffe est bien en appui sur le fond du puits. Si l'on ne respecte pas la convergence des greffons, la surface reconstruite sera plane, « palissadique » et non convexe. La direction imprimée à chaque puits doit être radiaire et non parallèle (figure 16). L'objectif est de recouvrir le maximum de la perte de substance par du cartilage, au moins 80 %, et de bien « caler » les greffons sans laisser d'espace. S'il reste un espace entre les puits, il pourra être comblé par une pâte osseuse obtenue par broyage d'un greffon receveur. Une fois tous les greffons en place, on imprime des mouvements de flexion-extension pour s'assurer de la parfaite stabilité de la reconstruction (figure 17). Les puits donneurs seront remplis en fin d'intervention par les plots issus des puits receveurs

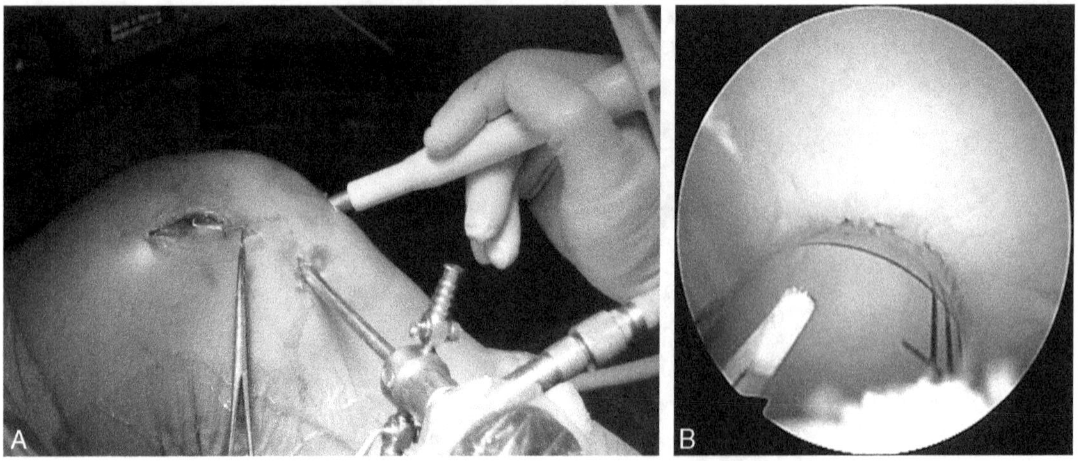

Figure 14. a et b. Le greffon est présenté en face du puits et pénètre progressivement par serrage de la vis.

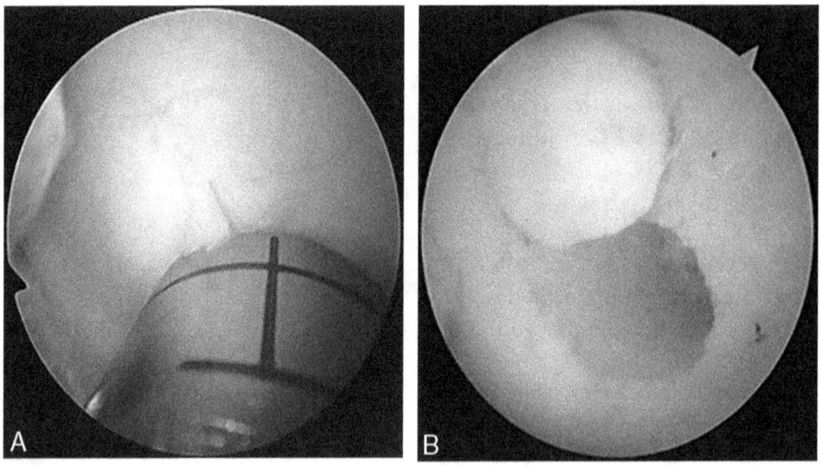

Figure 15. a et b. Un deuxième puits est creusé en «mordant» légèrement sur la greffe précédente pour respecter la convexité du condyle et le comblement optimal.

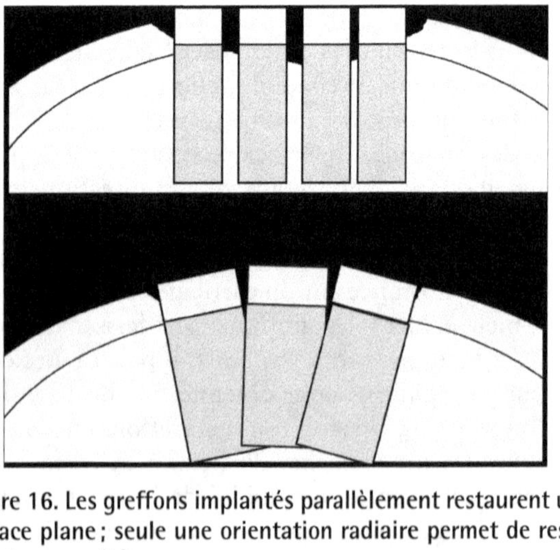

Figure 16. Les greffons implantés parallèlement restaurent une surface plane ; seule une orientation radiaire permet de restituer la convexité.

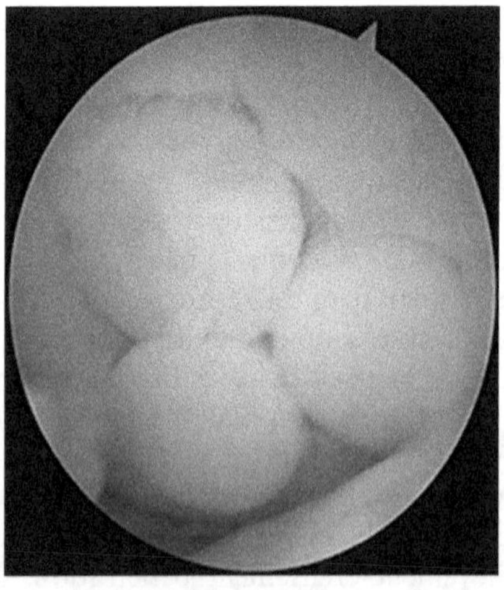

Figure 17. Vue arthroscopique de trois greffes en place.

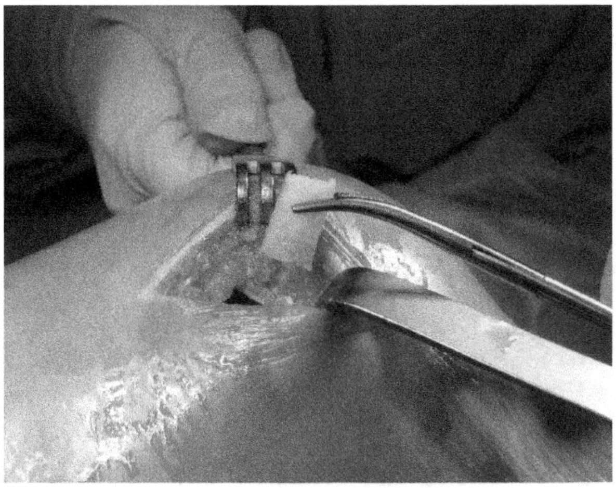

Figure 18. Comblement du puits donneur avec le plot receveur.

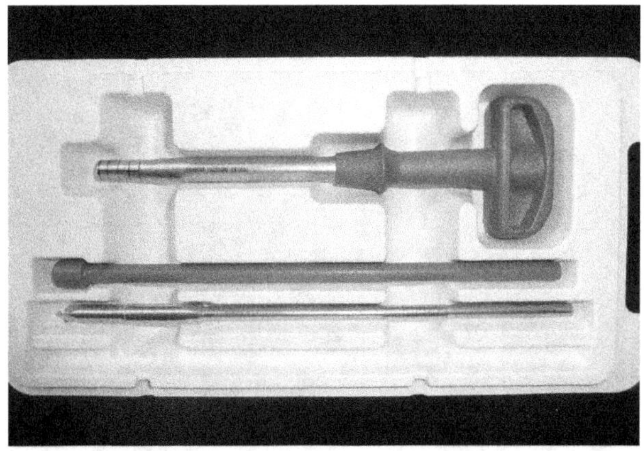

Figure 19. Ancillaire *single use* de MosaicPlasty™ de Smith & Nephew.

(figure 18). En fin d'intervention, un drainage est mis en place pour 24 h et les incisions sont fermées. Nous n'utilisons pas d'attelle limitant la mobilité.

Technique avec l'instrumentation MosaicPlasty™ de Smith & Nephew

Les étapes sont identiques jusqu'au prélèvement. Le greffon est extrait du ciseau et mis dans du sérum. La réalisation du puits receveur nécessite deux étapes : forage avec une mèche protégée par un guide puis dilatation au diamètre de la greffe. L'introduction et l'impaction de la greffe sont faites avec le même guide. Les diamètres des ciseaux sont de 2,7 à 8,5 mm. L'instrumentation MosaicPlasty™ à usage multiple est louée au laboratoire et il existe une instrumentation à usage unique (figure 19).

Technique des greffes en mosaïque de la rotule

L'arthrotomie est indispensable pour obtenir l'éversion de la patella. Les greffes sont prélevées de préférence au pourtour de l'échancrure, plus plate que sur la trochlée, et sont d'une profondeur de 12 mm. Le creusement des puits receveurs doit être légèrement convergent pour reconstruire la crête médiane ou parallèle pour une facette (figure 20).

Technique des greffes en mosaïque du tibia

La technique de greffe d'un plateau tibial sur de petites surfaces est possible mais difficile. La préparation du tunnel receveur nécessite une visée oblique (de 20 à 30°) à partir d'une fenêtre corticale tibiale, à l'aide d'un

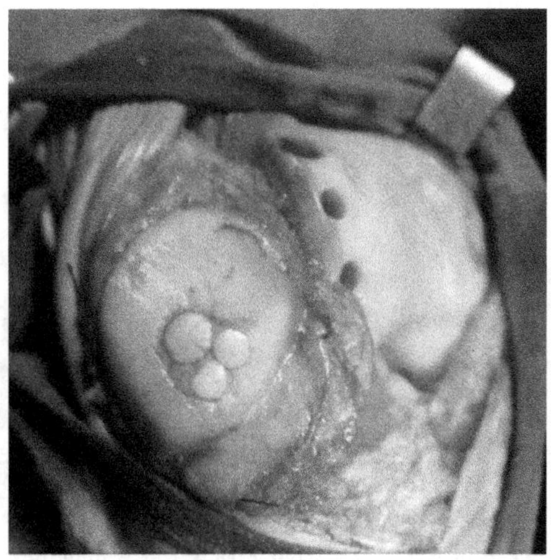

Figure 20. Greffe de la rotule avec trois greffons après éversion complète.

viseur de ligamentoplastie du ligament croisé antérieur (LCA), positionné sous arthroscopie. On prélèvera la greffe sur la trochlée médiale ou latérale avec le même angle de visée. Le greffon sera extrait puis monté dans le tunnel tibial en prenant soin de bien conserver l'obliquité souhaitée (figure 21a, b). Lorsqu'il est de niveau avec le cartilage périphérique, une vis d'interférence résorbable le bloque dans le tunnel. La société Arthrex a développé un ancillaire spécifique pour cette indication (Retrograde OATS® System). En postopératoire, l'appui n'est autorisé qu'à partir de la 6e semaine.

Suites postopératoires

Le genou sera glacé pendant plusieurs semaines pour éviter toute hémarthrose. L'usage des anticoagulants dépend des habitudes de chacun, du recours ou non au garrot, de la reprise éventuelle de l'appui. S'ils sont utilisés, leur sur-

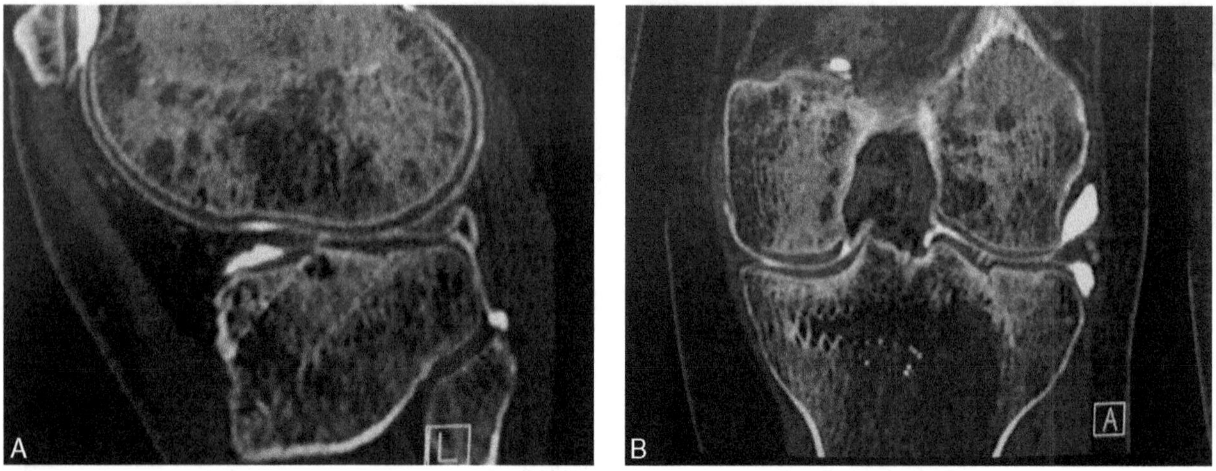

Figure 21. a et b. Contrôles par arthroscanner d'une greffe du plateau tibial médial. (Collection de P. Djian.)

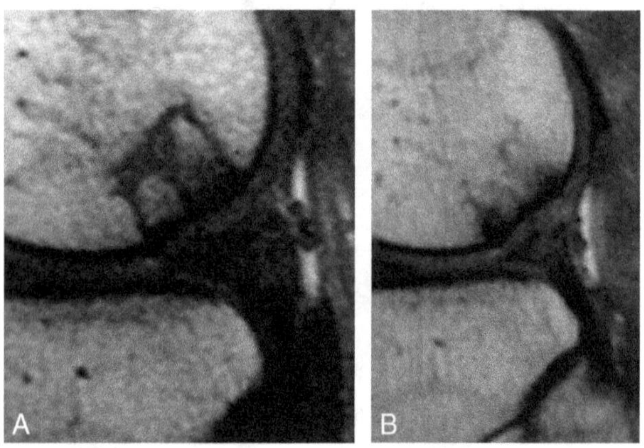

Figure 22. a et b. Contrôles par IRM à 3 et 6 mois postgreffe du condyle médial.

dosage expose aux hémarthroses très pénalisantes pour la rééducation. Elles surviennent dans 8 % des cas pour Hangody et al. [21]. L'antibioprophylaxie est souhaitable pendant 24 h. La couverture antalgique (pompe à morphine, cathéter crural) et anti-inflammatoire est essentielle pour favoriser la mobilisation précoce, sans attelle.

Rééducation

Greffe des condyles

En cas de greffon(s) unique ou doubles mais stables, la reprise de l'appui est possible d'emblée [8]. Si plusieurs greffes ont été réalisées, le non-appui est recommandé pendant 2 à 3 semaines, puis l'appui est progressivement repris et sera complet 2 ou 3 semaines plus tard [22,50]. La mobilisation libre et précoce du genou, véritable « rodage articulaire », est fortement recommandée pour la lubrification et la nutrition chondrales. Elle peut être libre ou sur un arthromoteur. Le travail en chaîne ouverte est commencé immédiatement puis, à partir de la 3e semaine, le travail en chaîne fermée. La course est reprise à 10 semaines, et les sports de pivot après 5 mois.

Greffe de la rotule

L'appui est d'emblée possible mais la flexion est limitée à 20 à 30° pendant 3 à 4 semaines. Le travail en chaîne ouverte commence après la 3e semaine.

Greffe associée à une ostéotomie tibiale

C'est l'ostéotomie qui dicte la conduite; le non-appui est habituellement de 4 semaines, suivi d'un appui partiel pendant 3 ou 4 semaines. Le reste du protocole est respecté.

Greffe associée à une plastie du LCA

C'est la greffe ostéochondrale qui impose son propre protocole.

Suivi des greffes

L'IRM est l'examen de choix pour le suivi des greffes en demandant des séquences spécifiques : T2, FSE, en densité de proton avec et sans saturation des graisses; T1, gradient d'écho avec suppression des graisses [11]. Durant les premiers mois, la greffe va consolider en profondeur et cicatriser en surface. Le signal du spongieux de la greffe reste identique à celui du spongieux receveur; en revanche, la jonction osseuse en hyposignal devient de moins en moins visible (figure 22a, b). En surface, l'hyposignal chondral reste épais et devient continu avec celui du cartilage receveur. L'IRM permet de dépister des anomalies des greffes : mauvaise intégration, dégénérescence en surface, œdème osseux, épanchement synovial. Le score MOCART (Magnetic Resonance Observation of Cartilage Repair Tissue) permet de faire une évaluation chiffrée des réparations [59]. La persistance d'un hypersignal jonctionnel ou en profondeur fait craindre l'absence d'intégration du greffon.

Cas particuliers

Greffes ostéochondrales multiples sur une ostéochondrite

Pour obtenir la consolidation d'une ostéochondrite, Berlet et al. ont proposé en 1999 l'implantation de plusieurs plots de 4,5 mm de diamètre [6]. Le principe est d'apporter un tuteur biologique pour la cicatrisation du fragment en place (figure 23).

Greffe et vissage d'une ostéochondrite

En cas d'ostéochondrite de stade 3 de l'ICRS, la refixation seule du fragment encore pédiculé ne permet pas toujours chez l'adulte d'obtenir une consolidation satisfaisante [35]. La combinaison d'un vissage et de l'implantation d'un ou de plusieurs plots de petit diamètre (4,5 mm), dite « fixation plus », améliore les chances de consolidation (figure 24) [37].

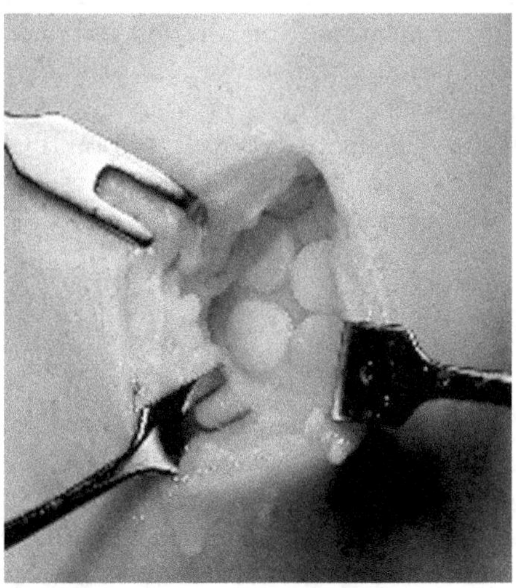

Figure 23. Greffe ostéochondrale multiple sur une large ostéochondrite selon la technique de Berlet.

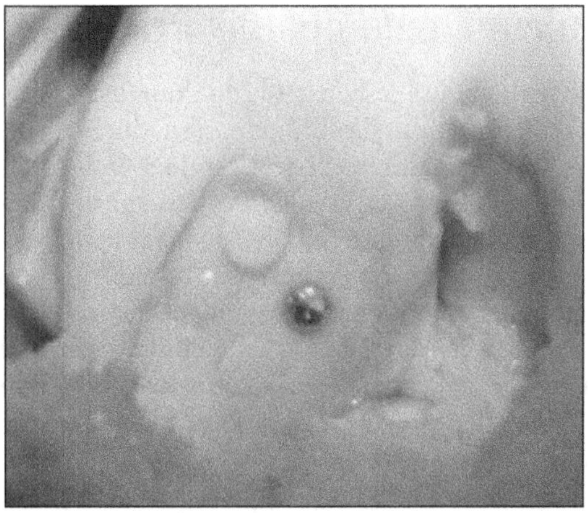

Figure 24. Fixation par vis et greffe d'une ostéochondrite selon la technique « Fixation plus ». (Collection de P. Beaufils.)

Mega-OATS®

En cas de très large lésion condylienne (diamètre supérieur à 2 cm), il est possible de prélever le condyle postérieur et de tailler le greffon pour l'implanter en *press-fit*. La préparation de la zone receveuse et du greffon nécessite une instrumentation spécifique (Mega-OATS® d'Arthex). Le condyle prélevé se remodèle, mais il existe un risque de dégénérescence de ce compartiment. Il s'agit d'une technique de sauvetage [9].

Complications

Fracture du greffon lors du prélèvement

Le greffon sera instable, une fois implanté, s'il fait moins de 10 mm de longueur utile. Mieux vaut en reprendre un de bonne longueur (15 mm au minimum).

Greffon trop pénétré

La greffe sera inefficace au-delà de 2 mm de pénétration. Il faut alors préparer le puits adjacent du deuxième greffon et relever le greffon trop pénétré avec un crochet puis le stabiliser provisoirement par une minibroche, lors de l'impaction du deuxième greffon.

Hémarthrose postopératoire

Un saignement majeur est rare mais nécessite une ponction voire un lavage sous arthroscopie. L'hémorragie provient habituellement des puits de prélèvement, surtout si ceux-ci sont multiples et non comblés par du spongieux des puits receveurs.

Douleurs fémoropatellaires

La zone donneuse reste parfois douloureuse ou le siège de crépitations en flexion-extension durant les premiers mois mais rarement au-delà de 3 mois (3 % des cas pour Hangody et Jakob). Les contraintes fémoropatellaires doivent être réduites pendant cette période. Deux cas d'hypertrophie fibreuse et douloureuse de la zone donneuse, conduisant à un débridement arthroscopique, ont été décrits [34]. Le comblement par un tissu fibrocartilagineux serait médiocre si le diamètre des greffes dépasse 8 mm [13]. Pour Sagstetter et al., le nombre et le diamètre des greffes n'ont pas d'influence sur l'avenir de la fémoropatellaire; seul l'IMC a un rôle défavorable [54]. Il existerait un risque d'arthrose fémoropatellaire latérale (2,3 %) à long terme [21].

Nécrose du cartilage des greffons

Habituellement, le patient reste douloureux et l'IRM montre l'absence de restauration de la continuité du revêtement chondral. L'arthroscopie permet de réimplanter une greffe d'un diamètre supérieur, après débridement.

Pseudarthrose des greffons

Le diagnostic repose sur la persistance des douleurs sur la zone greffée au-delà de 3 à 4 mois. Le risque augmente si les greffes sont de petite taille (inférieure à 6 mm) et nombreuses (au-delà de 4). L'IRM met en évidence un hypersignal autour des greffons. Une ou plusieurs nouvelles greffes surdimensionnées sont nécessaires dans les mêmes puits.

Résultats

Hangody et al. [21] ont rapporté récemment les résultats de 789 lésions condyliennes, 31 lésions tibiales et 147 lésions fémoropatellaires, avec dans 81 % des cas un geste associé (méniscal, ligamentaire ou osseux). À 15 ans de recul au maximum, leurs résultats étaient les suivants : 92 % de bons et très bons résultats cliniques pour le condyle, 87 % pour le tibia et 74 % pour la fémoropatellaire. Il est difficile de faire la part entre la greffe chondrale et le geste associé dans les résultats de cette importante série. Dans une publication antérieure, les contrôles radiographiques n'avaient pas montré de pincement cartilagineux, et les IRM retrouvaient une fusion osseuse et cartilagineuse sur la zone receveuse ainsi qu'une bonne congruence de la néosurface [22]. Sur 83 biopsies, l'auteur a retrouvé un cartilage hyalin dans 83 % des cas (collagène de type II et glycoaminoglycanes) et surtout une parfaite continuité des matrices. Dans une série de 87 sportifs de haut niveau, Hangody et al. ont rapporté 64 % de reprise au même niveau, 19 % à un niveau inférieur et 17 % d'interruption de tout sport [21]. Un âge inférieur à 30 ans et la motivation sont des facteurs de succès dans cette population de sportifs. De nombreux autres auteurs ont publié leurs résultats sur les lésions condyliennes; le taux de bons et très bons résultats est de 84 % à 4 ans de recul pour Chow et al., de 88 % à 2 ans de recul pour Jacob et al., de 87 % à 1 an de recul pour la Société française d'arthroscopie (SFA) [13,28,51].

Tous ces auteurs insistent sur les avantages des *mosaicplasties* : la simplicité de la technique opératoire réalisée en un temps, l'apport d'une unité fonctionnelle ostéochondrale autologue et vivante, le faible coût et la faible morbidité, mais la fréquence des gestes associés aux greffes va de 45 % [28] à 85 % [22].

Une publication récente fait état d'une dégradation des résultats initiaux satisfaisants (appréciés à l'aide du score de Lysholm et d'une échelle de la douleur) entre 1 et 7 ans postopératoires, sans donner d'explication claire [55]. Hangody et al. ont également rapporté une dégradation radiologique modérée en cas de lésion de grande taille (supérieure à 3 cm^2) chez des sportifs, à long terme [21].

Deux équipes ont fait des études randomisées comparant les *mosaicplasties* et les greffes de chondrocytes de première et deuxième génération à 1 an au minimum de recul. Pour Horas et al. [25], les résultats cliniques étaient meilleurs et plus rapides avec les *mosaicplasties*, et l'avantage sur le plan histologique allait aux *mosaicplasties* malgré la non-fusion des berges chondrales des plots. Pour Bentley et al. [5], les deux techniques apportaient une amélioration clinique, mais la non-fusion des plots en bordure était en défaveur des mosaïques. L'histologie des greffes de chondrocytes était plus fréquemment de type hyalin ou fibrohyalin. Les *mosaicplasties* étaient contre-indiquées pour les lésions rotuliennes.

Contre-indications

Il est évident que la greffe en mosaïque ne s'applique pas aux situations suivantes : préarthrose et arthrose, arthropathies inflammatoires, antécédents infectieux du genou, tumeurs, patients âgés de plus de 50 ans ou les enfants (en raison d'un risque iatrogénique élevé). Les contre-indications relatives sont : le surpoids, le tabagisme sévère et la mauvaise compliance au traitement [21].

Indications

Il est difficile de prendre la décision de réparation d'une lésion chondrale symptomatique du genou, en raison de sa complexité technique et de ses risques ; elle ne peut être envisagée que chez des patients dont on a évalué la gêne fonctionnelle, la demande sportive et dont le bilan lésionnel est suffisamment précis pour faire un choix. Il nous semble important de laisser le patient évaluer lui-même sa douleur, sa limitation de mobilité au quotidien, ses fonctions (marche, descente des escaliers, station assise, accroupissement, conduite auto, course à pied, saut, pivot, etc.) et le retentissement sur sa vie personnelle, familiale et professionnelle. On peut utiliser le Knee and Osteoarthritis Outcome Score (KOOS) ou le score de l'International Cartilage Repair Society (ICRS) qui se recoupent et conviennent très bien aux lésions focales du genou. C'est la première étape de la décision thérapeutique. Ensuite, l'imagerie, IRM, arthro-IRM ou arthroscanner, permettra de localiser et de mesurer la surface et la profondeur de la lésion. Seules les lésions qui restent douloureuses après une période d'observation d'au moins 3 mois seront prises en charge, sauf exception.

Plusieurs options sont possibles devant une lésion symptomatique et isolée du condyle fémoral en fonction de sa taille, déterminée par le bilan d'imagerie. Les techniques de réparation cartilagineuse ne doivent être proposées qu'à des pertes de substance localisées à une seule surface portante, peu étendues, profondes (grades III et IV) et symptomatiques (score subjectif ICRS < 55 sur 100) chez des sujets jeunes (avant 50 ans). Les lésions associées (ménisque, ligament) devront être préalablement ou simultanément traitées. Toute désaxation du genou supérieure à 5° nécessite une ostéotomie simultanée ou préalable. Schématiquement [21], en deçà de 1 cm^2, aucune réparation ne s'impose ; si, après débridement, la surface est comprise entre 1 et 3 cm^2, les microfractures, les autogreffes ostéochondrales et les greffes de chondrocytes sont possibles, le choix étant déterminé par la qualité de l'os sous-chondral. Au-delà de 3 cm^2 (ou 2 cm de diamètre), la greffe de chondrocytes sera préférée à la greffe ostéochondrale multiple. La greffe de chondrocytes dans une matrice doit être proposée, après échec des autres procédés. L'ostéochondrite (OCD) de stade 4 de l'ICRS (fragment détaché) est une lésion souvent profonde qui relève d'une autogreffe ostéochondrale multiple ou d'une greffe de chondrocytes. En revanche, si le fragment d'OCD est pédiculé et de bonne épaisseur, il est préférable de le conserver en le fixant après avivement de la niche [35]. Les lésions rotuliennes centrées ne sont pas une bonne indication des greffes en mosaïque. Les indications sont aléatoires et risquées quand il s'agit de lésions complexes, comme les lésions graves ostéoarticulaires et ligamentaires combinées ou les genoux multiopérés ou la préarthrose (*salvage procedure* de T. Minas [43]). Les indications doivent aussi être posées à partir des désirs d'un patient informé et responsabilisé qui évolue lui-même, comme le chirurgien, dans un environnement économique difficile.

Conclusion

La greffe en mosaïque est une technique efficace mais exigeante. La préparation de la zone receveuse ne doit pas laisser des berges instables. Il est préférable de prélever des greffes de grande taille en petit nombre sur la trochlée médiale ou latérale (à l'opposé de la greffe), par une miniarthrotomie. L'implantation par scopie ou arthrotomie doit être affleurante, radiaire, non agressive pour les cellules. Le recouvrement doit être maximal (supérieur à 80 %) et stable (en *press-fit*). Toute désaxation (supérieure à 5°) ou instabilité sera traitée simultanément ou préalablement. Il est souhaitable de limiter cette technique aux pertes de substance dont la surface est au maximum de 3 cm^2.

Références

[1] Ahmad CS, Cohen ZA, Levine WN, Ateshian GA, Mow VC. Biomechanical and topographic considerations for autologous osteochondral grafting in the knee. Am J Sports Med 2001; 29(2) : 201–6.

[2] Ahmad C, Guiney WB, Drinkwater CJ. Evaluation of site intrinsic healing response in autologous osteochondral grafting of the knee. Arthroscopy 2002; 18 : 95–8.

[3] Barber AF, Chow JCY. Arthroscopic osteochondral transplantation : histologic results. Arthroscopy 2001; 8 : 832–5.

[4] Bartz RL, Kamaric E, Noble PC, Lintner D, Bocell J. Topographic matching of selected donor and recipient sites for osteochondral grafting of the articular surface of the femoral condyle. Am J Sports Med 2001; 29 : 207–12.

[5] Bentley G, Briant LC, Carrington WJ, Akmal M, Goldberg A, Williams AM, et al. A prospective randomised comparison of autologous chondrocyte implantation versus mosaicplaty for osteochondral defects in the knee. J Bone Joint Surg 2003; 85-B : 223–30.

[6] Berlet GC, Mascia A, Miniaci A. Treatment of unstable osteochondritis dissecans lesions of the knee using autogenous osteochondral grafts (mosaicplasty). Arthroscopy 1999; 15 : 312–6.

[7] Blum A, Loeuille D, Lochum S, Kohlman R, Grignon B, Coudane H. L'arthro-IRM : principes et applications. J Radiol 2003; 84 : 639–57.

[8] Bobic V. Arthroscopic osteochondral autograft transplantation in ACL reconstruction : a preliminary clinical study. Knee Surg Sports Traumatol Arthros 1996; 3 : 262–4.

[9] Braun S, Minzlaff P, Hollweck R, Wortler K, Imhoff AB. The 5.5 years results of mega OATS autologous transfert of the posterior femoral condyle : a case-series study. Arthritis Res Ther 2008 ; 10(3) : 68.
[10] Brittberg M, Lindahl A, Nilsson A, Peterson L. Treatment of deep cartilage defects in the knee with autologous chondrocyte implantation. N Engl J Med 1994 ; 331 : 889–95.
[11] Brittberg M, Winalski C. Evaluation of cartilage injuries and repair. J Bone Joint Surg 2003 ; 85-A : 58–69.
[12] Buckwalter JA, Mankin HJ. Articular cartilage degeneration and osteoarthritis, repair, regeneration and transplantation. Instr Course Lect 1998 ; 47 : 487–504.
[13] Chow JCY, Hantes ME, Houle JB, Zalavras CG. Arthroscopic autogenous osteochondral transplantation for treating knee cartilage defect : a 2-to-5-year follow-up study. Arthroscopy 2004 ; 7 : 681–90.
[14] Convery FR, Akeson WH, Keown GH. The repair of large osteochondral defects. An experimental study in horses. Clin Orthop 1972 ; 82 : 255–62.
[15] Curl W, Krome J, Gordon ES, Rusching J, Smith BP, Poehling GG. Cartilage injuries : a review of 31516 knee arthroscopies. Arthroscopy 1997 ; 13 : 456–60.
[16] Duchow J, Hess T, Kohn D. Primary stability of press-fit implanted osteochondral grafts. Am J Sports Med 2000 ; 28 : 24–7.
[17] Freimert B, Oberländer Y, Schwarz W, et al. Diagnosis of chondral lesions of the knee joint : can MRI replace arthroscopy ? Knee Surg Sports Traumat Arthro 2004 ; 12 : 58–64.
[18] Garretson RB, Katolic LI, Beck PR, Bach BR, Cole BJ. Contact pressure at osteochondral donor sites in the patellofemoral joint. Am J Sports Med 2004 ; 32 : 967–74.
[19] Guettler JH, Demetropoulos CK, Yang KH, Jurist KA. Osteochondral defect in human knee. Influence of defect size on cartilage rim stress and load distribution to surrounding cartilage. Am J Sports Med 2004 ; 32 : 1451–8.
[20] Hangody L, Kish G, Kàrpàti Z. Autogenous osteochondral graft technique for replacing knee cartilage defects in dogs. Orthop Int 1997 ; 5(19) : 175–81.
[21] Hangody L, Vasarhelyi G, Hangody LR, Sukosd Z, Tibay G, Bartha L, Bodo G. Autologous osteochondral grafting, technique and long term results. Injury 2008 ; 39S1 : 32–9.
[22] Hangody L, Fules P. Autologous osteochondral mosaicplasty for the treatment of full thickness defects of weight-bearing joints. J Bone Joint Surg 2003 ; 85-A Suppl 2 : 25–32.
[23] Hangody L, Kish G, Karpati Z. Arthroscopic autogenous osteochondral mosaicplasty for the treatment of femoral condylar articular defect. Knee Surg Sports Traumatol Arthros 1997 ; 5 : 262–7.
[24] HAS, Haute Autorité de Santé. Évaluation de la greffe chondrocytaire du genou. Rapport d'étape http : //www.has.sante.fr/ 2005.
[25] Horas U, Pelinkovic D, Herr G, Aigner T, Schnettler R. Autologous chondrocyte implantation and osteochondral cylinder transplantation in cartilage repair of the knee joint. J Bone Joint Surg (Am) 2003 ; 85 : 185–92.
[26] Huang FS, Simonean PT, Norman AG, Clark JM. Effects of small incongruities in a sheep model of osteochondral grafting. Am J Sports Med 2004 ; 32 : 1842–8.
[27] Hueter W. On the structure and disease of articular cartilage. Philos Trans R Soc 1743 ; 42 : 514–21.
[28] Jacob R, Franz T, Gautier E, Mainil Varlet P. Autologous osteochondral grafting in the knee : indications results and reflections. Clin Orthop 2002 ; 401 : 170–84.
[29] Keeling JJ, Gwinn DE, McGuigan FX. A comparison of open versus arthroscopic harvesting of osteochondral autografts. The Knee 2009 ; 16 : 458–62.
[30] Kock NB, Smolders JMH, Van Susante JLC, Buma P, Van Kampen A, Verdonschot N. A cadaveric analysis of contact stress restoration after osteochondral transplantation of a cylindrical cartilage defect. Knee Surg Sports Traumatol Arthros 2008 ; 16 : 461–8.
[31] Kock NB, Van Susante J, Buma P, Van Kampen A, Verdonschot N. Press-fit stability of an osteochondral autograft : influence of different plug length and perfect depth aligment. Acta Orthop 2006 ; 77 : 422–8.
[32] Kock NB, Van Susante JLC, Wymenga AB, Buma P. Histological evaluation of a mosaicplasty of the femoral condyle, retrieval specimens obtained after TKA. Acta Orthop Scand 2004 ; 75(4) : 505–8.
[33] Lane JG, Tontz Jr. WL, Ball ST, Massie JB, Chen AC, Bae WC, et al. A morphologic, biochemical, and biomechanical assessment of short-term effects of osteochondral autograft plug transfer in an animal model. Arthroscopy 2001 ; 17(8) : 856–63.
[34] LaPrade RF, Botker JC. Donor-site morbidity after osteochondral transfert procedures. Arthroscopy 2004 ; 7 : E15.
[35] Lefort G, Moyen B, Beaufils P, De Billy B, Breda R, Cadilhac C, et al. Osteochondritis dissecans of the femoral condyles : report of 892 cases. Rev Chir Orthop Réparatrice Appar Mot 2006 ; 92 : 2S97 141.
[36] Linden B. Osteochondritis dissecans of the femoral condyles : a long term follow-up study. J Bone Joint Surg 1977 ; 59-A : 769–76.
[37] Lintz F, Pandeirada C, Boisrenoult P, Pujol N, Charrois O, Beaufils P. La « Fixation plus ». Évaluation d'une technique originale de fixation de l'OCD de l'adulte, Communication Congrès Sofcot Paris 2009.
[38] Makino T, Fujioka H, Terukina M, Yoshiya S, Matsui N, Kurosaka M. The effect of graft sizing on osteochondral transplantatioin. Arthoscopy 2004 ; 20 : 837–40.
[39] Matsusue Y, Yamamuro T, Hama H. Arthoscopic multiple osteochondral transplantation to the chondral defect in the knee associated with ACL disruption. Arthroscopy 1993 ; 9(3) : 318–21.
[40] Matsusue Y, Kotake T, Nakagawa Y, Nakamura T. Arthroscopic osteochondral autograft transplantation for chondral lesion of the tibial plateau of the knee. Arthroscopy 2001 ; 6 : 655–9.
[41] Messner K, Maletius W. The long term prognosis for severe damage to weight bearing cartilage in the knee : a 14-year clinical and radiographic follow-up in 28 young athletes. Acta Orthop Scand 1996 ; 67 : 165–8.
[42] Mina C, Garrett WE, Pietrobon R, Glisson R, Higgins L. High tibial osteotomy for unloading osteochondral defect in the medial compartment of the knee. Am J Sports Med 2008 ; 36 : 949–55.
[43] Minas T. Autologous chondrocyte implantation for focal defects of the knee. Clin Orthop 2001 ; 391 S : 349–61.
[44] Müller W. Osteochondritis dissecans. In : Hastings DE, éd. Progress in orthopaedic surgery, Vol 3. Springer-Verlag ; 1978. p. 135.
[45] Outerbridge KK, Outerbridge AR, Outerbridge RE. The use of a lateral patellar autologous graft for the repair of a large osteochondral defect of the knee. J Bone Joint Surg 1995 ; 77 : 65–72.
[46] Patil S, Butcher W, D'Lima DD, Steklov N, Bugbee WD, Hoeneche HR. Effect of osteochondral graft insertion forces on chondrocyte viability. Am J Sports Med 2008 ; 36 : 1726–32.
[47] Pearce SG, Hurtig MB, Clarnette R, Kalra M, Cowan B, Miniaci A. An investigation of 2 techniques for optimizing joint surface congruency using multiple osteochondral autografts. Arthroscopy 2001 ; 17 : 50–5.
[48] Pridie KH. A method of resurfacing osteoarthritic knee joionts. J Bone Joint Surg 1959 ; 41-B : 618–9.

[49] Robert H. Évaluation arthroscopique des lésions chondrales du genou. Maîtrise Orthopédique 2007; 162 : 12–7.
[50] Robert H. Les techniques de réparation chondrale et ostéochondrale du genou. Incidences sur la rééducation. Ann Réadaptation Med Phys 2002; 45 : 62–8.
[51] Robert H, Boyer T. Symposium « Réparation cartilagineuse ». Annales de la Société Française d'Arthroscopie. Montpellier : Sauramps Medical; 2000. p. 155–271.
[52] Robert H, Bahuaud J. Traitement des lésions ostéochondrales dans la pathologie ligamentaire du genou. In : Landreau P, Christel P, Djian P, éds. Pathologie ligamentatire du genou. Springer; 2003. p. 567–79.
[53] Robert H, Lambotte JC, Flicoteaux R. Arthroscopic measurement of cartilage lesions of the knee condyle. Principles and experimental validation of a new method. Cartilage 2010. Sous presse.
[54] Sagstetter A, Kriner M, Imhoff AB, Hinterwimmer S. Donor site morbidity after osteochondral autologous transplantation for lesion of the talus. J Bone Joint Surg 2009; 91-A : 1683–8.
[55] Solheim E, Hegna J, Oyen J, Austgulen OK, Harlem T, Strand T. Osteochondral autografting in articular cartilage defects in the knee : results at 5 to 9 years. The Knee 2010; 17 : 84–7.
[56] Steadman JR, Rodkey WG, Singleton SB, Briggs KK. Microfracture technique for full thickness chondral defects : technique and clinical results. Oper Tech Orthop 1997; 7 : 300–4.
[57] Tetta C, Busacca M, Moio A, Rinaldi R, Delcogliano M, Kon E, et al. Knee osteochondral autologous transplantation : long term findings and clinical correlations. Eur J Radiol. 2009 Jun 11; Epub ahead of print.
[58] Thaunat M, Couchon S, Lunn J, Charrois O, Fallet L, Beaufils P. Cartilage thickness matching of selected donor and recipient sites for osteochondral autografting of the medial condyle. Knee Surg Sports Traumatol Arthrosc 2007; 15 : 381–6.
[59] Trattnig S, Millington SA, Szomolanyi P, Marlovits S. MRI of osteochondral grafts and autologous chondrocyte implantation. Eur Radiol 2007; 17(1) : 103–18.
[60] Van Suzante JLC, Wymega AT, Buma P. Potential healing benefit of an osteoperiosteal bone plug from the proximal tibia on a mosaicplasty donor-site defect in the knee. Arch Orthop Trauma Surg 2003; 123 : 466–70.
[61] Whiteside RA, Jakob RP, Wyss UP, Mainil-Varlet P. Impact loading of articular cartilage during transplantation of osteochondral autograft. J Bone Joint Surg 2005; 87-B : 1285–91.
[62] Yamashita F, Sakakida K, Suzu F, Takai S. The tranplantation of an autogeneic osteochondral fragment for osteochondritis dissecans of the knee. Clin Orthop 1985; 201 : 43–50.

Technique de l'ostéotomie tibiale de valgisation par ouverture interne

Open wegde tibial osteotomy

P. HERNIGOU

Résumé

Le but de cet exposé est de préciser la technique de l'ostéotomie tibiale de valgisation par ouverture interne et les données qui permettent d'obtenir l'hypercorrection souhaitée. Cet exposé se limite donc au bilan radiologique préopératoire, à la technique chirurgicale proprement dite et aux suites postopératoires immédiates, c'est-à-dire la rééducation jusqu'à l'appui. Il ne précise pas les indications. Il aborde de manière superficielle des éléments plus complexes tels que la navigation ou la position de la cale par rapport au trait d'ostéotomie, qui peuvent modifier à la fois la correction dans le plan frontal et dans le plan sagittal. La technique reste volontairement assez «basique» de manière à ce qu'elle puisse être utilisée par des opérateurs jeunes. Les éléments plus complexes, qui peuvent être utilisés soit pour modifier l'importance de la correction soit pour moduler la correction dans certaines circonstances, sont renvoyés à des références bibliographiques.

Mots clés : Ostéotomie tibiale. - Ouverture interne. - Gonarthrose.

Summary

This paper describes the open wedge technique for valgus osteotomy of the proximal tibia, and how to achieve the desired postoperative hypercorrection. The preoperative radiological workup, the operative technique and the postoperative care with rehabilitation until full weigh bearing are described. Indications are not discussed. More complex elements are presented more superficially, such as computer navigation and positioning of the wedge, which may change the correction in both the sagittal and coronal plane. The technique is deliberately fairly basic, so that it can be used safely by less experienced surgeons.

Keywords: Tibial osteotomy. - Opening wedge technique. - Gonarthrosis

Introduction

Le traitement de l'arthrose fémorotibiale interne par ostéotomie repose sur un concept mécanique simple : la diminution des contraintes sur le compartiment fémorotibial interne par un changement d'axe. Ce concept, qui se justifie dans la mesure où l'ostéotomie est capable de s'opposer à l'évolution naturelle de l'arthrose dans le compartiment fémorotibial interne [3,7,9,11,13] même si le changement d'axe ne réalise qu'une diminution incomplète des pressions dans ce compartiment interne, a permis de traiter depuis plus de quatre décennies les arthroses du genou. Si le nombre d'ostéotomies pratiquées est indiscutablement, depuis quelques années, inférieur en proportion à ce qu'il était auparavant en raison d'une plus grande fiabilité des prothèses chez les sujets les plus âgés, il n'en demeure pas moins que l'ostéotomie tibiale de valgisation reste la seule solution pour les patients les plus jeunes. Bien que l'ostéotomie tibiale d'ouverture interne ait été décrite depuis de nombreuses années, les avantages de cette technique comparés à ceux des ostéotomies de fermeture ne sont apparus que récemment, en particulier dans d'autres pays étrangers de langue anglaise. L'ostéotomie tibiale d'ouverture interne a longtemps été critiquée à cause des inconvénients de la prise de greffe iliaque qui accompagnait l'intervention chirurgicale lorsque les substituts osseux n'étaient pas habituels.

Extrait de Conférences d'enseignement 2009
18 Mises au point en chirurgie du genou

Évaluation radiologique préopératoire du genou avant ostéotomie

Elle doit comprendre un cliché de face en appui monopodal ou mieux en incidence de schuss, un cliché en valgus forcé, un cliché de profil si possible en appui monopodal, une incidence fémoropatellaire et une goniométrie.

L'évolution du stade de l'arthrose se fait habituellement à l'aide de la classification d'Ahlback [1]. L'intérêt essentiel de cette classification est de distinguer sur le cliché de face les arthroses sans usure et les arthroses avec une usure osseuse [8], c'est-à-dire celle où il n'y a plus d'épaisseur de cartilage visible sur le cliché en appui monopodal ou le cliché en schuss.

La laxité externe est mieux appréciée sur le cliché en appui monopodal que sur le cliché en schuss. Cette laxité externe, dite de la convexité, ne mérite pas d'être prise en considération lorsqu'elle est inférieure à 5°. Lorsqu'elle est importante, elle participe au varus mesuré sur la goniométrie préopératoire, surtout si celle-ci est effectuée en charge. Elle mérite alors d'être mesurée pour être retranchée du varus mesuré sur une goniométrie effectuée en charge, car on risque alors d'hypercorriger le genou, le bâillement externe s'effaçant après l'ostéotomie. Une autre solution est bien entendu d'effectuer la goniométrie en décharge pour éliminer ce problème. Le cliché en valgus forcé a comme intérêt essentiel de vérifier l'intégrité du compartiment opposé, ou du moins qu'il reste suffisamment de cartilage pour envisager l'ostéotomie. Ce cliché en valgus forcé est plus précis que la scintigraphie ou l'imagerie par résonance magnétique (IRM) pour apprécier l'intégrité du compartiment opposé. L'arthroscopie, qui permet certes une bonne exploration de la cavité articulaire, n'a pas d'indication pour apprécier l'intégrité du compartiment opposé. Elle peut néanmoins être indiquée lorsque, associée à l'ostéotomie, elle évite une arthrotomie pour enlever un corps étranger d'arthrose, ou éventuellement pour élargir une échancrure ostéophytique. Le cliché en valgus forcé permet par ailleurs d'apprécier, sur le plan radiologique, la laxité du compartiment interne : elle est fréquente, banale; le plus souvent, elle n'est pas liée à une lésion du ligament latéral interne mais simplement au fait que le valgus forcé ouvre l'interligne articulaire interne du fait d'une usure cartilagineuse ou osseuse.

Le cliché de profil en charge a deux intérêts : il permet, lorsqu'il existe une absence de croisé antérieur, de mettre en évidence une subluxation, parfois non visible en l'absence d'appui. Cette absence de ligament croisé antérieur n'est pas une contre-indication à l'ostéotomie. L'autre intérêt de ce cliché sagittal est d'apprécier la pente du plateau tibial interne avant l'ostéotomie. Une obliquité postérieure anormale doit être corrigée par l'ostéotomie, surtout si le croisé antérieur est absent.

L'existence de calcifications méniscales externes est relativement fréquente, surtout si le patient est âgé. Cette calcification méniscale n'est pas une contre-indication à l'ostéotomie à condition qu'il ne s'agisse pas d'une chondrocalcinose évolutive à destruction rapide, ce qui ne peut être éliminé qu'en examinant deux clichés ayant 6 mois d'intervalle.

L'incidence fémoropatellaire faite à 30° de flexion permet d'apprécier l'état des compartiments fémoropatellaires interne et externe. L'ostéophytose est banale et ne doit pas être prise en considération. Un pincement fémoropatellaire externe modéré est relativement fréquent dans l'arthrose fémorotibiale interne et n'est pas suffisant pour contre-indiquer l'ostéotomie.

La goniométrie a pour but de préciser l'importance du genu varum. Elle permet par ailleurs d'en préciser l'origine : fémorale, articulaire, tibiale métaphysaire supérieure ou diaphysaire. Ce pangonogramme ou goniométrie a une importance considérable, puisque c'est lui qui permet de calculer la correction angulaire à effectuer par l'ostéotomie.

De nombreuses méthodes ont été décrites pour effectuer le pangonogramme : en appui monopodal, en appui bipodal, en position couchée. La position du membre inférieur en rotation a une grande importance dans la mesure où tout flexum associé à une déviation angulaire modifie les données angulaires s'il existe une rotation du membre inférieur. On peut bien entendu choisir comme repère la rotule, mais celle-ci ne correspond pas exactement au plan frontal lorsque le patient marche le pied en rotation externe, ce qui peut être le cas s'il a une hanche anormale sus-jacente en particulier. Ce qui paraît important, c'est que cette goniométrie soit toujours effectuée dans les mêmes conditions une fois que celles-ci ont été choisies. Il appartient au chirurgien de connaître un certain nombre d'éléments qui peuvent la modifier et d'en tenir compte dans sa technique opératoire. Une hanche dont la rotation est anormale modifie à l'évidence le pangonogramme, ce d'autant qu'il existe un flexum. Néanmoins, la modification ne devient importante que pour un flexum supérieur à 10°. Par ailleurs, la précision de la mesure goniométrique ne peut pas dépasser 1,5°. Quels que soient les avantages et les inconvénients de cette mesure, elle reste largement supérieure en précision à celle obtenue par un simple cliché de face effectué sur une grande cassette.

L'origine du genu varum peut être précisée sur la goniométrie : tibiale ou fémorale. D'une manière générale, l'ostéotomie sera effectuée en tibial supérieur. Une déformation fémorale importante (telle qu'elle peut se voir dans une maladie de Paget ou dans une séquelle de fracture du fémur) peut faire discuter le siège de l'ostéotomie effectuée non pas au niveau du tibia mais au niveau du fémur pour éviter un interligne trop oblique en postopératoire. La tolérance dans ce domaine est discutée. Un interligne oblique d'une dizaine de degrés est compatible avec un bon résultat pendant une dizaine d'années lorsqu'il s'agit d'une ostéotomie tibiale supérieure de valgisation.

Intervention chirurgicale

Incision

L'intervention commence par une incision longitudinale située à la face interne du genou, d'environ 8 cm, située plutôt à sa partie antérieure, démarrant un peu en dessous de la tubérosité tibiale et allant jusqu'à l'interligne articulaire. Les insertions du sartorius, du gracilis et du semitendinosus (muscles de la patte-d'oie) sont ensuite repérées et les tendons séparés de l'os (figures 1a à 1c), en les laissant si possible dans la continuité de leur aponévrose. Ceci permet de découvrir le faisceau superficiel du ligament latéral interne qui sera désinséré dans son insertion distale pour aborder la face interne du tibia. La partie profonde du ligament latéral interne est laissée en place. C'est elle qui va assurer la stabilité du genou dans l'avenir. Le niveau de l'ostéotomie est ensuite repéré à l'aide d'une broche repère. Il devrait se situer à environ 3,5 cm à 4 cm en dessous de l'interligne articulaire. Le plus simple est de repérer le sommet de la concavité de la face interne de la métaphyse tibiale.

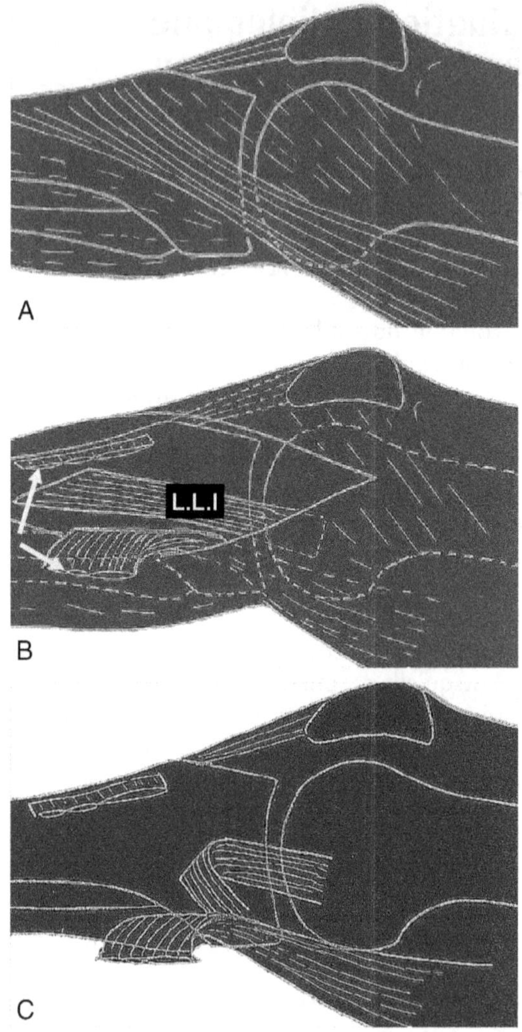

Figure 1. a. L'incision est réalisée à la face interne du genou, en regard des muscles de la patte-d'oie. b. La désinsertion des muscles des tendons de la patte-d'oie permet d'aborder le faisceau superficiel du ligament latéral interne. c. Le faisceau superficiel du ligament latéral interne est désinséré de sa partie distale. La partie proximale est laissée en place, ainsi que la partie profonde du ligament latéral interne.

Broche repère

La broche repère est dirigée sous amplificateur de brillance vers l'extrémité supérieure du péroné. La direction de la broche de l'ostéotomie dépend de l'importance de l'ouverture que l'on désire réaliser. S'il s'agit d'une petite ouverture, la broche peut être dirigée vers l'extrémité supérieure de la tête du péroné (figure 2). S'il s'agit d'une ouverture importante, il est préférable de diriger la broche vers l'articulation péronéotibiale (figure 3). Cela permet, si la charnière tibiale est rompue, de terminer l'ostéotomie dans l'articulation péronéotibiale qui va, à ce moment-là, servir de charnière et empêcher une éventuelle translation qui complique l'ostéotomie. L'inconvénient, bien entendu, est que l'ostéotomie se termine dans l'articulation péronéotibiale. Cela ne semble pas, dans l'expérience de l'auteur, avoir des conséquences secondaires néfastes pour cette articulation.

Ostéotomie

L'ostéotomie peut être réalisée à l'aide d'un ostéotome ou d'une scie oscillante. S'il s'agit d'une ostéotomie de première intention, il est préférable de réaliser l'ostéotomie à l'ostéotome. La scie oscillante peut entraîner un échauffement de l'os. S'il s'agit d'une ostéotomie de deuxième intention (ostéotomie itérative, ostéotomie

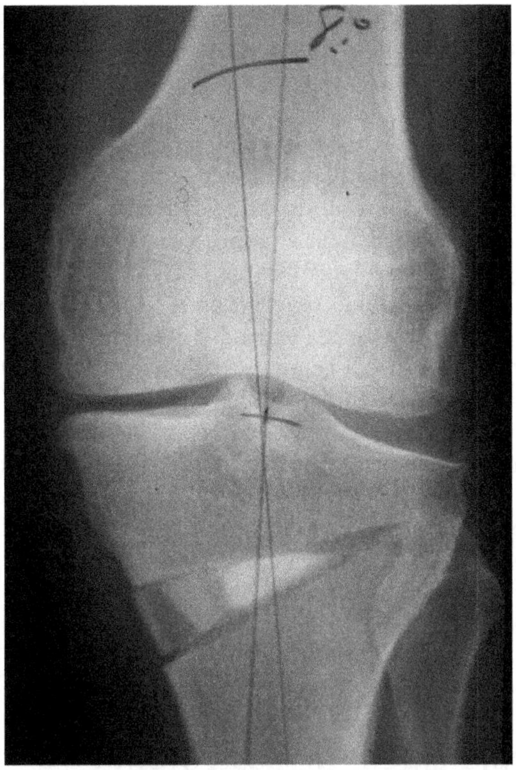

Figure 2. Le trait d'ostéotomie peut se diriger au-dessus de la tête du péroné. La charnière est à ce moment-là située sur le plateau tibial externe.

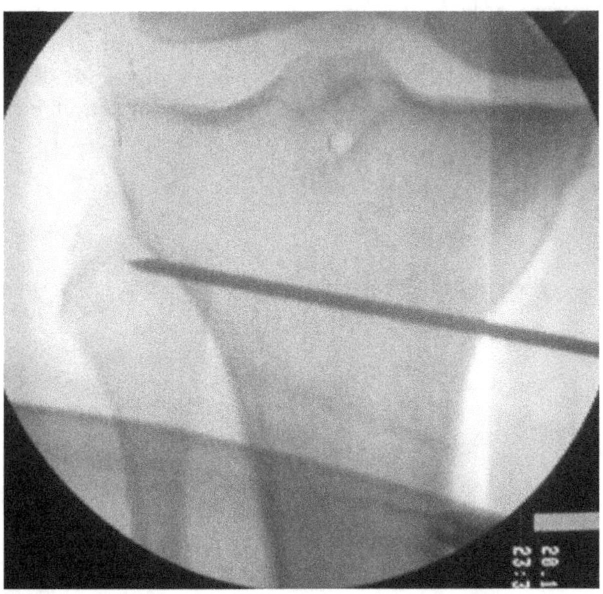

Figure 3. La direction du trait d'ostéotomie peut aussi s'effectuer vers l'articulation péronéotibiale, ce qui permet d'avoir comme charnière l'articulation péronéotibiale et évite, dans les grandes ouvertures, la rupture de la charnière.

effectuée pour cal vicieux de l'extrémité supérieure du tibia ou pour séquelle de fracture du plateau tibial), il est préférable de commencer l'ostéotomie à la scie oscillante car l'os est très dense. De toutes les manières, l'ostéotomie devra être terminée au ciseau, car c'est le seul moyen d'être certain qu'on conserve la corticale externe qui va servir de charnière. L'ostéotomie [5] doit commencer à la face interne du tibia et doit être dirigée un peu obliquement de sa partie postérieure vers la tubérosité tibiale, en terminant au-dessus de la tubérosité tibiale (figure 4). Le siège de l'ostéotomie est donc sus-tubérositaire. Une fois la face interne du tibia sectionnée, on dirige d'avant en arrière à partir du trait d'ostéotomie une mèche de 2,5 mm qui permet de faire le trait d'ostéotomie à la manière d'un timbre-poste sur la corticale postérieure. Il faut bien entendu tenir compte des éléments vasculonerveux situés à la face postérieure du tibia, et les protéger de la broche à l'aide d'un écarteur, ou d'une rugine situé derrière la zone d'ostéotomie. Une fois réalisé le timbre-poste sur la corticale postérieure, le ciseau à os est dirigé à la partie postérieure de l'ostéotomie pour couper la corticale postérieure. La coupe tibiale à réaliser en premier est donc celle de la corticale interne, et ensuite celle de la corticale postérieure. La corticale externe qui sert de charnière est respectée. L'ostéotomie se dirige vers la corticale externe. Il est important à ce moment-là « d'écouter » le bruit du ciseau à os. La sonorité du ciseau change lorsqu'il atteint la corticale externe, prenant un son nettement plus mat. C'est à ce moment-là qu'il faut arrêter le ciseau à os. Une fois le trait réalisé vers la corticale externe qui est conservée, un ciseau large est placé dans le trait d'ostéotomie de manière à ouvrir le trait d'ostéotomie.

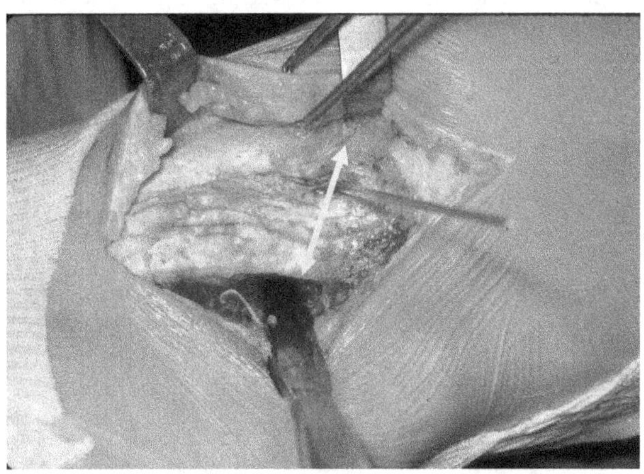

Figure 4. L'ostéotomie commence à la face interne du tibia et doit être légèrement oblique pour se terminer au-dessus de l'insertion du tendon rotulien.

Ouverture de l'ostéotomie

D'un point de vue pratique, le chirurgien place une main sous le tendon d'achille et le pied pour éviter que la jambe ne se mette « en flexion » au niveau de l'ostéotomie. L'autre main tient le ciseau à os de grande taille et fait levier sur l'extrémité supérieure du tibia pour ouvrir l'ostéotomie. L'aide place une main à la face antérieure de la cuisse pour éviter toute flexion au niveau de l'ostéotomie. Une fois l'ouverture réalisée de manière douce, afin d'éviter toute rupture de la charnière, un coin métallique est placé au niveau du site de l'ostéotomie (figure 5). Ce coin doit être placé à la partie postérieure de manière à ouvrir préférentiellement la partie postérieure de l'ostéotomie, du moins dans la majorité des genoux arthrosiques. La position du coin sera détaillée dans la suite de la technique opératoire car elle peut être modifiée selon l'indication chirurgicale (en particulier dans les genoux avec recurvatum ou dans les genoux opérés pour laxité chronique). D'une manière générale, dans la plupart des cas, il est préférable d'effectuer une ouverture plutôt postérieure (figure 6) qu'antérieure pour éviter d'accentuer la pente postérieure du tibia, et aussi pour éviter un raccourcissement relatif du tendon rotulien qui pourrait entraîner une rotule basse.

Correction angulaire

Le calcul de la correction à effectuer est commun à toutes les ostéotomies. Il peut être effectué soit à l'aide d'un calque, soit à l'aide de tables permettant d'obtenir, à partir de la largeur du tibia et de l'angle de correction à effectuer, le degré d'ouverture ou de fermeture à réaliser au niveau de l'ostéotomie. Il est de règle de chercher à obtenir après l'ostéotomie une hypercorrection de 3 à 6° de valgus [6], même si des données telles que la laxité, les écarts varisants et les torsions peuvent moduler les chiffres [2,4,12,15,16].

La navigation assistée par ordinateur [14] permet théoriquement de régler la position de l'épiphyse tibiale, à la fois dans le plan frontal et dans le plan sagittal. Elle permet aussi théoriquement de juger d'une modification en rotation. L'utilisation de la navigation assistée par ordinateur a permis à l'auteur de se rendre compte que la navigation est une aide certaine dans certaines situations complexes mais que la navigation ne permet pas de réaliser de goniométrie peropératoire : le centre du genou est repéré par palpation de l'extrémité inférieure du fémur au niveau des condyles interne et externe, et ceci à travers la peau. Compte tenu des épaisseurs variables de tissus cellulaires souscutanés, de la morphologie de l'extrémité inférieure du fémur, le centre du genou n'est pas au milieu de cette ligne. Il en résulte que la navigation permet de calculer une modification angulaire, mais en aucun cas d'obtenir ni une goniométrie préopératoire, ni une goniométrie postopératoire. Elle ne permet pas en tous les cas de se passer de la goniométrie préopératoire.

Comblement de l'ostéotomie

De nombreux substituts peuvent être utilisés et n'interfèrent pas avec la correction de l'ostéotomie. Néanmoins, il faut se rappeler que le substitut doit être suffisamment résistant en compression pour ne pas se casser. De manière idéale, il devrait être en partie résorbable, du moins dans la partie centrale, pour ne pas entraîner de conflit une décennie plus tard avec une éventuelle prothèse. L'auteur utilise préférentiellement un substitut osseux (figures 7a à 7c) composé de deux parties, l'une « pleine », l'autre poreuse qui doit être

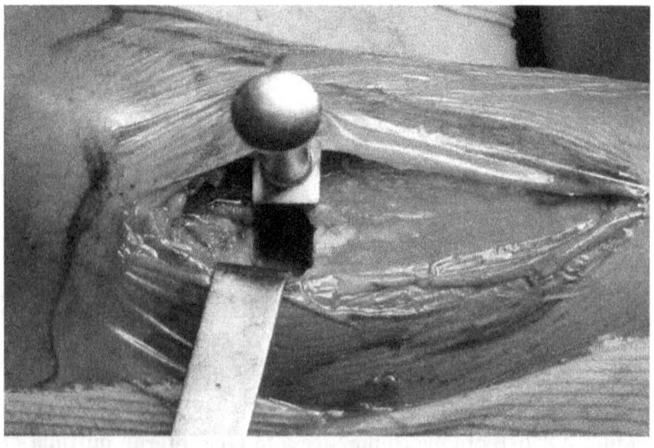

Figure 5. Un coin métallique est placé au niveau du trait d'ostéotomie avant de mettre en place le substitut osseux.

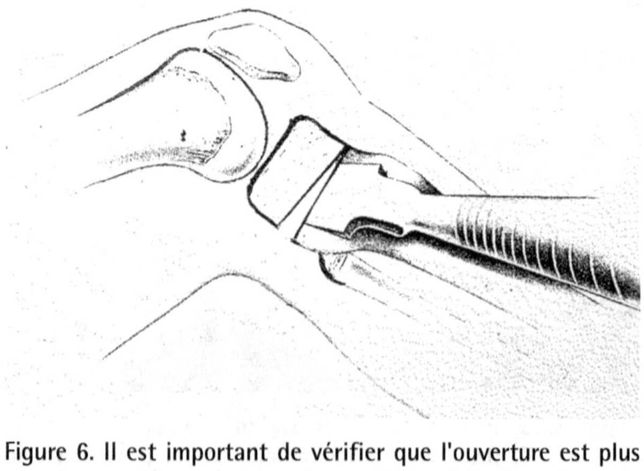

Figure 6. Il est important de vérifier que l'ouverture est plus grande en arrière qu'en avant pour éviter de majorer la chute du plateau tibial et pour éviter d'abaisser la rotule.

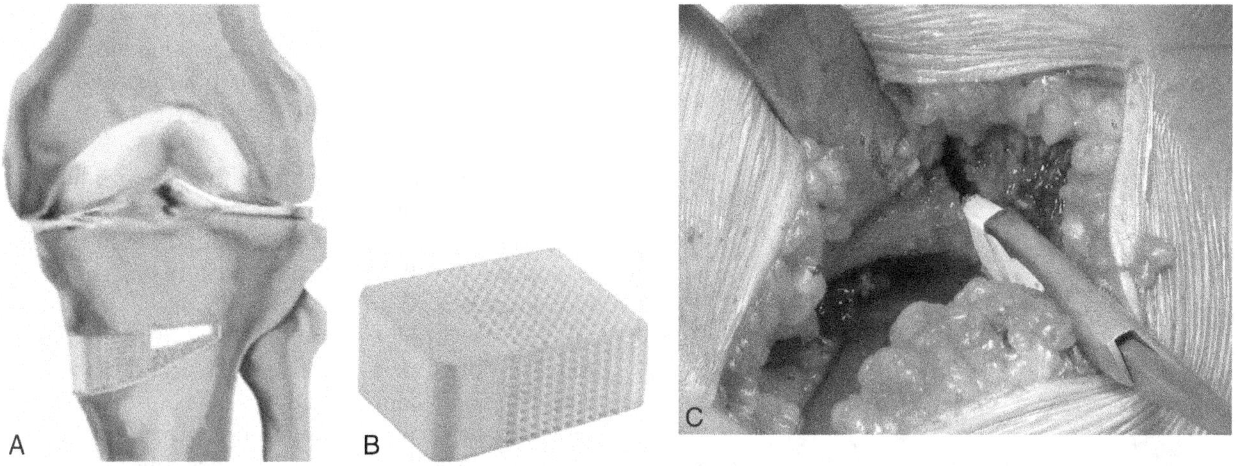

Figure 7. a. Ce substitut est inséré au niveau du trait d'ostéotomie de manière à ce que sa partie solide soit affleurante avec la corticale. b. Aspect du substitut utilisé avec deux parties, l'une pleine qui correspond à la corticale et l'une poreuse qui correspond au spongieux. c. Insertion du substitut à la partie postérieure du trait d'ostéotomie.

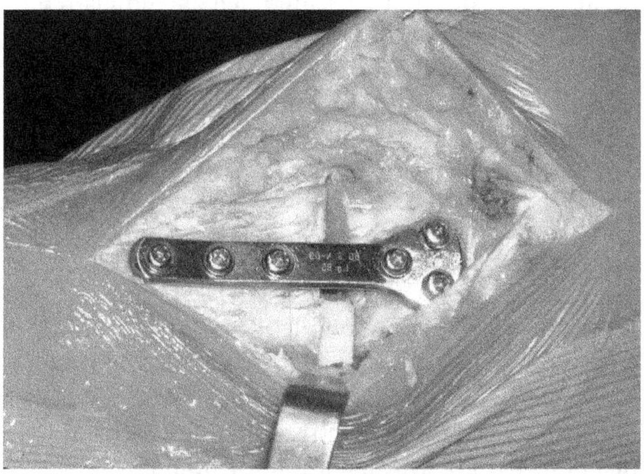

Figure 8. La plaque d'ostéosynthèse est placée en avant du substitut ou un peu à cheval sur sa partie antérieure de manière à éviter son expulsion.

placée dans la partie spongieuse du trait d'ostéotomie. Ce type de substitut permet par sa partie pleine, qui a une résistance mécanique importante à la compression (80 MPa), d'éviter la perte de correction. La portion poreuse, qui est en contact avec le spongieux, peut être d'abord réhabitée, puis secondairement résorbée à long terme.

La cale doit être placée à la partie postérieure à l'ouverture tibiale. D'un point de vue géométrique, la position de la cale à la face interne du genou modifie plus ou moins la pente postérieure de l'extrémité supérieure du tibia. Pour éviter d'augmenter la pente tibiale postérieure, la cale d'ouverture interne doit être forcément placée dans la partie postérieure. En cas de recurvatum, le raisonnement bien entendu doit être différent et il peut être nécessaire de maintenir, voire d'augmenter la pente tibiale postérieure pour stabiliser le genou. L'utilisation de tables [10] peut aider le chirurgien à corriger dans les deux plans l'ostéotomie s'il le souhaite, tout en sachant que le plus souvent la cale doit être postérieure, excepté dans deux cas (association d'un recurvatum d'origine soit osseuse, soit ligamentaire).

Osthéosynthèse

Une fois l'ostéotomie réalisée et la cale placée, l'ostéosynthèse par plaque vissée est réalisée. La plaque doit être placée de manière à éviter l'expulsion de la cale (figure 8). Elle est solidarisée au tibia par des vis diaphysaires et des vis épiphysaires (figure 9). Les techniques modernes d'ostéosynthèse permettent d'utiliser soit une plaque classique, soit une plaque avec vis dites verrouillées. Une fois l'ostéosynthèse réalisée, un contrôle par amplificateur de brillance est souhaitable pour vérifier la position des vis. Une radiographie peut éventuellement être nécessaire pour s'assurer de la correction obtenue par l'ostéotomie, en calculant l'orientation de la surface des plateaux tibiaux par rapport à la zone diaphysaire. Il est aussi sage et prudent de vérifier sur la radiographie de profil qu'il n'y a pas eu de modification non souhaitée de l'orientation de profil de la pente des plateaux tibiaux. Du tissu spongieux peut être ramené de la métaphyse dans le trait d'ostéotomie. Le ligament latéral interne et les muscles de la patte-d'oie sont ensuite réinsérés et les incisions fermées en sous-cutané et cutané sur un drain de Redon.

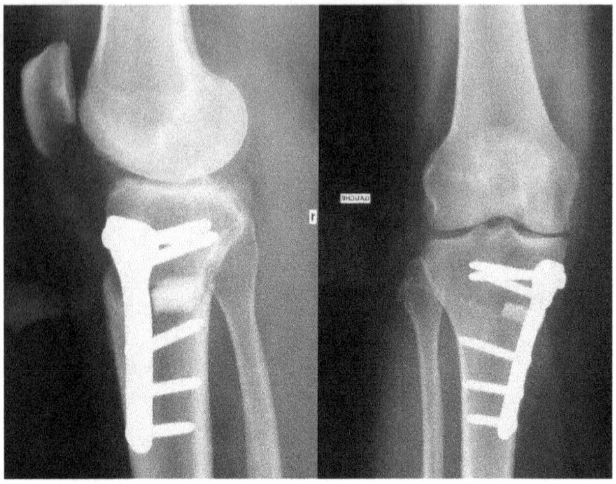

Figure 9. Ostéosynthèse réalisée à l'aide d'une plaque utilisant des vis diaphysaires et épiphysaires.

Complications peropératoires

Deux complications peuvent être observées au cours de l'ostéotomie tibiale d'ouverture interne : la rupture de la charnière et un trait de refend allant dans le plateau tibial externe.

En ce qui concerne la rupture de la charnière, les principales précautions qui permettent de l'éviter sont de réaliser un timbre-poste sur la corticale postérieure et de suivre sous amplificateur de brillance, si on a un doute, le trajet du ciseau et l'aspect de la corticale externe lors de l'ouverture; enfin, il faut se rappeler que si l'ouverture est importante, il est préférable de diriger le trait d'ostéotomie vers l'articulation péronéotibiale qui va servir de charnière plutôt que vers l'extrémité supérieure de la tête du péroné qui est au-dessus de l'articulation péronéotibiale, avec un risque plus important de rupture de la charnière. Si celle-ci se produit au cours de l'intervention, il existe deux possibilités : la rupture de la charnière s'est produite mais il n'y a pas de déplacement, en particulier pas d'ouverture de la corticale externe et pas de translation. Dans ces cas-là, l'ostéosynthèse doit être identique et il faut bien entendu demander au patient de ne pas appuyer pendant les 45 premiers jours. Une situation plus ennuyeuse peut se produire, c'est la rupture de la charnière avec déplacement, soit ouverture externe qui modifie bien entendu la correction, soit translation qui modifie aussi la correction. Dans ce cas, il faut tout faire pour essayer de réduire le déplacement sur la corticale externe et, au besoin, faire une ostéosynthèse par une courte contre-incision externe qui permet de placer une agrafe permettant d'obtenir de nouveau une « charnière ». On peut aussi renforcer l'ostéosynthèse en plaçant une vis qui traverse le trait d'ostéotomie pour aller chercher la corticale externe sous le trait d'ostéotomie. Cette vis doit bien entendu être située dans la partie antérieure du tibia pour éviter de venir en contact avec le sciatique poplité externe ou avec la bifurcation vasculaire.

La deuxième complication qui peut se produire est une irradiation du trait vers le plateau tibial externe. Le plus souvent, il s'agit d'une irradiation du trait qui se termine dans l'os sous-chondral et ne s'accompagne pas forcément d'un déplacement du plateau tibial externe. Le problème est alors facilement résolu par une vis horizontale qui fixe cette irradiation verticale. En cas de déplacement du plateau tibial externe, dans l'expérience de l'auteur, un déplacement limité à 2 mm ne nécessite pas de geste particulier et ne s'accompagne pas dans le temps (même avec de grands reculs supérieurs à 10 ans) de dégradation du compartiment fémorotibial externe, à condition qu'il n'y ait pas d'hypercorrection caricaturale. Un déplacement de plus de 5 mm de la surface articulaire du plateau tibial externe doit faire discuter bien entendu la réduction du trait de fracture et son ostéosynthèse, mais ceci reste exceptionnel, l'irradiation du trait dans le plateau tibial externe ne s'accompagnant habituellement d'aucun déplacement, ou seulement d'un déplacement très modéré.

Rééducation postopératoire

Le genou n'est pas immobilisé en postopératoire. Il peut être rééduqué dès le lendemain. Le drain aspiratif doit être maintenu en général pendant 24 à 48 h et l'antibiothérapie préventive est habituellement donnée pour 3 j. L'anticoagulation est poursuivie jusqu'à appui complet du patient. Même si les plaques d'ostéosynthèse par vis verrouillées permettent un appui plus précoce, il est rare que l'appui du patient soit complet et indolore avant 45 j. Une radiographie de contrôle est habituellement réalisée au 45e jour après l'ostéotomie pour s'assurer de la consolidation.

Les premiers jours postopératoires, la rééducation comprend trois parties : celle des troubles trophiques, la rééducation articulaire et la rééducation à visée musculaire.

- La rééducation des troubles trophiques a pour but de lutter contre l'œdème en utilisant différents moyens, dont en particulier la surélévation du membre inférieur, la contraction musculaire de la jambe et du pied homolatéraux par flexion dorsale et plantaire et inversion-éversion, et enfin la contraction statique du quadriceps.
- La rééducation articulaire sera si possible effectuée en actif aidé, du moins si l'ostéosynthèse est

suffisamment stable. La mobilisation est aidée par une assistance manuelle fournie par le kinésithérapeute chargé de commencer, d'accompagner ou de terminer le mouvement. À ce stade de la rééducation, les mouvements sont essentiellement des mouvements de flexion-extension du genou ayant pour intérêt de prévenir et de limiter les adhérences, d'éviter la sidération musculaire, de conserver et de restaurer l'élasticité musculaire et enfin de favoriser la circulation veineuse de retour. La mobilisation passive n'est indiquée que s'il existe une insuffisance de l'ostéosynthèse.

- La rééducation à visée musculaire comprend essentiellement la contraction isométrique du quadriceps qui s'effectue sans aucun mouvement articulaire et qui est d'une grande efficacité pour récupérer rapidement une force musculaire convenable. Pour être efficace, elle nécessite au moins une soixantaine de contractions de plusieurs secondes chaque jour.

Références

[1] Ahlback S. Osteoarthrosis of the knee. A radiographic investigation. Acta Radiol 1968; Suppl : 277.

[2] Dubrana F, Lecerf G, Nguyen-Khanh JP, et al. Ostéotomie tibiale de valgisation. Rev Chir Orthop 2008; 94(suppl 4) : S2–S21.

[3] Goutallier D, Hernigou P, Medevielle D, Debeyre J. Devenir à plus de 10 ans de 93 ostéotomies tibiales effectuées pour gonarthrose interne sur genu varum (ou l'influence prédominante de la correction angulaire frontale). Rev Chir Orthop 1986; 72 : 101–13.

[4] Goutallier D, Vandriesche S, Manicom O, Eli ES, Bernageau J, Radier C. Influence of lower limb torsion on long-term outcomes of tibial valgus osteotomy for medial compartimental knee osteoarthrisis. J Bone Joint Surg Am 2006; 88 : 2439.

[5] Hernigou P. Technique d'ostéotomie tibiale par ouverture interne. Rev Chir Orthop 1992; 78(suppl 1) : 99–101.

[6] Hernigou P. Ostéotomies tibiales : facteurs de succès à long terme. Rev Chir Orthop 1992; 78(suppl 1) : 92–94.

[7] Hernigou P, Goutallier D. Devenir de l'articulation fémoropatellaire du genu varum arthrosique après ostéotomie tibiale de valgisation par addition interne. Recul de 10 à 13 ans. Rev Chir Orthop 1987; 73 : 43–8.

[8] Hernigou P, Goutallier D. Usure osseuse sous-chondrale des plateaux tibiaux dans les gonarthroses fémorotibiales. Aspect radiologique sur l'incidence de profil. Corrélations anatomiques et conséquences. Rev Rhum Mal Osteoartic 1990; 57 : 67–72.

[9] Hernigou P, Medevielle D, Debeyre J, Goutallier D. High tibial osteotomy for osteoarthritis with varus deformity. J Bone Joint Surg (Am) 1987; 65 : 332–54.

[10] Hernigou P, Ovadia H, Goutallier D. Modélisation mathématique de l'ostéotomie tibiale d'ouverture et table de correction. Rev Chir Orthop 1992; 78 : 258–63.

[11] Hernigou P. Recul à plus de 20 ans de la gonarthrose fémorotibiale interne après ostéome tibial de valgisation. Rev Chir Orthop 1996; 82 : 241–50.

[12] Lerat JL. Ostéotomie dans la gonarthrose. Conférences d'enseignement de la Sofcot; Paris : Elsevier; 2000. p. 165–201.

[13] Lootvoet L, Massinon A, Rossillon R, Himmer O, Lambert K, Ghosez JP. Ostéotomie tibiale haute de valgisation pour gonarthrose sur genu varum. Rev Chir Orthop 1993; 79 : 375–84.

[14] Saragaglia D, Roberts J. Navigated osteomies around the knee in 170 patients with osteoarthrisis secondary to genu varum. Orthopedics 2005; 28 : 1269–74.

[15] Thomine JM. Les ostéotomies dans la gonarthrose fémorotibiale latéralisée. Théorie et pratique Conférences d'enseignement de la Sofcot. Paris : Expansion Scientifique Française; 1989. p. 99–112.

[16] Thomine JM, Boud-Emaa A, Gibon Y, Biga N. Les écarts variants dans la gonarthrose. Fondement théorique et essai d'évaluation pratique. Rev Chir Orthop 1981; 67 : 319–27.

La prothèse unicompartimentale du genou : indications et technique opératoire

Unicompartmental knee arthroplasty: indications and surgical technique

G. DESCHAMPS

Résumé

La prothèse unicompartimentale du genou (UNI) s'adresse aux patients présentant une usure d'origine arthrosique affectant un seul compartiment fémorotibial médial ou latéral. Leur indication repose sur un certain nombre de critères extrêmement stricts dont va dépendre le résultat. L'usure doit provenir d'une arthrose dégénérative ou être secondaire à une nécrose aseptique du condyle interne. L'indication ne concerne pas les atteintes en relation avec un rhumatisme inflammatoire. Le patient doit avoir un âge ou un niveau d'activité compatible avec une indication d'arthroplastie. Son poids ne doit pas être excessif et, plus précisément, son indice de masse corporelle doit être inférieur à 30 kg/m². Le système ligamentaire doit être intact, en particulier le pivot central. Le défaut d'axe associé doit être modéré, presque totalement réductible en stress et, en tout état de cause, le défaut d'axe résiduel, après correction de la composante d'usure par la «cale» unicompartimentale, ne doit pas dépasser 7 à 10° de varus ou de valgus.

Ces conditions très restrictives font que les indications idéales d'UNI sont rares. Elles ne représentent pas plus de 15 % des arthroplasties du genou pour les chirurgiens qui en ont l'expérience. Les équipes expérimentées dans cette technique sont donc peu nombreuses et certains chirurgiens ne l'utilisent même jamais. Si les résultats de certaines séries anciennes ont pu inquiéter les utilisateurs potentiels, on peut affirmer aujourd'hui que les séries récentes, dont les indications et la technique correspondent aux critères modernes d'utilisation, font état de résultats aussi fiables que ceux des prothèses totales du genou, au moins au recul de 10 ans. Au-delà, on se heurte au risque d'usure du polyéthylène lié aux contraintes techniques d'utilisation de l'UNI qui obligent à laisser persister le défaut d'axe constitutionnel du patient. En effet, si on ne veut pas prendre le risque d'une extension rapide de l'arthrose au compartiment opposé, on doit se contenter de redonner au membre opéré l'angle qu'il avait

Summary

Unicompartmental knee arthroplasty (UKA) may be considered in patients with degenerative arthritis affecting a single femorotibial compartment of the knee (medial or lateral). Avascular necrosis of the medial condyle is also an excellent indication. Unicompartmental arthritis due to inflammatory disease is a contra-indication.

Indications for UKA are based on very strict criteria. Patient age or activity level should be compatible with an arthroplasty. The body mass index should be less than 30 kg/m². Ligaments should be intact, particularly the anterior cruciate ligament. The overall deformity should be moderate, almost reducible under stress, and the residual varus or valgus angulation after correction for the axis deviation due to wear should not exceed 7° to 10°. As a consequence of these very restrictive criteria, only few patients are ideal candidates for UKA. The proportion of UKA's rarely exceeds 10 % of the total number of arthroplasties performed by experimented teams. For this reason, very experienced teams are scarce, and many orthopaedic surgeons state that they never perform UKA. However, recently published results with modern designs of UKA, used according to the recommendations of experts, demonstrate that UKA compares favourably with total knee arthroplasty (TKA), at least for the first decade. After 10 years Uni's are confronted with the risk of wear due to the very requisites for their implantation. In order to decrease the risk of early degeneration of the opposite compartment, the principle of only restoring the constitutional varus or valgus axis of the patient should indeed be respected. UKA acts as a wedge which should not compensate more than the exact amount of wear. As a result, UKA is exposed to wear beyond 10 years and should be considered

Extrait de Conférences d'enseignement 2010
18 Mises au point en chirurgie du genou

constitutionnellement avant que ne survienne l'usure. Ceci fait, de facto, de l'UNI un procédé chirurgical soumis à des contraintes d'usure dont l'indication devra être adaptée au statut des patients et le pronostic bien expliqué. Nous consacrerons une longue partie de cet exposé à la description des règles précises de mise en place des UNI dont dépendent le résultat et la durée de vie des implants.

Mots clés : Genou. - Arthrose fémorotibiale. - Ostéonécrose aseptique du condyle interne. - Prothèse unicompartimentale.

as a temporary procedure, except in older patients. We will specify in detail the very precise rules for implantation in the section covering the surgical technique.

Key words: Knee. - Femorotibial arthritis. - Avascular necrosis of the knee. - Unicompartmental knee arthroplasty.

Introduction

L'arthroplastie unicompartimentale du genou (UNI) s'adresse aux patients présentant une usure unicompartimentale fémorotibiale interne ou externe isolée d'origine dégénérative ou en rapport avec une nécrose aseptique du condyle fémoral, le plus souvent interne (ONA).

Ces indications limitées ne sont qu'une des restrictions qui font que, comme nous le verrons au cours de cet exposé, l'UNI est un choix délicat, dont le succès dépend autant de l'indication que de la technique opératoire elle-même.

Notre expérience de cette intervention, enrichie des données récentes de la littérature, permet d'énoncer trois principes :

- l'UNI est, en 2010, un choix validé et recommandable, même si certains d'entre nous ne l'utilisent jamais ou de façon limitée. Les résultats publiés des UNI modernes montrent qu'à condition de respecter des règles scrupuleuses, leur taux de survie est proche de celui des prothèses totales du genou (PTG) à 10 ans [1,7,9,10,13,22,28,30,35,47,51,58,60];
- au-delà de 10 ans de recul, les principes techniques des UNI, qui obligent au maintien de la déformation constitutionnelle du patient, exposent cette arthroplastie à une dégradation que nous pouvons qualifier d'inéluctable [3,8,12,15,21,24,38,45,62,63]. Nous devrons en tirer les conséquences au plan des indications et du contrat que nous prenons avec le patient. Ceci conduira également à des orientations particulières dans le matériel à poser, afin que la reprise éventuelle ne soit pas aggravée par nos choix initiaux;
- les échecs précoces d'UNI ont été, et sont encore, l'élément qui détourne certains chirurgiens de cette indication. Il nous semble que de nouvelles données sont aujourd'hui susceptibles de quasiment supprimer ces « impondérables » particulièrement pénalisants. Nous en indiquerons les principes, qui dépendent là encore de la technique chirurgicale elle-même et du choix du matériel prothétique.

Ces données, fruit de l'expérience convergente de nombreux opérateurs « spécialistes de l'UNI », permettent de proposer aujourd'hui une sorte de « mode d'emploi » de cette intervention dont l'intérêt provient surtout de la comparaison aux PTG. En la matière, l'avantage de l'UNI s'exprime non seulement dans le domaine des *suites opératoires, plus faciles,* mais aussi parce que la *flexion* et la *fonction* obtenues à terme sont plus avantageuses. Ces arguments, sur lesquels ont insisté récemment plusieurs auteurs [1,5,11,13, 14,28,36,38,41,43,46], justifient l'intérêt renouvelé vis-à-vis de cette intervention, et une mise au point sur les règles modernes d'indication et d'utilisation nous est apparue tout à fait justifiée.

Nous diviserons cette conférence en trois parties. La première sera consacrée à redéfinir le principe de l'UNI et sa place dans le traitement chirurgical de l'arthrose unicompartimentale. La deuxième concernera les conséquences du concept UNI sur les règles techniques et de choix des implants. La troisième partie décrira la technique opératoire proprement dite et les choix que nous avons personnellement adoptés. Nous verrons qu'ils sont différents en fonction du type d'arthrose, interne ou externe, ainsi que de l'importance de l'usure arthrosique. Nous conclurons par quelques réflexions d'ordre général sur les ancillaires et les implants disponibles sur le marché.

Place de l'UNI dans le traitement de l'arthrose unicompartimentale

La première question à laquelle nous nous efforcerons de répondre est de connaître la place de l'UNI par rapport aux ostéotomies et aux PTG.

Place de la prothèse unicompartimentale par rapport aux ostéotomies

Par le passé, nous proposions une ostéotomie, en particulier l'ostéotomie tibiale de valgisation (OTV), à des stades avancés d'arthrose (au-delà du grade 3 d'Ahlback) [2].

Un certain flou existait quant aux indications d'OTV dans l'arthrose fémorotibiale interne (AFTI) en l'absence de défaut d'axe (cas fréquent chez l'obèse).

Il nous semble aujourd'hui raisonnable :

- de réserver les OTV aux arthroses fémorotibiales associées à un défaut d'axe osseux constitutionnel (tibia varum);
- d'éliminer, ou de bien discuter, les cas où l'usure fémorotibiale est totale, très évoluée avec cupule d'usure. Dans ce cas, il convient alors d'exposer au patient les limites en matière de qualité du résultat. Seule une activité physique incompatible avec une arthroplastie du genou (activités comportant des sauts, des chocs, des torsions, le port de charges lourdes ou la pratique de la randonnée de haute ou moyenne montagne) est susceptible de justifier de pousser l'indication d'ostéotomie, en exposant au patient les raisons de ce choix défensif et imparfait ainsi que les réserves sur le plan de l'indolence à l'effort. Ce choix ne peut être proposé que pour des motifs de sécurité quant à la durée de vie des implants et non comme une alternative équivalente en termes de qualité de vie au quotidien.

Notre tendance est de proposer l'OTV avant que l'usure fémorotibiale ne soit complète, à condition bien sûr que le patient soit symptomatique et qu'il y ait un défaut d'axe. Ceci représente dans notre expérience l'indication idéale d'OTV, permettant d'obtenir la sédation complète des douleurs, la récupération d'une bonne fonction, et de reculer durablement l'échéance d'une prothèse.

On peut donc conclure que la compétition entre l'UNI et les ostéotomies est en fait plus théorique que réelle. La vraie discussion concerne plutôt le choix entre ostéotomies et arthroplasties prothétiques. Dans l'arbre décisionnel, la condition incontournable pour discuter une ostéotomie est que le patient présente un défaut d'axe osseux. Si ce n'est pas le cas, il nous paraît préférable soit de s'abstenir, soit d'envisager une prothèse. Les éléments déterminants sont le niveau d'activité et l'âge du patient, compatibles avec une prothèse. Ce n'est qu'ensuite que l'on s'efforcera de préciser, sur la base d'arguments que nous reverrons, si l'UNI est possible ou si la PTG lui est préférable.

Place de la prothèse unicompartimentale par rapport aux PTG

Dès qu'il existe une usure avec pincement complet de l'interligne fémorotibial en charge ou en schuss (figures 1a et 1b), l'indication d'arthroplastie doit se discuter si l'âge et/ou le niveau d'activité permettent de considérer cette indication. L'UNI peut alors être envisagée en priorité par rapport à la PTG :

- si le patient désigne le compartiment interne comme le siège électif de la douleur [11]. C'est le « signe du doigt » (figure 2);
- si le défaut d'axe est modéré ou en tout cas corrigible dans les limites que nous définirons plus loin;
- si le système ligamentaire est intact, en particulier le ligament croisé antérieur (LCA), ainsi que les formations périphériques de la convexité de la déformation. Ceci conduit à exclure les arthroses internes s'accompagnant d'une translation tibiale externe (figure 3) ou les bâillements internes dans les arthroses externes;

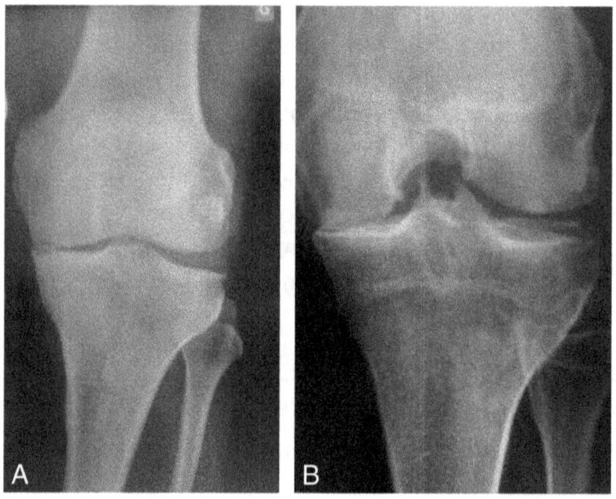

Figure 1. Arthrose fémorotibiale interne. a. Radiographie de face en charge. b. Cliché en schuss.

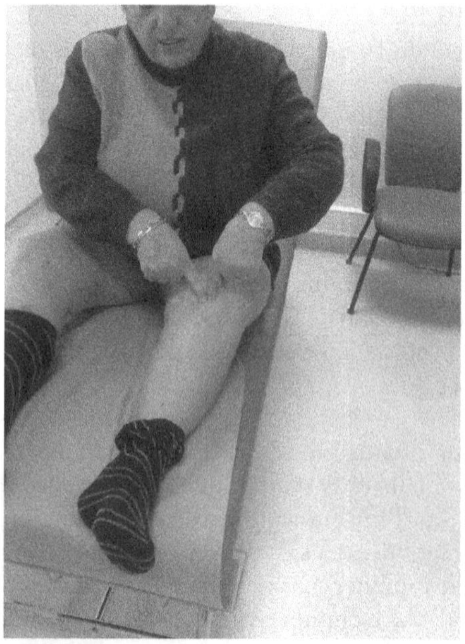

Figure 2. « Signe du doigt ».

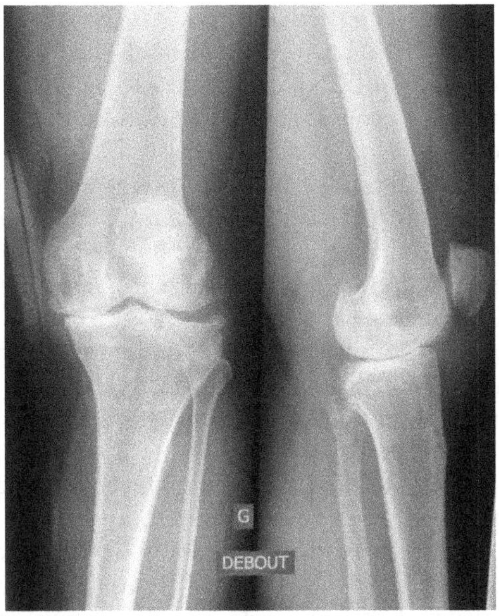

Figure 3. Arthrose fémorotibiale interne avec subluxation externe. L'aspect de translation tibiale externe avec perte de l'alignement entre le fémur et le tibia contre-indique l'UNI.

• si le patient accepte les restrictions d'activité physique. En particulier, il devra s'abstenir de toute activité comportant des sauts ou des chocs, des activités avec rotation brusque du genou et du port de charges élevées. En revanche, le désir de pouvoir s'accroupir ou se mettre à genoux est un argument très en faveur de l'UNI par rapport à la PTG [1,3,38,41,43,56,57]. C'est, chez les patients les plus jeunes, un des arguments qui peut faire pencher la balance en faveur de l'UNI en cas d'hésitation avec la PTG.

Faut-il réserver l'UNI aux très âgés, ou peut-on la considérer comme une solution temporaire en attendant la PTG [26,40,49,50,55] ? La réponse à cette question est complexe, car elle dépend de deux facteurs :

• l'acceptation par le patient d'une reprise éventuelle au-delà de 10 ans pour changement d'une pièce de l'UNI en cas d'usure du polyéthylène (PE) [en cas de plateau « métal-back »], ou changement pour une PTG, ce qui est un geste plus lourd. Ce risque ne peut se justifier que si l'estimation de la dégradation en termes de temps amène le patient à la reprise éventuelle à un âge où il apparaît « acceptable » de réaliser cette chirurgie. Ainsi, un patient opéré d'une UNI à 65 ans et repris après 12 ans sera âgé de 77 ans lors de cette réintervention, ce qui paraît acceptable si son état de santé est correct. En revanche, une UNI faite à 78 ans dont la dégradation survient après 12 ans nous confrontera à une reprise problématique chez un sujet de 90 ans. *L'état général de ces patients, l'ostéoporose, des géodes d'ostéolyse liées à l'usure du PE sont en effet des conditions générales et locales défavorables. Il n'est pas exceptionnel de voir de tels patients, qui ont toléré pendant de longues années l'ostéolyse due à l'usure du PE de leur UNI. C'est particulièrement vrai en cas de plateau « métal-back », avec une métallose, et parfois d'importantes géodes osseuses nécessitant des techniques de comblement lourdes à cet âge ;*

• ceci nous conduit à la seconde condition pour que la proposition soit acceptable : la nécessité, voire l'obligation, d'un suivi régulier des patients pour éviter des reprises difficiles. Quant à l'implant, si on considère la reprise tardive comme quasi inéluctable, il doit être facilement « révisable ». En la matière, les surcoupes tibiales, les plots métalliques ou de ciment massifs, les prothèses non cimentées dont l'ablation peut conduire à des pertes de substance osseuse délicates à réparer, sont des options qu'il faut soigneusement évaluer. Nous avons ainsi fini par considérer que les UNI avec plateau tout PE étaient vraisemblablement un choix logique même si certaines publications ont curieusement fait état de résultats aléatoires [53] que notre expérience personnelle ne confirme pas [19,42].

Devant une arthrose unicompartimentale, quels arguments vont conduire à donner la préférence à la PTG ?

Il nous semble que la grande fréquence des patients en surcharge pondérale (indice de masse corporelle supérieur 30 kg/m^2) dans la population des genoux arthrosiques suffit à elle seule à déplacer l'indication vers la PTG, même en cas d'usure purement unicompartimentale.

En fait, les arguments principaux sont :

• une douleur qui apparaît plus diffuse avec une composante fémoropatellaire, voire bi- ou tricompartimentale conduira à préférer la PTG. Il en est de même d'une composante inflammatoire avec épanchement abondant ;

• toute atteinte radiologique des autres compartiments, à l'exception de l'arthrose fémoropatellaire asymptomatique ou de la fausse chondrocalcinose sans retentissement clinique, doit faire préférer la PTG. Il en va de même des arthroses au-delà du grade 4 d'Ahlback, avec aspect de subluxation transversale du tibia sous le fémur (figure 3), des déformations non ou peu réductibles, des arthroses secondaires à une laxité ou à un cal vicieux extra-articulaire. En règle générale, comme nous le verrons plus loin, dès que le défaut d'axe résiduel en correction dépasse 7 à 8° en varus ou en valgus, la PTG doit être préférée [9,10,35]. Il

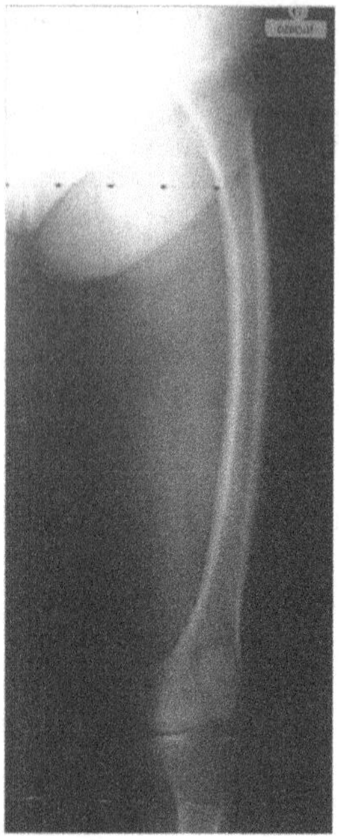

Figure 4. Crosse fémorale créant un varus segmentaire fémoral de 10° excessif pour autoriser l'indication de prothèse unicompartimentale.

en est de même quand le défaut d'axe mesuré sur le pangonogramme correspond à un défaut osseux qui, à lui seul, dépasse les limites fixées (figure 4). En effet, comme nous le verrons plus loin, l'UNI ne corrige que la composante d'usure de la déformation. Si le défaut osseux dépasse les limites d'angle définies comme acceptables, ce défaut, qui va persister après la mise en place de l'UNI, compromet sa longévité et est, en lui-même, une contre-indication;

- concernant l'absence du LCA que nous avons décrite dès 1987 comme cause d'échec potentielle des UNI [17], le débat semblait définitivement clos après la publication convergente de Goodfellow et al. [31]. La discussion concernant ce sujet a néanmoins été relancée par Engh et al. [27]. Ces auteurs, se basant sur des résultats favorables, malgré la rupture du LCA, avec certains modèles d'UNI à plateau fixe [14,36], ont proposé d'utiliser cette technique en cas de découverte fortuite d'un LCA défaillant s'il s'agit d'une arthrose primitive, exclusivement fémorotibiale interne. L'argument développé par les auteurs est qu'en l'absence de défaillance associée des formations postéro-internes, l'absence du LCA n'est pas aussi préjudiciable que dans les arthroses internes sur laxité chronique antérieure. Notre expérience personnelle est très différente. En effet, dans ces arthroses primitives, l'ostéophyte postérieur empêche la subluxation antérieure du tibia sous le fémur. De ce fait, la cupule d'usure est centrée sur le profil en charge car l'ostéophyte postérieur, préexistant à la rupture du LCA, évite la subluxation antérieure. Mais, lors de la mise en place de l'UNI, cet ostéophyte stabilisateur est réséqué par la coupe tibiale. Dans les rares cas de ce type où nous avons transgressé la règle de contre-indication, car il s'agissait de surprises opératoires et que les conditions générales du patient ne nous permettaient pas de changer à la dernière minute d'indication, l'échec et la dégradation par usure progressive du plateau UNI ont fini par se produire (figure 5). Cette usure est beaucoup plus lente et tardive que dans les arthroses sur laxité chronique antérieure avec subluxation préopératoire mesurable sur le cliché de profil en charge (figure 6), mais l'échec n'en reste pas moins inéluctable au recul de 5 à 7 ans. Ce délai nous semble trop bref pour accepter cette indication chez un patient relativement peu âgé. Quant aux indications de réparation du LCA associées à l'UNI [16,48,54], nous n'en avons pas l'expérience. L'important nous paraît surtout de bien analyser ce risque, et il peut être justifié de s'aider d'une imagerie par résonance magnétique (IRM) en cas de doute sur l'intégrité du LCA alors que l'indication est par ailleurs parfaite.

En résumé, on peut considérer que le nombre de patients candidats à une prothèse UNI du genou est limité. La plupart des études qui ont pris en compte le taux de patients éligibles à l'indication d'UNI par rapport aux PTG montrent qu'il ne dépasse pas 10 à 15 %, même pour des équipes spécialisées [28,30,33,39,59]. Il nous paraît essentiel de scrupuleusement respecter les indications idéales que nous venons de définir. En effet, outrepasser ces règles d'indication reviendrait à exposer le patient au risque d'échec.

Ces échecs, dont nous avons répertorié les causes, reflètent les deux types de cassure de la courbe de survie des UNI, bien analysée par Deschmuck et Scott [21] :

- les échecs précoces sont liés aux problèmes ligamentaires et à des erreurs techniques;
- les échecs plus tardifs sont liés au matériel et au respect des impératifs techniques d'implantation de l'UNI qui exposent ces implants au risque d'usure ou de descellement (correction d'axe limitée à la restitution de l'axe constitutionnel du patient).

En conséquence, les causes d'échecs précoces liées aux contre-indications ligamentaires doivent conduire à la plus extrême prudence, même chez le sujet très âgé qu'il serait regrettable d'exposer à une reprise précoce par PTG de révision, alors même qu'on prétendait être moins agressif en choisissant l'UNI. En revanche, les risques d'échec par usure doivent, chez le très âgé, faire l'objet d'une analyse réfléchie. Il serait par exemple dommage d'exposer un patient de 80 ans à une hypercorrection d'axe ou encore à un risque de

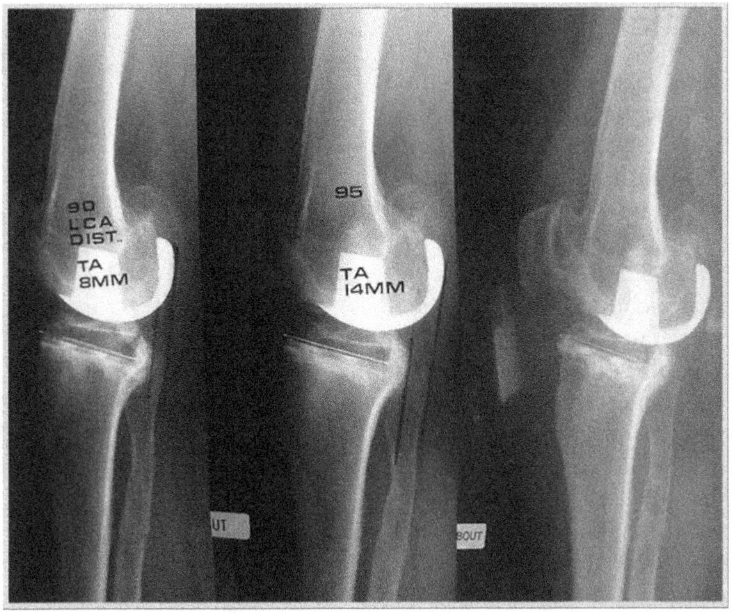

Figure 5. Subluxation antérieure progressive en 5 ans liée à un LCA noté dilacéré au cours de l'intervention et aggravée par une pente tibiale excessive.

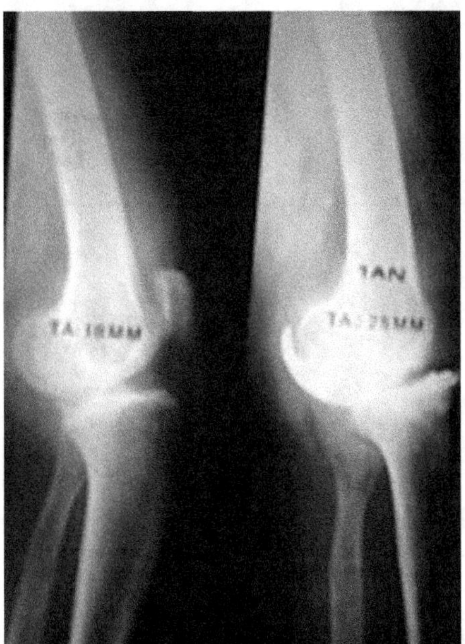

Figure 6. Usure fulgurante du plateau UNI en 1 an chez un patient présentant une AFTI sur laxité chronique antérieure. On note une translation antérieure préopératoire supérieure à 10 mm qui est aujourd'hui une contre-indication formelle de l'UNI.

luxation de patin mobile, obligeant à une reprise précoce et difficile, sous prétexte de prévention de l'usure, alors même qu'une UNI à plateau fixe permettrait d'amener ce patient à ses 95 ans et au-delà sans aucun risque intrinsèque.

C'est cette analyse, et non pas une position dogmatique, qui doit conduire le chirurgien à raisonner en matière d'indication et de choix du matériel.

Le concept UNI et ses conséquences techniques

Une des premières démarches est de bien analyser le rôle de l'UNI et les objectifs de l'intervention par comparaison aux PTG.

Lors de la mise en place d'une PTG, nous devons nous appliquer à corriger les axes osseux. Cet objectif est une des conditions de la longévité de l'implant. En revanche, l'UNI ne s'adresse qu'à l'usure. Il s'agit d'une *cale intra-articulaire* qui ne peut et ne doit compenser que l'usure du cartilage dans l'espace intraligamentaire délimité par les insertions capsuloligamentaires fémorotibiales.

En conséquence, l'UNI ne peut en aucun cas corriger la composante osseuse d'une déformation. Le seul objectif est de corriger la composante d'usure, et l'objectif radiologique est de restituer l'axe constitutionnel du membre tel qu'il était avant cette usure. C'est l'intérêt des clichés en stress qui permettent d'apprécier la valeur de l'usure articulaire et de vérifier l'absence d'hypercorrection de la déformation. L'UNI comble seulement la perte de substance cartilagineuse. Ce concept a trois conséquences qu'il faut impérativement comprendre avant de se lancer dans la technique chirurgicale.

Les limites d'indication

Les limites d'indication en matière de déformation sont définies par l'angle de varus ou de valgus résiduel que peut supporter le PE de l'UNI une fois l'usure corrigée. Les limites ont été fixées par plusieurs publications récentes, aux déformations ne dépassant pas 7° d'angle fémorotibial mécanique (AFTM) résiduel en postopératoire [10,15,19,20,32,35,52]. Pour apprécier ces valeurs avant le geste chirurgical, le pangonogramme en correction nous était bien utile [18].

Aujourd'hui, les radiographies numériques ne permettent plus d'obtenir les pangonogrammes corrigés. Seuls les clichés en correction, par ailleurs indispensables, aident à prévoir cet AFTM résiduel.

Ceci nous permet d'insister sur une notion souvent confuse dans la littérature, qui fait référence à la notion d'hypocorrection et de valeurs d'angle préopératoire limites pour définir les indications [39,44]. En particulier, le terme « hypocorrection » nous paraît abusif et source d'erreur d'interprétation. L'objectif radiologique est en fait une correction individuelle, personnalisée, dont la valeur correspond à la restitution de l'axe mécanique constitutionnel de l'individu concerné tel qu'il était avant l'usure arthrosique. Il ne peut être question de conseiller une hypocorrection d'une valeur arbitraire préétablie comme nous le faisons pour l'hypercorrection d'une ostéotomie. La correction idéale est celle obtenue après compensation de l'usure. Seules les limites de l'indication sont définissables, en fonction de nos revues de patients à long terme [35]. L'AFTM du patient sera déterminé sur les clichés préopératoires en stress. Quant à la correction peropératoire, elle ne sera pas jugée sur des radios de contrôle peropératoires mais, comme nous le verrons au chapitre technique, par la remise en tension sans excès des ligaments de la concavité.

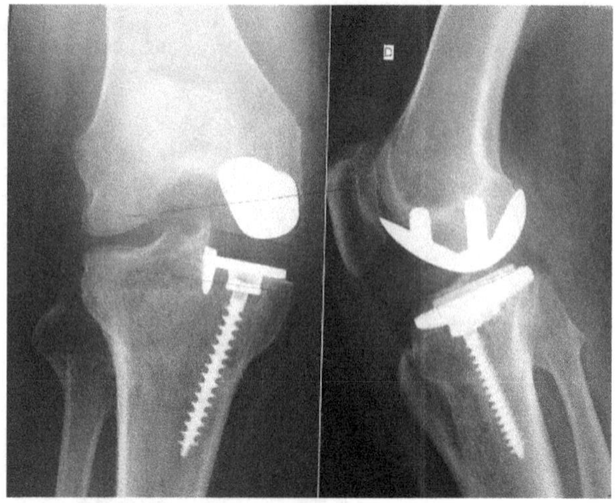

Figure 7. Hyperremplissage articulaire aboutissant à une hypercorrection d'axe fémorotibial.

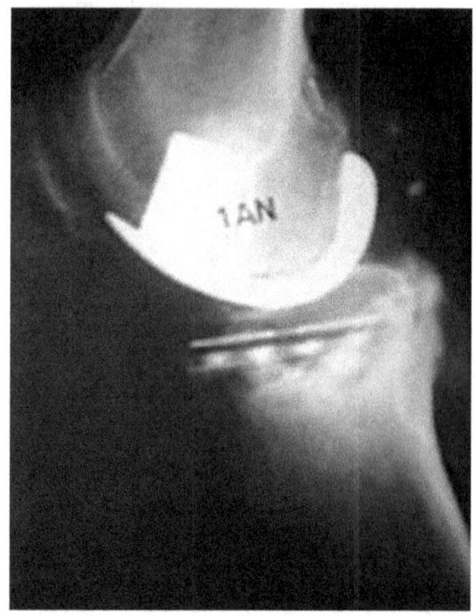

Figure 8. Hyperpression postérieure à l'origine d'un enfoncement du plateau tibial.

Les limites techniques

En effet, sur un plan purement technique, la référence absolue pour être sûr de ne pas dépasser le « seuil de remplissage » du compartiment usé est le degré de tension ligamentaire des ligaments de la concavité (ligament interne pour le compartiment interne, formations externes pour le compartiment externe).

Il est donc crucial de ne faire aucun geste de détente ligamentaire, contrairement à ce que nous réalisons dans la PTG [32]. Les ligaments de la concavité sont la seule référence pour éviter l'hypercorrection (figure 7). Nous avons pour habitude de conseiller de laisser 1 à 2 mm de laxité en extension entre les deux pièces fémorale et tibiale. Un certain nombre d'ancillaires (Zimmer, Tornier) ont même prévu un instrument spécifique pour apprécier cette laxité dite « de sécurité » [28].

Il est également essentiel de comprendre que l'« hyperremplissage » du genou ne concerne pas que le plan frontal en extension. Le respect de l'isométrie ligamentaire en flexion doit aussi permettre de ne pas créer une hypertension de l'espace en flexion (figure 8). Ceci impose deux règles complémentaires :

• réséquer le condyle postérieur de l'épaisseur nécessaire pour loger le patin prothétique fémoral postérieur. Ceci est indispensable dans la mesure où il n'y a jamais d'usure postérieure du condyle fémoral dans l'arthrose, en tout cas pas aux stades auxquels s'adresse l'UNI. L'absence de coupe conduirait donc forcément à une superstructure condylienne postérieure en flexion;

- le respect de la pente tibiale osseuse « du patient » (et non pas une pente moyenne qui ne correspondrait pas à la tension physiologique des ligaments) apparaît tout aussi essentiel pour éviter une hyperpression postérieure et un risque de descellement prématuré [11]. Nous décrirons notre technique spécifique pour respecter la pente du patient, de même que l'orientation frontale de la coupe tibiale qui doit s'aligner parallèlement à l'interligne tibial et non pas être réalisée à 90° par rapport à l'axe tibial mécanique (figure 9).

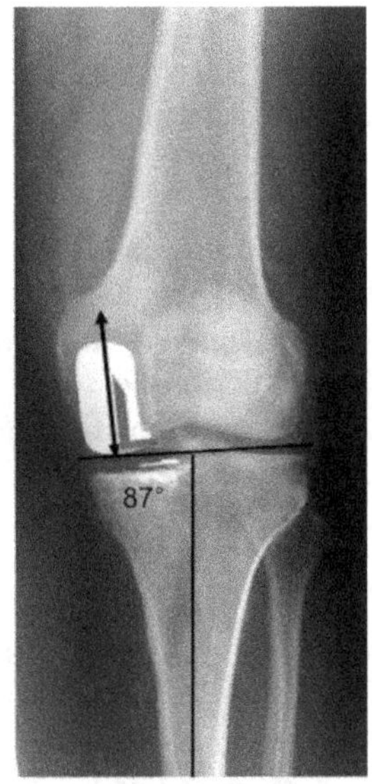

Figure 9. UNI parfaite. Le patin condylien est bien à plat sur le PE tibial incliné parallèlement à l'interligne du genou. L'interligne originel est restitué.

L'interligne prothétique dans l'UNI

Le troisième élément d'importance est le calage de l'usure et ses conséquences sur l'interligne prothétique. La compensation de l'usure se faisant à partir de deux pièces prothétiques, l'une fémorale et l'autre tibiale, il importe de prendre conscience que le positionnement et les dimensions de ces deux pièces définissent le niveau de l'interligne prothétique (ILP), qui peut être différent de celui de l'interligne originel.

S'assurer, comme nous l'avons montré précédemment, qu'il n'y a pas d'hyperremplissage ne suffit pas. Un sous-décalage de la coupe tibiale pour « tolérer » une superstructure de la pièce fémorale peut, en lui-même, conduire à des échecs (figure 10). Ainsi, en cas d'usure incomplète de la surface distale du fémur (ONA ou simple pincement postérieur n'apparaissant que sur les clichés en schuss), une prothèse fémorale de *resurfaçage* risque de créer une superstructure fémorale qui va conduire à surcouper le tibia pour « faire la place » du condyle fémoral dans le compartiment interne. L'excès de coupe tibiale, outre qu'il fait reposer la fixation du PE tibial sur une zone spongieuse plus fragile [37], entraîne aussi, du fait de la forme en entonnoir du plateau, un déport du point de contact du patin fémoral en périphérie du plateau tibial. Ceci peut être à l'origine, comme nous l'avons montré, d'un taux élevé de liserés [11,19]. Certains auteurs ont même décrit des descellements tibiaux qui pourraient être en relation avec cet excès de coupe tibiale (figure 10) [11].

Il importe donc de redéfinir nos choix d'implant en fonction du type de déformation et de l'usure fémorale. Ceci nous a conduit à faire une différence entre l'AFTI, où nous préférons désormais les UNI à coupe, et l'arthrose fémorotibiale externe (AFTE), où nous restons fidèles aux UNI de resurfaçage. En effet :

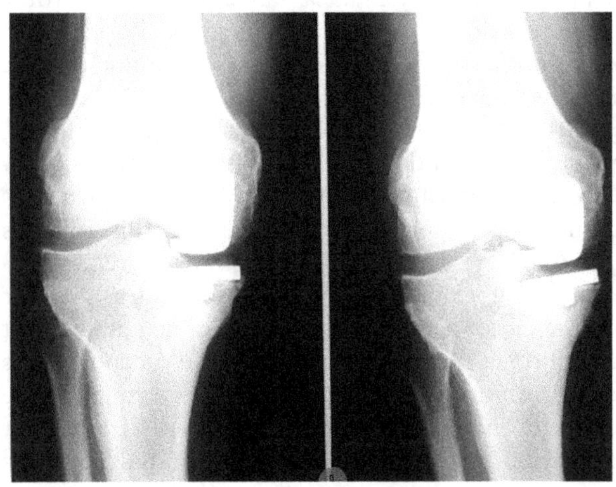

Figure 10. Descellement précoce d'un plateau UNI métal-back. La cause probable est un enfoncement du plateau dans l'os spongieux tibial en relation avec une surcoupe initiale du tibia pour « loger » les pièces prothétiques : fémur de resurfaçage et plateau métal-back.

- dans l'AFTE, l'usure est majoritairement fémorale, avec une dysplasie du condyle plus ou moins importante. Ceci a même conduit certains auteurs comme P. Cartier à proposer des condyles prothétiques de 5 mm pour le côté externe contre 3 mm du côté interne. Dans l'arthrose externe, le resurfaçage fémoral se présente donc comme une solution logique et idéale pour compenser la dysplasie fémorale distale;

• dans l'AFTI, en revanche, l'usure est plus souvent tibiale. Dans la nécrose (ONA) ou chez les patients présentant une usure plus postérieure du condyle fémoral, principalement détectable sur des clichés en « schuss » (figure 1b), les UNI de resurfaçage risquent d'entraîner une superstructure du condyle prothétique avec, pour conséquence, un abaissement du niveau de coupe tibiale pour pouvoir « loger » l'implant dans l'espace ligamentaire. Cette situation peut être préjudiciable à la longévité du scellement du plateau [57]. Dans notre série de 122 UNI présentée à l'ISAKOS [19], nous avons pu observer une tendance au sous-décalage de l'ILP, mais uniquement dans le cas des UNI internes. Ceci peut être pire en cas de plateau « métal-back » qui nécessite de « loger » une épaisseur additionnelle de métal (figure 10). Il apparaît donc particulièrement nécessaire de disposer du côté interne d'UNI à coupe qui se justifient amplement par les conditions anatomiques particulières de l'AFTI à laquelle on s'adresse dans cette indication.

On voit donc que la technique opératoire ne peut être le fruit du hasard ou des préférences d'une école. La marge d'erreur est extrêmement limitée, s'agissant de petits implants à l'ancrage fragile. Toute imperfection ou approximation dans l'orientation ou le niveau des coupes osseuses, voire une analyse insuffisante des conséquences de nos choix d'implants (UNI à coupe ou de resurfaçage, par exemple), peut conduire à des échecs par descellement ou fracture d'un plateau. Ces échecs, autrefois considérés comme des impondérables accidentels et inexpliqués pour les « fervents » d'UNI et comme des complications imprévisibles et donc inacceptables par leur détracteurs, peuvent aujourd'hui être analysés et faire l'objet d'une prévention. Lorsqu'on connaît ces détails minutieux et qu'on adapte la technique et le choix du matériel à ces impératifs, l'UNI redevient une arme thérapeutique très utile car fiable, moins agressive et plus fonctionnelle que la PTG dans tous les cas où son usage se justifie.

Nous allons en détailler les règles techniques telles qu'elles découlent de cette analyse et telles que nous les avons exigées du matériel que nous avons pris l'habitude d'utiliser.

Technique opératoire

Nous différencierons, car les contraintes et les problèmes posés sont différents, les UNI internes des UNI externes. La technique décrite est celle de l'UNI que nous avons développée (HLS Uni Evolution, Tornier) et de sa récente version à coupe proposée pour le compartiment interne (Kneetec, Tornier).

Technique de l'UNI interne

Planning préopératoire

Le bilan doit comporter des clichés de face et de profil en charge. Un cliché en schuss peut être nécessaire pour mettre en évidence une usure inapparente en extension complète alors que l'examen du genou en valgus forcé montre un bâillement articulaire témoin de l'usure articulaire, à ne pas confondre avec une laxité ligamentaire (figure 1a et 1b).

Les clichés en stress confirment que l'usure se corrige sans hypercorrection (figure 11).

Les vues aériennes ne révèlent pas d'arthrose fémoropatellaire (ou bien celle-ci est totalement asymptomatique). Il n'y a pas d'aspect d'usure en dents de scie, typique d'une chondrocalcinose qui constituerait alors une réelle contre-indication.

Le pangonogramme permet de mesurer le défaut d'axe global et surtout de s'assurer qu'il n'existe aucun défaut diaphysaire ou métaphysaire dépassant à lui seul 7 à 10° sur un seul segment de membre (figure 4). Un défaut osseux supérieur à cette valeur sur un seul segment du membre élimine de facto l'indication d'UNI, car il persisterait après compensation de l'usure du cartilage par la cale UNI. Il en résulterait un varus résiduel égal ou supérieur aux limites d'indication prédéfinies. Cette analyse est particulièrement importante en cas d'arthrose post-traumatique sur cal vicieux. On mesurera sur ce pangonogramme et/ ou sur les clichés en stress l'obliquité de l'interligne interne (figure 12). Cette obliquité frontale représente l'objectif d'inclinaison de la coupe tibiale dans le plan frontal. L'utilisation de guides de coupe orientables est commode pour reproduire cette direction. Plusieurs

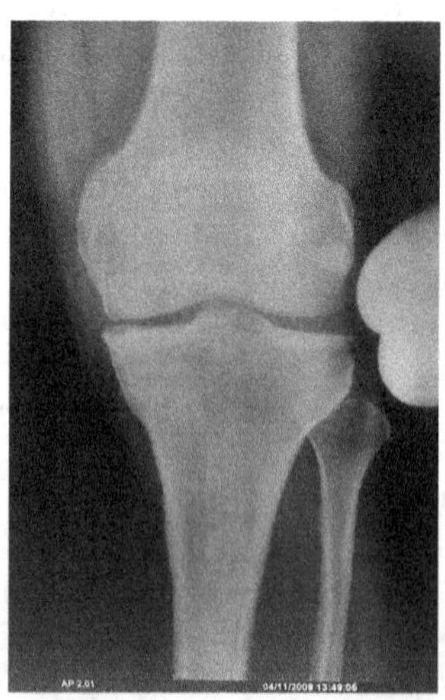

Figure 11. Cliché de face en valgus forcé montrant une correction parfaite du pincement interne (patient de la figure 1a).

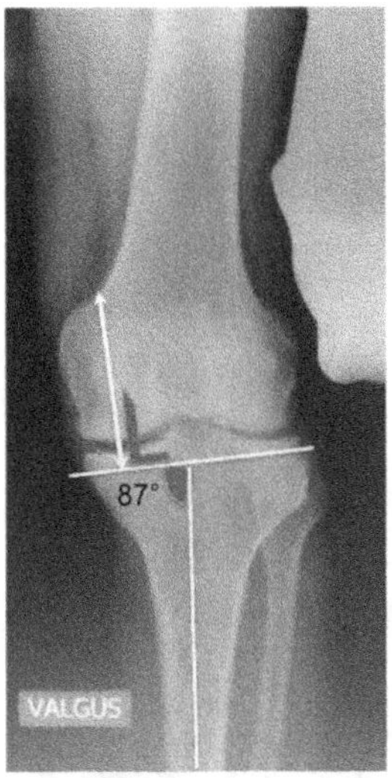

Figure 12. Lignes figurant le plan de coupe tibial idéal avec la mesure de l'angle d'inclinaison par rapport à l'axe tibial et à la projection présumée de l'axe du futur patin condylien (UNI interne, même patient qu'en figure 9).

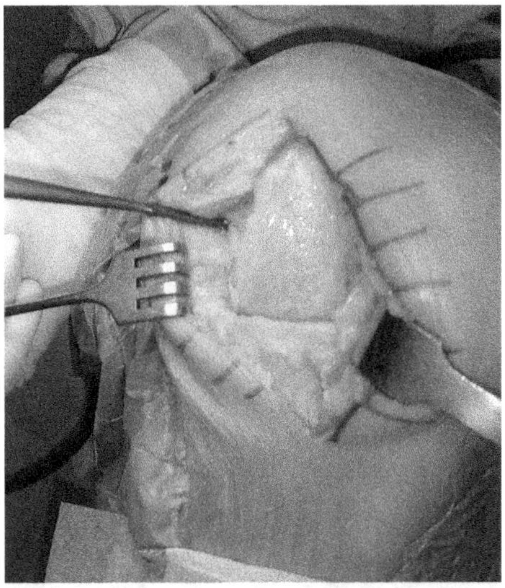

Figure 13. Voie d'abord interne mini-invasive. Une pointe carrée fichée dans la face interne du condyle aide à l'exposition. Les fibres du vaste interne ont été dissociées selon la technique d'Engh.

publications récentes [11,15] reprennent cette recommandation concernant l'orientation de la coupe frontale sur laquelle nous insistons depuis de nombreuses années avec P. Cartier [20].

Concernant la restitution de la pente, nous ne tenons pas compte de la mesure radiologique sur les clichés de profil, mais certains ancillaires obligent à le faire. Nous expliquerons plus loin notre technique de restitution de la pente du patient considéré.

Voie d'abord

Nous recommandons depuis 1987 l'usage de petites voies d'abord, aujourd'hui appelées « mini-invasives ». Le concept UNI est particulièrement adapté à cette ambition, alors que les PTG obligent à des voies d'abord plus étendues, même si nous nous efforçons aujourd'hui d'en réduire les dimensions. L'objectif est de pouvoir mettre en place la prothèse de façon sûre sans luxer la rotule, ni la retourner.

La voie d'abord longe le bord interne du système extenseur sur environ 8 à 10 cm (ceci dépend aussi du morphotype et de la corpulence des patients). L'objectif est de pouvoir récliner latéralement la rotule en exposant convenablement le condyle interne. Il est donc parfois nécessaire d'entamer les fibres basses du vaste interne selon Engh [25], ce que nous recommandons de faire en sous-cutané jusqu'à ce que la rotule se laisse récliner sans effort excessif (figure 13). Il faudra tenir compte aussi de la nécessité de fléchir suffisamment le genou, rotule subluxée, pour pouvoir implanter le patin fémoral avec ses plots d'ancrage sans menacer le plateau tibial et son ancrage ni détériorer la facette interne de la rotule. Les UNI à plot postérieur sont plus délicates à implanter que les UNI avec aileron et un seul plot plus antérieur, car elles nécessitent une plus grande flexion lors de leur mise en place. Il faudra en tenir compte. Il serait en effet ridicule d'utiliser une voie d'abord insuffisante, gênant le confort et la sécurité en début d'intervention, pour finir par s'agrandir à la dernière minute afin de pouvoir implanter sans dommage le condyle UNI qu'on pose souvent en dernier, après le PE tibial.

Préparation tibiale

La coupe tibiale doit respecter deux objectifs.

Plan frontal

Le premier est de s'aligner *dans le plan frontal parallèlement au plan de l'interligne* mesuré sur les radios préopératoires (figure 12). Cette orientation va permettre de garantir une congruence parfaite entre la surface d'appui du futur patin condylien fémoral et la surface du plateau. Le but est d'éviter autant que possible un positionnement « sur les carres » du patin condylien par rapport à la surface du plateau tibial. Pour ce faire, nous avons développé un guide de coupe orientable, préréglable en fonction des données radiographiques, et dont la tige extramédullaire tibiale s'aligne sur la crête du tibia (figure 14). Dans ces arthroses, par définition sans grosse déformation osseuse, la crête tibiale est un excellent repère, assimilable à l'axe mécanique du tibia.

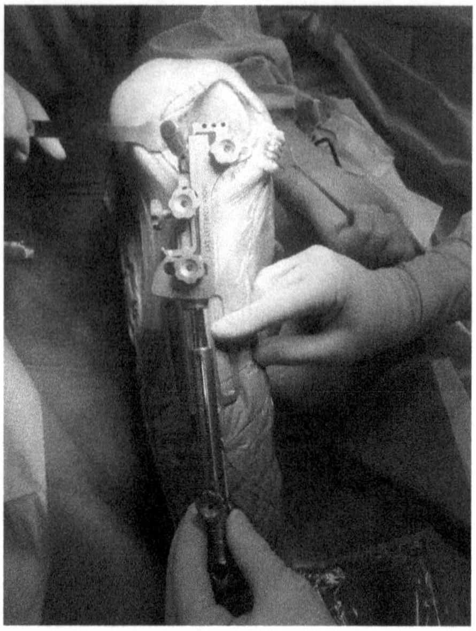

Figure 14. Le guide tibial orientable est aligné sur la crête tibiale.

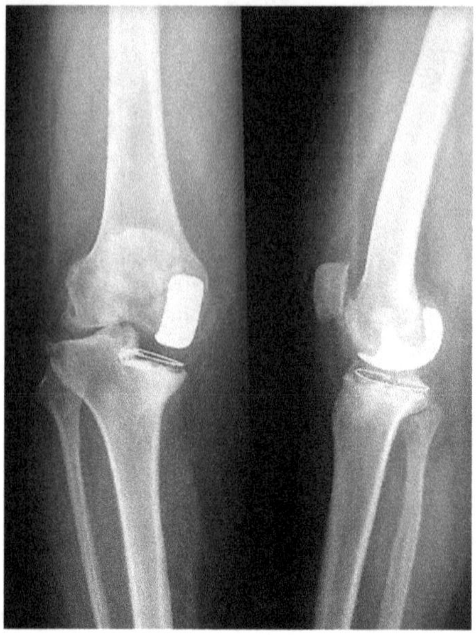

Figure 15. Effondrement du plateau tibial interne d'une UNI de resurfaçage avec surcoupe initiale du plateau tibial.

Plan sagittal

Le deuxième objectif est de reproduire *la pente naturelle du patient.* Cet objectif fait partie de la logique et du concept de la cale unicompartimentale. Le non-respect ou l'annulation de la pente naturelle risque d'entraîner une hyperpression postérieure du condyle en flexion dont la conséquence serait au minimum une tendance à la bascule et au relèvement du plateau d'essai en flexion, et au pire, si l'opérateur poursuit en comptant sur le cimentage pour stabiliser le plateau, le risque de descellement tibial par hyperpression postérieure (figure 8). D'une manière générale, il est dangereux de choisir un positionnement ou une épaisseur inadaptée du PE tibial et de l'essayer en force. Toute fragilisation du plateau osseux liée à une surpression lors des essais peut, chez des patients à l'os ostéoporotique, créer une imperfection de la surface d'ancrage du plateau. Ce défaut de planéité peut secondairement faire le lit d'une micro-instabilité lors de la flexion, puis d'un liseré, de douleurs, et enfin d'un descellement (figure 15). Nous conseillons en règle générale de bien tester avec des jauges l'espace créé par les coupes osseuses, tant en extension qu'en flexion, et de s'assurer qu'il n'y a aucune tension excessive. Le plateau d'essai doit pouvoir glisser avec facilité tant en extension qu'en flexion grâce à la « laxité de sécurité ».

Technique de réalisation de la coupe tibiale

En pratique, nous utilisons le guide de coupe orientable (HLS Uni Evolution). Il comporte un compas

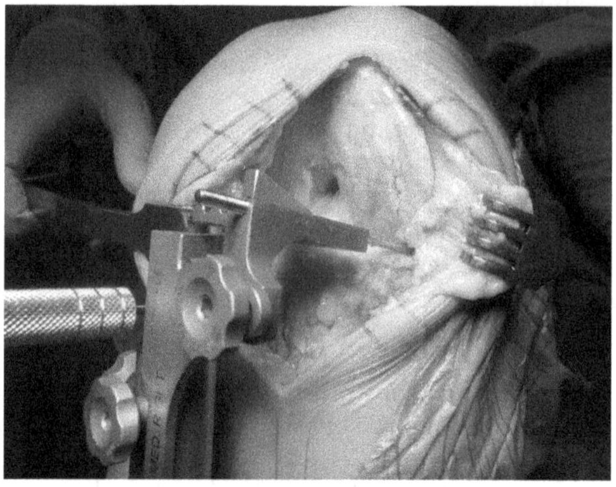

Figure 16. Broche intra-articulaire servant à repérer la pente dont la position sera figée par la broche centrale (manchon métallique central avec trois cercles).

réglable de degré en degré (figure 14) qui permet de prérégler l'obliquité de la coupe frontale en fonction des mesures radiographiques (figure 12). Le gabarit est positionné face au tibia fléchi et une broche est introduite tangentiellement au plateau tibial, permettant de régler la pente (figure 16). Le gabarit est alors fixé par une broche centrale fichée 1 à 2 cm sous la surface du massif des épines. La broche intra-articulaire est retirée et un stylet est positionné dans la fente, permettant de mesurer l'usure. On peut, grâce à une réglette centrale, évaluer la profondeur de la cupule par rapport aux résidus de cartilage sain en avant de la surface du plateau. C'est par rapport à ce repère, et en fonction de la profondeur de la cupule, qu'on va, en fixant la réglette centrale par rapport au niveau de référence souhaité pour l'interligne idéal, abaisser le plateau de coupe d'une profondeur de 9 mm, correspondant à l'épaisseur minimale du futur PE tibial. Une vis de verrouillage latérale permet alors de fixer le niveau de coupe. Deux ou trois broches sont introduites pour fixer la plaque de coupe et en même temps guider la lame de scie. Le plateau sera extrait après avoir coupé verticalement sa partie centrale. Cette coupe sagittale doit scrupuleusement respecter l'insertion du LCA. Sa rotation doit permettre une bonne couverture antérieure. On peut se guider pour définir cette rotation en glissant une lame de Lambotte tangente au condyle dans l'échancrure intercondylienne. La tranche de résection doit idéalement être d'épaisseur identique d'avant en arrière, comme le sera le PE tibial (figure 17). Ceci traduit le respect de la pente du patient et garantit l'absence d'hyperpression postérieure en flexion. C'est le cas idéal.

Lorsqu'on découvre un LCA laminé, fragile ou rompu, nous ne sommes pas partisan d'une tentative de reconstruction du LCA. Ceci pose de gros problèmes, du fait de la qualité de l'os (site de prélèvement du greffon, passage des tunnels osseux et globalement mise en tension idéale du transplant par rapport à la compensation de l'usure par la cale UNI). Si les conditions locales, et en particulier l'âge ou la fragilité du patient, ne permettent pas de passer de façon extemporanée à la PTG, Il peut être intéressant, pour limiter les risques de subluxation antérieure du tibia, d'annuler une éventuelle pente tibiale. Si cette pente est naturellement importante, cette technique peut accélérer la dégradation de l'arthroplastie (descellement, usure) [figure 5]. Il faudra alors, pour compenser, bien veiller à couper un peu plus de condyle postérieur que l'épaisseur du futur patin condylien prothétique. Ceci a pour but d'éviter une hyperpression postérieure lors de la flexion du genou. C'est la raison pour laquelle, comme nous le verrons un peu plus loin, nous avons donné à l'ancillaire de préparation fémorale cette liberté d'augmenter de quelques millimètres la résection postérieure du condyle. Ceci permet de pallier le risque d'hyperpression postérieure en flexion pour ceux qui craignent une sollicitation excessive du LCA et préfèrent diminuer une pente constitutionnelle importante. Cette surcoupe fémorale postérieure ne nous a jamais posé le moindre problème de stabilité. Elle semble même améliorer la récupération de la flexion. Il faut simplement prévoir cet artifice avant la préparation du plot d'ancrage fémoral.

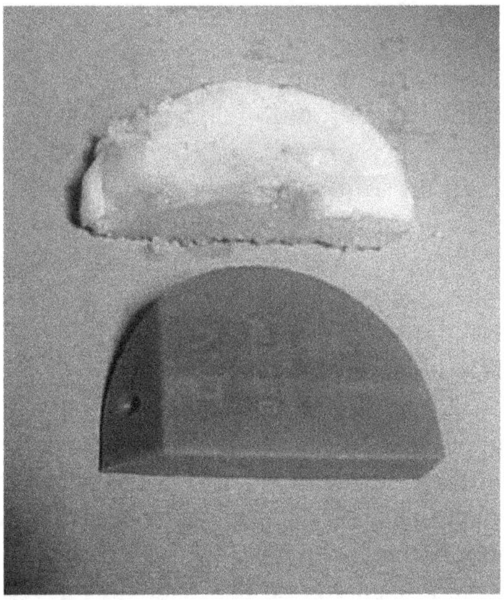

Figure 17. La tranche de résection tibiale est de même épaisseur de l'avant vers l'arrière, traduisant le bon respect de la pente. Le plateau d'essai est représenté pour comparaison de taille et d'épaisseur. Il compensera très exactement la coupe tibiale sans créer de surépaisseur.

Préparation fémorale

Jusqu'à une période toute récente, la prothèse unicompartimentale HLS Uni était une prothèse de resurfaçage. Une revue de 122 patients au recul maximal de 9 ans [19] nous a permis de mettre en évidence une corrélation significative entre les liserés tibiaux de la série (25 %) et une surcoupe tibiale, elle-même corrélée à une superstructure fémorale. Nous avons en effet pu observer que dans un nombre non négligeable de cas, du côté interne, l'usure fémorale distale est minime. Si, dans les cas où il existe une véritable usure, le resurfaçage est parfait car il comble la perte de substance cartilagineuse (figure 18), force est de constater que dans des cas comme les nécroses du condyle ou certaines arthroses de stade II d'Ahlbach, l'usure distale est incomplète. Dans ces cas, ou bien nous faisons un usinage à main levée du condyle (figure 18) ou bien, comme cela nous paraît aujourd'hui plus précis et commode, nous réalisons une coupe distale. Il nous a fallu pour ce faire modifier légèrement le dessin de l'implant HLS Uni pour créer une surface distale plate adaptée à la coupe fémorale (Kneetec). Nous avons également développé un ancillaire de coupe spécifique.

La coupe tibiale ayant été préalablement réalisée comme indiqué précédemment, un spacer correspondant à l'épaisseur du plateau souhaité est mis en place. Il porte une pièce guide de coupe qui vient s'encliqueter sur lui. Celle-ci va donner le niveau de résection

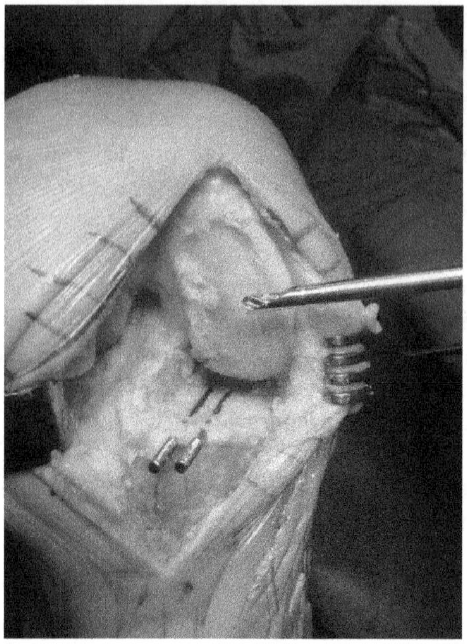

Figure 18. L'usure fémorale est complétée grâce à une fraise pour éliminer les résidus cartilagineux et faire le lit idéal de la pièce fémorale de resurfaçage.

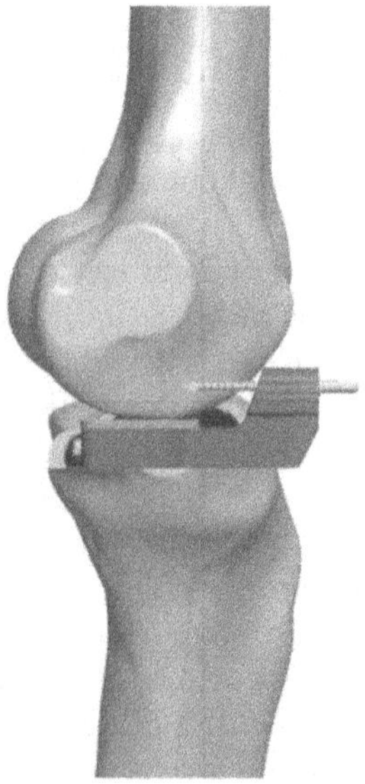

Figure 19. UNI à coupe : gabarit de coupe fémorale distale permettant une résection millimétrique de la surface distale du condyle correspondant à l'épaisseur distale du patin condylien. Son orientation est corrélée à celle de la coupe tibiale. On veillera à éviter tout défaut dans le plan sagittal (flexum ou recurvatum).

fémorale distale correspondant à l'épaisseur de la future pièce fémorale et à celle du plateau (figure 19). L'orientation frontale de la coupe est parallèle au plateau, ce qui garantit le bon appui du futur patin fémoral sur la surface du PE. Cette coupe doit donc être définie après avoir choisi l'épaisseur idéale du PE. C'est cet objectif de congruence de direction du patin fémoral sur le plateau tibial dans le plan frontal qui nous a conduit à préférer une coupe fémorale distale secondaire à la coupe tibiale plutôt qu'une coupe fémorale première.

Dans le plan sagittal, il faut éviter le recurvatum ou le flexum excessifs. Le bon positionnement correspond à l'appui de la pièce sur le bord antérieur du PE d'essai en extension sans le dépasser. La remise en tension des ligaments avec la laxité de sécurité garantit l'absence de flexum et de recurvatum. Il va de soi qu'il existe des plateaux d'essais d'épaisseur croissante, de 9–11–13 mm, permettant de s'adapter à la situation ligamentaire et à l'épaisseur de résection tibiale précédemment réalisée.

Il convient d'éviter tout hyperremplissage et toute mise en tension excessive des ligaments. Le guide de coupe fémoral vient s'intercaler en extension entre le plateau d'essai et le condyle du patient. Il est fixé en bonne position par une broche. La fente de coupe va ainsi guider la lame de scie de sorte que la coupe soit parfaitement parallèle au plan du plateau (figure 19).

Le genou est alors porté en flexion. Le gabarit de coupe postérieure et du chanfrein est positionné sur la coupe fémorale distale (figure 20a). Il existe autant de gabarits que de tailles de prothèses fémorales. L'objectif, pour le choix de la taille, est d'obtenir une bonne couverture antéropostérieure et transversale. En avant, le guide affleure la partie antérieure de la coupe distale. Le patin condylien de la prothèse étant symétrique et ne comportant pas de différenciation droite-gauche, la rotation doit être réglée de telle sorte que le gabarit soit aligné au centre de la surface de coupe (figure 20b). Si une rotation doit être appliquée, il faut s'assurer qu'il n'y a pas d'excès de rotation interne qui entraînerait un risque de conflit avec la facette interne de la rotule en flexion en avant et une excentration du point de contact de la partie postérieure du condyle par rapport à la surface du plateau tibial en arrière en flexion.

Une fois les coupes réalisées, le condyle d'essai est disposé (figure 21). Il servira à la préparation du plot d'ancrage et de la fente après les tests de stabilité. Avant le perçage du plot, il est encore possible de changer la taille pour un condyle de taille inférieure ou de recouper le condyle postérieur de 2 mm. Ceci peut être intéressant en cas de tendance au relèvement du plateau tibial en flexion alors que l'équilibre en extension est parfait. Il faut, dans ce cas, bien réévaluer la dimension antéropostérieure du patin fémoral en le diminuant éventuellement d'une taille pour qu'une

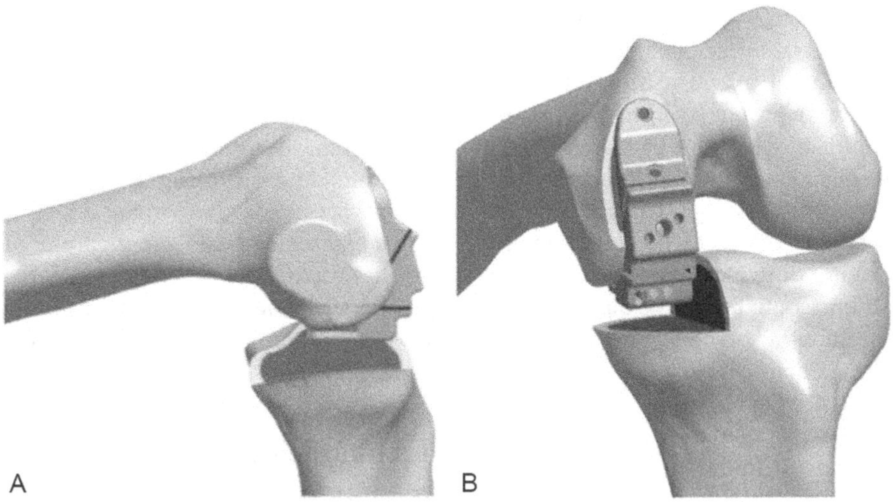

Figure 20. a. UNI à coupe : gabarit de coupe postérieure et des chanfreins. b. UNI à coupe : centrage transversal et en rotation du guide de coupe des chanfreins et du condyle postérieur.

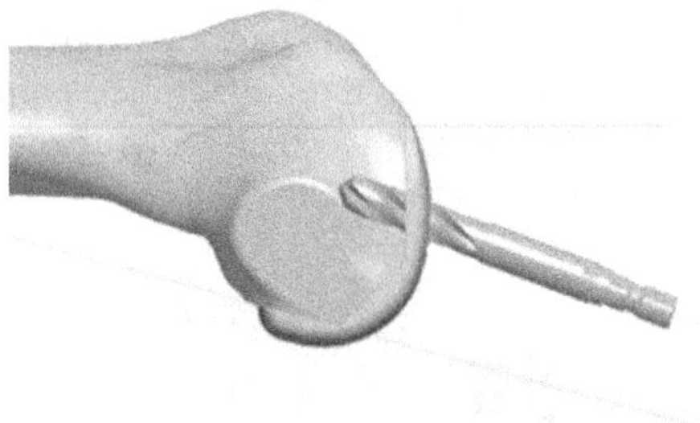

Figure 21. Perçage du plot et de la fente avec le condyle d'essai en place.

surcoupe postérieure de la pièce fémorale ne conduise pas à un excès de dimension antéropostérieure avec débord et/ou conflit du bord antérieur du patin condylien avec la facette interne de la rotule. En revanche, une fois le plot préparé, il n'est plus possible de changer de taille ou de position antéropostérieure ou en rotation du patin fémoral. Les essais doivent permettre de s'assurer d'une cinématique parfaite avec des pièces d'essai parfaitement stables lors de la flexion-extension avant la préparation du plot et de la fente fémorales.

Après avoir choisi la taille antéropostérieure et l'épaisseur du PE permettant également d'obtenir des pièces parfaitement stables, sans aucun serrage excessif en flexion et avec une laxité de sécurité de 1 à 2 mm en extension (l'abaisse-langue peut être introduit entre les pièces d'essai), il est alors possible de sceller les pièces. On aura avantage à commencer par le tibia, ce qui permet d'éliminer tout résidu de ciment postérieur. Nous recommandons de disposer le ciment sur le tibia en une très fine couche, quelques millimètres en avant de la partie inférieure du PE, jamais en arrière. Ceci évite l'extrusion secondaire de ciment lorsqu'on maintient les pièces en compression pendant la phase de durcissement. Nous réalisons le scellement avec une même dose de ciment. Nous cimentons en second le condyle fémoral qui est introduit genou en flexion. À ce stade, l'angle de guidage ascendant de la coupe postérieure et le plot unique central sont très commodes. Ils évitent la nécessité d'une flexion trop prononcée, délicate, voire incompatible avec une voie d'abord mini-invasive. Il est clair que les UNI comportant deux plots ascendants, dont un dans le chanfrein postérieur, nécessitent un degré de flexion supérieur. Il faut en tenir compte et agrandir la voie d'abord pour pouvoir luxer suffisamment la rotule en dehors.

Technique de l'UNI externe

Généralités

Comme nous l'avons indiqué précédemment, l'UNI externe doit de préférence être une prothèse de resurfaçage. Notre série d'UNI [19] nous a permis de vérifier que l'arthrose externe comporte une usure ou un défaut constitutionnel principalement fémoral. L'UNI à coupe est possible, mais il s'agit d'une complication inutile du geste opératoire.

Une autre caractéristique des arthroses externes est la fréquente dérotation interne du condyle fémoral externe (le condyle latéral a perdu son obliquité normale en rotation interne) par rapport à la tangente aux plateaux tibiaux telle qu'on peut l'observer sur un genou fléchi à 90°. Cette disposition, bien visible genou fléchi à 90°, peut entraîner, si on se laisse guider par la direction naturelle de la surface distale du condyle externe, une rotation interne excessive du condyle prothétique. La partie antérieure du patin fémoral risque alors d'entrer en conflit avec la rotule en flexion [34] et avec le massif des épines en extension. Pour éviter ces défauts, on ne doit pas se laisser guider par l'orientation naturelle de la surface distale du condyle ni excentrer la partie antérieure du condyle, qui va de ce fait souvent reposer sur l'ostéophyte externe qu'il faut bien conserver. C'est une autre raison pour nous de préférer les UNI de resurfaçage dans l'arthrose externe. Il est également important de disposer d'instruments permettant facilement de régler cette rotation car, en leur absence, on s'expose à quelques surprises lorsqu'on met le genou en extension (figure 22).

L'orientation du plateau tibial doit également respecter certaines règles. La première est de régler la rotation en privilégiant un certain degré de rotation interne pour éviter le conflit du condyle fémoral avec le massif des épines. La deuxième règle concerne l'orientation de la coupe frontale. Il faut lutter contre la tendance à couper en varus comme on le fait pour une UNI interne. Ceci aboutit au risque de laxité interne ou de glissement avec risque de dislocation transversale (figure 22). L'ancillaire orientable est ici particulièrement utile. Il permet d'incliner la coupe en bas et en dehors. On pourra se servir d'une construction radiographique préopératoire en traçant sur le cliché de face l'axe du condyle externe, sa perpendiculaire et l'angle entre cette ligne horizontale et l'axe tibial mécanique (figure 23). Ce dernier qu'on peut assimiler, comme dans l'arthrose interne, à la crête tibiale permet de guider le choix de l'angle frontal de coupe et de le reproduire sur le guide orientable.

Il faut enfin se méfier particulièrement du risque d'hypercorrection. L'élasticité des structures ligamentaires externes est très supérieure à celle du compartiment interne. Elle rend plus aléatoire le jugement peropératoire de la remise en tension sans excès de ces structures comme guide de l'absence d'hyperremplissage articulaire.

Technique opératoire de l'UNI externe

Voie d'abord

La voie d'abord est une voie antéroexterne, souvent un peu plus étendue en haut que les voies internes. L'incision de la capsule se fait au bord externe du tendon rotulien. On évite de détacher le fascia lata du tubercule de Gerdy. La graisse de Hoffa peut avantageusement rester attachée à la capsule externe ou être réclinée en dedans avec le tendon rotulien pour faciliter la fermeture. L'incision s'étend en haut entre droit antérieur et vaste externe.

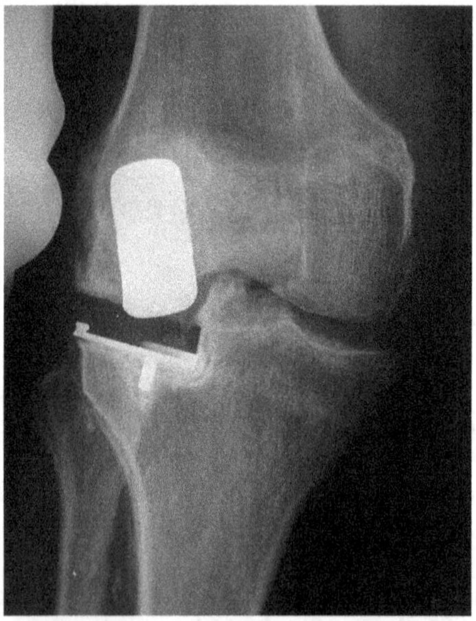

Figure 22. UNI externe : malposition du condyle fémoral qui entre en conflit avec le massif des épines plus malposition tibiale dont l'inclinaison en varus crée une tendance au glissement avec création de contraintes sur les formations internes.

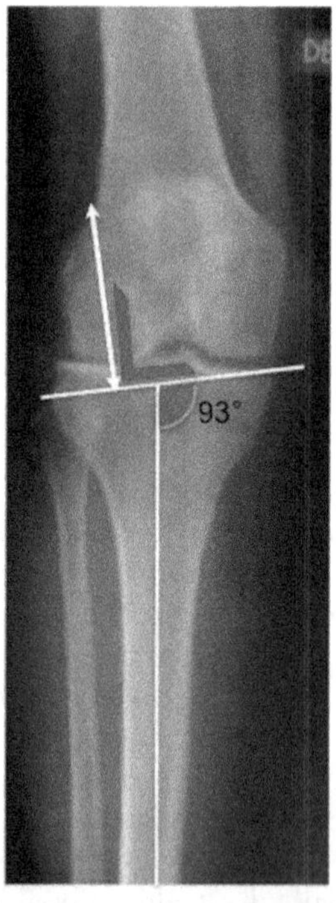

Figure 23. UNI externe : traçage des lignes de coupe montrant que l'angle d'inclinaison de la coupe tibiale doit être en bas et en dehors par rapport à l'axe mécanique tibial afin que le condyle fémoral qui suivra l'axe du condyle osseux soit en bonne congruence avec le plateau.

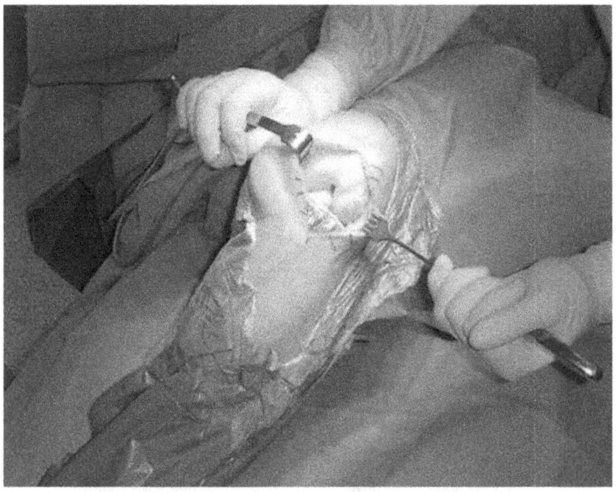

Figure 24. UNI externe : position de Cabot permettant une parfaite exposition du plateau et du condyle externes.

Nous nous sommes rapidement aperçu qu'il était commode de subluxer la rotule en dedans en adoptant la position de Cabot (figure 24). Cette position type « jambes croisées à l'espagnole », l'aide opératoire effectuant un mouvement de varus forcé, permet de bien récliner la rotule en la subluxant en dedans tout en exposant parfaitement le plateau tibial grâce à l'élasticité naturelle des formations ligamentaires externes. Le ménisque est ainsi réséqué assez aisément. Un écarteur à lame large récline la rotule en dedans. Nous ne détachons jamais la tubérosité tibiale antérieure.

Coupe tibiale

La technique est identique à celle du côté interne. Le guide orienté dans le plan frontal en fonction des mesures radiographiques préopératoires (figure 23) est fixé par une broche centrale enfoncée 1 cm sous le massif des épines. Cette broche fixe la pente qui se réfère, comme précédemment, à une broche tangentielle au plateau externe introduite dans un des orifices de la plaque de coupe (comme indiqué en figure 16). Une fois le gabarit fixé en son milieu par la broche centrale, le genou est porté en extension. La broche intra-articulaire est toujours en place. Elle est en extension au contact de la surface distale du condyle externe arthrosique. L'aide exécute une contrainte en varus en extension. La plaque de coupe coulissant librement pour que la broche intra-articulaire touche toujours la surface distale du condyle externe, la patte centrale du guide est amenée au contact de la broche centrale et verrouillée. Elle marque la « position 0 » de la mesure de la hauteur de coupe tibiale. La broche intra-articulaire peut alors être ôtée. On fait ensuite glisser la plaque de coupe d'une hauteur de 12

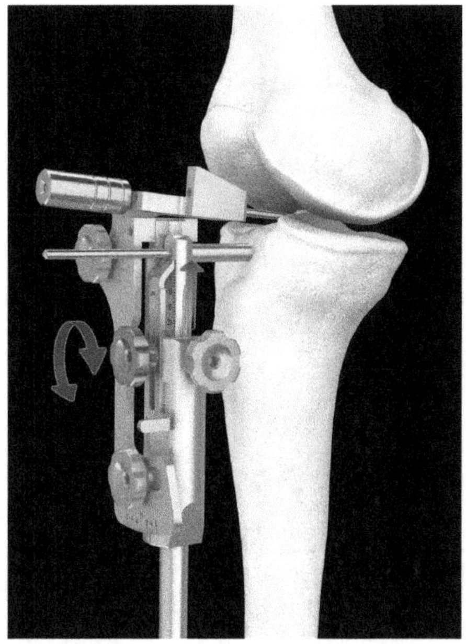

Figure 25. UNI externe : mesure de l'épaisseur de coupe tibiale en se référant à la palpation de la surface distale du condyle externe assimilé au « point 0 » de la construction.

à 14 mm mesurée sur la réglette centrale (figure 25). On comprend ainsi que le « point 0 » correspond à la surface distale du condyle externe, qui sera revêtue en fin d'intervention du patin condylien de resurfaçage. L'épaisseur distale du patin prothétique condylien étant, pour le modèle que nous utilisons, de 3 mm, la hauteur de coupe de 13 mm correspond à l'addition de l'épaisseur distale du condyle prothétique (3 mm), du plateau (9 mm), plus une laxité de sécurité de 1 à 2 mm. L'existence d'une dysplasie fémorale permet en règle générale de ne jamais surcompenser, ni distaliser l'interligne articulaire dans l'arthrose externe, contrairement à ce que nous avons décrit et malheureusement observé avec le resurfaçage interne que nous avons quasiment abandonné.

Préparation fémorale

Nous avons indiqué que la difficulté principale du côté externe était de définir la rotation du condyle dans le plan horizontal. Pour ce faire, nous avons développé un outil qui s'intercale entre le fémur et le plateau d'essai. Il permet de régler plusieurs paramètres (figure 26) :

- centrage médiolatéral sur le plateau ;
- rotation par rapport au plateau en position d'extension, qui est la position principale de référence en charge.

Une fois disposé, deux broches obliques sont enfoncées à sa partie supérieure.

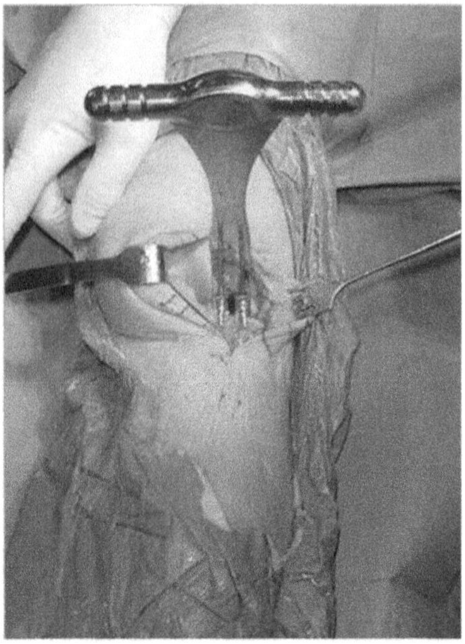

Figure 26. UNI externe : guide de réglage du centrage et de la rotation du futur patin condylien. Ce guide introduit entre condyle et plateau d'essai tibial en extension permet le perçage de deux broches qui vont servir au temps suivant à régler la rotation idéale de la prothèse fémorale. L'intérêt essentiel réside dans cette possibilité de réglage de la rotation en extension.

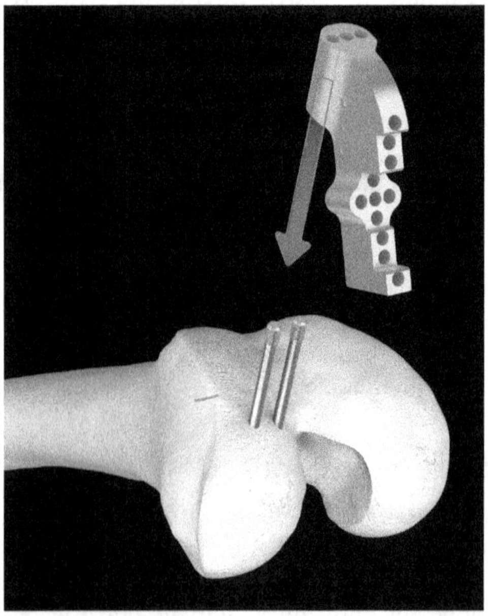

Figure 27. UNI externe : gabarit de perçage de la fente venant s'adapter sur les broches introduites en figure 26.

Le genou est alors porté en flexion et le guide est remplacé par un guide de forage des trous de la fente qui vient se glisser sur les broches-guides précédentes. Ce guide peut être translaté en dedans ou en dehors en fonction du résultat observé en flexion (figure 27).

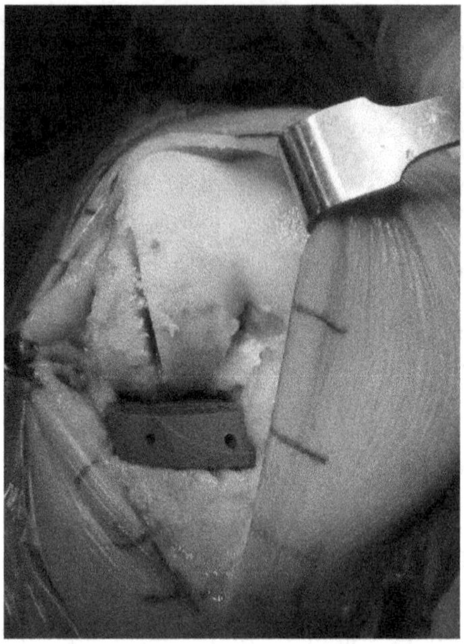

Figure 28. UNI externe : aspect « surprenant » de la préparation de la fente d'ancrage de l'aileron du futur patin condylien qui correspond néanmoins à la position idéale, comme en témoigne la direction des rails d'usure postérieurs du condyle arthrosique.

Il peut aussi permettre de légèrement corriger la rotation. Cependant, il est important de signaler que l'aspect visuel est souvent trompeur. On note ainsi parfois « une impression » d'excès de rotation externe (figure 28). Il faut bien se méfier du fait qu'une correction trop importante de ce positionnement risque d'entraîner une rotation interne excessive du patin fémoral par rapport à la direction de l'interligne tibial en flexion à 90°. Cette rotation interne, comme nous l'avons dit précédemment, sera source de conflit entre la partie antérieure du patin fémoral avec la rotule en flexion et le massif des épines en extension. On pourra à ce stade comparer la direction du guide de préparation de la fente avec les lignes d'usure du condyle qui correspondent et conduiront à conserver cette rotation « apparemment » paradoxale, mais en fait parfaitement correcte (figure 28).

Au temps suivant, après préparation de la fente avec un petit chasse-greffon spécial, un gabarit correspondant à la taille des différents condyles disponibles est choisi. La taille idéale est celle dont le gabarit épouse la forme du condyle distal à resurfacer, ne déborde pas en avant et dont la patte postérieure, qui sert de référence à l'épaisseur de coupe du condyle postérieur, doit s'appliquer parfaitement sur la surface du condyle postérieur (figure 29). Le manche qui porte le guide permet, de profil, de vérifier l'angle de flexion de la pièce. En pratique, il convient surtout d'éviter

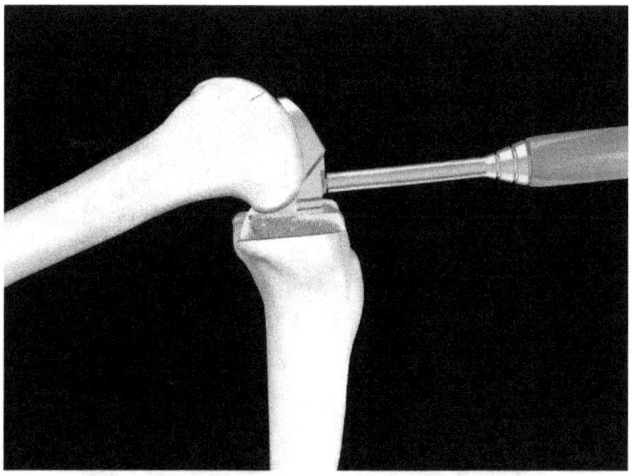

Figure 29. UNI externe : guide de coupe postérieur et des chanfreins. À chaque guide correspond une taille de condyle. La dimension idéale est celle qui épouse parfaitement les contours du condyle externe et couvre parfaitement en antéro-postérieur sans débord antérieur excessif. On notera l'orientation du manche en légère flexion par rapport à la direction de la diaphyse de profil.

un recurvatum. Deux broches fixent ce guide dont le numéro correspond à la taille du futur condyle prothétique. Il permet de forer le plot central et de réaliser la coupe postérieure et des chanfreins.

Comme pour l'UNI interne, les pièces d'essai doivent être stables lors des mouvements de flexion-extension. L'épaisseur idéale du PE tibial correspond à celle qui permet de conserver quelques millimètres de laxité en extension et de mobiliser sans frottement dur sur le plateau en flexion. Ce dernier ne doit jamais se relever ni s'expulser en avant lors des mouvements de flexion.

Il est essentiel de se rappeler que les ligaments du compartiment externe sont beaucoup plus élastiques que ceux du compartiment interne, avec des structures dont la tension n'est pas identique en flexion et en extension. Le choix de l'épaisseur idéale est donc moins précis et le risque d'hypercorrection doit scrupuleusement être évité. Il faut garder à l'esprit cette notion, car il est très facile d'avoir tendance à hypercorriger l'axe, ce qui se traduit rapidement par une dégradation du compartiment opposé nécessitant une reprise par PTG (figure 30).

Comme pour l'UNI interne, le scellement se fait d'abord en tibial puis en fémoral.

Discussion générale concernant les ancillaires et les implants

Nous séparerons cette discussion en deux parties :
- les ancillaires;
- les prothèses.

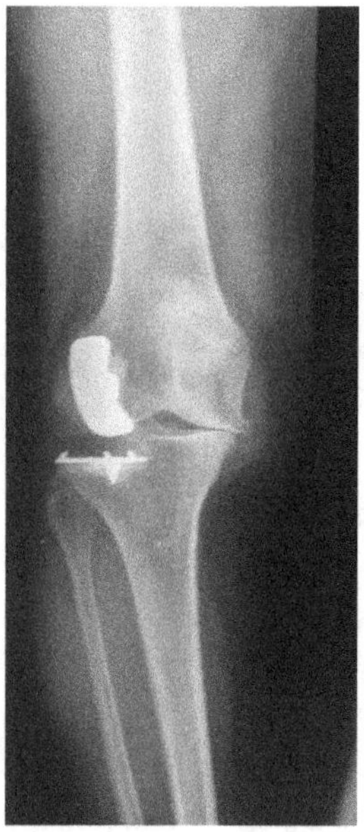

Figure 30. UNI externe : dégradation rapide en moins de 3 ans du compartiment opposé d'une UNI externe placée avec une hypercorrection de seulement 2°.

Ancillaires

Nous avons présenté une technique qui concerne la prothèse UNI que nous avons l'habitude d'utiliser (HLS Uni Evolution). Ayant participé à son développement, nous y avons introduit les éléments qui nous ont semblé essentiels.

D'autres équipes ont choisi des variantes qui dépendent du dessin de leurs implants. Cependant, il nous semble que si les détails peuvent varier, les grands principes doivent demeurer pour permettre au chirurgien d'orienter son choix de façon raisonnée.

- Le premier d'entre eux est le caractère mini-invasif de l'intervention qui est un principe absolu de l'UNI. Cette intervention comporte plus de risques d'échecs que la PTG. La seule compensation compréhensible par les patients et leur famille doit être une morbidité moindre, une récupération plus rapide et un résultat fonctionnel plus proche d'un genou normal. La flexion souvent élevée, l'accroupissement, l'agenouillement sont des avantages très appréciés des patients après cette chirurgie (figure 31). Un ancillaire UNI doit donc impérativement être extramédullaire et adapté à des voies d'abord limitées. Il faut se méfier aussi des fraises de coupe ou de résection fémorale qui nécessitent en cours d'intervention un agrandissement de la voie d'abord. Il en va de même des pièces d'ancillaire ou prothétiques qui, en fin d'intervention, nécessitent une flexion du genou tellement importante qu'il est impossible de maintenir la rotule réclinée sans agrandir la

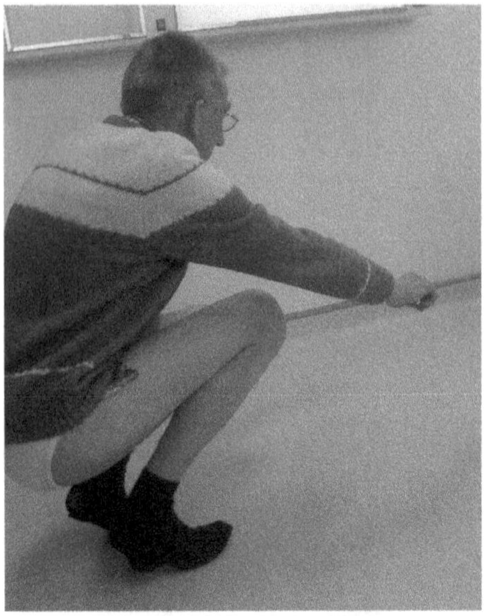

Figure 31. Patient à 5 mois de recul (UNI interne). Accroupissement et relèvement sans aide.

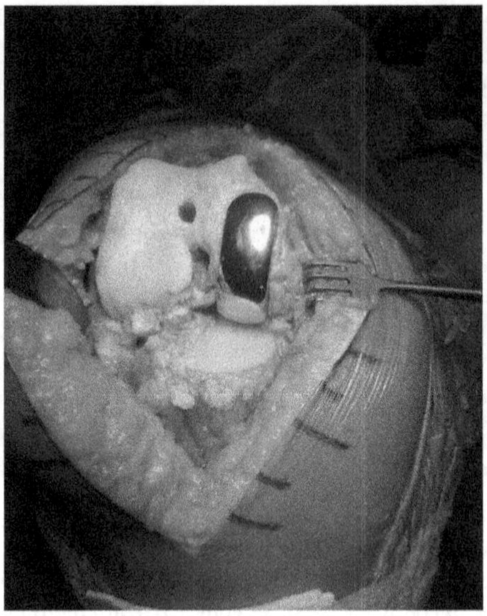

Figure 32. UNI interne : défaut de rotation du condyle dû à une coupe condylienne postérieure dépendante de l'inclinaison du plateau tibial aboutissant à une médialisation de la partie antérieure du patin fémoral.

voie d'abord initiale mini-invasive. On observera également que les lésions iatrogènes de la facette interne rotulienne par les griffes ou les écarteurs sont sans doute sous-estimées dans les douleurs résiduelles.

• Concernant l'interligne et les coupes, nous avons largement discuté des risques de modification de la hauteur de l'interligne articulaire lors de la mise en place de l'UNI. Il nous semble nécessaire d'insister aussi sur les effets secondaires de la dépendance des coupes fémorales et tibiales. Il nous semble important de lier l'orientation frontale et le grand axe du patin fémoral en extension à la direction du plan de coupe tibiale (figure 12). C'est la raison pour laquelle nous avons choisi de faire une coupe fémorale distale seconde, liée et orientée en extension à la direction frontale de la coupe tibiale première. Ceci garantit un positionnement parfait de la surface distale du patin fémoral sur la surface du PE tibial (figure 9). En revanche, en flexion, le réglage de l'orientation en rotation du condyle prothétique fémoral doit être indépendant de l'orientation de la coupe tibiale frontale. En effet, la coupe tibiale étant fréquemment orientée en bas et en dedans de 2 à 4° du côté interne (en fonction des mesures radiologiques) [figure 12], ceci entraîne un risque d'erreur de rotation interne du patin fémoral de même valeur si la coupe postérieure du condyle est parallèle à la coupe tibiale frontale. Cette erreur de rotation peut amener à faire déborder le bord antérieur du patin condylien en dedans par rapport à la joue condylienne du patient (figure 32). Ceci peut aussi conduire à sous-dimensionner l'implant pour éviter ce débord (figure 33).

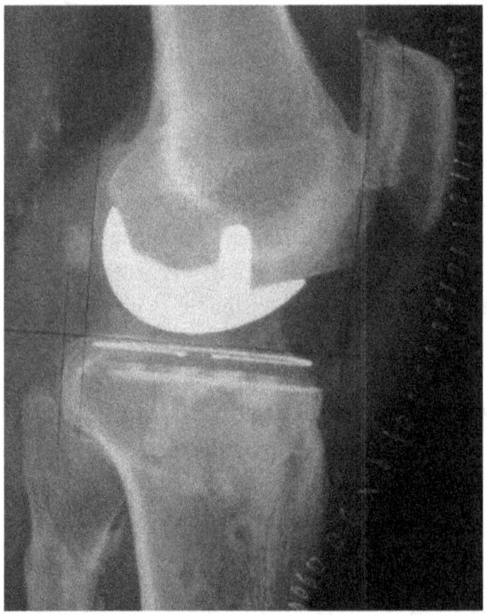

Figure 33. UNI interne : pour éviter les effets secondaires du débord antérieur par défaut de rotation (cf. figure 32), l'opérateur a diminué le condyle prothétique d'une taille aboutissant à un sous-dimensionnement manifeste de la pièce fémorale avec perte de couverture et de l'offset postérieur.

• Enfin, d'une manière générale, il nous apparaît essentiel d'insister sur la nécessité d'éviter tout serrage excessif des pièces prothétiques. L'intégrité des structures ligamentaires, indispensable pour autoriser l'indication, permet de se dispenser d'un ajustage ligamentaire millimétrique. La stabilité antéropostérieure et médiolatérale est assurée par le calage ligamentaire réalisé par les pièces prothétiques et la nécessaire intégrité du pivot central et des formations périphériques. Le seul défaut à éviter est, en définitive, un serrage excessif des pièces qui peut entraîner un tassement postérieur (effet casse-noisette) et un descellement (figure 8) ou une dégradation rapide du compartiment opposé (figure 30). L'ajustage précis des pièces prothétiques et des coupes est une condition essentielle de la longévité du scellement. En particulier, l'ajustage du condyle prothétique sur la coupe postérieure du condyle fémoral et du chanfrein est un principe absolu que la surcoupe éventuelle en arrière ne doit pas transgresser. Cette surcoupe doit être faite à l'aide de l'ancillaire et avant tout perçage du ou des plots d'ancrage définitifs du patin fémoral. Elle impose aussi de revérifier le choix de taille du futur patin prothétique (dimension antéropostérieure).

• Concernant la chirurgie assistée par informatique, nous n'en avons pas l'expérience et il nous est donc interdit de porter un avis. Cependant, il nous semble logique de dire que l'usage de broches d'ancrage des capteurs à distance du site opératoire nous semble aller à l'encontre du caractère peu invasif recherché au cours de cette chirurgie. Nous dirons simplement que nos espoirs se portent plutôt vers les nouvelles techniques de reconstruction en 3D grâce aux données IRM ou scanner qui permettront, particulièrement pour l'UNI, de créer des guides de coupe sur mesure précis et micro-invasifs absolument cohérents par rapport aux principes que nous avons établis pour ce type d'arthroplastie.

Choix prothétiques

La discussion pourrait ici plus qu'ailleurs revêtir un caractère « polémique ». Notre devoir d'indépendance et d'objectivité ne peut cependant nous empêcher de lancer quelques pistes de réflexions voire de simples questions auxquelles nous laisseront au lecteur le soin d'apporter ses propres réponses.

Pour nous, l'UNI est, par définition, et du fait de ses règles d'utilisation (angle de correction postopératoire restituant sans le dépasser l'axe constitutionnel en varus ou en valgus du patient), une arthroplastie dont la durée de vie ne peut qu'être limitée [6,8,12,15,21,24,26,38,45,52]. Cette affirmation s'amplifie encore plus en cas d'utilisation chez des patients jeunes et actifs [47,49,50].

Nous avons donc deux obligations :

• pour les patients les plus jeunes, un devoir de conseil et d'information éclairée et également un devoir de surveillance attentive des patients opérés. La tolérance surprenante de certaines usures, découvertes à l'occasion d'une poussée inflammatoire, avec parfois déjà d'importantes géodes d'ostéolyse, impose de recommander aux patients un suivi régulier ;

• pour les plus âgés, chez qui on peut espérer une durée de vie de l'implant identique à celle du patient, nous devons éviter d'alourdir le geste en utilisant des implants prétendument éternels, dont la technique serait plus délicate ou le résultat trop dépendant de l'expérience du chirurgien. La grande règle « *primum non nocere* » doit plus que jamais rester présente à l'esprit tant le résultat de cette chirurgie dépend de nos choix et de notre maîtrise technique. C'est pourquoi il faudra évaluer l'intérêt du *sans ciment*, du *métal-back* et des prothèses à *plateau mobile* chez les patients audelà de 80 ans.

Il faut aussi s'interroger sur les vertus de principe des *plateaux « métal-back »* dans l'UNI en général. Ils nécessitent une légère augmentation de la résection tibiale par rapport au tout-PE ou un sacrifice sur l'épaisseur de ce dernier. En cas de révision, une perte de substance osseuse plus importante par rapport à un plateau tout PE risque d'aggraver le geste de reprise (nécessité de compensation par des coins ou des cales métalliques de comblement, nécessité de tiges rallongées). Le sans ciment fixé par vis augmente encore un peu plus cette tendance. Si certains auteurs affirment que le « métal-back » améliore la durée de vie des implants [11,53] ou permet un simple échange du PE en cas d'usure [49], d'autres études montrent que le « tout-PE » est également tout à fait satisfaisant [42] avec une facilité de reprise supérieure.

Concernant les UNI à *plateaux mobiles*, la discussion est encore plus polémique. Nous noterons simplement que ce type d'arthroplastie semble, de l'avis même de ses concepteurs, inapproprié pour le compartiment externe dont l'hypermobilité crée un risque élevé de luxation du patin mobile. Pour le côté interne, l'avantage concernant l'usure est indéniable [4]. Cependant, un certain nombre de publications rapportant des échecs, en particulier dus à des luxations du patin mobile, ont créé une certaine appréhension de la part des opérateurs. Il faut convenir qu'une luxation du patin mobile est un événement brutal qui nécessite une reprise chirurgicale urgente pas forcément bien comprise par nos patients, surtout les plus âgés (figure 34). Cette crainte a tendance à conduire les opérateurs à « trop généreusement caler » le compartiment interne pour éviter le risque de luxation. Ceci entraîne un risque d'hypercorrection et de dégradation du compartiment opposé [23,29]. Une étude comparative de deux séries, l'une à plateau fixe et l'autre à plateau mobile montre clairement cette tendance [23]. On retrouve le même phénomène avec certains échecs d'« UNI spacer ». (figures 35a et 35b). Ces choix prothétiques doivent donc, à notre avis, être réservés à des opérateurs maîtrisant parfaitement les finesses de ces techniques [62]. Il est d'ailleurs intéressant d'observer que le taux de survie à

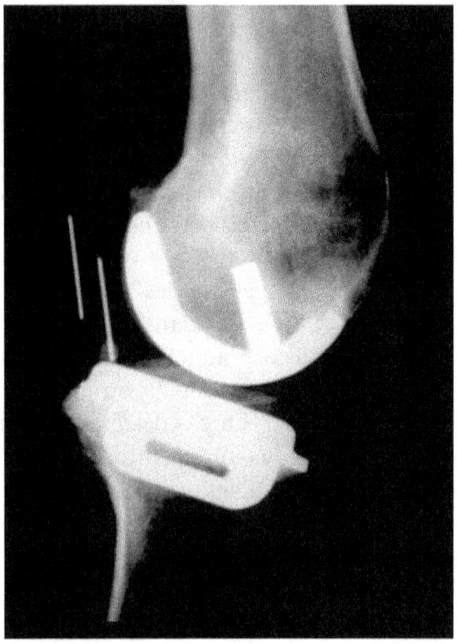

Figure 34. UNI à plateau mobile : luxation du plateau polyéthylène.

10 ans des UNI à plateau mobile varie en fonction des équipes de 95 à 98 % pour les concepteurs [61] à 88 % pour certaines équipes moins expérimentées [14,38,62]. On pourrait idéalement souhaiter que la décision entre modèle fixe ou mobile puisse se faire en extemporané durant l'intervention et en fonction des conditions locales. Cependant, les contraintes de plus en plus lourdes liées au stockage des implants risquent malheureusement de poser rapidement problème si on multiplie les choix offerts dans la gamme des prothèses proposées entre version fixe ou mobile du même implant. Certaines compagnies ont néanmoins admis ce « challenge » et développé des produits qui permettent le choix peropératoire du mobile ou du fixe lors de la dernière phase d'essai.

Conclusion

Au prix d'une technique dont les règles sont aujourd'hui bien établies, l'UNI se présente comme une alternative appréciable et fiable par rapport aux PTG.

Son atout principal est, pour les plus âgés de nos patients, la moindre morbidité et, pour les plus jeunes, une meilleure fonction avec une liberté de flexion, d'accroupissement et d'agenouillement très appréciées par les patients « bricoleurs » et « jardiniers » pour le sexe masculin ou préoccupés des tâches domestiques pour le sexe féminin. Ce sont des implants que les patients déclarent fréquemment avoir « oubliés ».

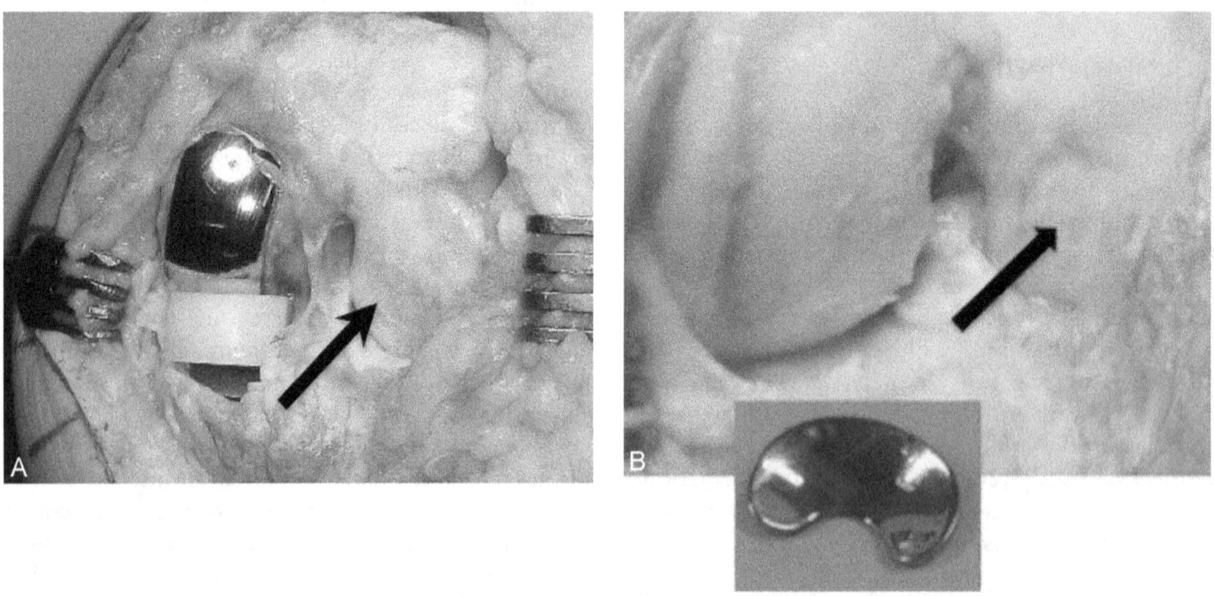

Figure 35. a. UNI à plateau mobile : encoche d'usure externe liée à l'hypercorrection d'axe ayant conduit à une reprise par PTG. Le patient avait subi un échange de plateau 1 an auparavant après une luxation du patin mobile. b. Aspect identique d'usure externe 1 an après la mise en place d'une UNI « spacer » chez une patiente de 57 ans. Reprise par PTG.

Il s'agit néanmoins d'une chirurgie plus aléatoire si on n'en possède pas parfaitement les règles techniques et également les lois précises d'indications.

Un point nous paraît essentiel. Un chirurgien choisissant de s'orienter vers l'UNI doit impérativement s'efforcer de suivre une formation à cette technique. L'UNI est une intervention pleine de pièges qu'un manuel de technique, même très sophistiqué, ne permet pas de décrire de façon exhaustive. C'est le rôle dont s'honoreront les équipes les plus entraînées que de transmettre aux jeunes et aux moins jeunes leur expérience de cette chirurgie que nous considérons personnellement comme extrêmement utile.

Remerciements

Merci au Pr Philippe Neyret (centre Albert-Trillat, Lyon) pour ses précieux conseils.

Conflits d'intérêts

Le Dr Deschamps déclare les conflits d'intérêts suivants : royalties de la société Tornier.

Références

[1] Ackroyd CE, Whitehouse SL, Newman JH, Joslin CC. A comparative study of the medial St Georg sled and kinematic total knee arthroplasties. Ten year survivorship. J Bone Joint Surg 2002; 84B : 667–72.

[2] Ahlback S. Osteoarthrosis of the knee. A radiographic investigation. Acta Radiol 1968; Suppl 227: 7–72.

[3] Amin AK, Patton JT, Cook RE, Gaston M, Brenkel IJ. Unicompartmental or total knee arthroplasty? Results from a matched study. Clin Orthop 2006; 451 : 101–6.

[4] Argenson JN, O'Connor JJ. Polyethylene wear in meniscal knee replacement : a one- to 9-year retrieval analysis of the Oxford knee. J Bone Joint Surg 1992; 74B : 228–32.

[5] Argenson JN, Chevrol-Benkeddache Y, Aubaniac JM. Modern unicompartmental knee arthroplasty with cement. J Bone Joint Surg 2002; 84A : 2235–9.

[6] Argenson JN, Scuderi GR, Komistek RD, Scott WN, Kelly MA, Aubaniac JM. In vivo determination of knee kinematics for subjects implanted with a unicompartmental knee arthroplasty. J Arthroplasty 2002; 17 : 1049–54.

[7] Ashraf T, Newman JH, Evans RL. Lateral unicompartmental knee replacement. Survivorship and clinical experience over 21 years. J Bone Joint Surg 2002; 84B : 1126–30.

[8] Bartley RE, Stulberg SD, Robb WJ III, Sweeney HJ. Polyethylene wear in UKA. Clin Orthop 1994; 299 : 18–24.

[9] Berger RA, Nedeff DD, Barden RM, Sheinkop MM, Jacobs JJ, Rosenberg AG, et al. Unicompartmental knee arthroplasty : clinical experience of 6- to 10-year follow-up. Clin Orthop 1999; 367 : 50.

[10] Berger R, Meneghini RM, Jacobs JJ. Results of unicompartmental arthroplasty at a minimum of 10-year follow-up. J Bone Joint Surg 2005; 87A : 999–1006.

[11] Bert JM. Unicompartmental arthroplasty for unicompartmental knee arthrosis. Tech Knee Surg 2007; 7(1) : 51–60.

[12] Blunn GW, Joshi AB, Lilley PA, Engelbrecht E, Ryd L, Lidgren L, et al. Polyethylene wear in unicondylar knee prosthesis. 106 retrieved Marmor, PCA and St Georg tibial components compared. Acta Orthop Scand 1992; 63 : 247–55.

[13] Cartier P, Sanouillet JL, Grelsamer RP. Unicompartmental knee arthroplasty after 10-year minimum follow-up period. J Arthroplasty 1996; 11 : 782–8.

[14] Christensen NO. Unicompartmental prosthesis for gonarthrosis. A nine year series of 575 knees from a Swedish hospital. Clin Orthop 1991; 273 : 165–9.

[15] Collier MB, Eickmann TH, Sukezaki F, McAuley JP, Engh GA. Patient implant and alignment factors associated with revision of medial compartment unicondylar arthroplasty. J Arthroplasty 2006; 21 Suppl 2 : 108–15.

[16] Dervin GF, Conway AF, Thurston P. Combined anterior cruciate ligament reconstruction and unicompartmental knee arthroplasty : surgical technique. Orthopaedics 2007; 30 Suppl 5 : 39–41.

[17] Deschamps G, Lapeyre B. la rupture du ligament croisé antérieur. Une cause d'échec souvent méconnue des prothèses unicompartimentales du genou. À propos d'une série de 79 prothèses lotus revues au-delà de 5 ans. Rev Chir Orthop 1987; 73 : 544–51.

[18] Deschamps G. Le pangonogramme corrigé, pièce maîtresse du bilan préopératoire. In : Cartier P, Epinette JA, Deschamps G, Hernigou P, éds. Prothèses unicompartimentales du genou. Paris : Expansion Scientifique Française; 1998.

[19] Deschamps G. Results at 6 years minimum follow-up of a continuous series of 122 HLS Uni. Communication ISAKOS meeting. Miami, 2005.

[20] Deschamps G. Prothèse unicompartimentale du genou : objectifs radiologiques postopératoires. L'UNI idéale. In : Chambat P, Neyret P, Deschamps G, éds. La prothèse du genou. Montpellier : Sauramps Médical; 2006. p. 265–72.

[21] Deshmuckh RV, Scott RD. Unicompartmental knee arthroplasty : long-term results. Clin Orthop 2001; 392 : 272–8.

[22] Eickmann TH, Collier MB, Sukezaki F, McAuley JP, Engh GA. Survival of medial unicondylar arthroplasties placed by one surgeon between 1984 and 1998. Clin Orthop 2006; 452 : 143–9.

[23] Emerson RH Jr, Hansborough T, Reitman RD, Rosenfeldt W, Higgins LL. Comparison of a mobile with a fixed bearing unicompartmental knee implant. Clin Orthop 2002; 404 : 62–70.

[24] Engh GA, Dwyer KA, Hanes CK. Polyethylene wear of metal backed tibial components in total and unicompartmental knee prosthesis. J Bone Joint Surg 1992; 74B : 9–17.

[25] Engh GA, Parks NL. Surgical technic of the midvastus arthrotomy. Clin Orthop 1998; 351 : 270–4.

[26] Engh GA. Orthopedic crossfire : can we justify unicondylar arthroplasty as a temporizing procedure? In the affirmative. J Arthroplasty 2002; 17 Suppl 1 : 54–5.

[27] Engh GA, Ameen D. Is an intact anterior cruciate ligament needed in order to have a well functioning unicondylar knee replacement? Clin Orthop 2004; 428 : 170–3.

[28] Geller J, Yoon RS, Macouley W. Unicompartmental knee arthroplasty. A controversial history and a rationale for contemporary resurgence. J Knee Surg 2008; 21 : 7–14.

[29] Gleeson RE, Evans R, Ackroyd CE, Webb J, Newman JH. Fixed or mobile bearing UKR? A comparative cohort study. Knee 2004; 11 : 379–84.

[30] Gioe TJ, Killeen KK, Hoeffel DP, Bert JM, Comfort TK, Scheltema K, et al. Analysis of unicompartmental knee arthroplasty in a community based implant registry. Clin Orthop 2003; 416 : 11–118.
[31] Goodfellow JW, Kershaw CJ, Benson MK, O'Connor JJ. The Oxford Knee for unicompartmental osteoarthritis. The first 103 cases. J Bone Joint Surg 1988; 70B : 692–701.
[32] Gulati A, Pandit H, Jenkins C, Chau R, Dodd CA, Murray DW. Effect of leg alignment on the outcome of unicompartmental knee replacement. J Bone Joint Surg 2009; 91B : 469–74.
[33] Hernigou P, Deschamps G. Les prothèses unicompartimentales du genou. Symposium 70e réunion annuelle de la SOFCOT. Rev Chir Orthop 1996; 1(Suppl 1) : 23–60.
[34] Hernigou P, Deschamps G. Patellar impingement following unicompartimental arthroplasty. J Bone Joint Surg 2002; 84A : 1132–7.
[35] Hernigou P, Deschamps G. Alignment influences wear in the knee after medial unicompartmental arthroplasty. Clin Orthop 2004; 423 : 161–5.
[36] Linghurst D, Stoney J, Ward T, Gill HS, Newman JH, Murray DW, et al. No deterioration of kinematics and cruciate function 10 years after medial UKA. Knee 2006; 13 : 440–4.
[37] Iesaka K, Tsumura H, Sonoda H, Sawatari T, Takasita M, Torisu T. The effects of tibial component inclination on bone stress after unicompartmental knee arthroplasty. J Biomecanics 2002; 35 : 969–74.
[38] Nen E, Eskelinen A, Paavolainen P, Pulkkinen P, Remes V. Comparison of survival and cost-effectiveness between unicondylar arthroplasty and total knee arthroplasty in patients with primary osteoarthritis. A follow-up study of 50 493 knee replacements from the Finnish Arthroplasty register. Acta Orthop 2008; 79 : 499–507.
[39] Kozinn S, Scott R. Unicondylar knee arthroplasty : current concept review. J Bone Joint Surg 1989; 71A : 145.
[40] Laskin R. Unicompartmental knee replacement. Some unanswered questions. Clin Orthop 2001; 392 : 267–71.
[41] Lombardi Jr. AV, Berend KR, Walter CA. Is recovery faster for mobile-bearing unicompartmental than total knee arthroplasty? Clin Orthop 2009; 467 : 1450–7.
[42] Lustig S, Paillot JL, Servien E, Henry J, Ait Si Selmi T, Neyret P. Cemented all polyethylene tibial insert unicompartmental knee arthroplasty : a long-term follow-up study. Orthop Traumatol Surg Res 2009; 95(1) : 12–21.
[43] McAllister CM. The role of UKA versus TKA in providing maximal performance and satisfaction. J Knee Surg 2008; 21 : 286–92.
[44] Markel DC, Sutton K. Unicompartmental knee arthroplasty troubleshooting implant positioning and technical failures. J Knee Surg 2005; 18 : 96–101.
[45] Marmor L. Unicompartmental knee arthroplasty. Ten- to 13-year follow-up study. Clin Orthop 1988; 226 : 14.
[46] Newman J, Pydisetti RV, Ackroyd C. Unicompartmental or total knee replacement. The 15-year results of a prospective randomized controlled trial. J Bone Joint Surg 2009; 91B : 52–7.
[47] O'Rourke MR, Gardner JJ, Callaghan JJ, Liu SS, Goetz DD, Vittetoe DA, et al. Unicompartmental knee replacement. A minimum 21-year follow-up. End-result study. Clin Orthop 2005; 440 : 27–37.
[48] Pandit H, Beard DJ, Jenkins C, Kimstra Y, Thomas NP, Dodd CA, et al. Combined anterior cruciate reconstruction and Oxford unicompartmental knee arthroplasty. J Bone Joint Surg 2006; 88B : 887–92.
[49] Parratte S, Argenson JN, Pearce O, Pauly V, Auquier P, Aubaniac JM. Medial unicompartmental knee replacement in the under 50's. J Bone Joint Surg 2009; 91B : 351–6.
[50] Pennington DW, Swienckowski JJ, Lutes WB, Drake GN. Unicompartmental knee arthroplasty in patients sixty years of age or younger. J Bone Joint Surg 2003; 85A : 1968–73.
[51] Pennington DW, Swienckowski JJ, Lutes WB, Drake GN. Lateral unicomparmental knee arthroplasty. Survivorship and technical considerations at an average follow up of 12,4 years. J Arthroplasty 2006; 21 : 13–7.
[52] Ridgeway SR, McAuley JP, Ammeen DJ, Engh GA. The effect of alignment of the knee on the outcome of unicompartmental knee replacement. J Bone Joint Surg 2002; 84B : 351–5.
[53] Saenz CL, McGrath MS, Marker DR, Seyler TM, Mont MA, Bonutti PM. Early failure of a unicompartmental knee arthroplasty design with an all-polyethylene tibial component. Knee 2010; 17(1) : 53–6.
[54] Schwartz AJ, Della Valle CJ, Verma NN, Bush-Joseph CA. Combined anterior cruciate ligament reconstruction and fixed bearing unicondylar knee arthroplasty. A report of two cases. Current Orthopedic Practice 2009; 6 : 706–10.
[55] Sculco TP. Orthopedic crossfire : can we justify unicondylar arthroplasty as a temporizing procedure? In opposition. J Arthroplasty 2002; 17(Suppl 1) : 56–8.
[56] Servien E, Aitsiselmi T, Neyret P. How to select candidates for lateral unicompartmental knee arthroplasty. Current Orthopaedics Practice 2008; 19(4) : 451–8.
[57] Servien E, Verdonk PC, Lustig S, Paillot JL, Kara AD, Neyret P. Medial UKA for osteonecrosis or osteoarthritis. Knee Surg Sports Traumatol Arthrosc 2008; 16 : 1038–42.
[58] Squire MW, Callaghan JJ, Goetz DD, Sullivan PM, Johnston RC. Unicompartmental knee replacement : a minimum 15-year follow-up study. Clin Orthop 1999; 367 : 61.
[59] Stern SH, Becker MW, Insall JN. Unicondylar knee arthroplasty. An evaluation of selection criteria. Clin Orthop 1993; 286 : 143–8.
[60] Tabor Jr. OB, Tabor OB. Unicompartmental knee arthroplasty : a long-term follow-up study. J Arthroplasty 1998; 13 : 373–9.
[61] Weale AE, Murray DW, Crawford R, Psychoyios V, Bonomo A, Howell G, et al. Does arthritis progress in the retained compartments after Oxford medial UKA? A clinical and radiological study with a minimum 10-year follow-up. J Bone Joint Surg 1999; 81B : 783–9.
[62] Whittaker JP, Naudie DD, McAuley JP, McCalden RW, MacDonald SJ, Bourne RB. Does bearing design influence midterm survivorship of unicompartmental arthroplasty? Clin Orthop 2010; 468 : 73–81.
[63] Witwoet J, Peyrache MD, Nizard R. Single compartment « lotus » type knee prosthesis in the treatment of lateralized gonarthrosis. Results in 135 cases with a mean follow-up of 4,6 years. Rev Chir Orthop 1993; 79 : 565–76.

Chirurgie assistée par ordinateur des arthroplasties totales du genou

Computer-assisted surgery in total knee arthroplasty

D. SARAGAGLIA

Résumé

La mise en place des prothèses totales du genou assistée par ordinateur est une technique récente puisqu'elle date de tout juste 10 ans. Les techniques dites passives sont actuellement utilisées de manière courante alors que les techniques actives (robot) ont été momentanément abandonnées. Parmi les techniques passives, il faut distinguer les systèmes avec imagerie préopératoire (scanner), les systèmes avec imagerie peropératoire (fluoronavigation) et les systèmes sans imagerie pré- ou peropératoire qui sont actuellement les systèmes les plus couramment utilisés. Ces derniers sont basés sur l'acquisition de données intra-opératoires, soit par l'étude de la cinématique articulaire, soit par la palpation intra ou péri-articulaire. Le principe général est de transmettre les informations sur les déplacements de segments de membres ou d'objets (guides de coupe, palpeur) à une station de navigation qui va intégrer ces données et les transcrire sous forme de chiffres (angle HKA, hauteur de coupe, taille de la prothèse, etc.) et d'interfaces graphiques. Pour cela il faut des marqueurs (rigid body) qui seront fixés solidement à l'os et aux objets que l'on veut suivre, un localisateur, un ordinateur et un système de commande de l'ordinateur (clavier, écran tactile, pédale, etc.).
Ces systèmes ont vu le jour pour améliorer la précision d'implantation des prothèses totales du genou qui est loin d'être fiable et reproductible avec les techniques conventionnelles comportant une visée extra et/ou intramédullaire. Les résultats des séries que l'on retrouve dans la littérature sont tout à fait remarquables puisqu'ils montrent un taux de précision d'implantation (HKA = 180° ± 3°) situé entre 92 % et 100 % quels que soient les systèmes de navigation utilisés.
Tous les systèmes permettent aujourd'hui d'intégrer également la gestion de la balance ligamentaire, mais les outils de mesure, notamment pour évaluer la balance ligamentaire en flexion, sont encore à inventer. Les coûts des systèmes de navigation n'ont pas encore été évalués, mais ils risquent d'être un frein à leur expansion sans aide des pouvoirs publics ou sans diminution de leur prix d'achat ou de location.

Mots clés : Genou. - Prothèse. - Navigation. - Ordinateur.

Summary

Computer-assisted total knee replacement was first performed 10 years ago. Passive techniques are currently used, whereas, active techniques (robot) have been abandonned at the moment. Among passive techniques, one must distinguish preoperative image-based systems (CT-Scan), intraoperative image-based systems (fluoronavigation) and image-less systems which are the most commonly used. The latter two are based on intraoperative data which are obtained either by kinematic acquisition or by intra or extra articular palpation. The general principle is to transmit to the navigation station information on the displacements of lower limb segments and objects (cutting guides, probe). The navigation station will then integrate these data and use them to provide figures (HKA angle, height of cut, prosthesis size, etc.) and graphic interfaces. In order to do this, one needs rigid bodies which must be strictly attached to the bone and to the objects one wants to follow, a localizer, a computer and a control system such as a keyboard, pedal-contro, touch-control, etc. Navigation was developed in order to increase the accuracy of total knee replacement which is not so reliable and reproducible despite intra and/or extra medullary jigs. Currently, the reported series show remarkable results regarding the HKA angle (180°+/-3°). All reports give a 92% to 100% rate of accurate implantation whatever system is used. Today, all systems allow dealing with the ligament balance, but we do not have the tools to measure the accuracy of computer navigation, especially with respect toligament balance in flexion. The cost of navigation systems have not yet been evaluated, but cost could slow down their expansion in the absence of any support from the public authorities or without decreasing the purchase or renting price.

Key words: Knee. - Prosthesis. - Navigation. - Computer-assisted.

Extrait de Conférences d'enseignement 2007
18 Mises au point en chirurgie du genou

Introduction

La mise en place des prothèses totales du genou assistée par ordinateur est une technique récente puisque la première implantation sur l'être vivant date du 21 janvier 1997 [43]. Il s'agit d'une innovation technique qui ne laisse pas indifférent car, si certains chirurgiens jeunes ou moins jeunes sont très enthousiastes, d'autres font preuve d'un certain scepticisme et essaient de démontrer que la technique conventionnelle, en ce qui concerne la correction de la déformation axiale, donne des résultats presque aussi satisfaisants que la chirurgie assistée par ordinateur [28].

Depuis que les prothèses de genou existent, les chirurgiens orthopédistes se sont toujours intéressés aux ancillaires qui permettraient une mise en place optimale des prothèses. Des visées purement extramédullaires, fémorales et tibiales, de la fin des années 1970 aux visées centromédullaires en passant par des visées associant les 2 systèmes; tout a été essayé pour arriver à un relatif consensus sur une visée centromédullaire pour le fémur et une visée extramédullaire plus ou moins associée à une visée centromédullaire pour le tibia. Malgré cela, il n'est pas rare de voir des prothèses avec un axe en dehors de la fourchette idéale représentée par 180° ± 3°. Or on sait que la durée de vie d'une prothèse dépend, entre autres, de la qualité de cet axe et que plus on s'éloigne de cet axe idéal plus le risque d'usure et de descellement est important [2,9,14–17,37,39,40,53]. Par ailleurs, il est toujours extrêmement désagréable de ne pas atteindre l'objectif que l'on s'était fixé en préopératoire et ceci, bien souvent, malgré une planification soigneuse.

C'est à partir de ces constatations que naquit le concept de chirurgie assistée par ordinateur. En effet, les repères osseux qui servent à implanter une prothèse dans de bonnes conditions sont souvent masqués par les champs opératoires (centre de la tête fémorale) ou faussés par l'adiposité du patient (visée extramédullaire au niveau du tibia). Comme un GPS, le navigateur doit permettre de s'affranchir de ces difficultés tout en évitant l'utilisation des guides centro et/ou extramédullaires. Ces guides qui n'existaient pas au début des prothèses du genou (implantations à main levée!) sont nés de l'imperfection des techniques initiales. Seule la navigation permet d'implanter les guides de coupes à main levée ce qui est en fait l'idéal, la visée centromédullaire ayant été une étape dans la technique opératoire mais certainement pas une fin en soit, surtout quand on implante des prothèses sans tige centromédullaire !

Histoire des prothèses totales du genou assistées par ordinateur

Au début des années 1980, Les neurochirurgiens ont été les pionniers dans le domaine de la chirurgie assistée par ordinateur (CAO) et tout particulièrement en ce qui concerne la chirurgie stéréotaxique [38]. Le principe était basé sur l'utilisation d'une imagerie pré ou peropératoire (scanner ou IRM) et sur l'utilisation d'un robot c'est-à-dire un système de navigation actif piloté par un ordinateur.

Au tout début des années 1990, en chirurgie orthopédique, la tendance était à l'utilisation d'une imagerie préopératoire (scanner) et comme en neurochirurgie, à l'utilisation d'un robot. C'est ainsi, qu'en 1992, était né Robodoc™, pour améliorer le fraisage et l'implantation des prothèses sans ciment dans le canal centromédullaire. En 1993, Matsen et al. [32] décrivirent un robot semi actif pour la mise en place des prothèses du genou c'est-à-dire qu'il permettait d'orienter les guides de coupe alors que le chirurgien faisait lui-même les coupes osseuses. Ce prototype était resté au stade expérimental et n'avait jamais été utilisé en clinique humaine. De la même manière Kienzle et al. [23] décrivirent en 1996 un robot basé sur l'utilisation d'un scanner préopératoire. Ils avaient développé une idée particulièrement originale concernant le repérage peropératoire du centre de la tête fémorale par un mouvement de rotation axiale du fémur équipé d'un marqueur (*rigid body*). Tous les systèmes actuels, sans imagerie préopératoire, sont basés sur ce principe.

En 1996, nous avons développé un système innovant qui n'était pas basé sur l'utilisation d'un scanner préopératoire et qui s'éloignait définitivement du principe du robot [27]. Il s'agissait d'un modèle cinématique dans lequel le repérage du centre de la tête fémorale était réalisé selon le concept de Kienzle, le milieu du genou par des mouvements de flexion-extension et de rotation axiale du genou fléchi à 90° et le milieu de la cheville par des mouvements de flexion-extension et d'inversion-éversion du pied. Nous venions d'entrer dans l'ère de la navigation, c'est-à-dire un système passif capable de guider le chirurgien dans la réalisation du geste opératoire. Nous avons par la suite amélioré la robustesse du système en ajoutant la palpation de points anatomiques remarquables, au niveau de la cheville et au niveau du genou [51].

Au début des années 2000, d'autres systèmes de navigation sont apparus : certains avec scanner préopératoire, d'autres sans imagerie préopératoire et d'autres enfin avec imagerie peropératoire (fluoroscopie). Parmi les systèmes avec imagerie préopératoire, qui sont couramment utilisés en pratique clinique, il faut citer le système Navitrack™

[33] et le système VectorVision™ de BrainLAB [55]. Parmi les systèmes sans imagerie autres que celui que nous avons développé, il faut citer le système Stryker Knee Trac™ [48], le système CT-Free VectorVision™ de BrainLAB [35] et le système Surgetics™ [49]. Parmi les systèmes avec imagerie peropératoire, il faut citer le Medtronic « Viking » system [12] et le FluoroKnee system™ de Smith and Nephew et Medtronic™ [54], ces 2 systèmes étant certainement très voisins.

Parallèlement au développement de ces systèmes de navigation, les robots sont sortis de leur phase expérimentale, pour être utilisés en pratique clinique [6,30]. Compte tenu du coût et du caractère invasif de cette technologie, cette expérience est actuellement arrêtée.

Maintenant la tendance est à utiliser des systèmes sans imagerie préopératoire et si au début notre préoccupation était la recherche d'un axe idéal, tous les systèmes aujourd'hui intègrent également la gestion de la balance ligamentaire.

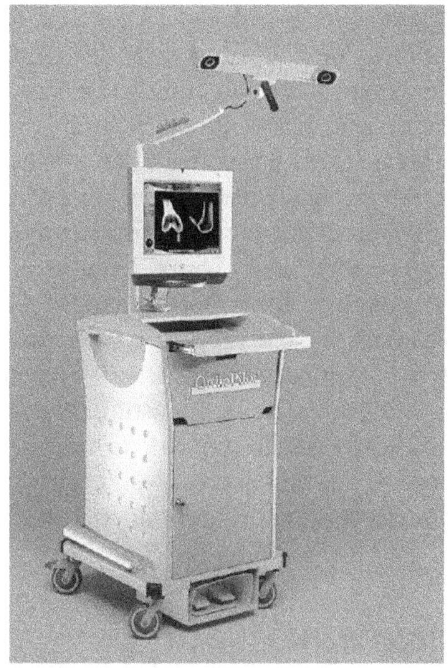

Figure 1. Système de navigation avec : localisateur infrarouge, écran de navigation et son clavier de commande (PC), pédale de commande (avant-arrière).

Principes de la CAO dans la mise en place des prothèses totales du genou

Comme on peut le supposer à partir de l'historique, il existe donc des systèmes actifs et des systèmes passifs. Les systèmes actifs sont représentés par les robots actuellement abandonnés et sur lesquels nous ne reviendrons pas. Les systèmes passifs peuvent être individualisés en plusieurs catégories : les systèmes avec imagerie préopératoire (scanner), les systèmes sans imagerie préopératoire et les systèmes avec imagerie peropératoire (fluoroscopie). Ces derniers sont pour l'instant relativement confidentiels compte tenu de l'encombrement de la salle d'opération, du risque théorique d'augmentation des complications infectieuses et de l'habitude des chirurgiens de ne pas utiliser d'amplificateur de brillance en chirurgie prothétique.

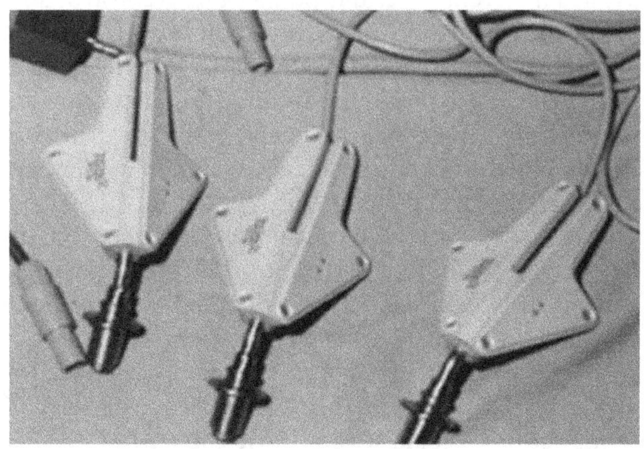

Figure 2. Marqueur actif (rigid body) relié par un fil à la station de navigation.

Matériel commun aux différents systèmes de navigation

Pour pouvoir naviguer il faut un localisateur (figure 1) qui va repérer les déplacements de segments de membre ou l'emplacement d'instruments dans l'espace. Ces objets ou segment de membre, pour être localisés, doivent être équipés de marqueurs qui vont émettre des signaux qui seront reconnus par le localisateur. Le système le plus couramment utilisé est le système opto-électronique dont les marqueurs possèdent des diodes infrarouges et dont le localisateur comporte 2 ou 3 caméras CCD. Il existe des marqueurs actifs (figure 2) qui sont habituellement reliés à la caméra par un câble (peuvent être équipés de piles) et qui produisent eux-mêmes le signal, et des marqueurs passifs, sans aucun fil, qui réfléchissent, par l'intermédiaire de petites sphères, la lumière émise par une source lumineuse située sur la caméra. L'avantage d'un tel système est de ne plus avoir de fils dans le champ opératoire, ce qui peut être une gêne en début d'expérience, mais l'inconvénient est de perdre de la précision en cas de salissure (sang) d'une ou plusieurs billes. Les systèmes à détection magnétique ont été momentanément abandonnés en raison d'interférences possibles avec des objets métalliques ou électroniques qui ont une large place dans les blocs opératoires.

Il faut également un ordinateur qui va tout d'abord intégrer, transformer et transposer les signaux donnés par les marqueurs sur une interface graphique sous forme de schémas et de chiffres (angle HKA par exemple). Il va ensuite permettre de commander les différentes étapes de l'acte opératoire et contrôler en temps réel l'axe mécanique du membre inférieur, avant la mise en place de la prothèse, en cours d'intervention et à la fin de l'intervention. Il permet également d'évaluer la balance ligamentaire par rapport à l'axe mécanique et d'enregistrer les données essentielles de l'intervention.

Il faut enfin un système de commande qui peut être soit un écran tactile (habillé ou non par un film transparent stérile) soit, ce qui est beaucoup mieux, une pédale de commande actionnée par l'opérateur lui-même.

Systèmes de navigation avec imagerie préopératoire

Comme nous l'avons dit plus haut, il s'agit de l'utilisation du scanner qui est réalisé la veille ou quelques jours avant l'intervention et qui permet une reconstruction 3D de tout le membre inférieur. Il faut faire des coupes étagées de tout le membre depuis la hanche jusqu'à la cheville, d'1 mm au niveau du genou, de 3 mm au niveau de la hanche et de la cheville et d'1 cm au niveau des diaphyses, ce qui prend une vingtaine de minutes [33]. Les données sont enregistrées sur un CD-ROM ou tout autre moyen et transférées sur la console de navigation. Avant l'intervention, le chirurgien passe en général une demi-heure à trois quarts d'heure sur son ordinateur pour réaliser sa planification.

La navigation s'effectuera, comme pour tous les autres systèmes, après fixation des marqueurs sur l'os (fémur et tibia) et sur les guides de coupe.

Les avantages de l'utilisation du scanner sont la reconstruction 3D de tout le membre inférieur et la possibilité de mesurer la torsion fémorale distale, à condition que cette mesure soit fiable et reproductible tout au moins dans le repérage de l'axe bi-épicondylien. Les inconvénients sont représentés par l'utilisation d'un examen relativement onéreux qui ne fait pas habituellement partie du bilan préopératoire standard des prothèses du genou. Cet examen induit un coût supplémentaire, une irradiation supplémentaire et une planification préopératoire relativement longue et fastidieuse.

Systèmes de navigation sans imagerie préopératoire

Il s'agit de systèmes qui utilisent des données peropératoires qui sont transmises à l'ordinateur par l'intermédiaire des marqueurs. Ils sont très voisins les uns des autres et seules quelques petites différences permettent de les distinguer. Le plus ancien est le modèle cinématique et palpatoire appelé actuellement Orthopilot™ (B-Braun-Aesculap, Tuttlingen, Allemagne) sur lequel nous reviendrons plus tard.

Basé à peu près sur le même principe, on retrouve les systèmes VectorVision™ de BrainLAB et Stryker Knee Trac™. Ce qui les différencie du précédent, c'est l'absence d'acquisition cinématique du centre du genou et de la cheville et une palpation plus étendue des condyles et du plateau tibial (nuage de points).

Le système Surgetics (Praxim S.A., Grenoble, France) est basé sur le principe du *Bone Morphing* [50]. En peropératoire, l'opérateur doit « crayonner » les surfaces articulaires et épiphysaires avec un palpeur équipé d'un marqueur, de manière à reconstituer le genou pathologique par plusieurs nuages de points. Ces nuages de points sont ensuite corrélés à un modèle déformable inclus dans le système, ce qui conduira à la reconstitution 3D du genou. Il faut ainsi un abord relativement étendu pour « crayonner » de manière satisfaisante l'ensemble du genou. On peut imaginer que ce crayonnage soit facile et simple sur une surface lisse et plane mais que ce soit beaucoup plus compliqué sur une surface rugueuse au relief tourmenté, à plus forte raison s'il faut recommencer chaque fois que le crayon perd le contact osseux.

Erreurs possibles au cours de la navigation

Les marqueurs doivent être solidement fixés à l'os car toute mobilisation intempestive au cours de l'intervention conduit inéluctablement à l'acquisition de données fausses. Par ailleurs, il est utile de vérifier les coupes osseuses car les guides de coupes ne sont pas infaillibles, de même que la lame de scie qui peut dévier sur un os scléreux. Enfin, il faut relativiser toutes les étapes de palpation (axe bi-épicondylien par exemple) car celles-ci sont opérateur-dépendantes et peu reproductibles d'un opérateur à l'autre, voire même, chez le même opérateur qui peut palper différemment à 2 moments distincts [19,46].

Mise en place d'une prothèse totale du genou assistée par un modèle sans imagerie préopératoire

Nous allons décrire l'utilisation du modèle cinématique et palpatoire (Orthopilot™) d'une part parce que c'est le plus ancien, d'autre part, parce que les systèmes les plus couramment utilisés sont très proches de ce concept et enfin parce que c'est celui que nous utilisons depuis plus de 10 ans et que nous connaissons parfaitement bien.

Matériel

Le matériel est composé d'une station de navigation permettant le repérage spatial en temps réel de marqueurs, ainsi que d'un ancillaire adapté à cette navigation. La station de navigation comporte un ordinateur de type PC, un localisateur infrarouge Polaris (Northern Digital Inc.), et une pédale à double commande (figure 1). Le déroulement du protocole opératoire est défini dans le logiciel et le chirurgien assure son contrôle *via* la pédale et une interface graphique dédiée.

Cette station de navigation comprend en outre les pièces d'ancillaires que sont les marqueurs et leur système de fixation. La fixation sur l'os des marqueurs s'effectue au moyen de vis bicorticales spéciales. Leur fixation doit être parfaitement stable tout au long de l'intervention. Nous sommes restés fidèles aux marqueurs actifs (figure 2) qui sont reliés par un fil à la station de navigation, mais il faut savoir que les marqueurs passifs sont actuellement les plus couramment utilisés.

L'ancillaire comporte des guides de coupe équipés de marqueurs qui sont solidement fixés à l'os par 4 broches filetées. Ils permettent de naviguer la coupe tibiale (hauteur de coupe, valgus-varus, pente tibiale) et la coupe fémorale (hauteur de coupe, valgus-varus, flexum-recurvatum). Le guide de coupe des chanfreins permet de faire également les coupes antérieure et postérieure. Un distracteur permet de naviguer la balance ligamentaire en flexion et en extension.

Technique opératoire

La planification préopératoire est exactement la même que pour mettre en place une prothèse par la technique conventionnelle : radiographie standard ou mieux pangonométrie en charge pour évaluer l'axe et la forme du fémur et du tibia. Les radiographies en stress sont inutiles puisque l'ordinateur permet d'évaluer la réductibilité de la déformation par des manœuvres en varus ou valgus forcé.

Acquisition de l'axe mécanique

Mise en place des marqueurs

Pour diminuer la longueur de l'incision, les marqueurs fémoral et tibial sont insérés en percutané et placés de telle manière qu'ils puissent être vus pendant toute l'intervention sans que l'on soit obligé de bouger le localisateur (figure 3).

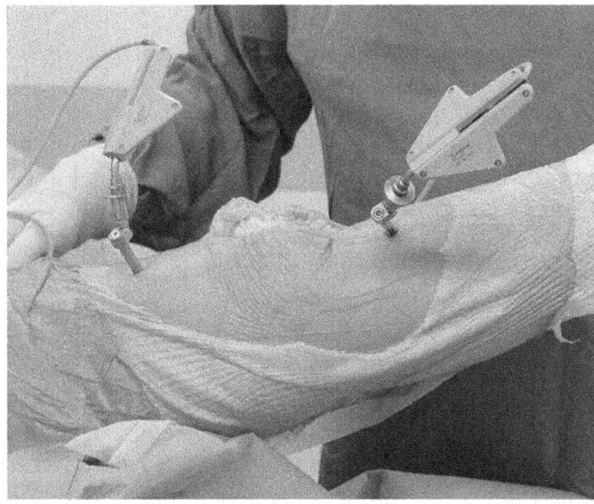

Figure 3. Mise en place des marqueurs en percutané. Remarquer leur orientation vers le localisateur.

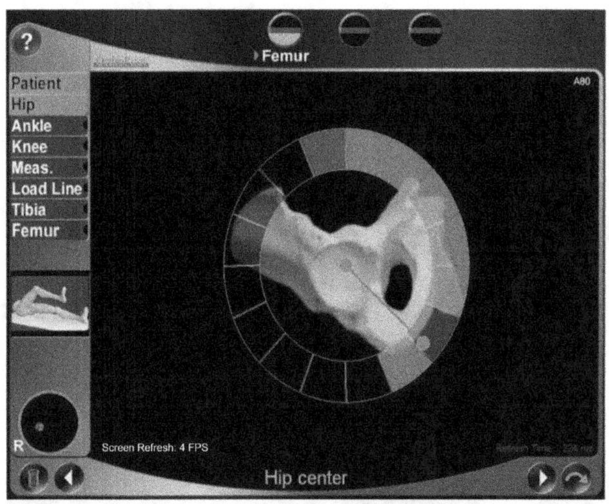

Figure 4. Acquisition du centre de la hanche avec le système Orthopilot™. Le centre est acquis lorsque toutes les cases passent au vert intense par un mouvement circulaire, lent et progressif, du membre inférieur.

« Calibrage » du membre inférieur

Le calibrage du membre consiste à rechercher le centre de la tête fémorale (H), le centre du genou (K) et le centre de la cheville (A) par des mouvements appropriés de la hanche, du genou et de la cheville.

Le repérage du centre de la tête fémorale (figure 4) consiste à faire un mouvement circulaire du membre inférieur, de faible diamètre, genou en extension ou en flexion, lentement et progressivement, ce qui permet au localisateur de suivre parfaitement les diodes infrarouges du *rigid body* fémoral et de repérer le centre de la tête fémorale.

Le repérage du centre de la cheville est plus complexe que celui de la hanche puisqu'il ne possède qu'un seul degré de liberté, ce qui n'autorise que la recherche d'un axe de rotation. Pour cela, il faut placer un *rigid body* au niveau de l'extrémité proximale du tibia et un autre au niveau du col de l'astragale par l'intermédiaire d'une plaque métallique et d'une sangle élastique ce qui évite une incision sur le cou-de-pied. Les mouvements de flexion-extension et la palpation des malléoles et du milieu de la tibio-talienne permettent, grâce au localisateur et aux diodes infrarouges, de repérer le centre de la cheville.

Le repérage du centre du genou est aussi relativement complexe, puisque c'est un centre instantané de rotation et qu'il se déplace au cours de la rotation. Les mouvements de flexion-extension donnent dans un premier temps l'axe de flexion-extension; les mouvements de rotation axiale du tibia, lorsque le genou est fléchi à 90°, donnent un autre axe; l'intersection de ces deux axes donne le centre de rotation du genou. Pour calculer ce centre, le localisateur suivra les déplacements des *rigid bodies* mis en place initialement sur l'extrémité inférieure du fémur et sur l'extrémité supérieure du tibia.

Étapes de palpation

La palpation du plateau tibial (sain et usé) va déterminer la hauteur de coupe (figure 5). À l'aide du palpeur sur lequel est fixé le *rigid body* mobile, on palpe le plateau sain en son milieu, et non pas en avant, pour intégrer une partie de la pente tibiale postérieure.

On palpe également le milieu des épines tibiales et le sommet de l'échancrure fémorale pour améliorer la robustesse de la recherche du centre du genou.

La palpation du fémur (face postérieure du condyle médial, face postérieure du condyle latéral, point le plus distal du condyle médial et latéral et corticale antérieure sus-trochléenne) va déterminer la taille de la prothèse, garantir le centre articulaire du fémur et donner le valgus ou le varus fémoral. La palpation des épicondyles donne une idée de la torsion fémorale épiphysaire distale du fémur.

La palpation de la cheville permet d'intégrer son centre, ce qui conforte les acquisitions obtenues au moment du calibrage cinématique. Il faut palper la pointe de la malléole médiale, la pointe de la malléole latérale et le milieu de l'articulation tibio-talienne.

Axe mécanique du membre inférieur

À ce stade de l'intervention, les points H, K, A ont été trouvés et leurs coordonnées sont connues dans le système de référence des *rigid bodies* du tibia et du fémur. L'axe mécanique du membre inférieur est ainsi déterminé et peut être comparé à la pangonométrie préopératoire. La taille de la prothèse est également connue et s'affiche sur l'écran de l'ordinateur (figure 6).

Navigation

Grâce au valgus ou varus en stress imprimé par l'opérateur, il est possible d'avoir une gonométrie en stress ce qui permet de tester la réductibilité et de savoir à l'avance s'il va falloir s'orienter vers un *release* ou non

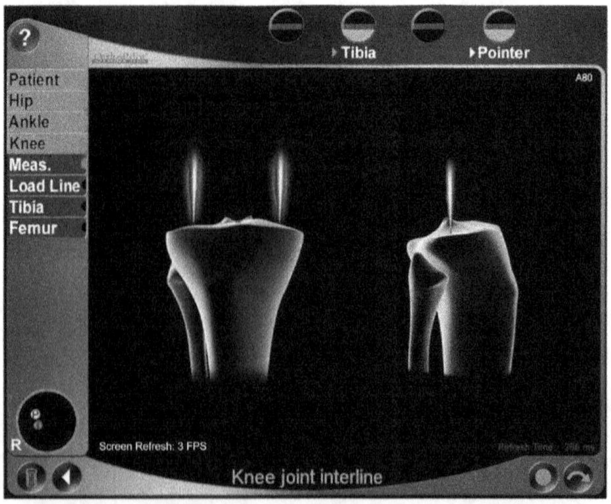

Figure 5. Palpation de l'interligne articulaire avec le système Orthopilot™. Cette palpation permet de donner l'épaisseur de résection que l'on souhaite (au moins l'épaisseur du plateau tibial de la prothèse).

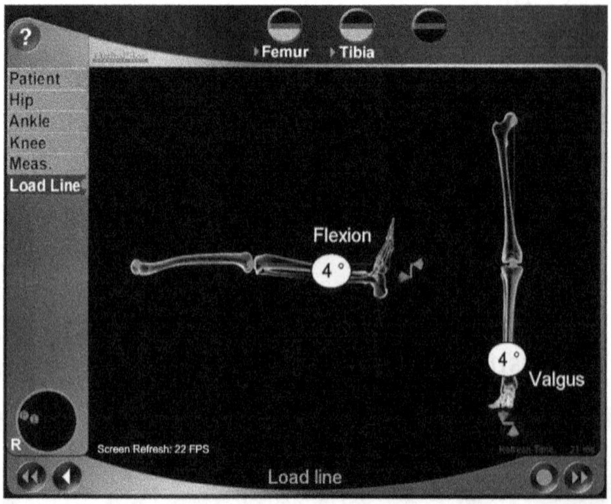

Figure 6. Axe mécanique (HKA) qui s'affiche sur l'écran en temps réel, après acquisition du centre de la hanche, du milieu du genou et du milieu de la tibio-talienne.

des parties molles périphériques [45]. Par ailleurs le système permet également d'avoir une gonométrie dynamique qui permet d'évaluer le varus ou le valgus en flexion à 30° (position de la marche) et à 90° ce qui donne une idée de la rotation fémorale globale [42], notion complètement ignorée jusqu'à ce jour, et particulièrement négligée lorsque l'on met de la rotation externe systématique dans l'implant fémoral lors des techniques conventionnelles.

Mise en place des guides de coupe

Le guide de coupe tibiale est monté sur un support qui permet de régler le valgus-varus, la hauteur de coupe et la pente tibiale postérieure. Nous préférons, actuellement, placer ce guide de coupe « à la volée », sans aucun support, ce qui permet de faire des incisions cutanées moins longues (figure 7). Celui-ci est placé devant le tibia avec son *rigid body* et il est fixé à l'os par 4 broches filetées dès que les réglages corrects s'affichent sur l'écran, à savoir pour nous : un valgus-varus à 0°, une pente tibiale postérieure à 0° et une hauteur de coupe à 8 ou 10 mm correspondant à l'épaisseur du plateau tibial de la prothèse. Une fois le guide de coupe fixé, on réalise la coupe à la scie oscillante.

Le guide de coupe fémorale monté de son *rigid body* est ensuite placé contre la face antérieure de l'extrémité distale du fémur genou fléchi à 90° (figure 8), après avoir réséqué la saillie de la trochlée fémorale. On peut utiliser le support approprié ou bien mettre ce guide de coupe « à la volée » ce qui permet d'utiliser une voie d'abord moins extensive. On règle alors le valgus-varus (0°), la pente postérieure (entre 0 et 2° de flexum pour éviter d'entailler la corticale antérieure) et la hauteur de la résection (résection minimale du côté de la convexité pour diminuer les problèmes de balance ligamentaire).

À ce stade de l'intervention, l'alignement « osseux » du membre inférieur a été réalisé par l'ordinateur et l'implantation de la prothèse se poursuit avec l'ancillaire classique notamment pour réaliser les coupes antérieure, postérieure et les chanfreins.

Mise en place de la prothèse

La mise en place de la prothèse d'essai permet de vérifier grâce à l'ordinateur, l'axe du membre inférieur en extension, dans la position de la marche et en flexion à 90° ainsi que la balance ligamentaire par des mesures en stress aussi bien en varus qu'en valgus et d'avoir une mesure en degré du bâillement médial ou latéral.

L'axe du membre inférieur peut également être vérifié au moment de l'implantation définitive de la prothèse ce qui permet parfois de déceler un excès de ciment médial ou latéral susceptible de modifier l'axe de 1 ou 2° (1 mm de ciment = 1°).

Rotation de l'implant fémoral

Le logiciel intègre, si on le souhaite, la palpation des épicondyles médial et latéral afin de déterminer la rotation de l'implant fémoral. Comme nous l'avons dit plus haut, cette étape est extrêmement subjective et opérateur-dépendante [19,46] si bien que l'ordinateur ne peut pas la régler « objectivement » et de manière reproductible. Ainsi, nous préférons mettre de la

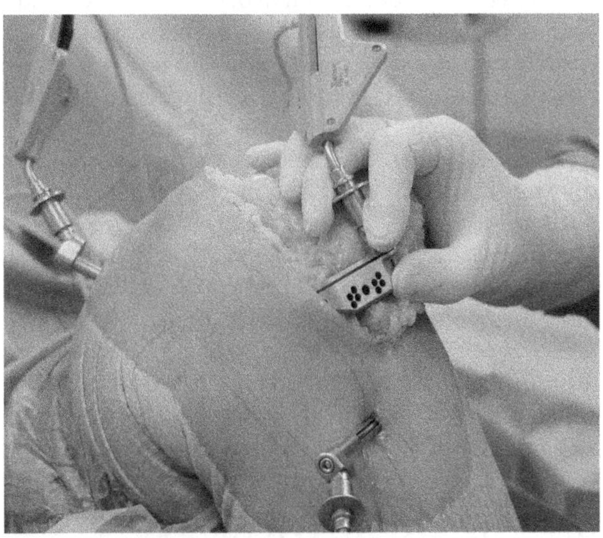

Figure 7. Mise en place du guide coupe tibial « à la volée » sans aucun support extra ou endo-médullaire.

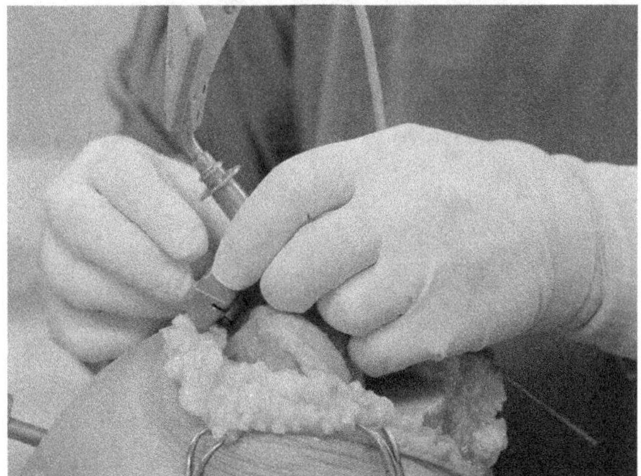

Figure 8. Mise en place du guide coupe fémorale distale, toujours « à la volée », grâce au système de navigation qui permet une localisation spatiale du guide.

rotation « manuellement » et de manière raisonnée, ce qu'autorise le logiciel que nous utilisons.

Nous ne mettons jamais, de manière systématique, de la rotation externe de l'implant fémoral tout au moins dans le genu varum. Nous mettons de la rotation uniquement en fonction du valgus ou du varus fémoral (figure 9). Si dans un genu varum, le fémur est en valgus de 3° ou plus, nous pensons qu'il est logique de mettre de la rotation externe car il faudra réséquer plus de condyle médial distal et par conséquent plus de condyle postérieur si l'on veut que la balance ligamentaire soit équilibrée en flexion [44]. Cette rotation n'a pas besoin d'être naviguée puisque l'ancillaire permet de la donner avec facilité. Si le fémur est en varus, et dans la mesure ou le genu varum est hyper réductible, il est également logique de mettre de la rotation interne car on réséquera moins de condyle médial distal donc moins de condyle médial postérieur [42]. En cas de genu valgum, la rotation externe est quasi systématique car le valgus fémoral est presque constant et l'hypoplasie du condyle latéral fréquente. Cette rotation externe est très discutable en l'absence d'hypoplasie du condyle latéral. Nous mettons en général 1° de rotation pour 1° de valgus fémoral en ne dépassant pas 5 à 6° de rotation pour ne pas avoir une entaille trop importante de la corticale antéro-latérale du fémur.

Balance ligamentaire

On peut procéder de 2 manières différentes : soit en se basant sur les tests de réductibilité de la déformation

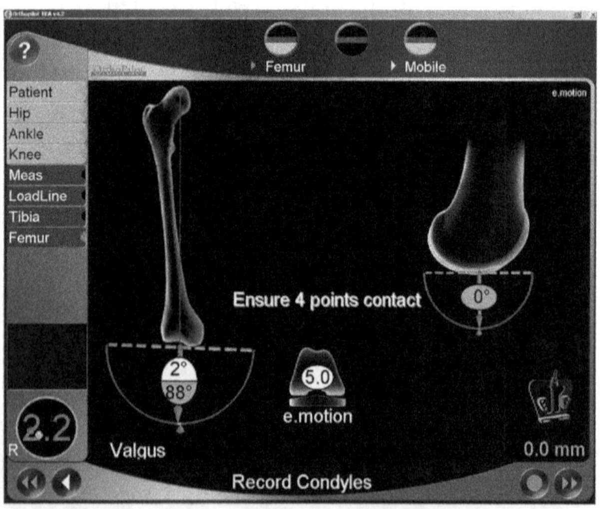

Figure 9. Axe mécanique fémoral qui apparaît sur l'écran. Celui-ci, dans notre pratique, nous permet de juger s'il faut mettre ou non de la rotation dans l'implant fémoral. Dans le cas présent, cet axe était à 2° de valgus pour 0° de flexum ou recurvatum.

(stress en valgus et en varus près de l'extension) soit en suivant le logiciel de gestion de la balance ligamentaire. Nous préférons utiliser la première méthode qui permet au chirurgien de réfléchir et de rester maître de ses choix.

Nous procédons de la manière suivante : lorsque l'axe du membre inférieur apparaît sur l'écran de l'ordinateur, avant toute ablation des ostéophytes, nous appliquons une force manuelle en varus et en valgus, le genou étant à 5 ou 10° de flexion, pour apprécier la réductibilité de la déformation et le bâillement dans la convexité [45]. Si la déformation est parfaitement réductible voire hyper réductible, nous sommes certains que la balance en extension sera équilibrée et qu'il ne sera pas nécessaire de faire de libération des parties molles dans la concavité. Il en est de même si la réductibilité donne une hypo correction de 3 à 5°. Si la déformation est beaucoup moins réductible, il faudra prévoir une libération progressive des parties molles de la concavité avec les implants d'essai, après ablation des ostéophytes. Cependant, il faut savoir qu'une balance parfaitement équilibrée ne veut pas dire, obligatoirement, qu'il existe un bâillement symétrique entre le côté médial et latéral car on sait que dans un genou normal le compartiment latéral est plus laxe que le compartiment médial. Ainsi nous acceptons volontiers, dans le genu varum, un bâillement supérieur de 3 à 4° au niveau du compartiment latéral du genou. Ce choix personnel peut être discutable et on peut souhaiter avoir une tension ligamentaire médio-latérale symétrique. Dans ce cas-là, il faudra certainement faire beaucoup plus fréquemment un relâchement ligamentaire dans la concavité et mettre un plateau plus épais ce qui n'est pas forcément un bon choix (abaissement de la rotule).

En ce qui concerne la gestion des espaces entre l'extension et la flexion, nous n'avons jamais de déséquilibre car, d'une part nous utilisons dans la plupart des cas une prothèse avec conservation du ligament croisé postérieur et celui-ci est un bon gardien des espaces, et d'autre part nous réséquons une épaisseur d'os identique à l'épaisseur des implants. Ainsi, cet équilibre qui était bon avant la mise en place de la prothèse n'a aucune raison de changer après la mise en place de la prothèse. Si l'on utilise une prothèse qui sacrifie le ligament croisé postérieur, il est conseillé d'utiliser un distracteur qui mesurera d'abord l'espace en flexion de manière à pouvoir le reporter ensuite en extension.

Enfin l'équilibre médio-latéral en flexion peut être contrôlé sans aucun distracteur car nous pensons qu'il s'agit d'un procédé artificiel qui ne garantit pas un bon équilibre tant la mise en tension de chacun des côtés est subjective et peu reproductible. Pour vérifier cet équilibre, il suffit, une fois le guide de coupe des chanfreins mis en place au niveau du fémur distal, de soulever la cuisse par l'intermédiaire de ce point d'appui, de tirer manuellement dans l'axe de la jambe genou fléchi à 90°, et de vérifier le parallélisme du guide de coupe avec la coupe du plateau tibial. Dans le genu varum, le parallélisme est parfait dans la plupart des cas et il n'est pas nécessaire de faire de libération des parties molles. Dans le cas contraire et surtout dans le genu valgum, il faut faire une libération progressive du plan capsulo-ligamentaire médial ou latéral.

Résultats

Les publications des résultats de la navigation dans la mise en place des prothèses totales du genou sont de plus en plus nombreuses et la plupart d'entre elles se sont attachées à démontrer la fiabilité et la reproductibilité de l'implantation des prothèses par rapport à un objectif préopératoire parfaitement défini et mesurable par les techniques radiologiques classiques. Certes, ces techniques de mesure sont critiquables et l'on connaît leur précision relative [36,52]. Cependant en l'absence d'autre outil de mesure facilement accessible et peu onéreux, la pangonométrie s'est imposée comme la référence dans l'évaluation des axes des membres inférieurs. Dans la plupart des études, le critère principal de bonne implantation était un angle HKA postopératoire à 180° ± 3°. L'orientation des pièces fémorales et tibiales par rapport à l'axe mécanique ont également été mesurées, mais pour ne pas alourdir cette présentation nous ne ferons état que de l'axe mécanique du membre inférieur.

Nous avons publié en 2001 la première étude prospective randomisée [41] comparant un système de navigation sans imagerie préopératoire (modèle cinématique, précurseur de l'Orthopilot™) à une technique conventionnelle. Cette étude basée sur 2 groupes de 25 patients, opérés entre janvier 1998 et mars 1999, n'avait pas montré de différence statistiquement significative (84 % de bonne implantation pour la CAO, *versus* 75 %) mais une distribution beaucoup plus proche de 180° et 90° dans la série CAO. Cette absence de différence significative s'explique facilement par le fait que nous avons utilisé un prototype (imperfections d'une nouvelle technologie) et par un échantillonnage probablement insuffisant. Cependant, nous n'avions pas démontré de morbidité particulière ce qui a été largement confirmé par la suite.

Résultats des systèmes de navigation sans imagerie préopératoire

Le plus ancien est le système Orthopilot™ (B-Braun-Aesculap) et depuis 2001 de nombreuses publications ont évalué sa précision. Jenny et Boéri [18] ainsi que Haaker et al. [11] ont évalué les résultats en considérant les 5 critères de bonne implantation d'une prothèse (angle HKA, angle mécanique fémoral de face et de profil, angle mécanique tibial de face et de profil). Dans les 2 études qui étaient des études cas-témoins, ils ont démontré une meilleure implantation dans la série CAO que dans la série conventionnelle : 66 % versus 30 % pour Jenny et Boéri et 79 % versus 28 % pour Haaker et al. Deux études prospectives randomisées [8,13] font état également de la supériorité du système Orthopilot™ par rapport à la chirurgie conventionnelle. Jenny et al. [20], dans une étude cas-témoin multicentrique de 470 cas (235 cas versus 235) ont montré qu'il y avait 92 % d'angle HKA à 180° ± 3° dans la série CAO versus 72 % dans la série conventionnelle.

En ce qui concerne le système CT-Free VectorVision™ de BrainLAB, Bäthis et al. [4], à partir d'une étude prospective randomisée de 160 cas (80 versus 80), ont montré que 96 % des patients avaient un angle HKA à 180° ± 3° avec la navigation contre 78 % en chirurgie conventionnelle. Il en est de même pour Chin et al. [7] qui ont également réalisé une étude prospective randomisée comparant CAO (30 cas) et chirurgie conventionnelle avec visée centro-médullaire au niveau du tibia (30 cas) et visée extra-médullaire toujours au niveau du tibia (30 cas). Ils ont démontré que l'angle HKA était à 180° ± 3° dans 93,3 % pour la série navigation et que sans CAO, l'angle mécanique tibial idéal avait été obtenu dans 73,4 % pour la visée extra-médullaire et dans 60 % des cas pour la visée intra-médullaire.

En ce qui concerne le système Stryker Knee Trac™, Anderson et al. [1] ont mené une étude comparant 2 séries réalisées de manière consécutive, 51 patients ayant été opérés sans CAO et 116 avec CAO. La différence était en faveur de la CAO avec 95 % d'angles HKA à 180°± 3° versus 84 %. Kim et al. [24] ont comparé 69 cas de CAO avec un groupe contrôle de 78 cas sans tirage au sort (le critère de sélection étant un dossier radiologique complet). Ils ont montré une différence statistiquement significative en faveur du groupe navigué : 78 % d'angles HKA à 180° ± 2° versus 58 %).

Enfin Bolognesi et Hofmann [5] en utilisant le système Navitrack™ sans imagerie préopératoire et avec repérage opto-électronique (Zimmer), pour une étude non randomisée comparant 2 séries consécutives de 50 cas, font état d'un avantage pour la CAO notamment dans la comparaison des déviations standards : 98 % pour le fémur et 100 % pour le tibia d'axes mécaniques à 90° ± 3° pour ce qui est de la navigation, *versus* 90 % et 92 % pour la chirurgie conventionnelle.

Résultats des systèmes de navigation avec scanner préopératoire

Ces résultats sont relativement confidentiels puisque nous n'avons retrouvé dans la base de données Medline que l'étude de Nizard et al. [33]. Les auteurs avaient utilisé le système Navitrack™ (Zimmer) avec repérage électromagnétique chez 72 patients totalisant 78 genoux. Il s'agissait d'une étude de cohorte dans laquelle 91 % des genoux avaient un angle HKA à 180° ± 3°.

Résultats des systèmes de navigation avec imagerie peropératoire

Ici aussi les résultats sont relativement confidentiels puisque nous n'avons retrouvé qu'une seule étude répertoriée dans la base de donnée Medline. Il s'agit de celle de Victor et Hoste [54] qui ont utilisé le FluoroKnee System de Smith and Nephew et Medtronic. Dans une étude prospective randomisée de 100 cas comparant la fluoro-navigation à la chirurgie conventionnelle (50 cas de chaque), ils font état de 100 % d'angles HKA à 180° ± 2° pour la navigation contre 73,5 % pour la chirurgie conventionnelle avec une différence hautement significative.

Comparaison des systèmes avec et sans imagerie préopératoire

Martin et von Strempel [31] ont comparé, dans une étude prospective non randomisée, le système VectorVision™ de BrainLab sans scanner préopératoire avec le même système basé sur un scanner préopératoire. L'étude comportait 44 cas, 22 avec imagerie préopératoire et 22 sans imagerie. Les résultats ne montrent pas de différence statistiquement significative entre les 2 systèmes. En revanche les auteurs insistent sur l'augmentation du coût, sur l'irradiation du patient et sur la durée de la planification préopératoire. Bäthis et al. [3] arrivent exactement à la même conclusion avec le même système de navigation. Zumstein et al. [56] arrivent également aux mêmes conclusions avec le système Navitrack™ (Zimmer).

Discussion

Quels que soient les systèmes que l'on utilise, on peut dire aujourd'hui que la navigation informatisée permet d'implanter les prothèses du genou avec une plus grande précision que les techniques conventionnelles, tout au moins en ce qui concerne l'alignement osseux. Même si une étude récente [28] montre qu'avec une bonne planification et avec un bon ancillaire conventionnel on peut aligner parfaitement une prothèse dans 87 % des cas, c'est loin d'être la règle et nombreuses sont les études qui font état des limites des ancillaires manuels qu'ils soient centro ou extramédullaires [29]. Par ailleurs, la visée centromédullaire au niveau du fémur a été développée du fait de l'insuffisance de précision de la visée extramédullaire. Or, il ne s'agit pas d'une technique anodine [21,22] et si l'on peut s'en passer pourquoi s'en priver surtout à l'heure de la chirurgie mini-invasive. D'autre part cette visée centromédullaire connaît des limites surtout lorsqu'il existe un cal vicieux du fémur ou du tibia [10,25] ou lorsque l'on a à faire avec un fémur (figure 10) ou un tibia courbe ce qui est relativement fréquent dans certaines ethnies [26].

En ce qui concerne le réglage de la rotation de l'implant fémoral, l'avantage de la navigation ne semble pas être démontré même si Stöckl et al. [50] estiment que la navigation améliore ce réglage. En effet, le réglage de cette rotation est sous la dépendance de la palpation des épicondyles qui est effectuée par le chirurgien lui-même, ce qui est source d'erreur quelle que soit l'expérience du chirurgien [19,46]. Il en est de même de toutes les étapes de palpation [34] sauf si la palpa-

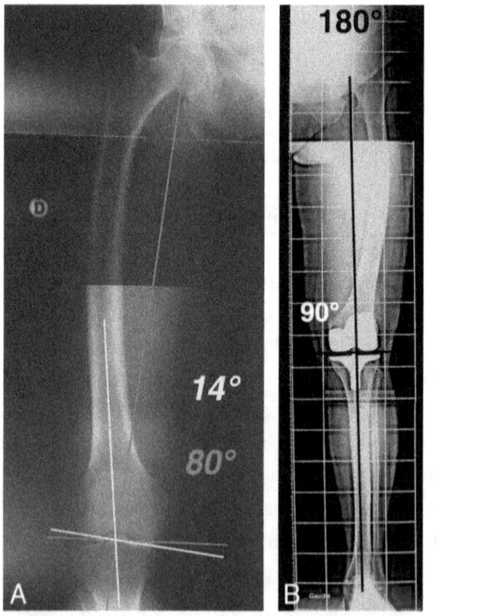

Figure 10. A. Fémur courbe congénital avec angle mécanique fémoral de 80° et angle anatomique fémoral de 14° (ce qui est très loin des 5 à 7° habituellement reconnus). Où mettre la tige de visée centromédullaire en chirurgie conventionnelle ? Avec quel valgus ? B. PTG assistée par ordinateur sur fémur courbe congénital. Remarquez l'angle HKA à 180° et l'axe mécanique fémoral à 90° alors qu'il était en préopératoire à 80°.

tion d'un point anatomique ne prête à aucune erreur, ce qui est le cas des surfaces osseuses ou articulaires parfaitement visibles et non recouvertes d'insertions ligamentaires. C'est la raison pour laquelle nous préférons régler la rotation en fonction de l'axe mécanique fémoral et du plan bi-condylien postérieur sans utiliser la ligne de Whitside ou l'axe bi-épicondylien.

Il en est de même pour la rotation de l'implant tibial [47] qui est sous la dépendance de la palpation du chirurgien ce qui n'apporte aucune supériorité par rapport à la chirurgie conventionnelle.

Pour ce qui est enfin de l'équilibre ligamentaire, la plupart des systèmes de navigation proposent un logiciel qui permet, grâce à des spacers ou à des distracteurs, de régler automatiquement la balance ligamentaire en fonction de l'axe mécanique. Cependant, aucune étude n'a pu vérifier que l'équilibre donné par la navigation était supérieur à celui que l'on pouvait obtenir avec une instrumentation conventionnelle. Si cette évaluation semble relativement facile en extension en utilisant des clichés radiologiques en stress pour évaluer le bâillement médio-latéral, ceci semble beaucoup plus difficile en flexion. C'est la raison pour laquelle, là aussi, nous nous servons de l'ordinateur comme d'une aide indispensable à l'équilibre ligamentaire [45] sans subir les indications du logiciel.

Quel système choisir ? La tendance actuelle est fortement en faveur des systèmes sans imagerie pré ou peropératoire comme le laisse supposer la littérature internationale. Leurs performances sont similaires et seules les interfaces graphiques changent. Il faut se méfier des écrans qui comportent un nombre de données considérables, pas toujours indispensables, qui vont distraire l'attention du chirurgien. La lecture et l'interprétation de toutes ces données sont une perte de temps qui retentit inévitablement sur la durée de l'intervention. Actuellement, le temps passé à l'acquisition des données ne doit pas dépasser 7 à 8 minutes et la navigation ne doit pas prendre plus de temps que l'utilisation d'un ancillaire conventionnel.

Si l'on a démontré aujourd'hui, que la navigation permet une meilleure implantation des prothèses du point de vue de l'alignement radiologique, nous n'avons absolument pas démontré que la durée de vie en a été augmentée et que le taux de reprise a été diminué. Il faut certes beaucoup plus de recul, mais il faut savoir également que cette durée de vie dépend aussi du dessin de la prothèse et de la qualité du polyéthylène. Or les prothèses changent régulièrement, et certaines améliorations techniques sont tout à fait perceptibles rendant discutables certaines révisions à long terme de prothèses qui ne sont plus commercialisées. Compte tenu des résultats de certaines études historiques, on pourrait supposer qu'une très bonne prothèse, avec un très bon polyéthylène et parfaitement implantée aura une durée de vie améliorée... Mais tout reste encore à démontrer.

Quant au coût des systèmes de navigation, il risque d'être un frein à leurs développements. Il est fort probable qu'avec leurs diffusions, le coût diminuera comme pour tous les systèmes informatiques qui ont vu le jour depuis plus de 20 ans, mais le marché de l'orthopédie mondiale est-il suffisant pour mettre ces systèmes au prix d'un ancillaire classique ? Seul l'avenir nous le dira.

Conclusion

La mise en place des prothèses totales du genou avec assistance par ordinateur permet aujourd'hui un meilleur positionnement des implants que la chirurgie conventionnelle, tout au moins en ce qui concerne l'alignement radiologique. Cependant une prothèse bien axée n'est pas forcément bien mise et d'autres paramètres sont à prendre en compte, comme l'équilibre ligamentaire et la course rotulienne. Les logiciels gérant l'équilibre ligamentaire n'ont pas encore été validés par des outils et des études appropriés. Il n'en reste pas moins que la navigation est susceptible de guider le chirurgien en intégrant l'axe mécanique du membre inférieur dans sa gestion de l'équilibre ligamentaire. Quoi qu'il en soit, il reste encore à démontrer qu'une prothèse bien axée aura une durée de vie supérieure à une prothèse moins bien axée en sachant qu'il faudra s'affranchir du dessin de la prothèse et de la qualité du polyéthylène qui sont les autres facteurs qui influencent leur longévité.

Références

[1] Anderson KC, Buehler KC, Markel DC. Computer-assisted navigation in total knee arthroplasty. Comparison with conventional methods. J Arthroplasty 2005 ; 20 : 132–8.

[2] Bargren JH, Blaha JD, Freeman MAR. Alignment in total knee arthroplasty : correlated biomechanical and clinical observations. Clin Orthop Relat Res 1983 ; 173 : 178–83.

[3] Bäthis H, Perlick L, Luring C, Kalteis T, Grifka J. CT-based and ct-free navigation in knee prosthesis implantation. Results of a prospective study. Unfallchirurg 2003 ; 106 : 935–40.

[4] Bäthis H, Perlick L, Tingart M, Lüring C, Zurakowski D, Grifka J. Alignment in total knee arthroplasty. A comparison

of computer-assisted surgery with conventional technique. J Bone Joint Surg (Br) 2004; 86-B : 682–7.
[5] Bolognesi M, Hofmann A. Computer navigation versus standard instrumentation for TKA. A single-surgeon experience. Clin Orthop relat Res 2005; 440 : 162–9.
[6] Börner M, Wiesel U, Ditzen W. Clinical experience with ROBODOC and the Duracon total knee. In : Stiehl JB, Konermann WH, Haaker RG, éds. Navigation and robotics in total joint and spine surgery. Berlin, Heidelberg : Springer-Verlag; 2004. p. 362–6.
[7] Chin PL, Yang KY, Yeo SJ, Lo NN. Randomized control trial comparing radiographic total knee arthroplasty implant placement using computer navigation versus conventional technique. J Arthroplasty 2005; 20 : 618–26.
[8] Decking R, Markmann Y, Fuchs J, Puhl W, Scharf HP. Leg axis after computer-navigated total knee arthroplasty. A prospective randomized trial comparing computer-navigated and manual implantation. J Arthroplasty 2005; 20 : 282–8.
[9] Ecker ML, Lotke PA, Windor RE, Cello JP. Long term results after total condylar knee arthroplasty. Clin Orthop Relat Res 1987; 216 : 151–8.
[10] Fehring TK, Mason JB, Moskal J, Pollock DC, Mann J, Williams VJ. When computer-assisted knee replacement is the best alternative. Clin Orthop Relat Res 2006; 452 : 132–6.
[11] Haaker RG, Stockheim M, Kamp M, Proff G, Breitenfelder J, Ottersbach A. Computer-assisted navigation increases precision of component placement in total knee arthroplasty. Clin Orthop Relat Res 2005; 433 : 152–9.
[12] Hagena FW, Kettrukat M, Christ RM, Hackbart M. Fluoroscopy-based navigation in genesis ii total knee arthroplasty with Medtronic « Viking » system. In : Stiehl JB, Konermann WH, Haaker RG, editors. Navigation and robotics in total joint and spine surgery. Berlin, Heidelberg : Springer-Verlag; 2004. p. 330–5.
[13] Hart R, Janecek M, Chaker A, Bucek P. Total knee arthroplasty implanted with and without kinematic navigation. Int Orthop 2003; 27 : 366–9.
[14] Hood RW, Vanni M, Insall JN. The correction of knee alignment in 225 consecutive total condylar knee replacements. Clin Orthop Relat Res 1981; 160 : 94–105.
[15] Hsu HP, Garg A, Walker PS, Spector M, Ewald FC. Effect of knee component alignment on tibial load distribution with clinical correlation. Clin Orthop Relat Res 1989; 248 : 135–44.
[16] Insall JN, Scott W, Ranawat CS. The total condylar knee prosthesis. A report of two hundred and twenty cases. J Bone Joint Surg (Am) 1979; 61-A : 173–80.
[17] Jeffery RS, Morris RW, Denham RA. Coronal alignment after total knee replacement. J Bone Joint Surg (Br) 1991; 73-B : 709–14.
[18] Jenny JY, Boéri C. Implantation d'une prothèse totale de genou assistée par ordinateur. Étude comparative cas-témoin avec une instrumentation traditionnelle. Rev Chir Orthop 2001; 87 : 645–52.
[19] Jenny JY, Boéri C. Low reproducibility of the intra-operative measurement of the transepicondylar axis during total knee replacement. Acta Orthop Scand 2004; 75 : 74–7.
[20] Jenny JY, Clemens U, Kohler S, Kiefer H, Konermann W, Miehlke R. Consistency of implantation of a total knee arthroplasty with a non-imaged-based navigation system. A case-control study of 235 cases compared with 235 conventionally implanted prostheses. J Arthroplasty 2005; 20 : 832–9.
[21] Kalairajah Y, Simpson D, Cossey AJ, Verrall GM, Spriggins AJ. Blood loss after total knee replacement. effect of computer-assisted surgery. J Bone Joint Surg (Br) 2005; 87-B : 1480–2.
[22] Kalairajah Y, Cossey AJ, Verrall GM, Ludbrook G, Spriggins. Are systemic emboli reduced in computer-assisted knee surgery ? A prospective, randomized, clinical trial. J Bone Joint Surg (Br) 2006; 88-B : 198–202.
[23] Kienzle TC, Stulberg SD, Peskin M, et al. A computer-assisted total knee replacement surgical system using a calibrated robot. Orthopaedics. In : Taylor RH, et al., éds. Computer Integrated Surgery. Cambridge, MA : MIT Press; 1996. p. 409–16.
[24] Kim SJ, MacDonald M, Hernandez J, Wixson RL. Computer-assisted navigation in total knee arthroplasty. Improved coronal alignment. J Arthroplasty 2005; 20 : 123–31.
[25] Klein GR, Austin MS, Smith EB, Hozack WJ. Total knee arthroplasty using computer-assisted navigation in patients with deformities of the femur and tibia. J Arthroplasty 2006; 21 : 284–88.
[26] Ko PS, Tio MK, Ban CM, Mak YK, Ip FK, Lam JJ. Radiologic analysis of the tibial intramedullary canal in chinese varus knees : implications in total knee arthroplasty. J Arthroplasty 2001; 16 : 212–5.
[27] Leitner F, Picard F, Minfelde R, Schultz HJ, Cinquin Ph, Saragaglia D. Computer-assisted knee surgical total replacement. In : Lecture note in computer science. CURMed-MRCAS 97, Berlin, Heidelberg : Springer-Verlag; 1997. p. 629–638.
[28] Lerat JL, Besse JL, Desmé D, Kadi S, Chouteau J, Rollier JC, et al. Précision des coupes osseuses dans l'arthroplastie totale du genou à l'aide d'un ancillaire conventionnel : trois cent poses consécutives de prothèses Innex^{R}. Rev Chir Orthop 2006; 92 : 248–56.
[29] Mahaluxmivala J, Bankes MJ, Nicolai P, Adlam CH, Allen PW. The effect of surgeon experience on component positionning in 673 press fit condylar posterior cruciate-sacrificing total knee arthroplasties. J Arthroplasty 2001; 16 : 635–40.
[30] Mai S, Lörke C, Siebert W. Clinical Results with the robot-assisted « caspar » system and the « search evolution prosthesis ». In : Stiehl JB, Konermann WH, Haaker RG, éds. Navigation and robotics in total joint and spine surgery. Berlin, Heidelberg : Springer-Verlag; 2004. p. 355–61.
[31] Martin A, von Strempel A. Two-year outcomes of computed tomography-based and computed tomography-free navigation for total knee arthroplasties. Clin Orthop Relat Res 2006; 449 : 275–82.
[32] Matsen FA, Garbini JL, Sidles JA. Robotic assistance in orthopaedic surgery. A proof of principle using distal femoral arthroplasty. Clin Orthop Relat Res 1993; 296 : 178–86.
[33] Nizard RS, Porcher R, Ravaud Ph, Vangaver E, Hannouche D, Bizot P, et al. Use of the cusum technique for evaluation of a CT-based navigation system for total knee replacement. Clin Orthop Relat Res 2004; 425 : 180–8.
[34] Oberst M, Bertsch C, Lahm A, Wuerstlin S, Holz U. Regression and correlation analysis of preoperative versus intraoperative assessment of axes during navigated total knee arthroplasty. Comput Aided Surg 2006; 11 : 87–91.
[35] Perlick L, Bäthis H, Lüring C, Tingart M, Grifka J. CT-Based and CT-free navigation with the brainlab vectorvision system in total knee arthroplasty. In : Stiehl JB, Konermann WH Haaker RG, éds. Navigation and robotics in total joint and spine surgery. Berlin, Heidelberg : Springer-Verlag; 2004. p. 304–10.
[36] Petersen TL, Engh GA. Radiographic assessment of knee alignment after total knee arthroplasty. J Arthroplasty 1988; 3 : 67–72.
[37] Peterson TC, Engh GA. Radiographic assessment of knee alignment after total knee arthroplasty. J Arthroplasty 1988; 3 : 67–72.

[38] Picard F, Moody JE, Digioia III AM, Jaramaz B, et Saragaglia D. History of computer-assisted orthopaedic surgery of hip and knee. In : Digioia AM, Jaramaz B, Picard F, Nolte LP, éds. Computer and robotic assisted knee and hip surgery. Oxford : Oxford University Press; 2004. p. 1–22.

[39] Ranawat CS, Boachie-Adjei O. Survivorship analysis and results of total condylar knee arthroplasty. Clin Orthop Relat Res 1988; 226 : 6–13.

[40] Ritter MA, Faris PM, Keating EM, Meding JB. Postoperative alignment of total knee replacement : its effect on survival. Clin Orthop Relat Res 1994; 299 : 153–6.

[41] Saragaglia D, Picard F, Chaussard C, Montbarbon E, Leitner F, Cinquin P. Mise en place des prothèses totales du genou assistée par ordinateur : comparaison avec la technique conventionnelle. À propos d'une étude prospective randomisée de 50 cas. Rev Chir Orthop 2001; 87 : 18–28.

[42] Saragaglia D, Chaussard Ch, Liss P, Pichon H, Berne D, Chaker M. Contribution of computer navigation in the evaluation of femoral rotation during total knee replacement. In : Troccaz J et Merloz Ph editors. Surgetica 2002 : computer-aided medical intervention : tools and applications. Montpellier : Sauramps Medical; 2002. p. 19–21.

[43] Saragaglia D, Picard F. Computer-assisted implantation of total knee endoprosthesis with no pre-operative imaging : the kinematic model. In : Stiehl JB, Konermann WH, Haaker RG, éds. Navigation and robotics in total joint and spine surgery. Berlin, Heidelberg : Springer-Verlag; 2004. p. 226–33.

[44] Saragaglia D, Rooney B. The rotation of the femoral implant : Relevance of computer aided total knee arthroplasty. In : Chambat, et al., éds. La prothèse du genou. Montpellier : Sauramps Médical; 2004. p. 163–8.

[45] Saragaglia D, Chaussard C, Rubens-Duval B. Navigation as a predictor of soft tissu release durind 90 cases of computer-assisted total knee arthroplasty. Orthopedics 2006; suppl to vol 29(10) : S137–38.

[46] Siston RA, Patel JJ, Goodman SB, Delp SL, Giori NJ. The variability of femoral rotational alignment in total knee arthroplasty. J Bone Joint Surg (Am) 2005; 87-A : 2276–80.

[47] Siston RA, Goodman SB, Patel JJ, Delp SL, Giori NJ. The high variability of tibial rotational alignment in total knee arthroplasty. Clin Orthop Relat Res 2006; 452 : 65–9.

[48] Sparmann M, Wolke B. Knee endoprosthesis navigation with the stryker system. In : Stiehl JB, Konermann WH et Haaker RG, éds. Navigation and robotics in total joint and spine surgery. Berlin, Heidelberg : Springer-Verlag; 2004. p. 319–23.

[49] Stindel E, Briard JL, Merloz P, Plaweski S, Dubrana F, Lefevre C, et al. Bone morphing : 3D morphological data for total knee arthroplasty. Computer aided surgery 2002; 7 : 156–68.

[50] Stöckl B, Nogler M, Rosiek R, Fischer M, Krismer M, Kessler O. Navigation improves accuracy of rotational alignment in total knee arthroplasty. Clin Orthop Relat Res 2004; 426 : 180–6.

[51] Stulberg SD, Picard F, Saragaglia D. Computer-assisted total knee arthroplasty. Operative techniques. Orthopaedics 2000; 10 : 25–39.

[52] Stulberg DS, Loan P, Sarin V. Computer-assisted navigation in total knee replacement : results of an initial experience in thirty-five patients. J Bone Joint Surg (Am) 2002; 84-A (suppl 2 : 90–8.

[53] Tew M, Waugh W. Tibial-femoral alignment and the results of knee replacement. J Bone Joint Surg (Br) 1985; 67-B : 551–6.

[54] Victor J, Hoste D. Image-based computer-assisted total knee arthroplasty leads to lower variability in coronal alignment. Clin Orthop Relat Res 2004; 428 : 131–9.

[55] Weise M, Schmidt K, Willburger RE. Clinical experience with CT-based VectorVision System. In : Stiehl JB, Konermann WH et Haaker RG, éds. Navigation and robotics in total joint and spine surgery. Berlin, Heidelberg : Springer-Verlag; 2004. p. 301–3.

[56] Zumstein MA, Frauchiger L, Wyss D, Hess R, Ballmer PM. Is restricted femoral navigation sufficient for accuracy of total knee arthroplasty. Clin Orthop Relat Res 2006; 451 : 80–6.

Équilibre ligamentaire dans l'arthroplastie par prothèse totale sur genu valgum

Ligament balance in total knee arthroplasty of the knee with valgus deformity

L. LOOTVOET, O. HIMMER

Résumé

Les principes de base d'une arthroplastie totale du genou dans le genu valgum sont les mêmes que dans le genu varum, à savoir établir un écart en extension rectangulaire, stable, équivalent à l'écart en flexion et perpendiculaire à l'axe mécanique global du membre, rendu rectiligne. La bonne connaissance du compartiment externe du genou et surtout des lésions anatomopathologiques qui accompagnent la gonarthrose sur genu valgum, permet d'adopter des règles strictes de progression des relâchements ligamentaires pour atteindre cet objectif. Si l'abord antéro-interne classique est parfaitement utilisable, la voie antéro-externe nous semble plus logique, car elle donne un accès direct aux structures rétractées. L'analyse du relâchement ligamentaire dans 161 arthroplasties sur genu valgum montre que les gestes par voie externe se sont limités dans 23 % des cas à la seule libération du fascia lata (FL) sur le Gerdy et dans 66,8 % à la libération sous- périostée de l'épiphyse supérieure du tibia sur toute son hémi-circonférence externe. Le ligament latéral externe (LLE) n'est désinséré que dans 10 % des cas, geste associé dans 3,7 % à une désinsertion de la coque externe. Le muscle poplité n'a jamais fait l'objet d'une libération.

Mots clés : Genu valgum. - Prothèse de genou. - Équilibre ligamentaire.

Summary

The basic principles of total knee replacement to be applied to a valgus knee are similar to those used for the varus knee, i.e creation of a rectangular extension gap, which is stable, equal to the flexion gap and perpendicular to a straight mechanical axis. A good knowledge of the anatomy of the lateral compartment of the knee joint and of the pathological changes related to OA with valgus difformity allows for the implementation of strict rules in the gradual ligamentous release in order to obtain an extension gap which is equal to the flexion gap. The classical anteromedial approach may of course be used, but the anterolateral approach for the valgus knee appears more logical as it is closer to the contracted structures. A review of the surgical protocols of 161 knee arthroplasties shows that soft tissue release with the lateral approach was limited in 23 % to Gerdy's tubercule and in 66.8 % to the subperiostal release of the proximal epiphysis of the tibia over its lateral hemicircumference. Only 10 % of the cases required detachment of the LCL, which was combined in 3.7 % with desinsertion of the posterior lateral capsule. The popliteus tendon was released in no instance.

Key words: Valgus knee. - Knee prosthesis. - Ligament balance.

Introduction

Le traitement d'une gonarthrose valgisante par prothèse totale de genou (PTG) est fondé sur les mêmes règles que celles qui s'appliquent au genu varum : l'obtention en peropératoire d'écarts en extension et en flexion rectangulaires et équivalents. Le respect de ces règles permet de restaurer un genou normo-axé, stable et mobile [7, 17]. Les stratégies chirurgicales pour respecter ces règles sont multiples : relâchement des ligaments rétractés [2, 3, 7, 10, 11, 14, 17, 20, 21] ou remise en tension des éléments distendus [2, 6, 12, 19], par un abord parapatellaire interne [7, 12, 17, 20, 21] ou un abord parapatellaire externe [3, 10, 11, 14, 15], conservation ou non du ligament croisé postérieur (LCP) [2, 7, 17, 20, 21], Nous commencerons par décrire les lésions anatomopathologiques; nous exposerons ensuite les différentes voies proposées et nous terminerons par la description

Extrait de Prothèse totale du genou
18 Mises au point en chirurgie du genou

détaillée de la technique que nous utilisons, une voie d'abord parapatellaire externe avec une progression des libérations ligamentaires fondées sur l'anatomopathologie; cet abord est différent de ceux classiquement décrits et a prouvé sa fiabilité [14].

Anatomie du genu valgum arthrosique

La déviation globale du membre inférieur dans une gonarthrose est la résultante d'une composante osseuse et d'une composante « tissus mous » : au niveau osseux, il faut dissocier usure et déviation constitutionnelle; au niveau des tissus mous, il peut y avoir rétraction du côté concave avec ou sans distension du côté convexe.

En pratique, une analyse clinique très soigneuse de l'état ligamentaire, aidée si nécessaire par des radiographies dynamiques en varus et en valgus, doit permettre de classifier le genu valgum à opérer et de déterminer la stratégie opératoire. Un valgus réductible nécessitera vraisemblablement peu de gestes de libération alors que si la déviation est fixée, un relâchement plus étendu devra être réalisé.

Déviation osseuse

Dans le genu valgum, la déviation constitutionnelle est fémorale, avec un condyle externe plus petit (hypoplasique?) que l'interne [1]; le tibia est rectiligne, avec la tangente aux plateaux tibiaux perpendiculaire à l'axe mécanique. L'usure atteint le condyle fémoral externe en distal et en postérieur, le plateau tibial externe est usé en son milieu et parfois enfoncé en cupule.

Tissus mous (tendons, ligaments et capsule articulaire)

Si les tendons sont, par définition, le prolongement de muscles contractiles et donc étirables, les ligaments et la capsule articulaire ne pourront, au contraire, être relâchés ou retendus que par la chirurgie.

Une bonne connaissance de l'anatomie des tissus mous dans le compartiment externe du genou est indispensable pour comprendre la progression des gestes chirurgicaux pour équilibrer les formations ligamentaires. On décrit classiquement un plan extra-articulaire et un plan articulaire [10, 11] mais ces formations anatomiques sont très intimement intriquées et doivent être considérées dans leur ensemble, à l'exception des « vrais » tendons, à savoir ceux du biceps et du poplité, qui, dans notre expérience, ne sont jamais libérés.

Le fascia lata (FL) renforcé par la bandelette de Maissiat s'insère sur le tubercule de Gerdy et envoie des fibres à la tubérosité tibiale. Cependant il a, avant ses insertions finales, des attaches avec la cloison intermusculaire externe de la cuisse, avec le condyle externe et la coque postéro-externe et il envoie des expansions vers le surtout prérotulien, recouvrant l'aileron externe proprement dit [5, 8, 10, 11, 16, 18]. En conséquence, le fascia lata est fixé tant en proximal qu'en distal de l'interligne articulaire externe et se comporte donc plus comme un stabilisateur statique que dynamique du genou [5]. Il est plus un ligament qu'un tendon.

Le ligament latéral externe (LLE) ne s'insère pas sur le tibia mais sur la tête du péroné (biarticulaire); par ailleurs, il échappe au complexe fibreux postéro-externe puisqu'il s'attache en haut, sur l'épicondyle externe, en arrière du poplité, mais bien en avant de l'insertion de la capsule [8, 16, 18].

La description du complexe postéro-externe se limite donc à la capsule postéro-externe, recouverte par la voûte externe du ligament poplité arqué et le ligament fabellopéronier [8]. Cet ensemble très solide, à départ distal de l'épiphyse postérieure du tibia et de la tête du péroné, est chapeauté par le solide tendon du jumeau externe.

On peut résumer en disant que, du point de vue chirurgical, il faut séparer quatre structures ou ensemble de structures que nous classons par ordre croissant des rétractions dans la gonarthrose : 1) les muscles poplité et biceps, formations étirables, 2) un ligament biarticulaire, le LLE, 3) un complexe fibreux très solide postéro-externe, et enfin 4) un ligament mono-articulaire, le fascia lata *(figure 1)*.

Anatomopathologie

Les phénomènes dégénératifs vont entraîner essentiellement une rétraction du FL et du complexe postéro-externe. La rétraction du FL entraîne l'épiphyse tibiale en rotation externe; la tubérosité tibiale antérieure tourne en dehors avec augmentation de l'angle Q [3, 10, 11, 14]. La rétraction des extensions rotuliennes du FL aggrave encore l'attraction externe de la rotule; l'hypoplasie du versant externe de la trochlée dans le valgus et la patella alta accentuent la tendance luxante de la rotule [10, 11]. La rétraction globale de tout le complexe postéro-externe fixe définitivement la déformation en valgus–rotation externe–flexum.

Les rétractions ligamentaires et capsulaires sont surtout postérieures. La capsule postérieure (les coques) est concernée, souvent soulevée par les ostéophytes postérieurs et adhérente à la face postérieure de la métaphyse fémorale *(figure 2)*.

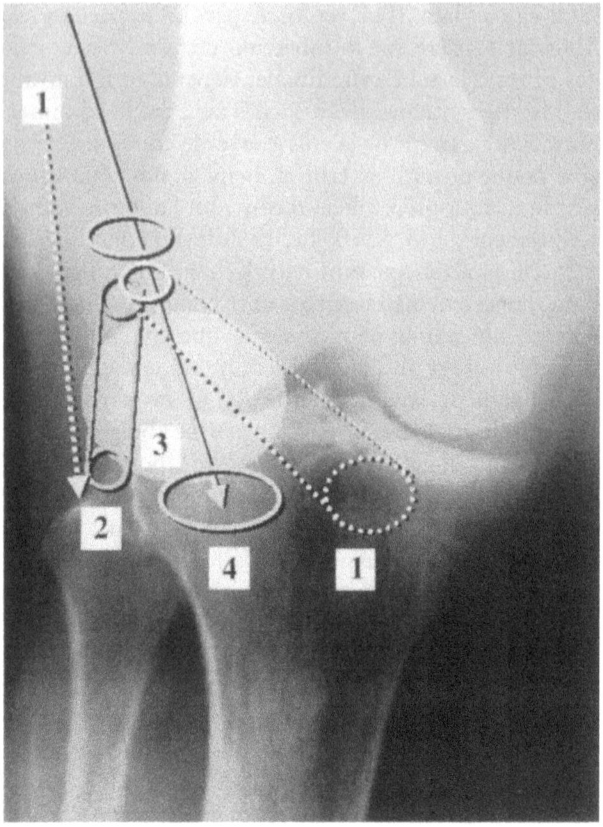

Figure 1. Les quatre structures individualisables du compartiment externe d'un genou droit, classées par ordre croissant des rétractions inhérentes à l'arthrose : 1) muscles poplité et biceps, formations étirables ; 2) LLE, ligament biarticulaire ; 3) complexe fibreux postéro-externe ; 4) fascia lata, « ligament » mono-articulaire avec ses insertions sur le fémur et sur le tibia.

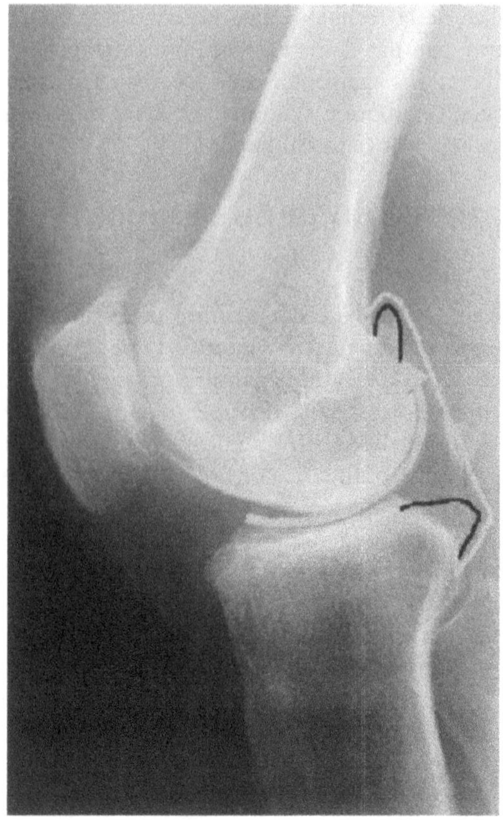

Figure 2. Les coques sont rétractées, soulevées par les ostéophytes postérieurs et collées aux structures osseuses adjacentes. Leur libération avec résection des ostéophytes est un geste fondamental.

Ces rétractions entraînent un flessum du genou avec une détente des ligaments latéraux [7, 12, 17]. Anticipant sur ce qui sera écrit plus loin, on peut dire qu'il faut donc toujours commencer par réduire le flessum par une libération postérieure, en réséquant soigneusement les ostéophytes puis en décollant les adhérences des coques.

Si le LLI et l'ensemble des structures internes tiennent bon, ce valgus sera de type I ; si, en revanche, il se détend, entraînant une laxité de la convexité, il deviendra de type II *(figure 3)*. Le type III [12] est un valgus sur une ostéotomie haute du tibia hypercorrigée avec une situation ligamentaire anarchique qui échappera à notre étude.

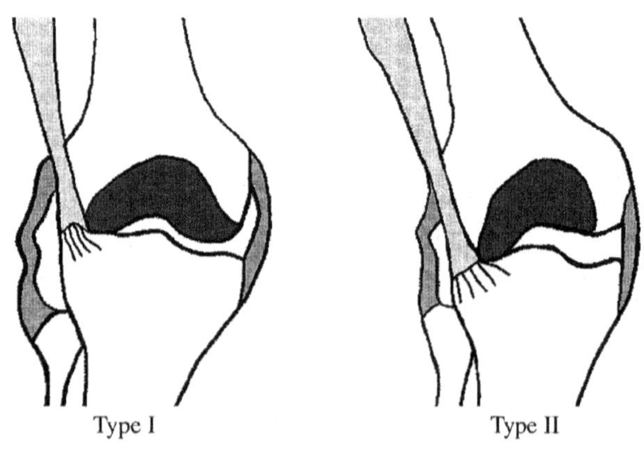

Figure 3. Type I : LLI normal ; type II : LLI étiré avec laxité de la convexité.

But à atteindre

La gonarthrose sur genu valgum ne peut, malgré sa complexité, déroger aux principes de base de l'arthroplastie totale. Le résultat final dépend de l'obtention d'un écart en extension rectangulaire, équivalent à l'écart en flexion. L'équilibre ligamentaire doit idéalement être acquis en extension, grâce au relâchement progressif de différentes structures ; l'équilibre en flexion est déterminé par la rotation de l'implant fémoral. Il faut s'aider d'instruments de repères et de coupes qui permettent de calquer l'écart en extension sur l'écart en flexion. Un écart de flexion trapézoïdal et plus haut que l'écart d'extension se soldera par un échec rapide, avec luxation, instabilité et descellement [7, 13, 17]. Si on ne peut arriver à équilibrer les écarts en extension et en flexion, le choix d'une prothèse plus contrainte (CCK-TC III, ou *constraint condylar knee – total condylar III*) est souhaitable. Les résultats sont bons à moyen terme [4]. Il ne faut cependant pas oublier que moins il y a de contraintes, moins il y a de risques de solliciter les interfaces et de provoquer descellement et usure. La prothèse postérostabilisée semble être un bon compromis pour atteindre sans trop de difficultés un équilibre ligamentaire. La conservation du LCP comme stabilisateur suppléant des formations externes a été proposée [2, 12, 21, 22] mais nous croyons qu'il faut la réserver aux déformations peu importantes, sans rétraction et sans distension [2].

Différentes voies d'abord

L'équilibre ligamentaire n'est pas directement dépendant de l'incision cutanée et de l'arthrotomie. Les gestes de libération ou de retente ligamentaire peuvent se faire par des voies d'abord différentes qui ont leurs avantages et leurs inconvénients.

L'habitude de la *voie parapatellaire interne* en a fait, pour beaucoup, l'unique chemin [7, 12, 17, 19, 20, 21]. Il est bien certain que le relâchement des formations externes peut se faire par une voie d'abord parapatellaire interne et que la même progression des relâchements aboutira au même résultat que par la voie externe. La voie interne nous semble, cependant, moins logique dans le genu valgum [10, 11, 14]. L'abord interne peut provoquer, même si on est très prudent, un relâchement relatif des structures internes profondes et oblige à une section de l'aileron rotulien interne, sachant que, si une section de l'aileron externe est nécessaire, cela pourrait avoir des conséquences vasculaires sur la rotule [9] ; l'accès du compartiment externe est plus difficile, surtout en postérieur, à moins de luxer le tibia en avant et donc d'augmenter la détente interne. On peut, bien sûr, faire un décollement cutané pour améliorer l'accès mais le risque de nécrose cutanée est dans ce cas très nettement majoré [9].

La voie d'abord *parapatellaire externe* est réputée plus difficile mais elle donne un accès direct sur l'aileron externe et sur toutes les formations rétractées externes, surtout postéro-externes [10, 11, 14]. Elle a l'inconvénient d'être moins utilisée et donc moins connue puisque le valgus ne représente pas la majorité des opérés. Elle ne permet pas l'accès au plan interne si on veut le retendre comme le préconisent Healy et al., Krackow et Vince et al. [6, 12, 19]. Cette dernière situation ne vaut bien sûr que pour les types II sévères qui peuvent également justifier l'implantation d'une prothèse plus contrainte, qui se fera par voie externe [4].

L'ostéotomie de la tubérosité tibiale antérieure (TTA) est considérée par certains comme « systématique et nécessaire dans l'abord parapatellaire externe » [15]. Elle est utilisée comme voie d'abord mais aussi comme moyen de recentrer l'appareil extenseur par transposition interne, si cela s'avère nécessaire. Nous n'avons effectué aucune ostéotomie de la TTA sur 161 valgus opérés par voie externe. Nous la réservons aux rotules (très) basses avec retournement impossible. L'équilibrage ligamentaire des formations latérales recentre systématiquement l'appareil extenseur sans avoir besoin de toucher à la TTA.

Équilibre ligamentaire

Buechel [3], Keblisch [10, 11] et Whiteside [20, 21] notamment ont décrit différemment les étapes des relâchements ligamentaires du côté concave pour atteindre des écarts en flexion et extension équivalents.

Pour Keblisch [10, 11], le relâchement ligamentaire commence au niveau de la partie médiane du FL : détachement de la cloison intermusculaire externe de la cuisse et *pie crusting*, perforations au bistouri étroit pour allonger. Certains auteurs [7] font d'emblée, à ce niveau, une plastie en Z et même une section transversale du FL. Keblisch [10, 11] poursuit en relâchant progressivement en sous-périosté les différentes structures rétractées, FL sur l'épiphyse tibiale, tendon du poplité, LLE, coques sur le fémur, sans spécifier la progression ni la transition entre types I et II.

Burdin [2] préconise la détente du LLE et du muscle poplité par une ostéotomie sagittale de l'épicondyle externe. L'alternative est une ostéotomie sagittale du tiers externe du condyle externe.

Pour nous [14], l'équilibre ligamentaire dans le genu valgum est aisément obtenu par la voie d'abord antéro-exteme puisque les structures externes rétractées sont relâchées à la demande et les structures internes sont respectées. Le décollement sous-périosté du FL (restant en continuité avec l'aponévrose du jambier antérieur) au niveau du tubercule de Gerdy *(figure 4)* et se prolongeant à la demande vers l'arrière jusqu'à la partie postérieure du plateau externe est généralement suffisant dans notre expérience *(figure 5)*. Le complément indispensable est la résection des ostéophytes tibiaux et fémoraux, surtout postérieurs avec décollement des adhérences à la coque *(figure 6)*. Le LCP est détaché jusqu'au fond de l'échancrure intercondylienne, par où l'abord des ostéophytes postérieurs est le plus facile

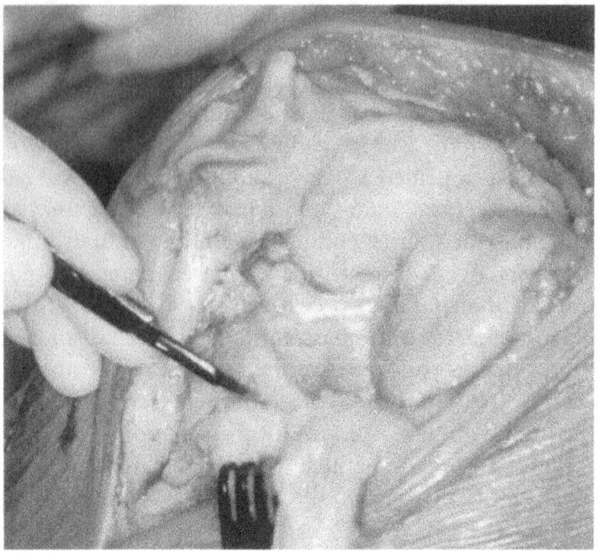

Figure 4. Genou gauche fléchi à 90°, la rotule est éversée. Le bistouri détache en sous-périosté le fascia lata du tubercule de Gerdy.

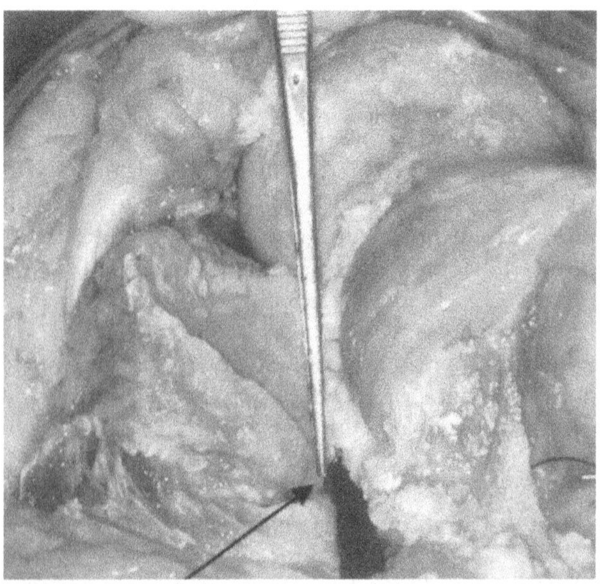

Figure 5. Désinsertion sous-périostée de tous les tissus fibreux de l'épiphyse supérieure du tibia. Un écarteur à bec est passé derrière l'épiphyse tibiale. La pince (flèche) montre le virage postéro-externe, point clé de la libération.

(figure 7). Entre juillet 1999 et octobre 2001, sur 161 gonarthroses en valgus opérées, la libération ligamentaire a été limitée au FL sur le Gerdy dans 38 genoux (23 %) et dans 107 cas (66,8 %) à l'épiphyse externe du tibia sur tout son pourtour.

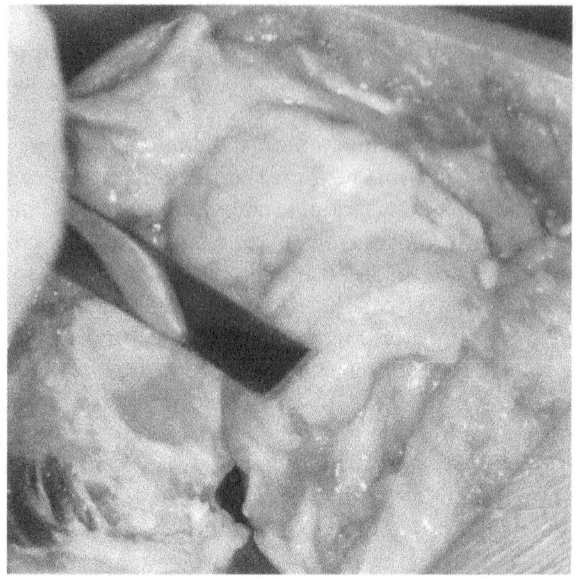

Figure 6. Les ostéophytes tibiaux puis fémoraux sont soigneusement réséqués. L'écarteur à bec montre la partie postérieure de l'épiphyse tibiale où les ostéophytes ont également été réséqués.

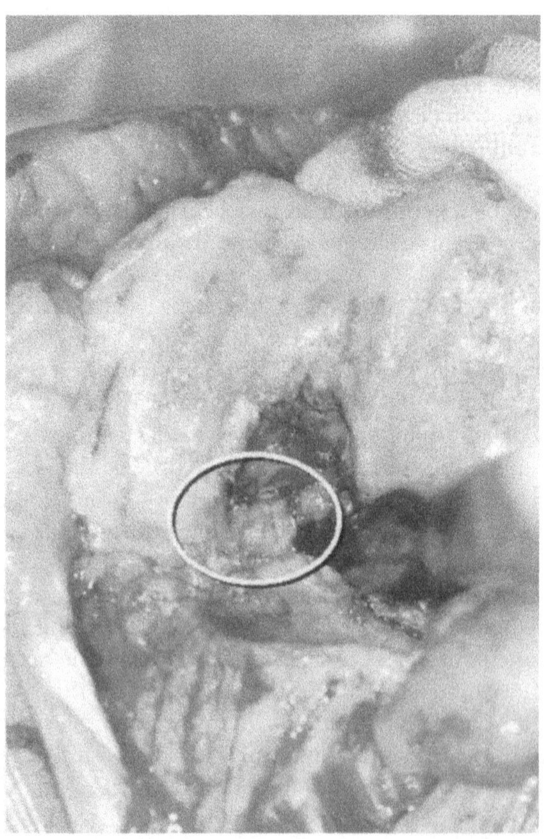

Figure 7. Dans l'échancrure intercondylienne, le LCP est complètement détaché jusqu'à la visualisation des ostéophytes postérieurs qui doivent être patiemment réséqués dans leur totalité et les coques doivent être décollées.

Dans les rares cas où l'équilibre n'est pas atteint, il faut accuser les rétractions du complexe postéro-externe précédemment décrit et les insertions condyliennes du FL; un ostéotome, passé sous le poplité et le LLE, longeant le condyle externe dans son angle postéro-externe vient libérer ces dernières attaches *(figure 8)*. L'équilibre ainsi atteint, l'instrumentation permettra de terminer l'intervention et de faire un écart en extension égal à l'écart en flexion. Si le repère de rotation fémorale du chirurgien est la parallèle au plateau tibial sur le genou fléchi à 90°, les ligaments étant mis sous tension, il est indispensable de tendre le poplité en remettant le tibia, attiré en rotation interne par la subluxation interne de la rotule, en rotation externe. Dans le type II avec laxité de la convexité, il faudra prendre l'option soit de continuer les relâchements soit de passer à une prothèse plus contrainte dans le plan médiolatéral [4]. Cette dernière solution ne s'impose que rarement, mais il faut y penser.

La poursuite de la libération sous-périostée se fait au niveau du condyle fémoral. Initialement, cette libération commençait par l'insertion supérieure du poplité, et s'étendait ensuite au ligament latéral externe et enfin aux coques, mais il nous semble actuellement indispensable de conserver intact le poplité. Le muscle poplité, structure anatomique non rétractée, reste l'élément sur lequel on s'appuiera pour éviter le bâillement du compartiment externe. Le tendon du poplité est repéré et suivi jusqu'à son insertion condylienne; le bistouri incise le périoste immédiatement en arrière du tendon *(figure 9)*; le décollement est poursuivi à l'ostéotome sur toute la hauteur du condyle jusqu'à la coque. Sur les 161 arthroplasties sur genu valgum, 16 (10 %) ont nécessité la désinsertion du LLE, 7 isolément, les autres associées à une désinsertion de la coque. Dans les laxités les plus importantes, la coque externe doit être incisée au ras du fémur ou détachée à l'ostéotome. Ce geste rare doit être fait avec prudence. Si, à ce stade de la chirurgie, l'équilibre ligamentaire en extension n'est pas acquis, il faut considérer que les possibilités de relâchement ligamentaire sont épuisées. Il faut alors soit faire une remise en tension des ligaments distendus, soit se résoudre à poser une prothèse plus contrainte.

Conclusion

La libération sous-périostée de l'épiphyse supéro-externe du tibia, commencée en avant du Gerdy et prolongée à la demande jusqu'à l'insertion distale du LCP, permet d'atteindre l'équilibre ligamentaire dans la majorité des genoux valgum opérés par prothèse totale de genou. Cette libération peut se faire par voie parapatellaire interne ou externe. Cette dernière donne un accès direct aux structures rétractées et a notre préférence.

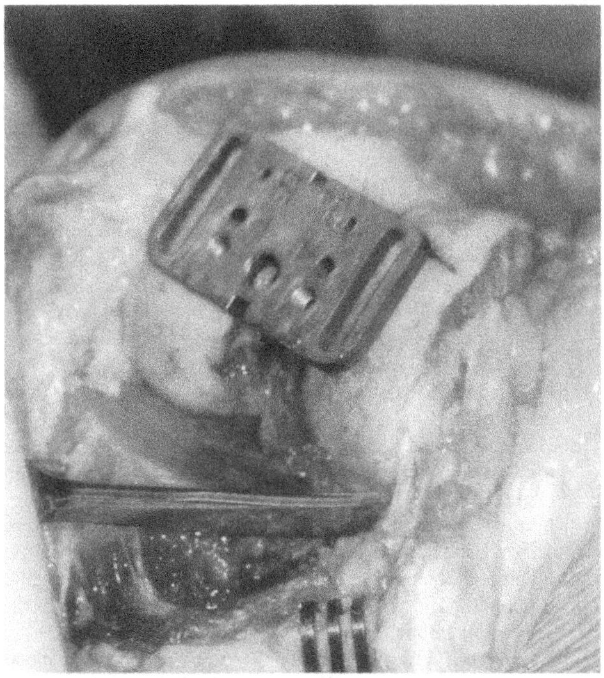

Figure 8. La coupe tibiale a été réalisée. Un ostéotome courbe est glissé sous le tendon du muscle poplité et le LLE jusque dans l'angle postérosupérieur externe et décolle ou détache les fibres les plus externes du complexe postéro-externe.

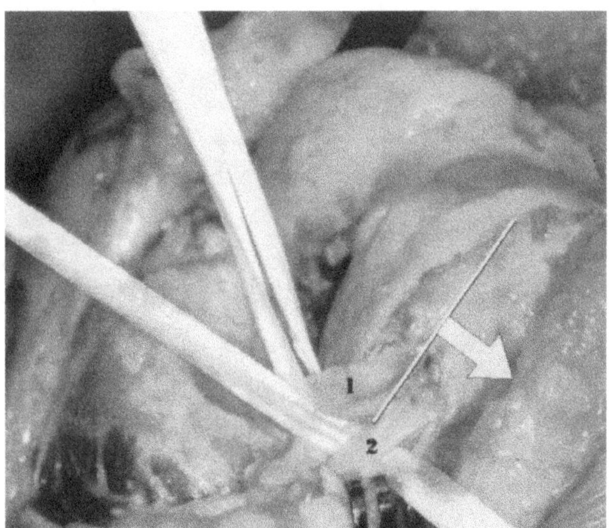

Figure 9. Le tendon du poplité (1) est dissocié du LLE (2). Le tendon du poplité est toujours préservé. Le décollement sous-périosté sur le fémur commence en arrière du tendon du poplité et se poursuit mm par mm jusqu'à ce que l'équilibre ligamentaire soit atteint. La désinsertion peut aller jusqu'à la coque externe.

Références

[1] Brilhault J, Favard I, Burdin P. Le condyle latéral du genu valgum est-il hypotrophique ? Ann Orthop Ouest 2001 ; 33 : 19–22.

[2] Burdin P. Équilibre ligamentaire et prothèse de genou. Ann Orthop Ouest 1996 ; 28 : 19–64.

[3] Buechel FF. A sequential three-step latéral release for correcting fixed valgus knee deformities during total knee arthroplasty. Clin Orthop 1990 ; 260 : 170–5.

[4] Easley ME, Insall JN, Scuderi JR, Bulleck DD. Primary constrained condylar knee arthroplasty for the arthritic valgus knee. Clin Orthop 2000 ; 320 : 58–64.

[5] Fulkerson JP, Gosselein HR. Anatomy of the knee joint lateral retinaculum. Clin Orthop 1981 ; 153 : 183–7.

[6] Healy WL, lorio R, Lemos DW. Medial reconstruction during total knee arthroplasty for severe valgus deformity. Clin Orthop 1998 ; 356 : 161–9.

[7] Insall JN. Surgical technique and intrumentation in total knee arthroplasty. In : Insall JN, Ed. Surgery of the knee. New York, Edimbourg, Londres : Churchill Livingstone ; 1993. p. 789–804.

[8] Kaplan EB. The fabellofibular and short latéral ligament of the knee joint. J Bone Joint Surg 1961 ; 43 : 169–79.

[9] Kayler DE, Lyttle D. Surgical interruption of patellar blood supply by total knee arthroplasty. Clin Orthop 1988 ; 229 : 221–7.

[10] Keblisch PA. La voie d'abord externe dans la chirurgie prothétique du genou. Maîtrise orthopédique 2000 ; 96 : 6–15.

[11] Keblisch PA. The latéral approach to the valgus knee : surgical technique and analysis of 153 cases over two years follow up evaluation. Clin Orthop 1991 ; 271 : 52–62.

[12] Krackow KA. The technique of total knee arthroplasty. Baltimore : CV Mosby Company ; 1990.

[13] Lecuire F, Jaffar-Bandjee Z. Luxation postérieure du tibia sur prothèse totale du genou : à propos de six cas. Rev Chir Orthop 1993 ; 292 : 223–8.

[14] Lootvoet L, Blouard E, Himmcr O, Ghosez JP. Prothèse totale du genou sur grand genu valgum. Revue rétrospective de 90 genoux opérés par abord antéro-externe. Acta Orthop Belg 1997 ; 63 : 278–86.

[15] Mertl P, Jarde O, Blejwas D, Vives P. L'abord latéral du genou après relèvement de la tubérosité tibiale pour chirurgie prothétique. Rev Chir Orthop 1992 ; 78 : 438–48.

[16] Rouvière H. Anatornic humaine, Tome III. Paris : Masson ; 1962. p. 348–9.

[17] Scuderi GR, Insall JN. Fixed varus and valgus deformity. In : Lotke PA, Ed. Master Techniques in Orthopédie Surgery. Knee arthroplasty. New York : Raven Press ; 1995. p. 11–127.

[18] Testut L. In : Traité d'anatomic humaine, Tome I. Paris : Gaston Doin ; 1921. p. 965 et 615-6.

[19] Vince K, Blackburn D, Newton D. Plastie ligamentaire interne dans l'arthroplastie prothétique du genou. Maîtrise orthopédique 1999 ; 89 : 6.

[20] Whiteside LA. Correction of ligament and bone defects in total arthroplasty of the severely valgus knee. Clin Orthop 1993 ; 288 : 234–45.

[21] Whiteside LA. Selective ligament release in total knee arthroplasty of the knee in valgus. Clin Orthop 1999 ; 367 : 130–40.

Technique des changements de prothèse totale du genou : étapes et stratégies

Technique of revision total knee arthroplasty: steps and strategies

T. AÏT SI SELMI, J. CHOUTEAU, P. NEYRET

Résumé

Le changement d'une prothèse totale du genou est une entreprise difficile. L'analyse de la cause d'échec est un élément important à prendre en considération pour ne pas répéter deux fois la même erreur. Il faut insister sur l'importance du planning qui doit suivre une check-list reprenant point par point les éléments cliniques et radiographiques. Le but de l'intervention est de restaurer un genou stable, réaligné et mobile. La réalisation pratique peut répondre à plusieurs stratégies. Le recours à des trous de mèche précédant l'ablation des implants est une méthode fiable pour restaurer l'interligne. La reconstruction des extrémités osseuses ou «équilibrage osseux», en prenant comme référence le tibia, nous paraît être le meilleur postulat de départ. L'espace fémoral postérieur, puis l'espace fémoral distal sont alors restaurés successivement. Cependant, l'ascension de l'interligne est parfois rendu nécessaire pour équilibrer certains genoux raides. Une prothèse à glissement, postérostabilisée, munie d'extensions modulaires, permet de répondre à la plupart des situations. Toutefois, l'existence d'une laxité asymétrique doit conduire à utiliser un implant de contrainte supérieure.

Mots clés : Interligne. – Reprise. – Prothèse totale du genou.

Summary

Revision total knee arthroplasty (TKA) is a challenging procedure. Thorough analysis of the reason for failure is an important factor to be taken into consideration, to ensure that the same error will not occur again. The importance of preoperative planning is emphasized, and it should include a checklist with point-by-point recapitulation of pertinent clinical and radiological data. The aim of revision surgery is to obtain a stable and well-aligned knee with an acceptable range of motion. Several strategies are available for knee reconstruction. The use of land marks made by drilling holes prior to implant removal is a reliable method for accurately restoring joint line level. The reconstruction of both femoral and tibial extremities or "bone balancing", with the tibial base-plate as reference appears to be the best strategy at the onset. The posterior femoral flexion gap, then the lateral femoral extension gap are successively restored. Nevertheless, raising the joint line level is sometimes required to address certain cases of stiff knees. Postero-stabilized implants with appropriate modular extensions can be used in most cases; however, when persistent asymmetrical imbalance is observed, the use of a more constrained implant may have to be considered.

Key words: Joint line. – Revision surgery. – TKA.

La prothèse totale du genou est une intervention particulièrement fiable puisque l'on estime le taux d'échecs (en prenant pour critère le changement d'implants) à 3 %. Néanmoins le nombre total de changements est important (22000 aux États-Unis en 1999) et il augmente en raison du nombre toujours plus important de prothèses mises en place [65].

Le changement d'une prothèse comporte un risque élevé de complications [62] et de reprise itérative précoce [31, 66]. Cette décision doit être mûrement réfléchie et faire l'objet d'explications claires précisant le caractère aléatoire du résultat : nettement moins bon que celui d'une prothèse de première intention [9, 10], voire d'une prothèse après échec d'ostéotomie [2] ou d'une prothèse unicompartimentale [18].

Une analyse précise et méthodique de la cause de l'échec et son traitement spécifique sont indispensables pour obtenir le meilleur résultat possible. L'essentiel des problèmes à résoudre est prévisible si l'intervention a été soigneusement planifiée.

Extrait de Reprises de prothèses totales du genou
18 Mises au point en chirurgie du genou

La restauration de « l'anatomie prothétique » du tibia d'une part et du fémur d'autre part est la garantie du rétablissement le plus exact possible de l'interligne articulaire à l'intérieur de l'enveloppe ligamentaire, sur laquelle on ne peut guère agir dans ce contexte particulier.

Certains points spécifiques (voies d'abord, comblement des pertes de substance, contrainte prothétique, tiges, rotule) font l'objet de chapitres particuliers de ce livre et nous ne ferons que les évoquer. Nous exposerons notre stratégie et les raisons de nos choix et nous discuterons les autres propositions de la littérature.

Stratégie

Il est difficile de donner des clés simples tant il existe de cas particuliers. Cependant, l'objectif global est superposable à celui des prothèses de première intention : restituer un membre normoaxé, avec des implants fémoral et tibial perpendiculaires à l'axe mécanique et un interligne de hauteur satisfaisante, seuls garants d'un genou stable, mobile et indolore.

Laxité et alignement sont interdépendants, et la compréhension des phénomènes qui régissent leurs rapports est la clé de notre stratégie et de la planification préopératoire.

Rappelons à cet égard la distinction que font à juste titre Krackow [42, 43] et Ries [58] à propos de « l'équilibrage ligamentaire ». Il existe deux aspects qui prêtent parfois à confusion. Il faut distinguer, d'une part, l'équilibrage destiné à restituer un axe normal du membre inférieur (au moins en extension), en règle par libération de la concavité et, d'autre part, l'équilibrage destiné à faire coïncider des espaces prothétiques rectangulaires en flexion et en extension (appelé, par certains, correspondance des espaces), parfois par un geste ligamentaire, mais le plus souvent par un « calage » prothétique ou un geste osseux qui a ses limites. C'est cette étape qui conditionne le positionnement de l'interligne, nous y reviendrons.

Ainsi, la stabilité du genou prothétique est régie par l'intégrité de l'enveloppe ligamentaire et par la reconstruction des extrémités fémorale et tibiale (implants compris), qui détermine l'interligne prothétique. C'est ce qui nous fait distinguer les « instabilités ligamentaires », des « instabilités osseuses » et c'est ce qui nous fait distinguer les espaces, non pas prothétiques en flexion et en extension mais « l'espace tibial » et les espaces « fémoral en flexion » et « fémoral en extension ».

Rappelons également que l'espace fémoropatellaire est influencé par les espaces fémorotibiaux. Une de nos préoccupations essentielles est de restituer la hauteur de la rotule par rapport au tibia et à la trochlée, mais surtout par rapport au tibia. Une rotule basse, en effet, peut être source de conflit avec le polyéthylène tibial (PE) et de douleurs résiduelles [27]. Cela justifie la restauration première de la plate-forme tibiale comme référence, à partir de laquelle le genou est progressivement reconstruit.

Cela nous commande d'évaluer en premier lieu l'ensemble des segments de membre, prothèse incluse, dans les plans frontal et sagittal, par comparaison au côté sain ou aux radiographies antérieures. Leur restauration est une garantie de la restitution « automatique » de l'interligne (ou des interlignes fémorotibial en extension, fémorotibial en flexion et fémoropatellaire).

L'enveloppe fibreuse a parfois été allongée pour équilibrer le genou prothétique. Il peut s'agir d'un allongement unilatéral (dû par exemple à une résection asymétrique compensée par une libération interne proportionnelle à cette asymétrie dans un varus constitutionnel) ou d'un allongement bilatéral (exemple précédent avec en outre une distension de la convexité nécessitant de libérer d'autant le plan interne pour retendre la convexité) [55]. Dans de tels cas, où l'enveloppe fibreuse est devenue « plus grande », l'équilibrage, lors de la reprise, est obtenu par « calage prothétique », le plus souvent aux dépens du composant fémoral (déplacé distalement), afin de privilégier la hauteur de la rotule.

Lorsqu'il existe au contraire une laxité asymétrique par défaut de libération initiale, une libération est envisageable, en cas de reprise précoce, lorsque les différents éléments qui composent l'enveloppe sont identifiables et ont conservé leurs qualités. En revanche, en cas de distension de la convexité, nous ne sommes pas favorables aux retensions ligamentaires car la qualité osseuse est souvent médiocre.

Lorsque, malgré tout, il persiste une laxité frontale asymétrique ou une discordance majeure entre espaces en extension et en flexion, nous faisons appel à un implant plus contraint.

Réalisation pratique

On peut schématiquement distinguer quatre étapes préopératoires et six étapes peropératoires qui constituent un algorithme de prise en charge du patient, depuis la décision d'intervenir jusqu'à la réalisation pratique de l'intervention.

Étapes préopératoires

C'est le temps de la planification préopératoire, dont l'importance est soulignée par tous les auteurs.

Détermination de la cause de l'échec

Ne pas reproduire deux fois la même erreur pourrait être le grand principe de la reprise. Cette étape essentielle conditionne :

• la décision même de reprise. Une douleur inexpliquée, après une enquête minutieuse éliminant, notamment une infection (biologie, scintigraphie, ponction avec recherche d'acide désoxyribonucléique (ADN bactérien...) est une mauvaise indication de changement et donne régulièrement des résultats décevants [11, 65]. La chronologie de la douleur a son importance : préexistante à la prothèse, elle doit faire évoquer une douleur projetée (hanche, rachis...), postopératoire immédiate, elle oriente vers une erreur technique, survenant après un intervalle libre, elle évoque une usure ou un descellement [71]. Les symptômes sont parfois trompeurs. Une instabilité, par exemple, peut se manifester par une douleur isolée [69]. Certaines douleurs inexpliquées relèvent d'un défaut de rotation qu'il faut savoir dépister par un scanner [4, 24] ou sont des douleurs projetées qu'une scintigraphie [71] aide à comprendre. Le terrain doit être considéré et peut faire renoncer au changement d'un implant pourtant défaillant. Les causes d'échec ont évolué et sont pour Sharkey [65] : l'usure du PE (25 %), le descellement (24 %) associé à un défaut d'axe dans 44 % des cas, l'instabilité (21 %) et l'infection (17, 5 %) ;

• le type de reprise, qui comporte ou non le changement de tout ou partie des composants. Lorsqu'une reprise rotulienne isolée est discutée, il faut s'astreindre à démasquer un trouble de rotation du composant fémoral qui sera étudié dans le chapitre consacré aux complications rotuliennes. Devant une laxité symétrique secondaire à un mauvais « calage » des espaces en flexion et en extension, on peut proposer un insert plus épais, mais le changement isolé du plateau tibial doit être mûrement réfléchi sous peine d'échec [14, 26]. Un défaut d'axe associé peut faire discuter une ostéotomie en l'absence de tige obstruant la métaphyse.

• le « timing » chirurgical, c'est-à-dire le degré d'urgence de la reprise et sa réalisation en un ou deux temps. La chirurgie en deux temps reste la règle en cas d'infection. En cas de doute, certains recommandent les examens biologiques, la ponction articulaire, les prélèvements peropératoires, avec éventuellement une cytologie extemporanée pour décider de l'opportunité d'une réimplantation immédiate ou différée [28]. Nous préférons, étant donné les enjeux, différer la réimplantation de principe. L'existence d'une anomalie d'axe importante, une instabilité, ou une menace de faillite mécanique [13, 17], qui conduiront à un descellement doivent faire proposer un changement sans attendre la survenue de pertes de substance osseuse majeures. De même, une raideur d'origine mécanique, accessible à la chirurgie, doit faire envisager une réintervention rapide ;

• et finalement l'information au patient, qui est capitale dans cette chirurgie à haut risque de complication [62]. L'attente d'un geste « salvateur » ne doit pas faire nourrir des espoirs excessifs quant à la qualité du résultat fonctionnel.

Évaluation du stock osseux et interligne(s)

L'évaluation du stock osseux consiste à estimer les pertes de substance osseuse périprothétiques en vue de leur comblement, lequel assure une bonne stabilité et une bonne orientation des implants [25, 46]. Elle ne se conçoit qu'après avoir décidé de la position finale de l'interligne. Cependant, elle doit être réévaluée au cours de l'intervention après ablation des pièces prothétiques [16]. L'indication de cales et de tiges appropriées est alors définitive. Lorsque la perte de substance osseuse intéresse les insertions ligamentaires, un implant plus contraint peut être nécessaire. Les fractures sur prothèse constituent un cas particulier et posent le problème d'une ostéosynthèse associée au changement de composants [68].

En dehors de cette analyse « segmentaire », il faut considérer globalement le membre inférieur, dont font désormais partie intégrante les implants prothétiques, de la même manière que l'on n'étudie pas séparément l'épiphyse du reste du squelette dans la chirurgie conservatrice.

Données cliniques

L'évaluation clinique peut révéler un défaut d'axe, une laxité (de réduction ou réelle), une inégalité de longueur des membres ou un trouble de rotation patent, jugé sur l'angle du pas, la manœuvre de Netter. L'interrogatoire recherche un antécédent de fracture lequel doit faire rechercher un trouble de torsion par un scanner [75].

L'évaluation de la mobilité est plus instructive. L'existence d'un flexum *conditionne la voie d'abord* mais surtout rend difficile l'interprétation des radiographies. Ce flexum peut conduire à réaliser une goniométrie « segmentée » au moyen de radiographies successives du fémur et du tibia, parallèlement à chacun des segments de membre. Une limitation de la flexion complique également l'abord articulaire et fait craindre une moins bonne mobilité finale. L'examen des hanches recherche une attitude vicieuse (notamment en adduction) susceptible de compromettre l'alignement du genou.

Données radiologiques

L'évaluation précise est radiologique. Elle repose sur la goniométrie de face en charge munie d'une règle graduée et sur les clichés de face et profil en appui monopodal.

Plan frontal

L'axe de chacun des segments de membre est tracé sur une goniométrie : pour le fémur, du centre de la tête fémorale au milieu du carter et pour le tibia, du milieu du bord supérieur du plateau tibial au centre de la cheville.

La hauteur de l'interligne est évaluée par rapport au côté sain ou à des radiographies antérieures (*figure 1*). Cela nous conduit à distinguer « *l'interligne tibial* » qui est notre priorité et « *l'interligne fémoral distal* ». On peut ainsi programmer la restauration de l'interligne fémoral et/ou tibial, toute la question étant de reporter de manière fiable cette programmation en peropératoire [1, 21].

L'orientation de l'interligne est donnée par la mesure des angles mécaniques fémoral et tibial.

Il est utile de mesurer l'angle entre les axes mécanique et anatomique du fémur, ou angle de valgus fémoral, généralement compris entre 3° et 9°, afin de le reproduire lors de la reconstruction.

La largeur et le centrage des implants doivent être évalués sur le tibia et le fémur, un débord pouvant expliquer des douleurs ou une raideur due à un conflit avec les parties molles, qui est aisément confirmé en peropératoire.

Il faut insister sur l'utilisation des calques qui permettent non seulement de mesurer l'angle de valgus fémoral mais aussi de déterminer le centrage des quilles, et donc de prévoir leur point d'introduction en peropératoire (*figure 2*).

Plan sagittal

La mesure de la longueur du condyle comparée à celle du côté sain ou à celle du condyle original sur les radios préopératoires permet de déterminer la position de « *l'interligne fémoral postérieur* » et de mettre en évidence une anomalie « d'offset » postérieur. L'étude de l'harmonie du contour de ce qui reste du condyle osseux (à sa partie haute) et du condyle prothétique peut révéler une ascension ou un abaissement de la pièce fémorale.

L'orientation des interlignes est donnée par la mesure des angles de bascule fémorale et de pente tibiale. Leur situation finale est dictée par la position des extensions utilisées.

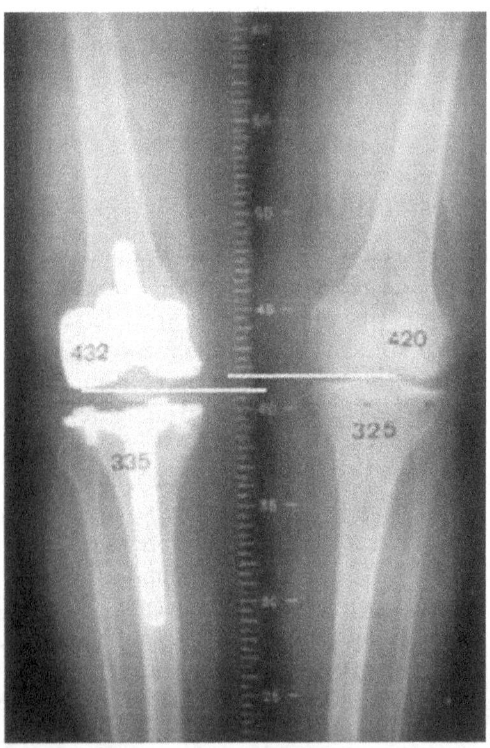

Figure 1. Évaluation de la hauteur de l'interligne par mesure des segments osseux et par référence au côté sain. Ici, l'interligne est abaissé de 10 mm.

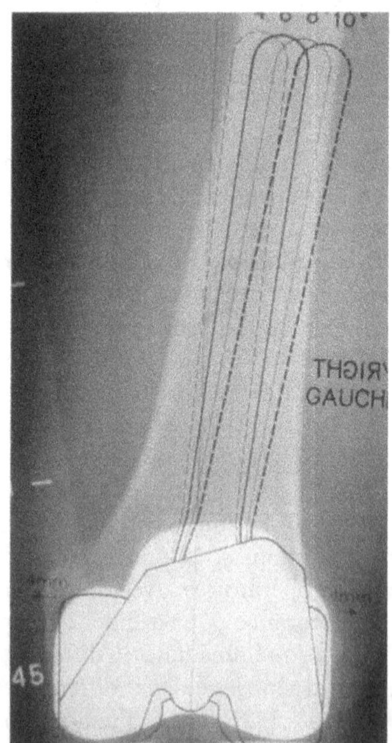

Figure 2. Détermination des dimensions, du positionnement et du point d'entrée de la quille fémorale de face.

Du côté tibial, il faut vérifier, en superposant la tige et la cavité médullaire, que l'« offset » de la pièce (distance entre la tige et la périphérie de l'embase) n'entraînera aucun débord de l'embase [22]

Du côté fémoral, il est essentiel de déterminer le centrage et le diamètre de la tige requise au moyen de calques, ainsi que le bon alignement de la trochlée prothétique avec la corticale fémorale antérieure (*figure 3*).

Toutes ces mesures doivent être confrontées à la mobilité dont la limitation peut s'expliquer par une anomalie d'un des « interlignes » : un allongement fémoral ou tibial (par la pièce prothétique) peut limiter l'extension, une pièce fémorale trop large ou trop grande d'avant en arrière peut limiter la flexion.

Évaluation des laxités

La question est de savoir s'il existe une instabilité d'origine ligamentaire vraie, par opposition à la laxité de résection secondaire à une coupe osseuse ou à un positionnement prothétique non orthogonal (coupes erronées, migration d'une pièce descellée).

Données cliniques

La laxité en extension est contrôlée par la mise en tension de la capsule postérieure. Il faut savoir tester le genou « déverrouillé », c'est-à-dire en légère flexion [18]. En flexion à 90°, la mobilité de la hanche rend le testing difficile. La rotation extrême de la hanche facilite l'examen [13]. L'existence d'un flexum ou d'une limitation de la flexion compromet cette évaluation.

Une laxité n'est interprétable qu'en fonction des données radiologiques. Il faut notamment s'assurer de l'absence de descellement car une mobilité dans l'interface os–implant rend aléatoire l'interprétation d'une laxité [69].

Données radiologiques

Plan frontal

L'examen comporte des clichés dynamiques en valgus et en varus forcés ou idéalement une gonométrie en stress. L'existence d'un bâillement asymétrique est rattachée à coup sûr à une laxité ligamentaire lorsque les segments osseux sont normaux. La réductibilité d'une désaxation suggère une laxité de résection (*figure 4*).

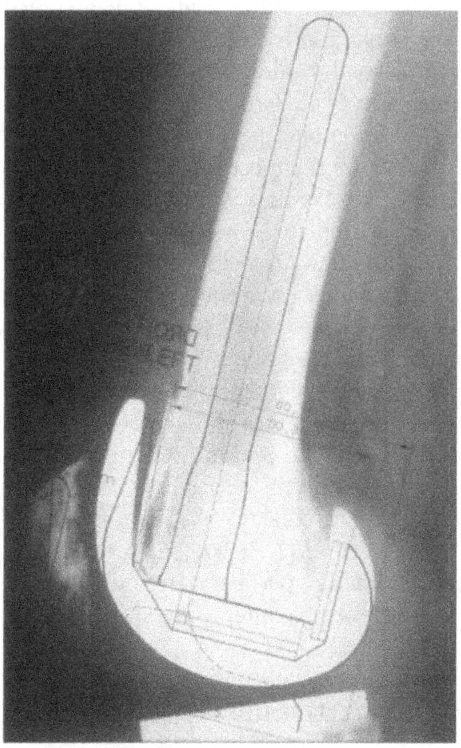

Figure 3. Détermination des dimensions et du positionnement de la quille fémorale et de la projection de la trochlée prothétique sur la corticale antérieure.

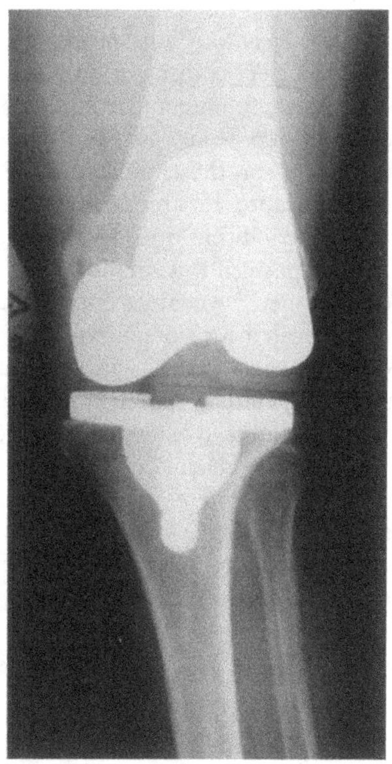

Figure 4. Cliché en varus forcé montrant la réduction partielle de la déformation initiale en valgus. Cela témoigne d'une laxité de résection qui sera corrigée par comblement au moyen d'une cale externe.

Plan sagittal

Les radiographies de profil en appui monopodal peuvent dépister une translation anormale du fémur sur le tibia, parfois mieux visible sur des clichés en stress.

Données opératoires

Une nouvelle évaluation peropératoire de l'état des ligaments est indispensable. En effet, l'abord du genou et la luxation tibiale sont susceptibles de créer une laxité, notamment interne par lésion du ligament latéral interne (LLI) dont les qualités sont altérées comme le souligne Dorr [22].

Choix de l'implant

L'existence d'une laxité consécutive à une insuffisance de l'enveloppe capsuloligamentaire est le plus souvent prévisible et fait appel à une contrainte prothétique plus importante, et non à une inflation de cales métalliques ou de l'épaisseur du polyéthylène, qui modifie l'anatomie donc la fonction du genou. Néanmoins, la règle d'utiliser l'implant le moins contraint possible est partagée par la majorité des auteurs [35, 40, 53, 63, 64].

Contrainte

Pour certains, l'utilisation d'une prothèse conservant le croisé postérieur peut se discuter, en particulier pour reprendre une prothèse unicompartimentale [7], mais l'absence de quille expose au descellement itératif [48].

En pratique, une prothèse postérostabilisée est le plus souvent suffisante, lorsque l'enveloppe ligamentaire l'autorise, à condition que la hauteur de la cage soit adaptée à l'espace en flexion [40].

Nous sommes peu favorables aux implants plus contraints, généralement dépourvus de rotation axiale et dont les cages et les tiges sont imposantes. Cependant plusieurs études semblent montrer de bons résultats de ces implants, avec une morbidité moindre que celle des prothèses charnière [29].

Le recours à une charnière a le mérite de la fiabilité immédiate. Elle est indiquée en cas de laxité résiduelle importante malgré une bonne correction axiale, ou en cas de discordance majeure entre les espaces en extension et en flexion.

Dimensions

Les dimensions des implants dans le plan frontal et sagittal peuvent être évaluées par les calques, mais la taille antéropostérieure du fémur est adaptée en peropératoire en fonction de la hauteur de l'espace à combler. Il faut également vérifier que le dessin de l'implant est adapté à la morphologie du patient. La possibilité d'un découplage des tailles fémorale et tibiale est utile, mais rarement disponible pour les implants de reprise.

Extensions

Les quilles et les cales offrent de nombreuses possibilités d'adaptation peropératoire, même pour des PSO importantes [72]. Il faut insister pour le fémur sur le choix du valgus qui peut être facilement reproduit (ou modifié) à condition d'utiliser une tige suffisamment longue et de diamètre adapté. Celle-ci est nécessaire en cas de PSO épiphysaire majeure, pour reconstruire le fémur sur un socle stable. Pour ne pas être « prisonnier de la quille », car celle-ci peut imposer une position excentrée de la pièce sur l'épiphyse, il est utile de disposer de systèmes de centrage variable (quille excentrée, coulisseau). Certaines conditions locales (prothèse de hanche sus-jacente, cal vicieux, courbure fémorale excessive...) peuvent limiter l'utilisation d'extensions [75]. Les PSO majeures peuvent faire recourir à des allogreffes [25], ou à des implants pour résection tumorale [12, 16].

Ancrage

À ce jour, le ciment reste la règle pour assurer la fixation. Peu fiable comme matériau de comblement, il faut lui préférer des cales métalliques. Il n'est pas toujours nécessaire de sceller les tiges diaphysaires utilisées comme guides, à moins que l'état du stock osseux métaphyso-épiphysaire n'impose un ancrage supplémentaire [13, 22, 54]. En cas de PSO majeure, nous préférons recourir à un implant pour résection tumorale, qui garantit un bon appui osseux. En effet, le risque d'un implant « suspendu » est la rupture du cône de jonction, en particulier au fémur [48], le descellement itératif ou la fracture de l'embase tibiale. La dimension des quilles et leur diamètre doivent tenir compte des bras de levier des forces, des modalités de la reconstruction et du gabarit du patient. En pratique, le ciment est appliqué sur l'implant si l'on veut respecter la cavité médullaire. L'option du « sans ciment » avec une fixation diaphysaire en « *press-fit* » [32, 36] ou par verrouillage expose au risque de fracture peropératoire ou de « *stress shielding* » mais elle semble intéressante [59].

Situations particulières

L'utilisation d'implants de première intention, lorsque le stock osseux le permet, est séduisante [52] mais elle expose au descellement itératif, en particulier tibial [15, 35, 59].

À l'opposé, le recours à un implant sur mesure est parfois nécessaire, malgré la modularité des prothèses disponibles, en raison de la morphologie du patient ou de conditions locales particulières. L'erreur de programmation n'est pas permise compte tenu de l'absence d'alternative et des calques doivent être disponibles et vérifiés avant de lancer la fabrication. Il faut, de même, envisager le recours à un ancillaire adapté ou à un ancillaire existant compatible. La fiabilité mal maîtrisée de ces « implants spéciaux », difficiles à concevoir, au coût élevé, et le risque d'erreur de programmation doivent faire discuter en premier lieu les autres options [13].

Au total, le choix de l'implant est pour l'essentiel prévisible, mais il doit pouvoir être modulé en peropératoire, sans tomber dans l'excès de « tout faire venir au bloc ». Il est néanmoins de bonne pratique de disposer d'une prothèse contrainte « de secours », de type charnière rotatoire, en cas de difficulté.

Étapes peropératoires

L'installation est le plus souvent conventionnelle, une cale en bout de table permettant de maintenir le genou alternativement étendu ou fléchi. En cas de raideur, la position de la cale est dictée par le genou sain. Le garrot ne doit pas limiter l'exposition. Le gonflement peut s'effectuer genou fléchi pour augmenter la longueur utile de quadriceps. Dans les grandes pertes de substance osseuse ou lorsqu'il existe un trouble de rotation important, il est très utile d'installer les deux membres inférieurs afin d'avoir la référence du membre sain et de réaliser des clichés peropératoires comportant les deux genoux.

Abord du genou

On devrait parler d'exposition plus que de voie d'abord. La voie d'abord ne se limite pas à l'incision cutanée, mais comporte un débridement et un relâchement des parties molles en particulier du cul-de-sac sous-quadricipital et une libération du tendon rotulien [45]. Nous utilisons la voie la plus externe en cas d'incisions multiples et relevons la TTA en cas de difficulté d'exposition. L'exposition correcte des implants impose la luxation du genou et l'éversion de la rotule, mais elle doit être prudente pour ne pas aggraver les conditions locales. L'éversion de la rotule peut être facilitée par l'ablation première de l'insert tibial en polyéthylène. Des prélèvements bactériologiques multiples sont systématiques. Le sacrifice du ligament croisé postérieur (LCP) est la règle [10, 13, 20, 22, 40, 43, 50, 60, 63, 71].

Ablation des implants et évaluation des espaces

L'ablation des implants fait l'objet d'un chapitre de ce livre. Elle est délicate et susceptible d'aggraver les lésions osseuses. La mise en place d'une pièce fémorale ou d'une embase tibiale provisoire permet de protéger les extrémités osseuses [60].

Avant de retirer les pièces, nous forons des trous « repères » de part et d'autre de l'interligne sur la ligne médiane. Il s'agit de perforations unicorticales à la mèche 4,5 à une distance connue de l'interligne, sur le fémur comme sur le tibia, qui nous servent de référence pour restituer la hauteur de l'interligne [1, 10, 21] (*figure 5*).

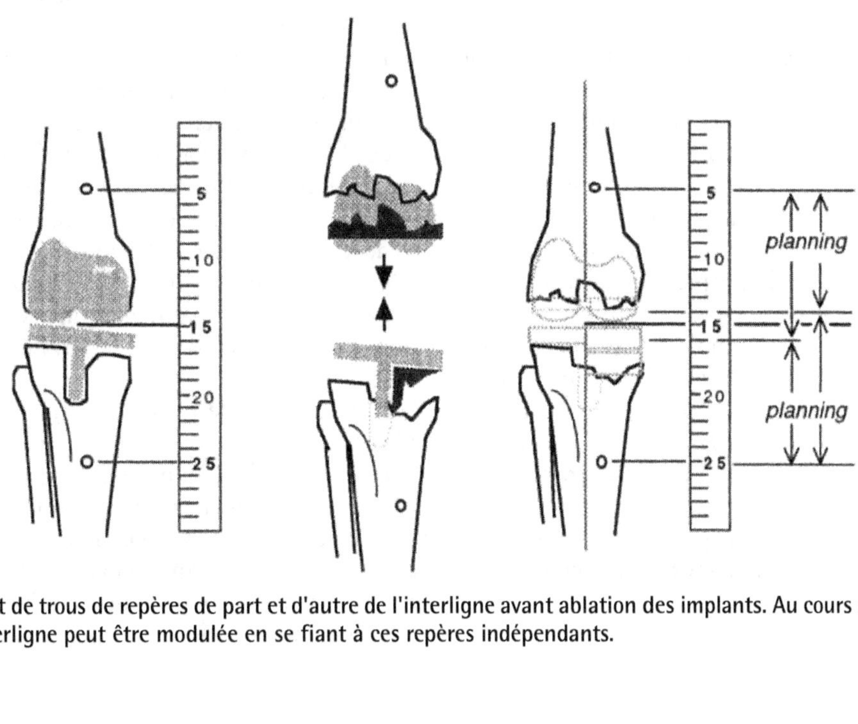

Figure 5. Percement de trous de repères de part et d'autre de l'interligne avant ablation des implants. Au cours de la reconstruction, la hauteur de l'interligne peut être modulée en se fiant à ces repères indépendants.

Avant de pratiquer la reconstruction, nous estimons les espaces et une éventuelle laxité. En fait, seule la mise en place des implants d'essai, *en bonne position*, permet de réaliser un testing fiable. Krackow [43], pourtant, insiste sur l'intérêt d'un test en traction permettant de mettre en évidence une asymétrie sous forme d'un mauvais alignement du squelette fémorotibial. L'utilisation de spacers pour estimer les espaces en extension et en flexion donne une idée globale, mais elle fait abstraction de la position de l'interligne et de l'orientation du fémur dans le plan horizontal. L'utilisation de distracteurs peut être utile, mais leur positionnement est souvent difficile en raison de la perte de substance osseuse qui compromet leur stabilité. L'utilisation de distracteurs spécifiques semble prometteuse [51].

L'asymétrie des espaces en flexion et en extension doit être interprétée en fonction de la rétraction de la capsule postérieure qui réduit l'espace en extension. La libération première d'une capsule postérieure rétractée doit donc être systématique, sous peine de mal apprécier les espaces prothétiques. Une rétraction de l'appareil d'extension diminue la hauteur de l'espace en flexion à 90° mais elle n'a pas le même effet en flexion intermédiaire (à 45°), ce qui peut se traduire par la suite par une instabilité à la descente des escaliers. L'ablation des implants doit donc être complétée par une arthrolyse soigneuse et une exposition complète des extrémités osseuses avant toute reconstruction.

Restitution de l'interligne (ou espace) tibial

Nous avons choisi la reconstruction de la plate-forme tibiale comme base de départ. Elle constitue une assise de référence sur laquelle reposent les étapes suivantes. La restitution d'un axe frontal et sagittal perpendiculaire à l'interligne est assurée par une tige centromédullaire longue. L'orientation de l'interligne est facilement vérifiée par une tige extramédullaire. Une recoupe perpendiculaire de propreté est réalisée sur le côté le moins délabré.

La pièce tibiale d'essai munie de ses extensions éventuelles est alors mise en place avec un plateau PE situé au niveau de référence programmé et repéré avant l'ablation des pièces (*figure* 6). La rotation doit être soigneusement étudiée en se repérant sur la TTA, le plan postérieur des plateaux tibiaux et l'axe du pied. La taille de l'implant permettant le meilleur recouvrement est retenue. Il faut s'assurer de l'absence de pente tibiale parasite, accentuant l'espace en flexion [19].

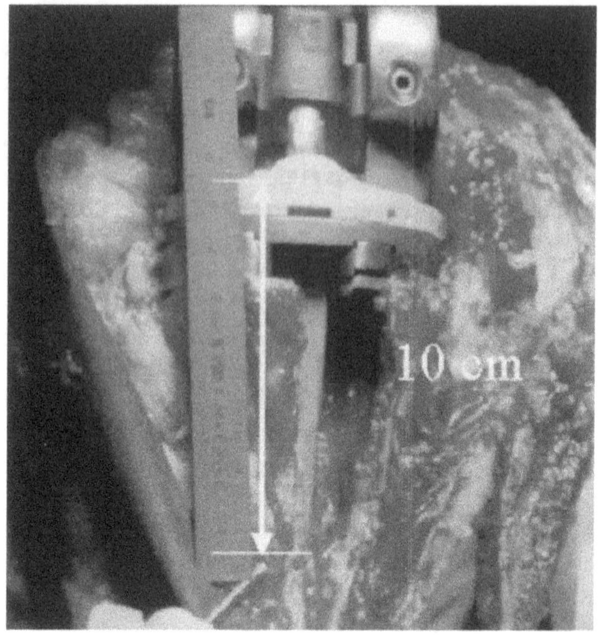

Figure 6. Vérification de la hauteur de la plate-forme tibiale par rapport au trou repère. Ici, une distance de 10 mm est reportée pour se conformer à la programmation.

Restitution de l'interligne (ou espace) fémoral postérieur et rotation

L'embase tibiale d'essai en bonne position, une pièce fémorale d'essai est mise en place sur une tige centromédullaire sur laquelle va s'appuyer la reconstruction du fémur. Le choix de la position et du diamètre de la quille centrale doit assurer un montage stable, même en cas de PSO importante. Le point d'entrée est déterminé avec soin afin que la trochlée soit alignée sur la corticale fémorale antérieure et centrée dans le sens médiolatéral. L'alignement frontal est dicté et le choix du valgus préalablement mesuré.

Le choix de la taille de la pièce fémorale et des cales postérieures éventuelles tient compte :

- de l'espace à combler en premier lieu ;
- de la largeur des condyles ;
- et de la taille de la pièce tibiale correspondante (*figure* 7). Certains systèmes imposent une correspondance « taille pour taille », ce qui limite les possibilités de couplage.

La restitution de l'« offset » fémoral (c'est-à-dire de la dimension des condyles postérieurs) est par ailleurs garante d'une flexion optimale [5].

Le positionnement rotatoire repose rarement sur le plan bicondylien postérieur le plus souvent altéré. La coupe trochléenne antérieure (si elle a été effectuée correctement) ou dans une certaine mesure la face antérieure aplatie du fémur peuvent donner une indi-

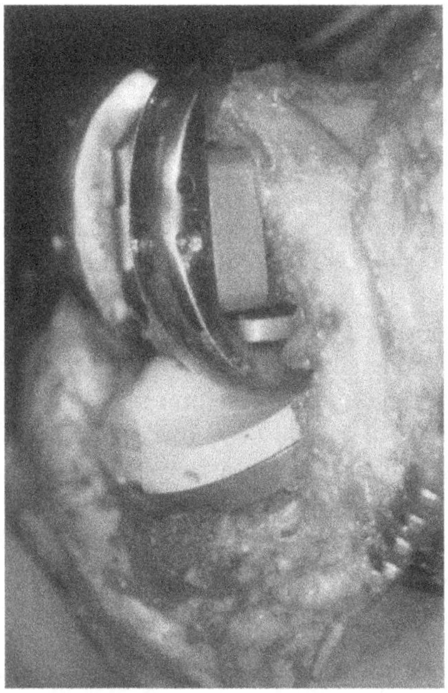

Figure 7. Calage de l'espace en flexion au moyen de cales postérieures. Noter que la trochlée prothétique affleure la corticale antérieure du fémur.

cation. Le réglage se fait également selon l'axe transépicondylien [6, 27, 38, 67, 71]. Un trouble rotatoire de la prothèse initiale doit être corrigé au moyen des cales condyliennes postérieures, le plus souvent dans le sens de la rotation externe.

L'équilibrage en flexion se fait alors en jouant sur la taille de la pièce fémorale. Les erreurs habituelles sont :

• d'ajuster une pièce fémorale trop petite sur ce qui reste du fémur (*figure 8A*) ;
• d'implanter la pièce de la bonne taille trop en avant, en raison d'un comblement excessif de l'espace trochléen. (*figure 8B*), ce qui équivaut à un sous-dimensionnement qui entraîne une laxité en flexion.

La pièce fémorale doit être choisie de façon à assurer une bonne stabilité en flexion sans toutefois trop déborder latéralement (*figure 8C*). Il faut également tenir compte du débord antérieur et/ou d'une PSO trochléenne qui doit être corrigée, parfois au moyen d'une cale antérieure.

Restitution de l'interligne (ou espace) fémoral distal

Après avoir déterminé la taille de l'implant donnant une bonne stabilité en flexion, le positionnement distal de l'implant fémoral est déterminé, toujours en tenant compte des repères précédents (*figure 9*). Ce positionnement est réglé par rapport à l'interligne de la prothèse précédente préalablement repéré. Les PSO imposent, dans la plupart des cas, l'utilisation de cales distales.

Trois situations peuvent se rencontrer.

Souvent, le genou est bien équilibré en extension et en flexion. Le montage définitif reproduisant les pièces et les extensions d'essai peut être réalisé (après avoir vérifié la course rotulienne) et la prothèse définitive peut être scellée.

L'existence d'une laxité en extension traduit une insuffisance de reconstruction fémorale. L'erreur la plus

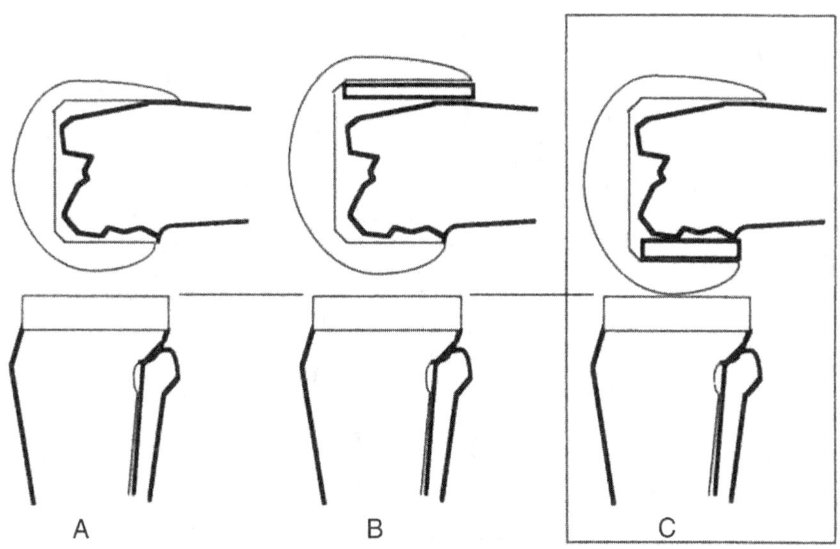

Figure 8. Comblement de l'espace fémoral en flexion. A. Comblement insuffisant. B. Positionnement sagittal trop antérieur. C. Comblement satisfaisant.

fréquente est de ne pas suffisamment abaisser le fémur, voire d'appuyer la pièce fémorale sur les condyles restants (*figure 10A*). L'attitude logique consiste à abaisser le fémur au moyen de cales distales (*figure 10B*). Toutefois, lorsque les limites des extensions fémorales distales sont atteintes, le recours à un PE plus épais peut se discuter. Cela impose une pièce fémorale de taille inférieure (pour ne pas limiter la flexion) avec pour corollaire un abaissement de la rotule (*figure 10C*).

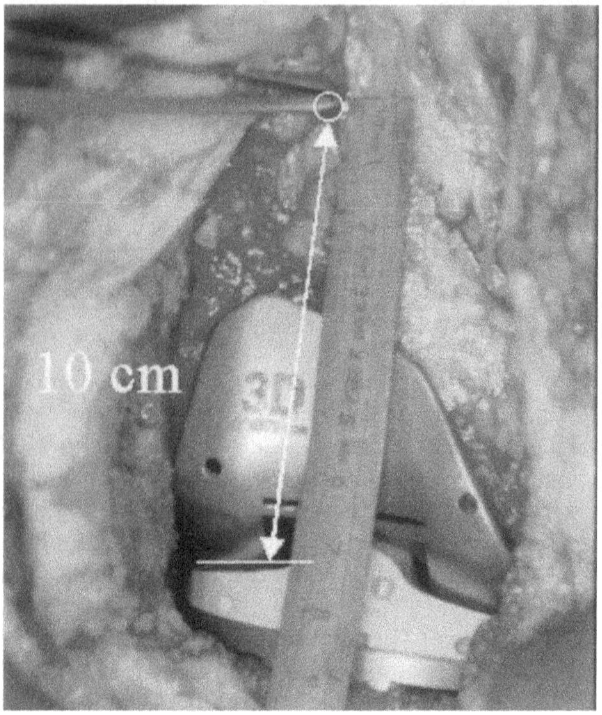

Figure 9. Vérification de la hauteur de l'interligne fémoral conformément à la programmation. Ici, une distance de 10 cm est reportée. Elle peut être modifiée à la demande pour parfaire l'équilibrage en extension.

La constatation d'un flexum lors de la mise en extension, à ce stade, doit conduire à vérifier que la libération postérieure a été bien conduite (*figure 11A*). Cela nécessite d'enlever les implants d'essai et de libérer complètement les ostéophytes, le LCP, la capsule postérieure, voire les jumeaux dans les flexum constitués. Abaisser la plate-forme tibiale ne se justifie que si celle- ci est jugée trop haute, ce qui impose une pièce fémorale de taille supérieure avec ajout de cales postérieures et risque d'encombrement médiolatéral excessif (*figure 11B*). Remonter le fémur ne se justifie qu'après avoir vérifié la bonne position du tibia (*figure 11C*). Cette dernière option se discute dans les raideurs anciennes liées à une rétraction importante des parties molles.

Au total, la reconstruction « pas à pas » de la plate-forme tibiale, du fémur postérieur, puis du fémur distal permet le plus souvent d'obtenir un genou stable, équilibré en restaurant un interligne satisfaisant, parfois au prix d'un allongement fémoral. La persistance d'une laxité en flexion, avec une discordance importante entre les espaces en flexion et en extension, doit faire soupçonner une insuffisance ligamentaire. Celle-ci, mal dépistée en extension du fait de la mise en tension des coques condyliennes, doit faire envisager une

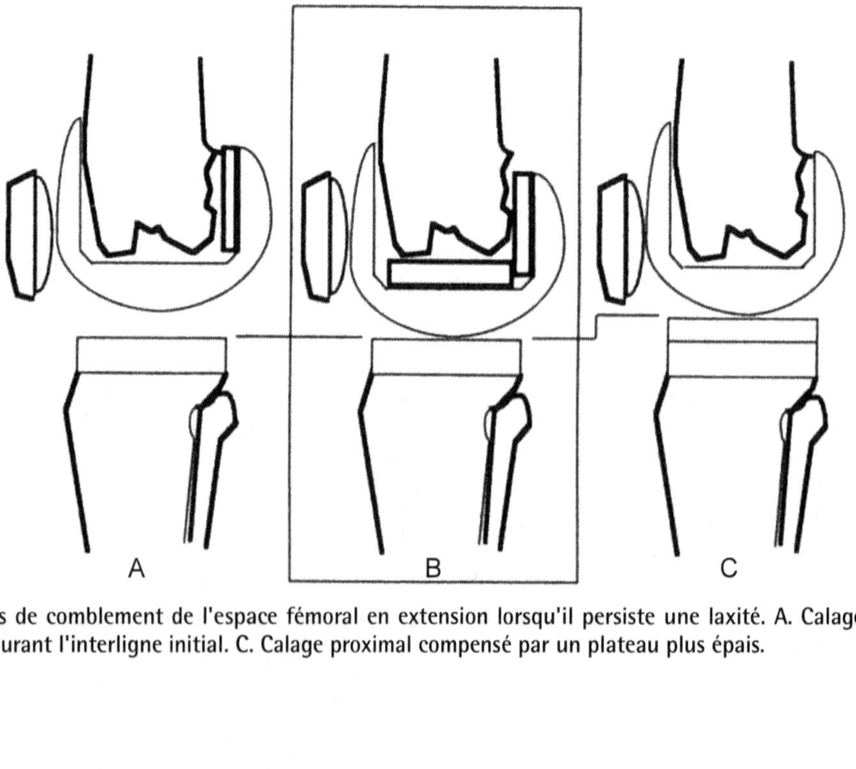

Figure 10. Modalités de comblement de l'espace fémoral en extension lorsqu'il persiste une laxité. A. Calage distal insuffisant. B. Calage idéal restaurant l'interligne initial. C. Calage proximal compensé par un plateau plus épais.

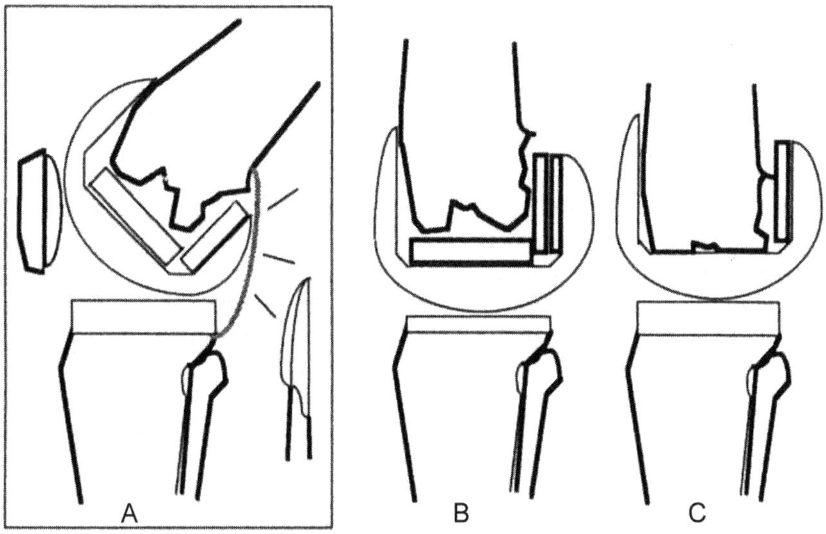

Figure 11. Modalités de réglage de l'espace fémoral en extension lorsqu'il persiste une limitation de l'extension. A. Flexum par rétraction capsulaire postérieure. B. Réduction d'un flexum au moyen d'un plateau plus fin. C. Réduction d'un flexum par réduction de l'espace fémoral en extension.

prothèse postérostabilisée contrainte en varus/valgus. Compte tenu du faible degré de rotation qu'autorise ce type d'implant (3° environ), le réglage de la rotation tibiale doit être ajusté, en extension et en se référant au fémur [27].

Restitution de l'interligne (ou espace) fémoropatellaire

Beaucoup d'auteurs insistent à juste titre sur l'importance de la rotule [4, 21, 55, 74]. Plusieurs options sont possibles. Il semble que la mise en place d'un nouveau médaillon, ou le respect d'un médaillon satisfaisant et non usé donne les meilleurs résultats [60]. Une reconstruction peut être envisagée, à l'aide d'une greffe osseuse monobloc, ou d'un patch de périoste [61]. Elle semble préférable à l'ablation simple du médaillon laissant en place une coquille vide, et à une patellectomie [3].

Par ailleurs, la rotule fait partie intégrante de la cinématique fémorotibiale et en est donc tributaire. On peut parler d'espaces fémoropatellaires en extension et en flexion, dictés par l'épaisseur de la rotule (prothèse incluse) et par l'encombrement fémoral antérieur et distal [8]. Le respect de la hauteur de la rotule par rapport au tibia est essentiel compte tenu de la mauvaise tolérance des rotules basses [27, 33]. C'est pourquoi il faut privilégier l'abaissement fémoral pour l'équilibrage ligamentaire. Cet abaissement peut cependant mettre en tension les parties molles de l'espace fémoropatellaire en flexion et donc augmenter les contraintes fémoropatellaires dans cette position [55]. Lorsque la rotule est basse du fait d'une rétraction du tendon rotulien, l'abaissement de l'interligne tibial est une mauvaise option et il vaut mieux envisager une ascension de la TTA [33]. Une instabilité rotulienne doit faire soupçonner une anomalie de rotation fémorale [4] qui doit être corrigée. Il ne faut pas se contenter de changer le médaillon rotulien [47].

Discussion

Comme l'a souligné Rosenberg, en matière de reprise : « *in this setting, the soft tissues are hard and the hard tissues are soft* » (communication particulière AAOS 1999). En effet, les gestes d'*équilibrage ligamentaire* à proprement parler (libération pas à pas des différents tendons ou ligaments) sont souvent illusoires tant il est vrai que l'enveloppe ligamentaire est remaniée et souvent rigide, contrastant avec une qualité osseuse médiocre. Néanmoins, pour Engh [27], le relâchement de la concavité reste de mise dans les genoux raides. La section du ligament latéral externe (LLE) en dehors et le relâchement du LLI en dedans peuvent se faire directement ou par le biais d'une ostéotomie des épicondyles. Toutefois, il faut respecter les éléments tendineux qui disposent d'une réserve d'élasticité (poplité, bandelette iliotibiale, patte d'oie). Brassard propose un relâchement des structures capsuloligamentaires latérales au moyen d'incisions multiples [13].

La restauration de la hauteur de l'interligne est une préoccupation constante dans la littérature récente, une variation excédant 5 à 8 mm grevant le résultat fonctionnel [10, 21, 30, 38, 44, 49, 51, 56, 60, 63, 72, 74].

Toutefois les références utilisées et la succession des temps de la reconstruction prothétique diffèrent selon les auteurs.

Lorsque le fémur est pris comme référence, il est logique de le reconstruire en premier [13, 37, 64]. La reconstruction est le plus souvent fondée sur les épicondyles. Griffin [34] a établi un rapport fixe entre le diamètre transépicondylien du genou et la distance entre les épicondyles et l'interligne articulaire sur le genou non prothétique. Dans les reprises, Rand [57] se fonde sur une distance de 20 à 25 mm entre l'épicondyle externe et l'interligne et de 30 mm entre l'épicondyle interne et l'interligne. Dans un genou prothétique, la distance entre l'épicondyle externe et l'interligne doit être de 30 mm [13] pour Brassard et Insall [13] et de 25 ± 3 mm pour Laskin [44]. Hoffmann [39] se repère par rapport au tubercule des adducteurs et allègue de bons résultats lorsque la distance rétablie est de 46 ± 3 mm. Dorr [22] accepte de ne pas restituer la hauteur de l'interligne et privilégie un contact osseux notamment fémoral distal ou fémoral postérieur pour contrôler la rotation et pour limiter les contraintes sur l'emboîtement du cône morse.

Lorsqu'il existe un allongement capsulaire, l'option de la reconstruction fémorale première conduit le plus souvent à « caler » la laxité par un insert tibial plus épais, au prix d'une rotule basse.

Par ailleurs, une fois le fémur reconstruit et le tibia en place, une discordance entre les espaces en flexion et en extension impose de reconsidérer la reconstruction fémorale [13, 58]. Mont [50] a bien insisté sur la diversité des discordances possibles entre les espaces, au nombre de neuf lorsque l'on commence par le fémur. Lorsque l'on commence par l'équilibrage en flexion sur une embase tibiale de référence, nous avons vu que trois situations seulement sont possibles en extension : concordance des espaces, laxité, ou raideur.

La démarche de Whiteside [73] est intermédiaire : la mise en place du fémur le plus grand possible muni d'extensions distales est le premier geste, puis la laxité en flexion est « calée » par un insert tibial et enfin, l'espace en extension est réglé.

Beaucoup d'auteurs s'accordent sur la reconstruction première de la plate-forme tibiale [20, 21, 44, 60, 63, 71]. Les repères proposés sont la tête du péroné, située à 10 mm de l'interligne [44], ou la tubérosité tibiale antérieure [63]. Ces repères excentrés, situés sur le seul tibia et variables d'un individu à l'autre ne permettent pas de faire des mesures précises. Le mur méniscal restant [38] est un repère situé sur parties molles, parfois modifié par l'interligne de la prothèse précédente et il nous paraît dénué de toute fiabilité. Le repère de la rotule est également peu fiable pour les mêmes raisons [44]. Dans notre expérience de 26 reprises de prothèses totales du genou (PTG) consécutives par prothèse à glissement, l'utilisation de l'artifice des trous de mèche repère [1] a permis de restituer l'interligne à 2 mm près avec une hauteur rotulienne respectée. Ce repérage a l'avantage d'être axial et s'applique au fémur et au tibia. On peut également l'utiliser dans une reprise en deux temps. Cependant, il ne doit pas faire méconnaître les repères classiques. En effet, la multiplicité des points de contrôle réduit le risque d'erreur.

Le réglage de la rotation est essentiel et s'intègre dans la restitution de l'interligne. Il débute par la pièce fémorale. La rotation ne doit pas excéder 3, voire 5° selon Krackow [43] et, en tout état de cause, elle ne peut pas, à elle seule, assurer l'équilibrage en flexion. L'axe biépicondylien et la coupe fémorale antérieure peuvent être utiles, même dans ce contexte [6, 27, 38, 71]. Le réglage de la rotation tibiale est tributaire du fémur car il faut assurer une bonne congruence fémorotibiale [50]. L'alignement sur le tiers interne de la TTA est un repère supplémentaire [22, 63, 71].

L'alignement fémoral dans le plan frontal est dicté par les calques préopératoires et la mesure des axes. La visée fémorale extramédullaire proposée par Dorr [22] nous paraît peu fiable, mais elle est en revanche très utile pour le tibia.

Au total :

- lorsque l'enveloppe ligamentaire est intacte et que le membre est normoaxé, la restauration des segments osseux assure une restitution « automatique » de l'interligne et la chronologie de la reconstruction importe peu :
- en cas d'allongement de l'enveloppe ligamentaire (par distension), la stabilité en extension est obtenue au prix d'un « allongement » et les notions *d'interligne originel* et *d'interligne prothétique* deviennent divergentes. Il faut alors opérer des choix et dégager des priorités. La reconstruction de la plate-forme tibiale, garante de la restitution de la hauteur rotulienne, constitue à nos yeux le meilleur compromis;
- une laxité résiduelle se manifestant par un espace en flexion excessif, malgré un comblement prothétique soigneux, expose au risque de luxation. Il faut alors envisager un implant plus contraint, voire une prothèse à charnière, qui permettront de conserver un interligne proche de la normale. Ce choix ne doit pas dispenser d'un équilibrage et d'une restitution axiales convenables pour ne pas faire reposer les contraintes uniquement sur le système prothétique [23, 50, 71], ce qui suppose que les essais aient été effectués avec un implant non contraint. Néanmoins pour certains :
- une laxité résiduelle externe est acceptable et mieux tolérée qu'une laxité interne [13];

• chez le sujet jeune, une réparation du LLI [50, 70], voire une reconstruction utilisant le semi-tendineux [41] permet de pousser l'indication d'une prothèse peu contrainte et si la restauration des axes reste le préambule de l'équilibrage ligamentaire, [50] certains auteurs acceptent un certain degré de varus résiduel pour ne pas démasquer une laxité interne [38];
• en cas de raideur par rétraction capsulaire, l'extension complète n'est parfois obtenue qu'au prix d'une recoupe fémorale distale ou du moins d'une ascension de l'interligne fémoral distal. Pour Engh [27], la restauration de l'extension au prix d'une surélévation de l'interligne est nécessaire en cas d'antécédent d'infection, lorsque l'interligne était déjà ascensionné, dans les fibroses extensives, ou en cas de migration proxima le importante de la pièce fémorale dans les ostéolyses majeures. Quoi qu'il en soit, une recoupe fémorale distale ne peut se discuter qu'après avoir libéré la capsule postérieure. En effet, la capsule rétractée peut stabiliser à elle seule le genou en extension, à la manière d'une charnière, malgré des ligaments latéraux détendus. La laxité se démasque alors dès les premiers degrés de flexion [43, 50]. L'alternative consistant à accepter un flexum résiduel [37] est peu défendable. Elle est source de douleur, de boiterie et de raccourcissement relatif du membre [50].

Conclusion

Le changement d'une prothèse totale du genou reste une entreprise difficile qui nécessite une démarche réfléchie. Sa réalisation repose sur une planification soigneuse, mais également sur des ajustements peropératoires qui doivent être bien compris et codifiés.

Si la réalisation peut répondre à plusieurs stratégies, la reconstruction des extrémités osseuses ou « *équilibrage osseux* » en prenant comme référence le tibia nous paraît être le meilleur postulat de départ à partir duquel l'espace fémoral postérieur, puis l'espace fémoral distal sont restaurés. L'ascension de l'interligne est parfois nécessaire pour équilibrer certains genoux raides.

Une prothèse à glissement, postérostabilisée, munie d'extensions modulaires, permet de faire face à la plupart des situations. Toutefois, l'existence d'une laxité asymétrique doit conduire à utiliser un implant plus contraint.

L'analyse de la cause de l'échec met plus souvent en cause la réalisation de la prothèse que les implants eux-mêmes, encore que le choix de ceux-ci incombe encore au chirurgien. Ainsi, toute l'attention doit être portée sur la mise en place de la première prothèse, si l'on veut espérer quelle demeure la dernière.

Références

[1] Aït Si Selmi T, Neyret P. Reprises de prothèse totale du genou : Points de repères peropératoires de la hauteur de l'interligne. Trucs el astuces en chirurgie orthopédique et traumatologie. Montpellier : Sauramps Médical; 2000.

[2] Badet R, Aït Si Selmi T et Neyret P. Prothèse totale du genou après ostéotomie tibiale de valgisation. In : La chirurgie prothétique du genou. Montpellier : Chambat, Neyret Deschamps - Sauramps; 1999. p. 241–58.

[3] Barrack RL, Rorabeck CH, Engh GA. Revision knee arthroplasty. Patellar options in revision total knee arthroplasty. Orthopaedics 2001; 24(9) : 899–900.

[4] Beaufils P. Complications sur l'appareil extenseur. Symposium de la Sofcot 2000 sur les reprises de prothèses totales du genou. Directeurs Burdin P, Huten D Rev Chir Orthop 2001; 87 Suppl : S151–6.

[5] Bellemans J, Banks S, Victor J, Vandenneucker H, Moemans A. Fluoroscopic analysis of the kinematics of deep flexion in total knee arthroplasty. Influence of posterior condylar offset. J Bone Joint Surg Br 2002; 8(1) : 50–3.

[6] Berger RA, Rubash HE, Steel MJ, Thompson WH, Crosset LS. Determining the rotational alignment of the femoral component in total knee arthroplasty, usina the trans-epicondylar axis. Clin Orthop 1993; 286 : 40–47.

[7] Bohm I, LandsiedI F. Revision surgery after failed unicompartmental knee arthroplasty : a study of 35 cases. J Arthroplasty 2000; 1(8) : 982–9.

[8] Boisrenoult P, Beaufils P, Diop A, Simondi M, Bouraly JP, groupe Diomed. Étude expérimentale de l'effet des variations de l'encombrement antéro-postérieur sur l'effort fémoropatellaire dans la prothèse tri-compartimentale. Rev Chir Orthop 1997; 83 (Suppl 2) : 30.

[9] Bonnin M, Deroche P et Palazzolo. Les reprises de prothèses totales du genou. In : La chirurgie prothétique du genou. Montpellier : Chambat, Neyret Deschamps - Sauramps; 1999. p. 177–202.

[10] Bonnin M, Deschamps G, Neyret P, Chambat P. Les changements de prothèses totales du genou non infectées. Rev Chir Orthop 2000; 86 : 694–706.

[11] Bonnin M. Les reprises de prothèses totales du genou pour douleurs inexpliquées. Symposium de la Sofcot 2000 sur les reprises de prothèses totales du genou. Directeurs Burdin P, Huten D. Rev Chir Orthop 2001; 87 (Suppl) : S166–72.

[12] Bradley GW. Revisions TKA, by impaction grafting. Clin Orthop 2000; 371 : 113–8.

[13] Brassard MF, Insall JN, Scuderi GR. Revision of aseptic failed total knee arthroplasty. Surgery of the Knee 2001. Vol. 2. 3rd Edition Philadelphia : Churchill Livingstone; p. 1845–62.

[14] Brooks DH, Fehring TK, Griffin WL, Mason JB, McCoy TH. Polyethylene exchange only for prosthetic knee instability. Clin Orthop 2002; (405) : 182–8.

[15] Bugbee WD, Ammeen DJ, Engh GA. Does implant selection affect outcome of revision knee arthroplasty? J Arthroplasty 2001; 1(5) : 581–5.

[16] Burdin P, Lautman S. Classification des pertes de substances osseuses. Symposium de la Sofcot 2000 sur les reprises de prothèses totales du genou. Rev Chir Orthop 2001; 87(5) : S172–S5.

[17] Burdin P. Les reprises pour défaillance mécanique. Symposium de la Sofcot 2000 sur les reprises de prothèses totales du genou. Rev Chir Orthop 2001; 87(5) : S163.
[18] Châtain F, Richard A, Deschamps G. Reprise de prothèse unicompartimentales par prothèse totale du genou. In : La chirurgie prothétique du genou. Montpellier : Chambat, Neyret, Deschamps – Sauramps; 1999. p. 159–68.
[19] Christensen CP, Crawford JJ, Olin MD, Vail TP. Revision of the stiff total knee arthroplasty. J Arthroplasty 2002; 1(4) : 409–15.
[20] Deinnis DA. Revision knee arthroplasty : How I do it. In : Insall JN, Scott WN, editors. Surgery of the Knee, vol. 2. Philadelphia : Churchill Livingstione; 2001. p. 1934–41.
[21] Deschamps G, Bonnin M, Aït Si Selmi T, Vinceneux JF, Deroche P. L'interligne prothétique dans les reprises de prothèses totales du genou. Rev Chir Orthop 2001; 87 (suppl 15) : 186–91.
[22] Dorr LD. Revision knee arthroplasty : How I do it. In : Insall JN, Scott WN, Eds. Surgery of the Knee, vol. 2. Philadelphia : Churchill Livingstone; 2001. p. 1925–33.
[23] Dorr LD. Revision total knee replacement : an overview. Clin Orthop 2002; 404 : 143–4.
[24] Eckhoff DG, Metzger RG, Vandewalle MV. Malrotation associated with implant alignement technique in total knee arthroplasty. Clin Orthop 1995; 321 : 28–1.
[25] Engh GA, Herswurm PJ, Parks NL. Treatment of major defects of bone with bulk allografts and stemmed components during total knee arthroplasty. J Bone Joint Surg Am 1997; 79 : 1030–9.
[26] Engh GA, Koralewicz LM, Pereles TR. Clinical results of modular polyethylene insert exchange with retention of total knee arthroplasty components. J Bone Joint Surg Am 2000; 8(4) : 516–23.
[27] Engh GA, Mc Auley JP. Joint line restoration and flexion-extension balance with revision total knee arthroplasty. In : Engh GA, Ed. Revision total knee arthroplasty. Baltimore : Williams et Wilkins; 1997. p. 235–51.
[28] Fehring TK, Odum S, Calton TF, Mason JB. Articulating versus static spacers in revision total knee arthroplasty for sepsis. The Ranawat Award. Clin Orthop 2000; 380 : 9–16.
[29] Fehring TK, Valadie AL. Knee instability after total knee arthroplasty. Clin Orthop 1994; 299 : 157–62.
[30] Figgie HE, Goldberg VM, Heiple KG, Moller HS, Gordon NH. The influence of tibial-patellofemoral location on function of the knee in patients with the posterior stabilized condlar knee prosthesis. J Bone Joint Surg 1986; 68A : 1035–40.
[31] Furnes O, Espehaug B, Lie SA, Vollset SE, Engesaeter LB, Havelin LI. Early failures among 7,174 primary total knee replacements : a follow-up study from the Norwegian Arthroplasty Register 1994–2000. Acta Orthop Scand 2002; 7(2) : 117–29.
[32] Gofton WT, Tsigaras H, Butler RA, Patterson JJ, Barrack RL, Rorabeck CH. Revision total knee arthroplasty : fixation with modular stems. Clin Orthop 2002; 404 : 158–68.
[33] Grelsamer RP. Patella baja after total knee arthroplasty : is it really patella baja ? J Arthroplasty 2002; 1(1) : 66–9.
[34] Griffin FM, Mark K, Suderi GR, Insall JN, Poilvadre PL. Anatomy of the epicondyles of the distal femur MRI analysis of normal knees. J Arthroplasty 2000; 15 : 354–9.
[35] Gustke K. Preoperative planning in revision total knee replacement. Orthopedics 2002; 2(9) : 975–6.
[36] Haas SB, Insall IN, Montgomery W, Windsor RE. Revision total knee arthroplasty with use of modular components with stems inserted without cernent. J Bone Joint Surg Am 1995; 77 : 1700–7.
[37] Harwin SF. Revision knee arthroplasty : How I do it. Revision knee arthroplasty : How I do it. In : Insall JN, Scott WN, editors. Surgery of the Knee, vol. 2. Philadelphia : Churchill Livingstone; 2001. p. 1967–74.
[38] Hoeffel DP, Rubash HE. Revision total knee arthroplasty : current rationale and techniques for femoral component revision. Clin Orthop 2000; 380 : 116–32.
[39] Hofmann AA. Pre-operative planning : where do you want to go today ? Current Concepts in Joint Replacement TM. 1999 Winter. Session XVI – Revision Knee Arthroplasty, paper # 78.
[40] Huten D, Vandevelde D, Angotti P, Bassaine M, Bick B. Le choix de la contrainte prothétique lors des changements de prothèses totales du genou. Symposium de la Sofcot 2000 sur les reprises de prothèses totales du genou. Rev Chir Orthop 2001; 87(5) : S182–6.
[41] Krackow KA. MCL Repair and Reconstruction. The Knee Society and the American Association of Hip and Knee Surgeons. In : Combined Specialty Day Meeting, February 8; Symposium III : Video Vignettes : Techniques for the Infected Knee, 2003.
[42] Krackow KA, Mihalko WM. The effects of severe femoral bone loss on the flexion extension joint spacc in revision total knee arthroplasty : a cadaveric analysis and clinical consequences. Orthopedics 2001; 2(2) : 121–6.
[43] Krackow KA. Revision total knee replacement ligament balancing for deformity. Clin Orthop 2002; 404 : 152–7.
[44] Laskin RS. Joint line position restoration during revision total knee replacement. Clin Orthop 2002; 404 : 169–71.
[45] Laskin RS. Ten steps to an easier revision total knee arthroplasty. J Arthroplasty 2002; 1 (4 Suppl I) : 78–82.
[46] Laskin RS. Total knee arthroplasty in the presence of large bony defects of the tibia and marked knee instability. Clin Orthop 1989; 248 : 66–70.
[47] Leopold SS, Silverton CD, Barden RM, Rosenberg AG. Isolated revision of the patellar component in total knee arthroplasty. J Bone Joint Surg Am 2003; 85(1) : 41–7.
[48] Lim LA, Trousdale RT, Berry DJ, Hanssen AD. Failure of the stem-condyle junction of a modular femoral stem in revision total knee arthroplasty : a report of five cases. J Arthroplasty 2001; 1(1) : 128–32.
[49] Martin JW, Whiteside LA. The influence of joint line position on knee stability after condylar knee arthroplasty. Clin Orthop 1990; 259 : 146–56.
[50] Mont MA, Delanois R, Hungerford DS. Balancing and alignment. Surgical techniques on how to achieve soft tissue balancing. In : Lotke P, Garino J, Eds. Revision total knee arthroplasty : Philadelphie : Lippincott-Raven; 1999. p. 173–86.
[51] Mten A, Wymenga A, Jacobs W. The use of the knee joint-line balancer to control patella position in revision total knee arthroplasty. Oral presentation, paper # 144. 2003 Isakos Congress; March 10–14 2003; Auckland, New Zealand.
[52] Nazarian DG, Mehta S, Booth RE. A comparison of stemmed and unstemmed components in revision knee arthroplasty. Clin Orthop 2002; 404 : 256–62.
[53] Nelson CL, Gioe TJ, Cheng EY, Thompson RC. Implant selection in revision total kncc arthroplasty. J Bone Joint Sura Am 2003; 85-A (Suppl 1) : S43–51.
[54] Nelson CL, Lonner JH, Rand JA, Lotke PA. Strategies of stem fixation and the role of supplemental bone graft in revision total knee arthroplasty. J Bone Joint Surg Am 2003; 85-A Suppl I : S52–7.
[55] Neyret P, Rivat P, Aït Si Selmi T. Étapes et stratégies des différents systèmes prothétiques postérostabilisés. La Gonarthrose. Paris : Springer; 2003. p. 695–715.

[56] Partington PF, Sawhney J, Rorabeck C, Barrack RL, Moore J. Joint line restauration after revision total knee arthroplasty. Clin Orthop 1999; 367 : 165–71.

[57] Rand JA, Ries MD, Landis GH, Rosenberg AG, Haas S. Intraoperative assessment in revision total knee arthroplasty. J Bone Joint Surg Am 2003; 85-A Suppl 1 : S26–37.

[58] Ries MD, Haas SB, Windsor RE. Soft-tissue balance in revision total knee arthroplasty. J Bone Joint Surg Am 2003; 85-A Suppl 1 : S38–42.

[59] Rodrigo JJ, Hazelwood SJ, Farver TB, Nyman JS. Total knee replacement with interlocking stems : a preliminary report. Clin Orthop 2001; 392 : 139–46.

[60] Rorabeck CH, Taylor J. Revision knee arthroplasty : How I do it. Revision knee arthroplasty : How I do it. In : Insall JN, Scott WN, Eds. Surgery of the Knee, vol. 2. Philadelphia : Churchill Livingstone; 2001. p. 1949–57.

[61] Rosenberg AG, Jacobs JJ, Saleh KJ, Kassim RA, Christie MJ, Lewallen DG, et al. The patella in revision total knee arthroplasty. J Bone Joint Surg Am 2003; 85- uppl 1AS : S63–70.

[62] Saleh KJ, Hoeffel DP, Kassim RA, Burstein G. Complications after revision total knee arthroplasty. J Bone Joint Surg Am 2003; 85-A Suppl 1 : S71–4 Review.

[63] Sanchez F, Engh GA. Revision knee arthroplasty : How I do it. In : Insall JN, Scott WN, Eds. Surgery of the Knee, vol. 2. Philadelphia : Churchill Livingstone; 2001. p. 1942–8.

[64] Scuderi GR. Revision total knee arthroplasty : how much constraint is enough ? Clin Orthop 2001; 392 : 300–5.

[65] Sharkey PF, Hozack WJ, Rothman RH, Shastri S, Jacoby SM. Insall Award paper. Why are total knee arthroplasties failing today ? Clin Orthop 2002; 404 : 7–13.

[66] Sierra RJ, Cooney WP, Pagnano MW, Trouslade RT, Rand JA. Reoperations after 3200 revision total knee replacements : prevalence, etiology and lessons learned. The Knee Society and the American Association of Hip and Knee Surgeons. Combined Specialty Day Meeting, February 8, 2003; Paper # 4.

[67] Sthiel JB, Abott BD. Morphology of the trans-epidcondylar axis and is application in primary and revision total knee arthroplasty. J Arthroplasty 1995; 10 : 785–9.

[68] Trojani C, Tabutin J, Aït Si Selmi T, Minelli G, Neyret P. Démembrement et prise en charge des fractures fémorales et tibiales autour des prothèses du genou. Chirurgie prothétique du Genou. 9es Journées lyonnaises de chirurgie du genou et de l'épaule. Montpellier : Sauramps médical; 1999. p. 293–304.

[69] Van De Velde D, Huten D, Bassaine M, Duranton LS. Les reprises pour laxités fémoro-tibiales. Rev Chir Orthop 2001; 87 : 158–62.

[70] Vince KG. Collatéral ligament reconstructions in difficult primary and revision total knee arthropalsty. Presented at the Annual Meeting of The American Academy of Orthopédie Surgeons, San Francicso, CA; 1997.

[71] Vince KG. Revision knee arthroplasty : How I do it. In : Insall JN, Scott WN, Eds. Surgery of the Knee, vol. 2. Philadelphia : Churchill Livingstone; 2001. p. 1958–66.

[72] Werle JR, Goodman SB, Imrie SN. Revision total knee arthroplasty using large distal fémoral augments for severe metaphyseal bone deficiency : a preliminary study. Orlhopedics 2002; 2(3) : 325–7.

[73] Whiteside L. Balancing the Revision Knee. The Knee Society and the American Association of Hip and Knee Surgeons. Combined Specialty Day Meeting, February 8. 2003; Symposium III : Video Vignettes : Techniques for the infected knee.

[74] Yoshii I, Whiteside LA, White SE, Milliano MT. Influence of prosthetic joint line position on knee kinematics and patellar position. J Arthroplasty 1991; 6 : 169–77.

[75] Zanone X, Aït Si Selmi T, Neyret P. Prothèse totale et ostéotomie tibiale de correction simultanées pour gonarthrose sur genu varum excessif constitutionnel. Rev Chir Orthop 1999; 85 : 749–56.

Raideurs après arthroplastie totale du genou. Causes et traitement.

The stiff total knee arthroplasty. Causes and treatment

D. HUTEN

Résumé

La raideur après arthroplastie totale du genou est favorisée par une raideur préexistante, des erreurs techniques, un mauvais contrôle de la douleur, des complications postopératoires et peut-être une prédisposition à la fibrose et aux ossifications postopératoires.
En présence d'une raideur après prothèse, la première étape consiste à déterminer son mécanisme. Néanmoins, une cause précise n'est pas toujours identifiée.
Les reprises pour raideur représentent plus de 10 % des reprises d'arthroplastie totale du genou. Les traitements vont de la mobilisation sous anesthésie au changement de prothèse, en passant par l'arthrolyse, chirurgicale et plus récemment arthroscopique. La mobilisation peut être proposée jusqu'à six semaines ou deux mois, au mieux après cicatrisation des parties molles, ce qui impose de revoir systématiquement les patients à un mois d'une arthroplastie. L'arthrolyse arthroscopique suppose une bonne expérience de l'arthroscopie. Elle s'adresse aux raideurs vues entre deux et six mois, voire un peu plus. Au-delà, on a le choix entre l'arthrolyse et le changement de prothèse. Ce choix est guidé par un bilan préopératoire complet, à la recherche d'erreurs techniques. Une tomodensitométrie est indispensable pour identifier une erreur de rotation des pièces. Les erreurs techniques incitent au changement, à moins qu'elles ne concernent que la rotule, ce qui est rare car les complications rotuliennes sont souvent dues à des erreurs de rotation fémorale ou tibiale. Certaines erreurs sont difficilement identifiables, telle une inégalité des espaces en flexion et en extension et par conséquent, il faut toujours être prêt à changer tout ou partie de la prothèse. Toutes ces interventions doivent être suivies d'une rééducation précoce, intense et prolongée. Quelle que soit la technique, les résultats ne sont pas toujours à la hauteur des espérances des patients, ce dont ils doivent être soigneusement informés. Cette éventualité est d'autant plus probable que la cause de la raideur n'a pas été identifiée.

Mots clés : Raideur du genou. - Prothèse totale du genou. - Reprise de prothèse totale du genou. - Arthrolyse du genou. - Arthroscopie du genou. - Changement de prothèse totale du genou.

Summary

A stiff total knee arthroplasty can be caused by a preexisting knee stiffness, technical errors, poor control of pain, post-operative complications and perhaps personal predisposition to post-operative arthrofibrosis and ossifications.
Understanding of the mechanism of the stiffness is the first step. However, origin of the stiffness may remain unknown.
Revisions for stiffness represent more than 10% of revision total knee arthroplasties. Treatment options are closed manipulation, surgical or more recently arthroscopic arthrolysis and prosthetic exchange. Manipulation may be performed until 6 weeks or two months, after healing of the wound and for this reason, clinical examination one month after the procedure is needed. Arthroscopic arthrolysis requires an experienced surgeon. It provides the best results in stiffness treated between 2 and 6 months or a little bit more. After this delay, surgical arthrolysis or prosthetic exchange is indicated. Technical errors are identified by pre-operative investigations. CT scan is needed to determine the rotation of both femoral and tibial components. Technical errors require prosthetic exchange unless patella alone is concerned, which is rare. In fact, patellar complications are frequently due to rotational tibial or femoral malpositions. It is difficult to identify some technical errors, such as unbalanced flexion and extension gaps before the revision, and for this reason, it is necessary to be able to perform a prosthetic exchange in any case. All these techniques require an early intensive and prolonged post-operative rehabilitation. Whichever the technique, patients may be disappointed by the result and for this reason careful information is mandatory. Poor results are more frequent when stiffness is unexplained.

Key words: Knee stiffness. - Total knee arthroplasty. - Revision total knee arthroplasty. - Knee arthrolysis. - Knee arthroscopy. - Total knee arthroplasty exchange.

Extrait de Conférences d'enseignement 2006
18 Mises au point en chirurgie du genou

Les raideurs après arthroplastie totale du genou sont rares et posent des problèmes diagnostiques et thérapeutiques souvent difficiles à résoudre.

Une ou plusieurs causes et en particulier une erreur technique doivent être recherchées, mais parfois aucune n'est retrouvée, ce qui fait évoquer des difficultés de rééducation, voire un terrain particulier.

Les traitements vont de la mobilisation sous anesthésie au changement de prothèse, en passant par l'arthrolyse arthroscopique ou chirurgicale. Tous doivent être suivis d'une rééducation précoce et prolongée.

Le principal risque est l'enraidissement itératif, ce dont les patients doivent être informés. Le pronostic est globalement moyen : l'amélioration de la mobilité est significative mais incomplète et le taux de survie des prothèses dont l'arc de mobilité est inférieur à 50° n'est que de 67 % à 5 ans et 62 % à 10 ans [65].

Définition, fréquence

Après arthroplastie totale, la mobilité du genou est presque toujours inférieure à celle du genou normal qui dépasse 150°. La mobilité après arthoplastie totale est le plus souvent jugée à l'aide de la cotation de la société américaine du genou (AKS), qui attribue 1 point pour 5° de flexion (passive), avec un maximum de 25 points et retire des points pour le flexum à partir de 5° [38]. Une flexion d'au moins 125° avec un flexum de moins de 5° est donc suffisante pour obtenir le score maximal (25 points/100), que la majorité des patients n'atteint pas. Le dessin de nombreuses prothèses n'est d'ailleurs pas prévu pour une flexion de plus de 120 ou 125° et il est souhaitable que la flexion n'aille pas au-delà. Dans cette éventualité, la surface de contact entre la pointe des condyles prothétiques postérieurs et le bord postérieur du plateau tibial est en effet très réduite, ce qui soumet le poly-éthylène tibial à des pressions excessives. En fait, une telle flexion est peu fréquente. De plus, elle n'est pratiquement jamais utilisée en charge. En effet, les études cinématiques ont montré que la flexion en charge est inférieure à la mobilité passive, de 10° en moyenne (0 à 20°) [14]. Le risque de dégradation due à un excès de flexion paraît donc faible pour la grande majorité des patients. Des prothèses « highflex », sur lesquelles nous reviendrons, ont néanmoins été conçues pour réduire ce risque.

Dans la plupart des séries publiées, la flexion postopératoire moyenne est comprise entre 105 et 115° [55]. Les patients s'en plaignent rarement. Certains l'ont perdue progressivement avant l'intervention et se sont accoutumés à cet état. D'autres ne se rendent pas compte qu'ils ont perdu de la flexion car ils ne l'utilisaient pas avant l'intervention. Une flexion de l'ordre de 110° est en effet compatible avec la plupart des activités de la vie courante et elle suffit à la grande majorité des opérés dont l'âge moyen avoisine souvent 65 ans. Walker et al. ont mesuré chez 20 sujets normaux la mobilité nécessaire à diverses activités : marche en terrain plat (moins de 5° de flexum et 67° de flexion en moyenne), montée (98,5° de flexion) et descente (97°) des escaliers, s'asseoir ou se lever d'une chaise de hauteur standard (99°), s'asseoir sur une chaise basse (102°) ou s'en lever (105°). Il faut plus de flexion pour entrer dans une baignoire (131°) ou en sortir (138°) et pour s'agenouiller ou s'accroupir [86]. Pour cette raison, la mobilité moyenne des prothèses totales du genou apparaît insuffisante dans les pays orientaux [78], pour la pratique de la religion musulmane ou certaines activités nécessitant l'agenouillement (jardinage...) souvent difficile ou impossible après arthroplastie totale [43]. Une limitation de la flexion est donc gênante, à des degrés divers selon les exigences fonctionnelles des patients. Il est vraisemblable qu'elle pénalise plus les opérés les plus jeunes et les plus actifs.

Le défaut d'extension est également invalidant. Beaucoup s'accommodent d'un flexum de 5°, voire 10° mais à partir de 15°, la marche est difficile. Le flexum crée un accourcissement apparent, avec une inclinaison rachidienne lors de l'appui, et entraîne des contraintes accrues sur la hanche et la cheville homolatérales et sur le genou controlatéral. Le quadriceps doit lutter en permanence contre le poids du corps qui tend à fléchir le genou. La station debout et la marche prolongées entraînent une fatigue due à cette contraction permanente du quadriceps [20].

La définition de la raideur varie selon les auteurs, ce qui explique que le taux de raideur augmente avec la sévérité des critères choisis.

Pour Papagepoulos : un arc de mobilité inférieur à 50° à l'issue de la période de récupération, avec 0,1 et 0,3 % de raideurs dans deux séries de la Mayo Clinic [65].

Pour Kim et al. [44] : flexion de 75° et/ou un flexum de plus de 15°. Il s'agit là des raideurs qui rendent la marche difficile. Dans leur série continue de 1000 prothèses à conservation du LCP (1997–2000), le pourcentage de raideurs répondant à ces critères était de 1,3 %.

Pour Gandhi et al. [30] : une flexion de moins de 90° (sans précision pour l'extension) ce qui est la flexion nécessaire pour les activités de la vie courante, incluant la montée des escaliers et le passage de la position assise à la position debout. En se basant sur ces critères, le taux de raideur était de 3,7 % dans leur série de 1216 prothèses (1998–2002).

Pour Yercan et al. [93] : flexion de moins de 95° et/ou un flessum de plus de 10° mais à 6 semaines seulement, ce qui explique un pourcentage de 5,3 % de raideur dans leur série de 1 188 prothèses postérostabilisées (1987–2003).

La raideur pourrait en fait se définir comme la mobilité inférieure à celle nécessaire au patient pour faire tout ce qu'il souhaite. Le pourcentage des patients déçus en raison d'un défaut de mobilité n'a jamais été déterminé. On sait, en revanche, qu'il n'existe pas de corrélation entre l'amplitude de mobilité et leur degré de satisfaction [Rossi].

La grande majorité des patients qui demandent une intervention mobilisatrice ont une mobilité franchement médiocre (tableaux 1 à 4). Ainsi, dans la série du symposium de la Sofcot 2000 [49], leur arc de mobilité était inférieur à 60° dans 77 % des cas et à 40° dans 50 % des cas (tableau 1). Dans les séries de raideurs sur prothèse ayant fait l'objet d'un traitement, on ne trouve pas de patients qui avaient un arc de mobilité de 80° avec une flexion de 90° sans flexum de plus de 10°. Certains considèrent d'ailleurs que c'est seulement en deçà de ces valeurs que l'on peut parler d'échec d'une intervention mobilisatrice [49,85].

De nombreuses raideurs sont en fait acceptées car modérément invalidantes ou par crainte d'une nouvelle intervention, aux risques non négligeables et au résultat incertain. Ces raisons expliquent sans doute les faibles effectifs des séries d'arthrolyse chirurgicale [36,42,49, 85] ou arthroscopique [3,7,12,16,17,49,74,84,85,88] et

Tableau 1
Série du symposium de la Sofcot 2000 (72 cas)

	Nombre	Délai préopératoire*	Flexion préopératoire	Flexion postopératoire	Flexion < 90°	Amélioration	Autre traitement
Mobilisations	20	1,5	57°	99°	4	19	2
Arthrolyse chirurgicale	15	15	61° (30 à 90°)	81° (30 à 120°)	6	11	1
Arthrolyse arthroscopique	12	8	63° (30 à 80°)	80° (30 à 110°)	5	8	1
Changement	25	36	48° (10 à 60°)	83° (30 à 130°)	10	20	1

* Délai entre la prothèse et le traitement de la raideur en mois.

Tableau 2
Résultats des arthrolyses chirurgicales

	Nombre de cas	Délai préopératoire	Arc de mobilité préopératoire	Arc de mobilité postopératoire	Flessum préopératoire	Flessum postopératoire	Reprises (changement)
Sofcot (2001)	15	15	54° (25 à 80°)	79° (30 à 120°)	7° (0 à 30°)	2° (0 à 15°)	1
Babis (2001)	7*	12 (4 à 30)	39° (15 à 60°)	58° (40 à 70°)	19° (0 à 30°)	2°	2
			Flexion préopératoire	**Flexio postopératoire**			
Tirveilliot (2003)	10	24	55° (30 à 80°)	91°	3,5° (0 à 9°)	7°	0
Keeney (2005)	12	18	70,6° (45 à 87°)	96,3° (70 à 116°)	7,5°	0,8°	
Hutchinson (2005)	13	13,6	55° (20 à 75°)	95,6° (75 à 115°)	12,3° (0 à 25°)	0°	1

* Résultats exprimés sur les 5 cas non repris.

Tableau 3
Résultats des arthrolyses arthroscopiques

	Nombre de cas	Délai pré-opératoire	Flexion pré-opératoire	Flexion post-opératoire	Flessum pré-opératoire	Flessum post-opératoire	Reprises (sauf mobilisations)
Bae (1995)	13	20 (4 à 84)	45° (10 à 80°)	87° (45 à 140°)	4° (0 à 20°)	7° (0 à 25°)	2
Court (1999)	4	6 (2,5 à 12)	65° (65 à 80°)	94° (75 à 110°)	10° (0 à 30°)	2,5°	0
Sofcot (2001)	12	8	63° (30 à 80°)	80° (30 à 110°)	13° (0 à 40°)	5° (–10 à 20°)	1
Djian (2002)	6	13 (3 à 24)	70° (40 à 90°)	97,5° (90 à 105°)	9° (0 à 20°)	2,5°	0
Teng (2002)	11	13 (3 à 60)	67° (35 à 100°)	96° (75 à 120°)	2° (0 à 15°)	0	0
Tirveilliot (2003)	18	11,5	55,5° (15 à 80°)	89°	6,7° (0 à 40°)	4°	3
			Arc de mobilité préopéra-toire	Arc de mobilité post-opératoire			
Diduch (1997)	8	7,4	73° (60 à 90°)	99° (85 à 120°)	?	?	?

Tableau 4
Résultats des changements de prothèse

	Nombre de cas	Délai préopératoire	Arc de mobilité préopératoire	Arc de mobilité postopératoire	Flessum préopératoire	Flessum postopératoire
Nicholls (1990)	9 arcs < 30° 4 flexum	?	18° (10 à 30°)	44° (20 à110°)	32° (25 à 45°)	7° (5 à 15°)
Ries (2000)	6	20,3 (12 à 45)	36° (20 à 70°)	86° (70 à 110°)	22° (10 à 30°)	0,8°
Bonnin (2000)	11	12 (3 à 36)	31° (10 à 60°)	72,5° (0 à 105°)	5,5° (0 à 15°)	3° (0 à 5°)
Sofcot (2001)	25	36	39° (5 à 65°)	82° (20 à 130°)	8° (–15 à 60°)	1,6° (0 à 10°)
Christensen (2002)	11	19,6 (6 à 48)	39,7° (0 à 70°)	83,2° (0 à 120°)	11,8°	2,5°
Kim (2004)	56	18 (9 à 62)	54,6° (± 20,5)	82,2° (± 21,3)	11,3°(± 11,9)	3,2° (± 5,4)
Keeney (2005)	11	18	49,4° (25 à 74°)	67° (45 à 91°)	21,6°	8,9°
Haidukewych (2005)	16	24 (3 à 42)	40,2° (10 à 60°)	73,2° (10 à 115°)	22,5° (0 à 70°)	8° (0 à 35°)

de changements de prothèse pour raideur [8,11,33,42, 44,49,64,68]. La série multicentrique du symposium de la Sofcot comportait 72 cas dont 15 arthrolyses chirurgicales et 25 changements de prothèse [37]. Les raideurs y représentaient 14,7 % des reprises pour complications aseptiques, ce qui en faisait la troisième cause de reprise, après le descellement (34,9 %) et les complications rotuliennes (18,9 %). Dans la série de Sharkey, elles représentaient 14 % des reprises, complications septiques incluses [75].

Symptômes associés

La plupart des patients qui présentent une raideur sur prothèse se plaignent également de douleurs. Il en existait dans 67 cas sur 72 dans la série du symposium de la Sofcot [49], avec une douleur importante, cotée de 0 à 10 points sur 50 dans 34 cas. La plupart des patients se plaignaient également de douleurs souvent assez intenses dans toutes les séries, notamment d'arthrolyse chirurgicale ou de changement dans lesquelles ce paramètre a été bien étudié. On peut attribuer ces douleurs soit à des sollicitations du genou au-delà des limites de son secteur de mobilité, soit aux erreurs techniques qui ont engendré la raideur. Il est intéressant, comme on le reverra, de constater que les interventions mobilisatrices soulagent les patients d'une grande partie de leurs douleurs, ce qui contribue à leur satisfaction.

Raideur et douleur altèrent le score genou. Elles retentissent également sur les performances fonctionnelles et le score fonction, lui aussi, est médiocre.

Étiologies

De nombreux facteurs favorisants ont été incriminés : une raideur préopératoire, une faible motivation, des erreurs techniques, le type de la prothèse, une faible tolérance à la douleur ou un traitement antalgique insuffisant, certains morphotypes, une immobilisation postopératoire prolongée, l'algodystrophie [41]. Il faut s'efforcer d'identifier les causes de la raideur avant de proposer un traitement quelconque.

Cas particuliers

En dehors de rares maladies neuromusculaires qui peuvent entraîner un flexum irréductible dû à une spasticité ou une hypertonie des muscles ischiojambiers, deux diagnostics doivent être évoqués en face d'une raideur du genou, surtout au cours des premières semaines ou mois postopératoires : l'infection et l'algodystrophie.

Une infection doit être recherchée, au besoin par ponction articulaire et ponction-biopsie. Le staphylocoque épidermidis, fréquemment en cause dans les infections sur arthroplastie, entraîne peu d'épanchement mais génère beaucoup de tissu fibreux intra-articulaire et de rétractions [20].

En cas d'algodystrophie [41] le genou est raide, très douloureux et souvent inflammatoire au début. Les douleurs à l'effleurement sont fréquentes. Néanmoins, il existe de nombreuses formes frustres ou atypiques et ce diagnostic doit être évoqué devant toute raideur douloureuse après prothèse totale du genou. Une infection doit être éliminée. La radiographie peut montrer une ostéoporose diffuse à prédominance rotulienne. La scintigraphie montre une hyperfixation diffuse. L'IRM n'est pas contributive en raison de la présence de la prothèse qui génère de nombreux artéfacts. La solution n'est pas chirurgicale. Seuls la physiothérapie, les blocs sympathiques lombaires ou locorégionaux, les diphosphonates et une rééducation douce et prolongée sont indiqués.

Ces causes de raideur éliminées, une évaluation soigneuse est nécessaire.

Terrain, pathologies associées

Les patients de petite taille et trapus et ceux qui ont des jambes et des cuisses volumineuses récupèrent moins de mobilité que les sujets de grande taille et minces car la flexion est chez eux limitée par les parties molles postérieures comprimées [40,81].

Les patients déprimés et ceux qui expriment un niveau de souffrance très supérieur à ce que laissent supposer l'examen du genou et des radiographies semblent être également de mauvais candidats.

Le diabète insulinodépendant est pour certains un facteur favorisant [74]. Cette notion a été infirmée par d'autres études [30]. En revanche, il semble exister un lien entre un nombre élevé de comorbidités et une raideur postopératoire, qu'il est tentant d'expliquer par des difficultés de participation de tels patients à leur rééducation [30].

Une coxopathie sus-jacente enraidissante s'opposera à la mobilisation du genou et doit donc être opérée avant le genou.

État du genou

La perte de l'élasticité (ou rigidité) ligamentaire expose à la raideur. Dans l'arthrose médiale, il a été montré que la rigidité du plan collatéral médial est augmentée [26], ce qui explique que la libération de ce plan soit nécessaire pour obtenir un alignement et une mobilité satisfaisante. Dans certaines étiologies, ce sont toutes les parties molles qui ont perdu leur élasticité, avec pour conséquence une faible mobilité postopératoire : l'arthrose post-traumatique (figure 1), les séquelles d'arthrite septique, l'arthrite chronique juvénile et la spondylarthrite ankylosante. Dans la polyarthrite rhumatoïde de l'adulte, les parties molles sont volontiers distendues mais peuvent se rétracter à l'issue des poussées inflammatoires, ce qui explique les divergences entre les résultats des séries comparant l'arthrose et l'arthrite rhumatoïde. Néanmoins, le flexum préopératoire (et par conséquent postopératoire) serait plus fréquent dans la maladie rhumatoïde que dans l'arthrose [65].

Les intervention(s) antérieure(s) (ostéosynthèse, ostéotomie, synovectomie...) augmentent le risque de raideur par le biais d'une perte d'élasticité des parties molles (figure 2).

Une rotule basse serait un facteur de raideur. La situation basse de la rotule peut s'expliquer par une élévation de l'interligne articulaire ou une rétraction du ligament rotulien. Il est difficile d'apprécier l'influence de ce paramètre. Pour Schurman et al., il n'existe pas de corrélation entre la distance entre la rotule et l'interligne articulaire et la mobilité à 1 an [80]. Pour les prothèses postérostabilisées, seule une importante élévation de l'interligne articulaire de plus de 10 mm [25], voire 16 mm [78] limite la flexion. Gandhi et al. [30] ont bien étudié ce paramètre. Ils ont comparé un groupe de prothèses raides à un groupe contrôle de prothèses mobiles et ont observé que dans le groupe des prothèses raides :

- la rotule était plus basse en préopératoire ;
- la hauteur rotulienne était encore diminuée après l'intervention.

Ceci pourrait s'expliquer par des difficultés d'exposition en cas de rotule basse, qui nécessitent une large excision du ligament adipeux et des tractions sur le ligament rotulien, sources de rétraction secondaire [30].

Le type et l'importance de la désaxation jouent un rôle secondaire qui sera étudié avec la mobilité préopératoire.

Mobilités pré- et peropératoire

De nombreux travaux ont montré que la mobilité préopératoire est le meilleur facteur prédictif de la mobilité postopératoire [1,46,54,66,69,72,79,91].

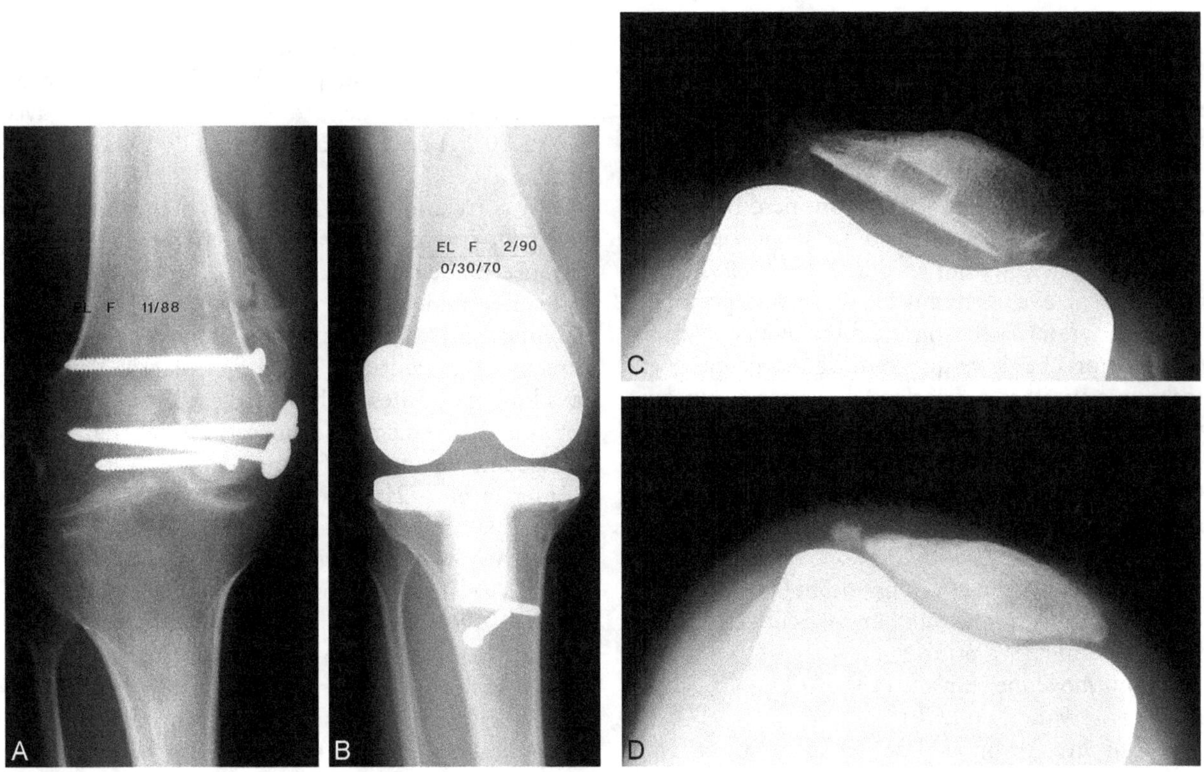

Figure 1. A (face). Arthrose post-traumatique. B, C, (face et incidence fémoropatellaire). Prothèse postérostabilisée : douleur antérieure et raideur (0.10.40). Noter le varus (de face) et la coupe rotulienne asymétrique. D. (Incidence fémoropatellaire). Arthrolyse à 22 mois, avec ablation du médaillon rotulien et recoupe rotulienne. À 9 ans, le genou est indolore mais la mobilité finale (0.10.60) est médiocre. Le patient est satisfait mais un changement de prothèse aurait peut-être été préférable.

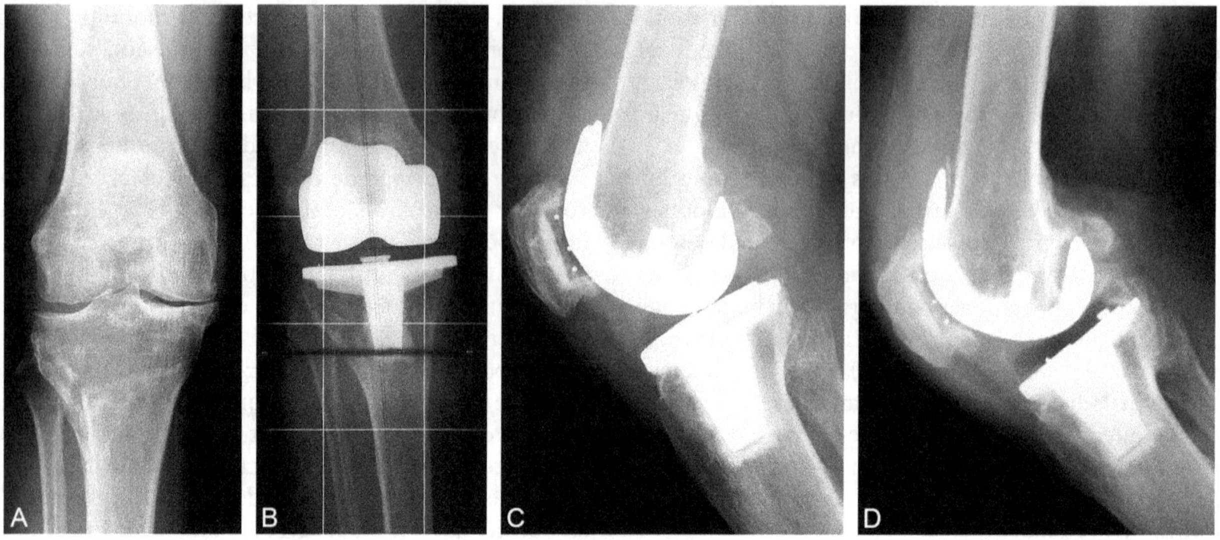

Figure 2. A (face). Échec d'ostéotomie tibiale compliquée d'algodystrophie. Pas de douleur. Mobilité préopératoire : 0.0.110. B, C (face, profil). Prothèse à conservation du LCP : indolence, mobilité limitée (0.0.90). Après une arthrolyse à 12 mois, respectant le LCP, suivie de mobilisation sous anesthésie à 10 jours, la fonction n'a pas été améliorée (indolence, mobilité inchangée). D (profil). À 9 ans : douleurs, perte de mobilité (0.0.75), liseré fémoral postérieur. Augmentation de taille des ostéophytes postérieurs laissés en place à tort.

Flexion

Dans la série de Lam et al. [46] :

- les patients qui avaient une flexion préopératoire de moins de 90° ont gagné en moyenne 29,3° de flexion;
- ceux qui avaient entre 90 et 105° en ont gagné 10,1°;
- ceux qui avaient entre 110 et 125° en ont gagné 0,4°;
- ceux qui avaient plus de 130° en ont perdu 15,2°.

Ceux qui avaient la moins bonne flexion préopératoire sont donc ceux qui en ont gagné le plus mais qui ont terminé avec la moins bonne flexion postopératoire. Ceux dont la flexion a été maintenue avaient une flexion proche de ce que le dessin de prothèse et la technique utilisées permettent d'obtenir. Ceux qui avaient une flexion normale en ont souvent perdu, et il faut informer de tels patients de cette éventualité.

Ritter [72] a montré lui aussi qu'il existe une corrélation directe entre la flexion préopératoire et la flexion postopératoire. L'originalité de son étude tient au traitement statistique des valeurs de flexion pré-opératoire, variable continue que l'on ne peut classer par tranches déterminées a priori :

- la flexion moyenne était de 113° ± 12° (4277 prothèses à conservation du LCP);
- ceux qui avaient moins de 104,5° ont terminé avec une flexion moyenne de 107° ± 13° et ceux qui avaient plus de 104,5°, avec une flexion moyenne de 115° ± 10°. Parmi ceux qui avaient moins de 104,5°, deux sous-groupes ont pu être individualisés : ceux qui avaient moins de 77° (et ont terminé avec 93° ± 19°) et ceux qui avaient plus de 77° (et ont terminé avec 108° ± 12°). Parmi ceux qui avaient plus de 104,5°, deux sous-groupes ont pu être individualisés : ceux qui avaient moins de 114,5° (et ont terminé avec 112° ± 10°) et ceux qui avaient plus de 114,5° (et ont terminé avec 117° ± 9°).

Cette corrélation entre les flexions pré- et postopératoire peut être attribuée à la rétraction plus ou moins marquée de l'ensemble des parties molles périarticulaires. Elle ne peut être totalement corrigée par l'intervention et limite donc la flexion après celle-ci. Une rétraction du quadriceps limite également la flexion et dans les importantes raideurs préopératoires en extension, un abaissement de ce muscle est nécessaire pour obtenir une flexion satisfaisante.

Ritter et al. [72] ont également montré l'influence d'autres paramètres :

- une libération postérieure de la capsule et plus encore l'ablation des ostéophytes postérieurs améliorent la flexion. Laskin [48] a lui aussi insisté sur l'exérèse des ostéophytes postérieurs (figure 2d) qui limitent la flexion (butoir) et aussi l'extension (mise en tension de la capsule postérieure);
- dans les désaxations en varus : les femmes récupèrent moins de flexion (2,4°) que les hommes, une libération médiale (témoin d'un important varus) et l'absence d'ablation des ostéophytes postérieurs sont corrélés à une moins bonne flexion;

• dans les désaxations en valgus : le jeune âge et un défaut d'extension en fin d'intervention sont corrélés à une moins bonne flexion.

La mobilité obtenue en fin d'intervention est également corrélée à la mobilité finale et elle devrait donc figurer dans les compte-rendus opératoires [30,72].

Schurman et al. [80] attribuent à la mobilité préopératoire une moindre importance que la plupart des auteurs. À l'aide de la même méthodologie que Ritter (arbre de régression linéaire), mais sur une série plus réduite de 164 prothèses postérostabilisées, ils ont identifié six groupes de genoux selon la mobilité préopératoire (flexion, arc de flexion, déficit d'extension active), mais aussi l'âge, l'étiologie, l'angle tibiofémoral pré- et postopératoire. La flexion pré-opératoire n'intervenait dans cette étude que pour la moitié de la différence entre la meilleure et la moins bonne mobilité.

Extension

Elle a été moins étudiée, mais il existe également une corrélation entre les extensions pré-, per- et postopératoire au dernier recul. Dans l'étude de Ritter [72], le flexum préopératoire moyen était de 5,4° et le flexum au dernier recul de 0,6° et ceux qui avaient plus de 24° de flexum ont terminé avec 2,3° de flexum de plus que la valeur de référence.

Lam et al. [46] se sont plus particulièrement intéressés à l'influence du flexum préopératoire et ont constaté qu'il s'agit du facteur pronostique le plus défavorable pour la mobilité (à la fois pour la flexion et l'extension finales), même s'il est totalement corrigé lors de l'intervention. Il est d'autant plus marqué après l'intervention qu'il l'était avant celle-ci. Ils ont également constaté que 2,5 % des patients terminent avec une mauvaise mobilité en dépit d'une mobilité préopératoire normale, ce qui prouve bien que d'autres facteurs interviennent.

L'influence péjorative du flessum préopératoire n'a pas été retrouvée par tous. Mac Pherson et al. [53] ont étudié l'évolution de ce paramètre après l'arthroplastie chez 29 patients. Ils ont constaté qu'un flexum de moins de 30° peut régresser progressivement en quelques mois à l'aide d'un programme de rééducation adapté, sans récidive à deux ans. Ils en ont conclu qu'une correction complète du flexum au cours de l'intervention n'est pas nécessaire.

La logique, néanmoins, est d'obtenir l'extension complète par le seul effet de la pesanteur le jour de l'arthroplastie et de veiller à maintenir cet acquis par une rééducation prolongée car il existe une forte tendance à la récidive du flexum.

Type de prothèse

Il n'existe aucun consensus à ce sujet. Il est logique de penser que le risque de trop tendu augmente avec le nombre de ligaments conservés car le risque que l'un d'eux soit trop tendu est plus important et surtout, il est plus difficile d'équilibrer leur tension.

Les utilisateurs des prothèses postérostabilisées d'Insall ont rapporté d'excellentes mobilités post-opératoires qu'ils attribuent au sacrifice du ligament croisé postérieur (LCP) et au dessin de ces prothèses qui fait reculer le fémur en flexion et améliore ainsi la flexion. Hirsch et al. [34], comparant la mobilité de trois groupes de prothèses ont conclu à sa supériorité. Néanmoins, Maloney et Schurman, comparant la prothèse Total Condylar à la prothèse postérostabilisée IB II (Insall Burstein) n'ont pas observé de différence significative [54].

Les utilisateurs de prothèses à conservation du LCP ont également rapporté d'excellentes mobilités, à des degrés divers selon les modèles. Parsley et al. ont ainsi obtenu de meilleurs gains de mobilité avec la prothèse AMK (« Anatomic Modular Knee ») qu'avec trois autres modèles [66].

Il n'est pas formellement prouvé que les prothèses conservant le LCP entraînent plus de raideurs que celles qui le sacrifient. Ce risque paraît néanmoins plus important dans les importantes déformations fixées, même si certains estiment qu'elles ne s'opposent que rarement à la conservation du LCP [23]. La conservation du LCP suppose néanmoins qu'il ne soit pas trop tendu et pour la plupart, la correction des désaxations de plus de 15° avec conservation du LCP et des flexum de plus de 15° expose à cet excès de tension [52]. C'est particulièrement vrai pour la correction d'un varus puisque le LCP est une structure du compartiment médial. C'est donc moins vrai pour la correction d'un valgus mais aussi d'un flexum. En effet, le sacrifice du LCP ouvre l'espace fémorotibial en flexion et par conséquent nécessite un plateau tibial plus épais pour remplir cet espace, ce qui s'oppose à la correction du flexum. Le LCP ne s'oppose à la correction du flexum qu'en cas d'usure de la partie postérieure des condyles car celle-ci rapproche les insertions du LCP, qui peut se rétracter. Quoi qu'il en soit, si un excès de tension du LCP limite la flexion, celui-ci peut être libéré à la demande, au niveau du fémur [71] ou du tibia [23]. Une libération trop importante expose à la laxité postérieure qu'il est possible, dans certains systèmes prothétiques, de pallier à l'aide d'un plateau « ultra-congruent » [47] qui s'oppose au tiroir en flexion. Un artifice consiste à détacher un fragment osseux portant l'insertion tibiale du ligament et à le laisser consolider en position haute.

Dans les prothèses à plateau mobile, le plateau tibial peut se déplacer sur l'embase, en rotation et aussi d'avant en arrière dans certains modèles. Cette mobilité permet de maintenir une surface de contact fémorotibiale maximale, dont le but est de réduire l'usure du polyéthylène. La mobilité du plateau, guidée par la tension des parties molles au cours de la flexion, a pu faire espérer une meilleure mobilité, même si la plus grande congruence des surfaces articulaires fait craindre, au contraire, une moindre mobilité. La comparaison entre la mobilité des prothèses à plateau fixe et mobile est difficile, d'autant que les prothèses à plateau mobile, comme celles à plateau fixe, sont très différentes les unes des autres (selon l'importance de la congruence fémorotibiale, la direction et importance de la mobilité du plateau, l'existence ou non de butoirs...). Certaines études ont comparé la mobilité des modèles à plateau fixe et mobile d'une même gamme de prothèses. Aucune différence significative n'a été mise en évidence.

On peut encore penser que la mobilité du plateau permet de pallier des erreurs de rotation fémorale et/ou tibiale qui sont, on le verra, des causes reconnues de raideur. Ce ne peut être vrai que pour des erreurs de rotation tibiale, mais celles-ci sont souvent sont associées à la même erreur de rotation fémorale. En effet, la rotation tibiale, déterminée en fin d'intervention, est celle qui assure la congruence avec la pièce fémorale en extension. C'est particulièrement vrai pour les prothèses qui substituent le ligament croisé postérieur à l'aide d'un système pivot tibial-came fémorale.

Des prothèses dites « high-flex », ont été proposées récemment. Elles ont en commun des condyles postérieurs prothétiques plus épais d'environ 2 mm (afin d'augmenter leur surface de contact avec le plateau tibial en grande flexion), un plateau tibial échancré en avant afin d'éviter un conflit avec le ligament rotulien et pour les modèles qui substituent le LCP, un système pivot-came « sécurisé » (point de contact plus bas situé donc plus grande hauteur de pivot à franchir par la barrette fémorale avant une luxation, plus grande surface de contact entre le pivot et la barrette). On pourrait penser qu'elles favorisent la récupération d'une plus grande flexion. Une étude prospective randomisée de 50 prothèses bilatérales sacrifiant le LCP, avec d'un côté une prothèse standard et de l'autre une prothèse « highflex » de la même gamme n'a montré aucune différence significative entre les mobilités obtenues [45]. Une étude rétrospective de deux groupes de 25 genoux opérés à l'aide des deux mêmes prothèses a conclu de la même manière [35]. L'intérêt de ces prothèses serait donc plutôt d'éviter les effets délétères d'une grande flexion sur le polyéthylène du plateau tibial. Elles s'adresseraient donc avant tout à des patients ayant une grande mobilité préopératoire car ce sont eux qui ont des chances (ou risquent...) d'avoir une grande mobilité postopératoire. En outre, bien que les études expérimentales de telles prothèses sacrifiant [50] ou conservant le LCP [62] et les premiers résultats soient satisfaisants [35,45], leur recul est encore limité.

Erreurs techniques

Elles limitent la mobilité par le biais d'un excès de tension des parties molles et/ou de douleurs qui s'opposent à la rééducation. En effet, la stimulation des mécanorécepteurs situés dans des ligaments trop tendus par des pièces prothétiques trop grandes ou des résections osseuses insuffisantes entraîne une contracture musculaire réflexe qui s'oppose à la rééducation [20] alors qu'une laxité minime ou modérée mais bien équilibrée procure une excellente fonction, sous réserve que l'orientation des pièces soit satisfaisante [18]. Une limitation de l'extension évoque un excès de tension des parties molles au niveau de l'espace en extension (entre la coupe tibiale et la coupe fémorale distale) et une limitation de la flexion un excès de tension au niveau de l'espace en flexion (entre la coupe tibiale et la coupe fémorale postérieure).

Erreurs de position des pièces prothétiques

- Insuffisance de pente tibiale postérieure (voire pente tibiale antérieure) limitant la flexion par le biais d'une tension excessive des ligaments collatéraux et surtout d'un LCP conservé.
- Flexion de la pièce fémorale avec saillie antérieure du bouclier trochléen, qui met en tension les ailerons rotuliens et le quadriceps et favorise la bascule rotulienne. Une position trop antérieure de la pièce fémorale a le même effet. Elle est due à une insuffisance de résection fémorale antérieure, qui est surtout le fait des instrumentations « à référence postérieure » (qui font réséquer une épaisseur de condyle fémoral identique à celle de la prothèse). La flexion fémorale suppose en outre une hyperextension de l'articulation prothétique pour obtenir l'extension complète du genou. L'extension de la pièce fémorale est plus rare. Elle peut en théorie limiter la flexion mais expose surtout à l'encoche fémorale antérieure.
- Résection fémorale distale ou tibiale insuffisante. La règle est de réséquer sur chaque épiphyse une épaisseur d'os égale à celle des composants prothétiques, en prenant pour référence le compartiment non usé (compartiment de la convexité). L'épaisseur des pièces osseuses réséquées doit être mesurée à l'aide d'un pied

à coulisse, au niveau du compartiment médial dans le genu valgum et du compartiment latéral dans le genu varum. L'erreur est plus facile au niveau du tibia qu'au niveau du fémur. Dans le genu valgum, l'épaisseur de la résection est mesurée au niveau du plateau médial, qui est concave dans les deux plans. Le palpeur est placé au centre du plateau, point le plus déclive, et par conséquent, l'épaisseur de la résection tibiale est suffisante. Dans le genu varum, la référence est le plateau latéral, convexe d'avant en arrière. Le risque est de placer le palpeur au centre du plateau et non en arrière, avec pour conséquence une résection tibiale insuffisante. Une insuffisance de résection fémorale distale est également possible, surtout dans le genu varum où l'erreur est de mesurer la résection sur le condyle médial. Il est en effet le plus distal des deux condyles et donc le premier au contact de la pièce de l'ancillaire fémoral mobile sur la tige de visée centromédullaire (pièce permettant de déterminer l'angle de valgus fémoral). Ces erreurs retentissent sur l'espace en extension qui est insuffisant, avec pour conséquence un flexum. On peut facilement méconnaître un flexum chez les patients ayant de volumineux membres inférieurs. Les pièces d'essai en place, le membre inférieur tenu par le talon et le genou en extension maximale, la dorsiflexion du pied et une poussée axiale sur la plante du pied ne doivent pas faire fléchir le genou [48]. Il existe d'autres moyens de contrôle plus sûrs : soit une radiographie en extension maximale mais elle allonge la durée opératoire, soit la chirurgie assistée par ordinateur.

• Erreur de rotation fémorale, le plus souvent une rotation fémorale interne, entraînant un excès de tension du plan médial en flexion et une bascule ou une subluxation rotulienne [6]. La rotation fémorale interne pourrait même expliquer des douleurs, indépendamment de toute anomalie de la course rotulienne [4]. Une tomodensitométrie (TDM) est nécessaire pour en faire la preuve et la chiffrer. La rotation fémorale est chiffrée en prenant l'axe épicondylien pour référence (il indique la rotation neutre). Une rotation neutre de la pièce fémorale est celle qui assure, dans la majorité des cas, le meilleur centrage rotulien et la tension ligamentaire la mieux équilibrée. La valeur de la rotation (interne ou externe) au-delà de laquelle on peut parler « d'erreur » et envisager une reprise pour cette raison n'est pas connue.

• Les anomalies de hauteur de l'interligne articulaire ont aussi été incriminées : interligne trop distal en cas de résection fémorale distale insuffisante ou plus souvent trop proximal en cas de résection excessive ;

– une résection fémorale distale insuffisante (interligne trop distal) entraîne, on l'a vu, un flexum. Elle a pour autre inconvénient d'étirer l'appareil d'extension et donc de limiter la flexion ;

– une résection fémorale excessive (interligne articulaire trop proximal) est compensée par un plateau tibial plus épais. Si la résection condylienne postérieure a réséqué une épaisseur d'os égale à celle de la prothèse, l'espace en flexion sera insuffisant et la flexion limitée par la tension excessive des ligaments collatéraux et d'un LCP conservé. Une résection fémorale excessive a pour autre conséquence une rotule basse. La rétraction du tendon rotulien a le même effet. Une rotule basse entre rapidement en contact avec les condyles distaux, ce qui tend le quadriceps et limite la flexion. Par ailleurs, elle génère volontiers des douleurs antérieures qui s'opposent à la rééducation. Une rotule basse pré et/ou postopératoire est fréquemment associée à une raideur [15,30] ;

– Martin et Whiteside ont étudié expérimentalement l'influence de la position de l'interligne articulaire sur la laxité en faisant varier la position de la pièce fémorale d'une prothèse à conservation du LCP. Ils ont ainsi montré qu'une translation antérieure et proximale du fémur (de 5 mm dans les deux directions) entraîne une tension excessive du LCP à 90° et qu'une translation postérieure et distale (de 5 mm dans les deux directions) entraîne une raideur en flexion moyenne (avec diminution de la laxité en varus/valgus) [57] ;

• Résection rotulienne insuffisante qui a le même effet qu'une prothèse fémorale trop antérieure. Une augmentation de plus de 4 mm de l'épaisseur rotulienne (prothèse incluse) est pathogène [82] et si elle ne peut être évitée, il vaut mieux renoncer à l'implantation d'une prothèse rotulienne. Il est difficile, toutefois, de faire la preuve d'un excès d'épaisseur rotulienne à l'aide de l'imagerie et donc de pouvoir l'incriminer devant une raideur postopératoire ;

• Absence de médialisation de la pièce rotulienne, de latéralisation fémorale et tibiale, de libération d'un aileron rotulien rétracté, excès de valgus qui exposent à la bascule et la subluxation rotuliennes, causes de douleurs et donc de raideur ;

• Translation d'une pièce, entraînant un débord prothétique, cause de conflit douloureux avec les parties molles et donc de raideur.

Erreurs de taille des pièces prothétiques

• Pièce fémorale trop grande :

– dans les prothèses à « référence fémorale postérieure », le choix d'une pièce trop grande entraîne une saillie trochléenne [51], qui a le même effet que la flexion de la pièce fémorale ;

– lorsque l'instrumentation fait, au contraire, pratiquer une coupe antérieure dans le prolongement de la métaphyse fémorale (« prothèses à référence antérieure »), le choix d'une pièce trop grande a pour conséquence une résection condylienne postérieure insuffisante par rapport à l'épaisseur des condyles prothétiques, ce qui tend trop les ligaments collatéraux et un LCP conservé. Au cours de l'intervention, une possibilité de translation antéropostérieure du tibia sous le fémur (manœuvre de tiroir vers l'avant et l'arrière) de l'ordre de 5 à 10 mm le genou fléchi à 90° témoigne d'un espace en flexion suffisamment mais pas trop tendu.

• Pièce fémorale trop petite, car elle rapproche le fémur du tibia en flexion (diminution du « déport condylien postérieur ») et expose donc à un contact précoce du bord postérieur du tibia avec le fémur [5]. Le sous-dimensionnement fémoral, néanmoins, paraît moins pathogène que le surdimensionnement.

• Plateau tibial trop épais (figure 3a) pour l'espace en extension, avec pour conséquence un flexum, ou trop épais pour l'espace en flexion et limitant alors la flexion. Ces erreurs sont en fait la conséquence d'une inégalité des espaces en flexion et extension auxquels une seule épaisseur de plateau tibial ne peut convenir. Un déséquilibre entre les épaisseurs de résection postérieure et distale des condyles fémoraux est souvent en cause.

• Pièce fémorale ou embase tibiale trop large, entraînant un débord prothétique.

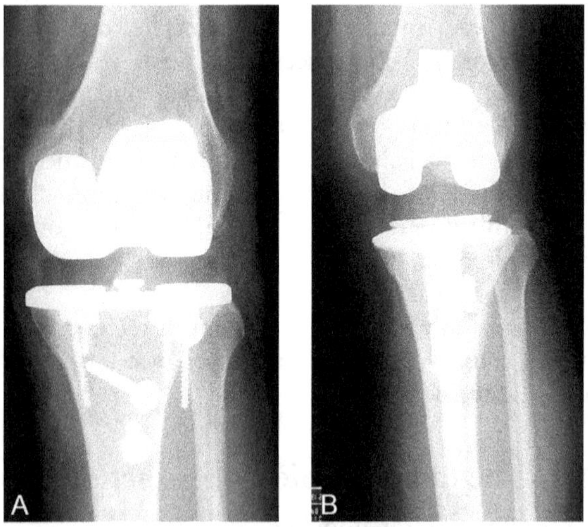

Figure 3. A (face). Douleur permanente et raideur (0.0.20), 15 mois après prothèse sans ciment à conservation du LCP pour genu valgum fixé (voie externe avec ostéotomie de la TTA). Noter le plateau tibial trop épais (16 mm). B (face). Changement de prothèse. Abord par ostéotomie itérative de la TTA. Tige tibiale en raison d'une fracture métaphysaire lors de l'extraction de la pièce tibiale. À 9 ans : indolence, mobilité : 0.0.75.

Insuffisance de libération des parties molles

Il peut s'agir :

• d'un plan collatéral rétracté en cas d'importante désaxation en varus ou valgus fixé : les radiographies montrent un pincement de l'interligne du côté rétracté et un bâillement du côté opposé ;

• d'une rétraction des coques condyliennes limitant l'extension ou d'une rétraction du quadriceps et des ailerons rotuliens limitant la flexion ;

• d'un LCP trop tendu qu'il faut libérer à la demande, sous peine d'une limitation de la flexion. En cas de libération excessive, c'est la flexion qui peut être limitée. En effet, l'avancée du fémur en flexion entraîne un contact précoce entre la partie postérieure du tibia et le fémur et une tension excessive de l'appareil d'extension.

Plus rarement :

• absence de resurfacement rotulien à l'origine de douleurs limitant la flexion ;

• défaut de fixation d'une pièce, responsable de douleurs. Les prothèses sans ciment sont plus exposées à un défaut de fixation précoce. Une étude en radiocinéma avec des incidences tangentielles à l'interface prothèse-os montrant un liseré [24], une scintigraphie montrant une hyperfixation fémorale ou tibiale peuvent être utiles ;

• ostéophytes fémoraux (plus souvent que tibiaux) postérieurs laissés en place, qui s'opposent :

  – à la flexion une fois le composant tibial arrivé à leur contact. Une pièce fémorale (trop petite et/ou trop distale) qui ne couvre pas la totalité de la coupe fémorale postérieure a le même effet. Des radiographies de profil en flexion maximale peuvent objectiver un tel contact ;
  – à l'extension, par mise en tension de la capsule postérieure.

Erreurs techniques et raideur

Il est difficile :

• de dresser la liste exhaustive des erreurs qui permettent d'expliquer une raideur ;

• d'identifier ces erreurs :

  – la comparaison des radiographies de la prothèse avec les radiographies préopératoires ou à défaut avec celles du genou controlatéral non opéré est indispensable pour apprécier la taille des pièces, la hauteur de l'interligne et de la rotule ;
  – des clichés en varus et valgus forcés le genou légèrement fléchi peuvent révéler une asymétrie de tension des plans capsuloligamentaires ;
  – une tomodensitométrie est nécessaire pour mesurer la rotation des deux pièces ;
  – une inégalité des espaces en flexion et extension, néanmoins, peut n'être reconnue que lors de la reprise ;

• d'établir un lien de cause à effet certain entre une erreur technique et la raideur, dans la mesure où cette même erreur n'est pas toujours associée à une raideur. Une erreur grossière, des erreurs multiples expliquent sans doute une raideur. Dans les autres cas, il faut être prudent et évoquer une forme frustre d'algodystrophie, avant de proposer une intervention mobilisatrice. Devant une raideur rebelle à la rééducation et à la mobilisation sous anesthésie, l'absence d'erreur technique manifeste peut justifier un traitement d'épreuve (blocs, diphosphonates) avant d'envisager une telle intervention.

Il apparaît, à la lecture de la longue liste des erreurs techniques pouvant entraîner une raideur, que leur correction chirurgicale suppose souvent le changement de tout ou partie de la prothèse. L'arthrolyse, au contraire, suppose qu'il n'existe que peu ou pas d'erreurs interdisant la récupération de la mobilité après libération d'adhérences intra-articulaires. Dans le cas contraire, la raideur risque de récidiver puisque la cause qui l'a engendrée est toujours présente.

Complications postopératoires [30]

Toutes les complications postopératoires qui font retarder ou interrompre la rééducation, voire immobiliser le genou favorisent la formation d'adhérences qui limiteront la mobilité. La raideur est ainsi favorisée par les retards de cicatrisation, hémarthroses et fractures périprothétiques et toutes les pathologies intercurrentes survenant dans les suites précoces de l'intervention (infarctus du myocarde, occlusion intestinale...).

Raideurs « inexpliquées »

En l'absence d'erreur technique identifiée, on ne peut attribuer la raideur qu'au tissu fibreux développé dans le cul-de-sac sous-quadricipital, les gouttières latérocondyliennes et/ou à la rétraction des coques condyliennes. Cette fibrose périprothétique isolée ou supposée telle reconnaît elle aussi diverses causes.

Difficultés de rééducation

Une insuffisance de mobilisation laisse des adhérences se constituer. Une rééducation trop énergique pourrait également être néfaste, par le biais d'une intense réaction inflammatoire [40,65]. Les appareils de mobilisation passive continue sont largement utilisés mais leur efficacité par rapport à la rééducation « à la main » est discutée. Ils ont le mérite de pouvoir mobiliser le genou de manière prolongée et de ne pas nécessiter la présence d'un kinésithérapeute. On leur reproche surtout de favoriser le déficit d'extension active [70], voire le flexum, d'autant plus que la cuisse et le mollet sont volumineux [48]. Un oreiller sous le genou la nuit soulage les douleurs mais expose lui aussi au flexum. Des exercices de contractions statiques répétées du quadriceps, des postures en extension sont nécessaires pour s'y opposer. Une attelle nocturne en extension peut être utile pendant quelques jours. Une semelle du côté non opéré oblige le patient à étendre le genou opéré lors de la marche.

Quelles que soient les modalités de la rééducation, la douleur est un obstacle à la rééducation. Elle limite la flexion. Le flexum a un effet antalgique et il se fixe rapidement. Il faut surmonter la douleur à l'aide de protocoles incluant le glaçage, les morphiniques, l'anesthésie locorégionale (épidurale ou à l'aide d'un bloc crural). Dans les suites précoces, il faut penser à une hémarthrose sous tension cause de douleur, de limitation de la flexion, et qui favorise les adhérences intra-articulaires. Elle doit être rapidement évacuée. Une fois la période postopératoire précoce passée, la persistance de douleurs et de difficultés de rééducation doit faire rechercher on l'a vu des erreurs techniques mais aussi une algodystrophie.

Fibrose et ossifications postopératoires

Certains patients présentent, après un traumatisme ou une intervention, une prolifération massive de tissu fibreux, qui serait due à l'activation des fibroblastes par une réaction immunologique. Du tissu fibreux a été prélevé au cours d'arthrolyses pour raideur secondaire à des lésions ligamentaires [94]. Il contient une importante quantité de collagène de type VI, caractéristique des fibroses pathologiques (fibroses pulmonaires, fibromatoses...). Dans le tissu fibreux prélevé au cours de reprises pour raideur sur prothèse, on retrouve du fibrocartilage [68]. Il en existe également dans les prélèvements effectués au cours de reprises chirurgicales effectuées pour d'autres raisons mais il est moins dense.

Le fibrocartilage peut se différencier à partir du tissu fibreux sous l'effet de forces de compression, et Ries et Badalamente ont évoqué le déclenchement de cette métaplasie par le traumatisme chirurgical et la mobilisation postopératoire [68]. La mobilisation passive et l'intervention, toutefois, sont plutôt générateurs de distraction que de compression du tissu fibreux et cette explication n'est donc pas claire. On peut invoquer plus simplement la réaction inflammatoire, génératrice d'adhérences et elle est sans doute favorisée par d'importantes tractions sur les parties molles au cours de l'intervention et peut-être une rééducation trop énergique.

Une prédisposition personnelle à la prolifération fibreuse a aussi été invoquée. En effet, des taux élevés du TGF (*transforming growth factor*) bêta 1 ont été mis en évidence chez les patients qui développent une cicatrice fibreuse hypertrophique après un traumatisme tissulaire [9]. Il a également été montré expérimentalement que les inhibiteurs de ce facteur diminuent la formation de tissu fibreux [28]. Ces patients seraient donc exposés à la raideur et auraient peu de chances d'être améliorés par une nouvelle intervention qui risque d'induire la même réaction.

Les ossifications périprothétiques (figures 2d et 5a) sont relativement fréquentes, de 3,8 % [32] à 26 % [29]. Les plus fréquentes sont situées au-dessus du bouclier trochléen de la prothèse. De volumineuses ossifications périprothétiques, rares, peuvent entraîner une raideur. En revanche, il n'existe pas de corrélation entre leur localisation et le risque de raideur [29]. Les ossifications sont plus fréquentes chez les patients qui présentent une densité osseuse vertébrale élevée [29] et peut- être après mobilisation sous anesthésie ou libération sous-périostée extensive de la face antérieure de la métaphyse fémorale [32]. Dans ces cas, un traitement anti-inflammatoire à visée préventive paraît indiqué. Il paraît également justifié chez les patients ayant des antécédents d'ossifications périarticulaires après une intervention, ou qui présentent une arthrose avec de volumineux ostéophytes ou encore une maladie de Forestier.

Les ossifications pourraient en fait être un indicateur d'une prédisposition à la fibrose postopératoire [29]. Il en existait ainsi dans 5 des 6 cas dans la série de raideurs sur PTG de Ries et Badalamente [68]. Pour Nicholls et Dorr, les ossifications proviennent de la différenciation du fibrocartilage induit par le traumatisme chirurgical [64]. L'intervention pourrait donc induire chez certains patients une prolifération de tissu fibreux, susceptible de se transformer en tissu fibrocartilagineux puis osseux.

L'excision du tissu fibreux et d'éventuelles ossifications, suivie de rééducation, est en principe le traitement de telles raideurs mais le risque d'enraidissement itératif dû à une récidive de la fibrose paraît élevé [2,68]. Il semble logique d'y associer une diminution de la taille des pièces pour détendre les parties molles rétractées [68].

Une cause précise n'est donc pas toujours identifiée et plusieurs séries ne comportent même que des patients ne présentant aucune erreur technique apparente [2,68,85], ce qui suggère l'importance d'une prédisposition à la fibrose et d'une manière générale notre compréhension imparfaite du mécanisme des raideurs sur arthroplastie totale.

Classification

Nelson et al. [63] ont proposé de classer ces nombreuses causes de raideur en deux grands groupes :

- causes extrinsèques : coxarthrose sus-jacente évoluée, spasticité, rétraction post-traumatique du quadriceps et des ischiojambiers, ossifications hétérotopiques, rhumatismes inflammatoires anciens survenus avant la fin de la croissance… La reprise ne peut être couronnée de succès que si la cause de la raideur est supprimée;
- causes intrinsèques : encombrement patellofémoral excessif, espace en extension et/ou flexion trop serré, LCP trop tendu, anomalie rotationnelle fémorale et/ ou tibiale… Elles relèvent du traitement chirurgical et sont de meilleur pronostic, hormis la fibrose périprothétique isolée.

Traitements

Divers traitements ont été proposés : mobilisation sous anesthésie, arthrolyse chirurgicale ou arthroscopique, changement de prothèse. La mobilité obtenue en fin d'intervention par le seul effet de la pesanteur a une grande valeur pronostique et elle doit donc être notée soigneusement. Quelle que soit la technique, une rééducation postopératoire précoce, intense et longtemps poursuivie est nécessaire.

Mobilisation sous anesthésie

Technique

La relaxation musculaire doit être complète. Elle débute par un examen de la mobilité avant toute manipulation. Il s'agit dans tous les cas d'une mobilisation douce et progressive, sans manœuvre de force, un aide immobilisant la cuisse et l'opérateur mobilisant la jambe en l'empaumant à sa partie proximale, sans bras de levier excessif, en écoutant et palpant le genou. Elle ne doit pas aller au-delà de ce qui a été obtenu au cours de l'intervention et par conséquent, le chirurgien qui a pratiqué la prothèse est le mieux placé pour décider et faire la mobilisation.

Elle est suivie d'un testing précisant la laxité et d'une radiographie montrant l'absence de fracture. Des clichés en flexion et extension maximales par le seul effet de la pesanteur permettent de mesurer ce qui a été obtenu et d'identifier un éventuel effet de came (qui se traduit par un bâillement de l'interligne, antérieur en flexion et postérieur en extension).

La mobilisation forcée est dangereuse, avec des risques de fracture tibiale [85] ou fémorale, de rupture de l'appareil d'extension ou d'un ligament collatéral, d'hémarthrose, de désunion cutanée et d'ossifications périarticulaires [83]. Des embolies pulmonaires ont même été rapportées [83].

Il vaut mieux mobiliser au-delà de 3 semaines une fois les parties molles cicatrisées et lors des mobilisations précoces se contenter de faire céder les adhérences sans forcer [22]. Il est difficile de préciser le délai au-delà duquel une mobilisation est inefficace ou dangereuse. Le tissu fibreux, en effet, s'organise au fil du temps et s'oppose à la mobilisation. Celle-ci nécessite des forces plus importantes qui exposent aux fractures ou ruptures tendineuses et ligamentaires. Dans la série d'Esler et al., néanmoins, les mobilisations ont été effectuées à 11,3 semaines en moyenne (de 2 à 41 semaines) avec des résultats satisfaisants et sans complication, nous y reviendrons [22].

Résultats

Les résultats obtenus dans la série du symposium de la Sofcot 2000 ont été satisfaisants : la flexion a été améliorée dans les 19 cas étudiés, mais elle est restée inférieure à 90° dans 4 cas et dans 2 cas un autre traitement a été nécessaire. Ils ont fait recommander de revoir tous les patients à un mois de l'intervention pour pouvoir leur proposer une mobilisation avant deux mois [49]. Maloney dans une série de 24 mobilisations effectuées à 51 jours en moyenne a également obtenu de bons résultats : la flexion moyenne est passée de 67° à 111° et la mobilité finale était comparable à celle des patients non mobilisés (114°) [55].

D'autres, néanmoins, en ont une expérience moins favorable. Ainsi, dans la série de Fox et Poss [27], le gain moyen était de 37°, les bons répondeurs conservaient au moins la moitié de ce gain une semaine après la mobilisation et les mauvais répondeurs moins de la moitié, mais à un an la mobilité était identique dans les deux groupes et identique à la mobilité moyenne de la série. La mobilisation n'a donc pas eu dans cette série d'influence évidente sur la mobilité finale et n'aurait d'intérêt pour les auteurs que chez les patients qui cessent de progresser dans les suites précoces.

Dans la série d'Esler et al., au contraire, il existait une différence significative de mobilité entre les 47 patients ayant accepté la mobilisation et les 21 qui l'ont refusée. Les patients mobilisés ont récupéré une flexion active de 95,6° (70 à 130°) contre 76,7° (62 à 90°) pour ceux qui ont refusé la mobilisation [22]. Néanmoins, il ne s'agit pas d'une série randomisée et on peut penser que les patients qui ont refusé la mobilisation étaient plus intéressés par la sédation des douleurs que la récupération d'une bonne mobilité ou qu'ils étaient moins motivés et étaient donc de moins bons candidats pour la rééducation.

Enfin, l'influence du délai qui sépare l'intervention et la mobilisation n'a pas été clairement démontrée, contrairement à ce que l'on pourrait attendre. Des résultats satisfaisants de mobilisations tardives ont en effet été rapportés [13,22]. Daluga et al. ont ainsi obtenu des résultats comparables, que le patient ait été mobilisé avant 21 jours ou entre 22 et 90 jours [13]. Scranton, en revanche a obtenu de moins bons résultats au delà de 12 semaines (3 échecs sur 7 cas) [74] et Tirveilliot et al., au delà de 8 semaines (4 échecs sur 5 cas contre 7 échecs sur 29 cas avant ce délai) [85].

Indications

Les résultats des séries précédentes témoignent d'une absence de consensus sur les indications et les résultats de cette technique, pourtant pratiquée par de nombreux chirurgiens qui s'en déclarent satisfaits.

Certains mobilisent très précocement : Shoji et al., Fox et Poss mobilisent tous les patients n'ayant pas obtenu 90° de flexion à 10 jours [78] ou à 2 semaines [27], ce qui leur a fait pratiquer 54 % (dans une série de 50 prothèses) et 23 % de mobilisations (dans une série de 343 prothèses) respectivement. Yercan et al. ont des indications un peu moins larges : moins de 75° à 10 jours [93].

Esler et al., au contraire, recommandent de ne mobiliser que lorsque la rééducation ne permet pas de dépasser 80° de flexion [22], sans tenir compte du délai écoulé depuis la prothèse, ce qui les a amenés à mobiliser très tardivement. Ils ont ainsi proposé une mobilisation à 14,3 % de leur série de 476 patients mais 4,4 % l'ont refusée.

Une flexion de moins de 90° à six semaines est une indication plus fréquemment admise, qui se situe entre les deux précédentes. Elle a conduit Maloney à mobiliser 24 prothèses (11 %) d'une série de 214 prothèses postérostabilisées IB II [55].

Les recommandations du symposium de la Sofcot ont le mérite de la simplicité et de la logique : revoir tous les patients à un mois alors que les parties molles ont cicatrisé et que la mobilisation n'est pas trop risquée et mobiliser les patients qui n'atteignent pas 90° de flexion.

On peut encore tenir compte de deux paramètres :

- la courbe de progression de la mobilité : une mobilité qui cesse de progresser incite à la mobilisation et à l'abstention si elle progresse lentement mais régulièrement. Cette éventualité peut se présenter au cours de l'hospitalisation et faire pratiquer une mobilisation précoce, tenant compte de la fragilité de la cicatrice à cette date;
- la sensation perçue à la fin du mouvement de flexion : un « arrêt dur » fait craindre des adhérences déjà organisées peu accessibles à la rééducation, ce qui incite à mobiliser. À l'inverse, une sensation de résistance élastique incite à la poursuite de la rééducation.

Arthrolyse chirurgicale [2,21,36,42,49,85]

Son principe est identique à celui des raideurs post-traumatiques du genou, ce qui explique qu'elle ait été une des premières techniques proposées. Elle consiste à libérer des adhérences, essentiellement intra-articulaires, jugées responsables de la raideur. Elle suppose qu'aucune erreur technique ne s'oppose ensuite au maintien du gain de mobilité obtenu pendant l'intervention.

Technique

Exposition du genou

L'exposition d'une prothèse compliquée de raideur est difficile et ce problème se pose de la même manière pour les changements de prothèse que nous étudierons plus loin. La libération du cul-de-sac sous-quadricipital est le premier temps. La libération du point d'angle postéromédial facilite le déplacement en avant et en dehors du tibia. L'éversion rotulienne est difficile, voire impossible. Elle est facilitée par la section de l'aileron rotulien latéral qui contribue à améliorer la flexion. Elle expose à la redoutable avulsion du ligament rotulien. Il faut d'abord subluxer la rotule sans l'éverser puis désencliqueter et retirer le plateau tibial, ce qui détend les parties molles et améliore l'exposition.

L'excision du tissu fibreux devient possible et souvent, l'éversion rotulienne peut être obtenue. Dans le cas contraire, il faut se contenter de la subluxer. Au moindre doute, la prudence est de prévenir une avulsion du ligament rotulien par un relâchement de l'appareil d'extension :

- relâchement distal, au niveau de la tubérosité tibiale [68]. Cette ostéotomie, popularisée par Whiteside, nécessite des précautions particulières [89] : une longue ostéotomie de 6 à 8 cm, la conservation d'une charnière fibreuse externe, une fixation solide par des vis ou des cerclages. Il faut également conserver la partie haute de l'ostéotomie, une marche d'escalier qui s'oppose à un déplacement secondaire. Toutes ces précautions sont indispensables car la fixation sera fortement sollicitée lors de la rééducation postopératoire. Elle est surtout indiquée en cas de rotule basse qui s'oppose à l'exposition de l'articulation. Une ascension de 1 à 2 cm de la tubérosité améliore la flexion et élève une rotule basse mais fait perdre la marche d'escalier supérieure et expose à la fracture de la partie haute de la tubérosité qui interrompt l'appareil d'extension;
- relâchement proximal au niveau du tendon quadricipital. Le procédé de Coonse-Adams modifié consiste à sectionner l'aileron latéral en bas et en dehors à partir de la partie haute de l'arthrotomie médiale. Il réalise une section en V inversé du tendon quadricipital à base la plus large possible, permettant de basculer la rotule en bas et en dehors. Conseillé par Nicholls et Dorr [64], il a l'inconvénient de dévasculariser la rotule. Nous lui préférons la ténotomie oblique du tendon du droit antérieur prolongée dans les fibres du vaste latéral (*snip* oblique d'Insall) [31] et si celle-ci ne suffit pas, ce qui est rare, une ostéotomie tubérositaire. Meek et al. ont montré que le *snip* oblique, plus facile à faire et à réparer que l'ostéotomie tubérositaire, n'altère pas le résultat [60].

Engh et Mac Auley ont proposé dans les raideurs avec désaxations en varus une ostéotomie de l'épicondyle médial qui permet d'accéder aisément au point d'angle postéromédial et de mobiliser le tibia en valgus et rotation externe. Le valgus permet d'éverser facilement la rotule sans relâcher l'appareil d'extension [20]. Nous n'avons pas l'expérience.

Sharkey et al. [76] ont proposé dans les reprises d'arthroplastie totale une « ténolyse extensive de l'appareil d'extension ». Elle comporte une dissection sous-cutanée exposant toute la largeur du tendon quadricipital et de la rotule, une synovectomie antérieure, la libération des adhérences du ligament rotulien et l'excision du ligament adipeux jusqu'au pôle supérieur de la tubérosité tibiale, la libération (en extension) des adhérences situées dans la gouttière latérale. Elle ne procure pas toujours une exposition suffisante, notamment dans les reprises pour raideur.

Une avulsion du ligament rotulien nécessite sa réinsertion (à l'aide d'ancres), protégée par un cerclage patellofémoral et éventuellement une plastie de renforcement. La rééducation postopératoire doit être limitée, ce qui réduit les chances de succès de l'intervention.

Arthrolyse

Elle consiste à rétablir, autour de la prothèse dont la pièce fémorale et l'embase tibiale sont conservées, les plans de glissement physiologiques puis à exciser le tissu fibreux.

Les adhérences situées dans le cul-de-sac sous-quadricipital, les gouttières latérocondyliennes sont libérées. L'ablation d'un plateau tibial modulaire permet d'accéder aux coques condyliennes. Le plan de glissement entre la capsule postérieure et la partie haute des condyles fémoraux est rétabli, ce qui permet d'exciser d'éventuels ostéophytes laissés en place au dessus des condyles prothétiques et d'améliorer ainsi la flexion.

Une synoviale épaisse et dense doit être excisée jusqu'à retrouver si possible des parties molles souples.

La section de l'aileron rotulien latéral à 2 cm du bord de la rotule, préservant si possible l'artère géniculaire supérolatérale est pratiquée, à des fins d'exposition et/ou d'amélioration de la flexion.

La tension d'un LCP conservé est appréciée par la mise en place d'un plateau d'essai d'épaisseur identique à celui du plateau retiré. S'il est trop tendu en flexion (ce qui se traduit par une limitation de la flexion avec recul excessif du fémur et soulèvement antérieur du plateau d'essai), le LCP sera libéré à la demande [23,71], au niveau du tibia ou du fémur. Le risque est de créer une laxité postérieure. Pour certains, la capsule postérieure épaissie suffit à s'y opposer, sous réserve d'un positionnement satisfaisant des pièces [55]. Ceci explique que dans une série de 21 prothèses bilatérales avec désinsertion du LCP d'un seul côté, Worland et al. n'aient pas trouvé de différence entre la laxité des deux côtés, mesurée à l'arthromètre KT-1000 [92]. Néanmoins, il paraît plus logique en cas de fragilisation excessive du LCP, de remplacer le plateau tibial par un plateau ultracongruent, ce que certains systèmes prothétiques autorisent [47].

En cas de flexum, il est possible de désinsérer les coques condyliennes et éventuellement les jumeaux de leur attache fémorale et/ou de pratiquer une capsulotomie postérieure à hauteur de l'embase tibiale. Deux incisions verticales au niveau des points d'angles postérieurs sont également utiles. Elles permettent de désolidariser les coques condyliennes des plans capsuloligamentaires collatéraux.

La rotation des pièces, mesurée sur la tomoden-sitométrie préopératoire, est vérifiée. La forme et la hauteur des espaces en extension et en flexion est appréciée à l'aide de plateaux tibiaux d'essai :

- un espace asymétrique fait craindre une erreur de rotation fémorale ou une asymétrie de tension des parties molles (distension et/ou rétraction) ;
- une nette différence de hauteur des deux espaces fait craindre un mauvais résultat car le plateau choisi ne peut convenir aux deux espaces. Il faut se souvenir que les libérations des parties molles ouvrent plus l'espace en flexion que l'espace en extension et que par conséquent, c'est l'espace en flexion qui risque d'être le plus grand à l'issue de l'arthrolyse (risque de laxité en flexion). Si les parties molles restent trop tendues à la fois en extension et en flexion, il est tentant de choisir un plateau moins épais que celui qui a été enlevé pour détendre globalement les parties molles mais il faut y renoncer si ce choix entraîne un recurvatum et/ou une laxité en flexion inacceptables (ce qui signifie que la rétraction des parties molles est plus importante au niveau d'un espace que de l'autre). Il n'est pas toujours possible en outre d'utiliser un plateau moins épais, que le plateau en place soit déjà le moins épais de la gamme ou que l'on ne veuille pas, par principe [42], utiliser un plateau de moins de 10 mm d'épaisseur (auquel cas le plateau en place doit avoir une épaisseur d'au moins 12 mm).

Une rotule resurfacée trop épaisse peut être amincie (2 cas dans la série du symposium de la Sofcot) mais le changement de la pièce rotulienne peut être difficile et son résultat est incertain (risque de descellement). Une rotule non resurfacée le sera afin de ne pas laisser persister une cause de douleur, source de difficultés de rééducation et de raideur itérative.

Une rétraction du quadriceps peut nécessiter un exceptionnel abaissement du quadriceps (3 cas dans la série de Tirveilliot [85]). D'autres techniques moins invasives mais aussi moins efficaces ont été proposées :

- l'excision d'un ligament adipeux cicatriciel et rétracté [61] ;
- des petites incisions étagées (*piecrust quadricepsplasty*) du tendon terminal du quadriceps combinées à une mobilisation en flexion [15,61] ;
- une fermeture décalée d'une ténotomie oblique (« snip oblique ») du tendon du droit antérieur [81] de manière à allonger un peu l'appareil d'extension.

L'arthrotomie sera refermée le genou fléchi, encore que l'efficacité de la fermeture en flexion ne soit pas prouvée. Elle serait bénéfique pour les uns [19] mais sans effet pour d'autres [59].

Le genou refermé, il faut obtenir une bonne mobilité par le seul effet de la pesanteur. Cette mobilité est un bon indicateur de la mobilité qui sera obtenue à l'issue de la rééducation. Lorsque l'on ne parvient pas à obtenir une mobilité satisfaisante, il faut renoncer à l'arthrolyse et changer tout ou partie de la prothèse, en corrigeant les erreurs qui semblaient au départ acceptables. Il faut donc s'y être préparé.

Résultats (tableau 2)

Maloney a recommandé l'arthrolyse chirurgicale au-delà de six mois dans les raideurs sans malposition. Elle permettrait « d'obtenir souvent 90 à 100° de flexion » mais cette affirmation ne repose pas sur une série documentée [55]. Christensen et al. la recommandent également dans les raideurs anciennes en l'absence de malposition prothétique [11].

Cependant, il existe peu de véritables séries publiées.

Dans la série du symposium de la Sofcot [49], 15 arthrolyses chirurgicales ont été pratiquées en moyenne 15 mois après l'arthroplastie, 2 fois avec un changement du plateau tibial et de la prothèse rotulienne (tableaux 1 à 4). Le gain de flexion moyen a été de 20° et le gain d'extension moyen de 18°. Néanmoins, les résultats ont été inconstants : la flexion a été améliorée dans 11 cas mais elle est restée inférieure à 90° dans 5 cas (l'un d'eux a fait l'objet d'un autre traitement).

Babis et al. [2] ont rapporté des résultats défavorables de cette technique dans une série de 7 cas sans malposition. Le plateau tibial a été remplacé par un plateau moins épais (de 2,5 mm en moyenne), sauf dans un cas. Malgré une mobilité peropératoire satisfaisante et une rééducation postopératoire précoce et prolongée, les résultats ont été médiocres : 2 reprises ont été nécessaires (1 infection, 1 descellement tibial et fémoral), 4 genoux étaient très douloureux et le gain de mobilité moyen a été de 20° seulement. Seul le flexum a été franchement amélioré. Il n'existait pas de différence de résultats entre les prothèses conservant ou sacrifiant le LCP.

Dans la série de changements isolés du plateau tibial de Engh et al., le résultat du seul cas repris pour raideur a été mauvais [21].

La série de Tirveilliot et al. comporte 10 arthrolyses dont 7 intra-articulaires et 3 avec abaissement du quadriceps [85]. Elles ont été pratiquées à en moyenne 97 semaines, soit à près de 2 ans. Le gain moyen de flexion était de 36° (55 à 91°). Le flessum a été aggravé de 3,5° (de 3,5° à 7°). Les auteurs considèrent qu'ils n'ont obtenu que cinq véritables succès, définis par une flexion d'au moins 90° et un flexum de 5° au plus.

Les résultats de ces séries sont donc inconstants. Ceux de séries, dans l'ensemble plus récentes, semblent meilleurs et ont un point commun : l'absence de toute malposition prothétique.

Keeney et al. [42] ont rapporté de bons résultats d'une série de 12 arthrolyses de prothèses conservant le LCP, pratiquées à 18 mois en moyenne pour des raideurs d'importance moyenne (arc de mobilité de plus de 70° et flexum de moins de 15°). Le LCP a été libéré à la demande dans tous les cas et un plateau ultracongruent (moins épais) a été utilisé chaque fois qu'il en existait un dans la gamme prothétique. La rotule a été resurfacée lorsqu'elle ne l'était pas (6 cas). Le gain moyen d'arc de mobilité était de 25,7° (5 à 50°), la douleur nettement soulagée et les patients étaient satisfaits.

La série d'Hutchinson et al. [36] est comparable à la précédente : 13 arthrolyses de prothèses à conservation du LCP pratiquées à 13,6 mois en moyenne. Le LCP a été libéré et la rotule resurfacée lorqu'elle ne l'était pas (5 cas). Les raideurs étaient un peu plus sévères que dans la série précédente. Le gain moyen d'arc de mobilité était de 41° (10 à 70°) et le flexum a été pratiquement totalement supprimé. Une nouvelle arthrolyse a été nécessaire à deux ans dans un cas.

La série de Mont et al. [61] comporte 18 arthrolyses pratiquées à 31 mois en moyenne (7 à 114 mois) et suivies d'un protocole de rééducation très intense utilisant des orthèses articulées spécifiques pour l'extension et la flexion. 6 mobilisations sous anesthésie ont été nécessaires. L'arc de mobilité a été amélioré 17 fois, de 31° en moyenne (0 à 60°). Dix des 12 flessum ont été améliorés. Tous les patients se trouvaient améliorés mais les 2/3 seulement avaient des scores genou et fonction bons ou excellents.

Les mauvais résultats (figures 1 et 2), pourraient s'expliquer par :

- des difficultés de libération dues à la présence des pièces;
- une récidive de la fibrose intra-articulaire;
- la méconnaissance d'erreurs techniques, notamment rotationnelles (figure 3).

L'absence de malposition pourrait être la clé de l'indication. La possibilité de libérer un LCP conservé lors de la mise en place de la prothèse serait un autre facteur favorable. Il est plus difficile d'apprécier l'efficacité d'un resurfacement secondaire ou d'une diminution de l'épaisseur d'une rotule déjà resurfacée. La qualité de la rééducation postopératoire est déterminante pour certains [61].

Arthrolyse arthroscopique

[3,7,10,12,17,39,58,74,84,85,88,90]

Plus récente, l'arthrolyse arthroscopique consiste à libérer les adhérences intra-articulaires sous contrôle arthroscopique, en mobilisant le genou au fur et à mesure pour apprécier le gain obtenu. Les publications se sont multipliées.

Technique

Une importante expérience est nécessaire en raison des difficultés techniques (libération d'adhérences serrées, effet miroir de la pièce fémorale) et des risques de rayure des pièces [67] et de rupture du matériel d'arthroscopie.

Le relâchement musculaire doit être parfait, un garrot est installé mais ne sera pas toujours gonflé d'emblée, le genou doit être facilement mobilisable (pas d'étau, table ordinaire), pompe et instruments tranchants et motorisés sont indispensables.

Les portes d'arthroscopie sont pour Djian et al. les portes classiques inféro-interne et externe, avec des portes accessoires supéro-interne et externe en cas de problème fémoropatellaire [17]. Court et al. recommandent au contraire de n'utiliser que deux voies susrotuliennes et de ne recourir aux portes inférieures qu'en cas de flexum [12].

Les prélèvements bactériologiques et de synoviale sont systématiques.

La technique n'est pas univoque. Elle consiste le plus souvent à libérer le cul-de-sac sous-quadricipital puis les rampes condyliennes jusqu'à l'interligne fémorotibial. Il faut ensuite libérer les rampes condyliennes d'avant en arrière et éventuellement un LCP un peu trop tendu [74,90]. Enfin, l'aileron rotulien externe et parfois l'interne sont sectionnés, en sous-cutané, à 2 cm de la rotule.

Court et al. [12] conseillent :

- de sectionner les ailerons rotuliens avant de libérer les rampes condyliennes afin de réduire le risque de désinsertion des ligaments collatéraux;
- et en cas de flexum, de libérer l'échancrure intercondylienne à partir de deux voies inférieures.

Scranton, dans une série de 30 raideurs sur prothèse à conservation du LCP, a décrit deux techniques, l'une arthroscopique (10 cas) et l'autre qui est une véritable « arthrolyse mini-invasive » (4 cas), intermédiaire entre l'arthrolyse arthroscopique et l'arthrolyse chirurgicale [74] :

- la mobilisation sous contrôle arthroscopique (10 cas) comporte la libération au shaver du cul-de-sac, des deux gouttières et de l'échancrure, puis la désinsertion fémorale du LCP au bistouri électrique;
- la mobilisation avec arthrolyse percutanée (4 cas) s'adresse aux raideurs très serrées rendant impossible l'introduction de l'arthroscope, aux raideurs avec une importante induration des parties molles, ou avec une flexion de moins de 60°. L'aileron rotulien externe est sectionné en sous-cutané à partir d'une voie inféro-externe de 1 cm, à l'aide de ciseaux ouverts. Le cul-de-sac est libéré à partir d'une voie supéro-externe de 1 cm selon la même technique. La rampe condylienne interne est libérée à partir d'une voie inféro-interne de 1 cm, à l'aide de ciseaux fermés. Le LCP, enfin, est libéré au bistouri à lame de 11 à partir de la voie inféro-externe agrandie en mini-arthrotomie sur 2 ou 3 cm.

Il existe donc tous les intermédiaires entre la mobilisation sous anesthésie, l'arthrolyse arthroscopique, l'arthrolyse mini-invasive et l'arthrolyse chirurgicale. La technique, en fait, doit être adaptée aux gains de mobilité obtenus après chaque temps.

Bien que peu invasives, les techniques arthroscopiques exposent à l'infection et à l'hématome. Une antibiothérapie prophylactique est indispensable. Une électrocoagulation est recommandée. Un draînage est nécessaire.

Résultats (tableau 3)

Les premières séries sont nord-américaines mais certaines comportent des arthroscopies pour d'autres raisons qu'une raideur [7,39,58,84,88]. Plusieurs séries françaises ont été rapportées récemment.

Dans la série du symposium de la Sofcot [49], 12 arthrolyses arthroscopiques ont été pratiquées en moyenne 8 mois après la prothèse. La flexion a été améliorée dans 8 cas mais la flexion est restée inférieure à 90° dans 5 cas, 4 fois avec des douleurs importantes et dans un cas, un nouveau traitement a été nécessaire. Le gain moyen de flexion et d'extension ont été de 17° et 16° respectivement.

Court et al. [12] ont rapporté les résultats cette technique dans 4 raideurs à 6 mois en moyenne (2,5 à 12 mois) de la prothèse. La flexion moyenne était de 65° (60 à 80°) et de 93° (75 à 110°) au plus long recul de 20 mois (8 à 36 mois). Le gain de flexion moyen a été de 45 % (25 à 83 %). Deux flexum ont été améliorés (l'un de 30 à 10° et l'autre de 10 à 0°). Pour les auteurs, la section des deux ailerons est nécessaire et le gain de mobilité est obtenu après libération des deux gouttières. Ils recommandent un délai de 3 à 6 mois après la prothèse.

Djian et al. [17] ont utilisé l'arthroscopie dans 6 cas, à 13 mois en moyenne de la prothèse (de 6 mois à 6 ans). La flexion moyenne était de 70° (50 à 80°) avant l'arthroscopie et de 97,5° (90 à 105°) au plus long recul. Le gain de flexion moyen a donc été de 27° (0 à 50°). Le flessum préopératoire moyen était de 9° (0 à 20°) et au plus long recul (6 à 96 mois) de 2,5° (0 à 10°). Le gain d'extension moyen a donc été de 6,5° (0 à 20°).

Tirveilliot et al. [85] ont rapporté 18 nouveaux cas, avec un gain moyen de flexion de 33,5° (de 55,5 à 98,5°) et un gain d'extension de 2,7° (de 6,7 à 2°).

Fait marquant, le taux de complications est très faible dans toutes les séries. Les résultats sont d'autant plus satisfaisants que l'arthrolyse est pratiquée plus précocement [3,12,16,85]. La plupart recommande de la faire avant 6 mois [3,12,85]. Au-delà, le tissu fibreux s'organise et devient de plus en plus résistant. Diduch et al., qui proposent une arthrolyse arthroscopique suivie de mobilisation, considèrent que l'arthroscopie permet de rompre les adhérences trop serrées pour une simple mobilisation. Ces adhérences libérées, la mobilisation associée à l'arthroscopie peut agir sur les adhérences les moins serrées [16]. Cette hypothèse est confirmée par Tirveilliot et al., qui ont montré que, pratiquée entre 8 semaines et 6 mois, l'artholyse arthroscopique procure le même gain de mobilité que la mobilisation sous anesthésie avant 8 semaines [85]. Néanmoins, certains ont obtenu de bons résultats tardivement : Djian et al. à 1 et même 2 ans [16], de même que Teng et al. à 13 mois en moyenne [84].

D'importantes douleurs associées à la raideur seraient défavorables [12]. La série de 7 cas de Bocell et al. [7] est à cet égard démonstrative. Deux arthrodèses ont été nécessaires en raison d'une raideur et de douleurs persistantes, cinq patients ont récupéré une meilleure mobilité mais deux devaient être repris par arthrodèse en raison d'un enraidissement itératif et de douleurs persistantes et un autre avait conservé son gain de mobilité mais était limité par des douleurs. Les nombreux échecs de cette série déjà ancienne s'expliquent sans doute en partie par une méconnaissance d'erreurs techniques à l'origine des douleurs et de la raideur.

Il faut mettre à part la libération isolée d'un LCP trop tendu, sans autre erreur technique. Williams et al. en ont rapporté 10 cas. À 29 mois en moyenne (10 à 62 mois) de la prothèse, les patients présentaient tous des douleurs et une flexion limitée (73,9° avec des extrêmes de 40 et 110°) témoignant d'un espace en flexion trop serré. Le gain de flexion moyen a été de 30,5° (10 à 50°) et le score douleur moyen est passé de 33,5 à 42 points. Deux reprises par changement de prothèse ont été nécessaires, l'un en raison d'une instabilité sans laxité évidente et l'autre en raison de douleurs persistantes [90]. La particularité de cette série est une bonne récupération de mobilité à plus d'un an de la prothèse, ce qui suppose que l'excès de tension du LCP puisse être, aussi tardivement, la seule cause de la raideur.

Indications

L'arthrolyse arthroscopique est moins invasive que l'arthrolyse chirurgicale et facilite la rééducation postopératoire mais elle procure une exposition plus limitée. Elle comporte à des degrés divers une arthrolyse arthroscopique, une arthrolyse percutanée et une mobilisation sous anesthésie.

La libération des adhérences sans contrôle visuel nécessite dans tous les cas une grande prudence. Il n'est pas possible de retirer le plateau tibial. L'accès aux coques condyliennes est impossible, ce qui rend cette technique inadaptée en cas de flexum important. Indépendamment de tout flexum, le tissu fibreux situé à la partie postérieure de l'articulation ne peut être excisé, ce qui fait craindre qu'une partie du gain de flexion ne soit due à un effet de came (baîllement postérieur sans glissement des surfaces articulaires). Une raideur trop importante est une limite de la technique, en raison de sa difficulté et du risque de rayure des pièces [74,85]. En cas de nécessité, il est possible de passer à une intervention à ciel ouvert.

Les résultats de l'arthrolyse arthroscopique sont néanmoins encourageants. Les échecs publiés sont surtout le fait des premières publications et reflètent probablement une technique imparfaite ou surtout de mauvaises indications. Court et al. avaient recensé 37 cas d'arthrolyse arthroscopique (en excluant les 10 cas de Williams et al.) publiés en 15 ans (entre 1982 et 1997). La plus grande série ne comportait que 13 cas [3]. 47 nouveaux cas ont été rapportés [17,49,84,85]. Les résultats des séries plus récentes sont plus favorables (tableau 3).

Les conclusions de Court et al. ont le mérite de la logique et s'accordent des conclusions des séries les plus récentes : l'arthrolyse arthroscopique paraît indiquée dans les raideurs sans douleur associée, entre 3 et 6 mois après la prothèse [12].

La libération isolée du LCP est réservée à des prothèses conservant ce ligament, lorsqu'il n'existe aucune autre erreur technique. En fait c'est l'arthroscopie qui confirme l'excès de tension du ligament en flexion et c'est la libération immédiate de la flexion avec celle du LCP qui confirme l'absence d'autres causes de raideur. Il semble, et c'est surprenant, que le délai écoulé depuis la prothèse ne diminue pas les chances de succès de cette intervention. En effet, il était de plus d'un an dans tous les cas sauf un et il allait jusqu'à 62 mois dans la série de Williams [90]. Quoi qu'il en soit, on retrouve ici la notion déjà avancée pour l'arthrolyse chirurgicale, que la possibilité de libérer un LCP conservé est un facteur pronostique favorable.

Changement de prothèse

Il s'impose devant une erreur technique évidente (malposition, surdimensionnement...) (figures 3 et 4), ailleurs après échec d'autres techniques (figure 5). Il n'est pas rare, en effet, de retrouver des antécédents de mobilisation sous anesthésie et d'arthrolyse arthroscopique ou chirurgicale chez les patients traités par changement.

Technique

Il s'agit toujours d'une intervention difficile. Ses buts sont ceux de toute arthroplastie du genou (alignement satisfaisant dans les trois plans de l'espace, tension équilibrée des parties molles tout au long de la flexion, course rotulienne normale...), avec une particulière attention pour la mobilité.

Exposition

Elle pose les mêmes problèmes que pour une arthrolyse chirurgicale. La prothèse devant être changée, il est possible en cas de plateau tibial monobloc (et des prothèses à plateau rotatoire possédant un volumineux plot central) de sectionner à la scie oscillante la quille du plateau en polyéthylène pour faciliter l'exposition. La crainte d'une avulsion du tendon rotulien fait

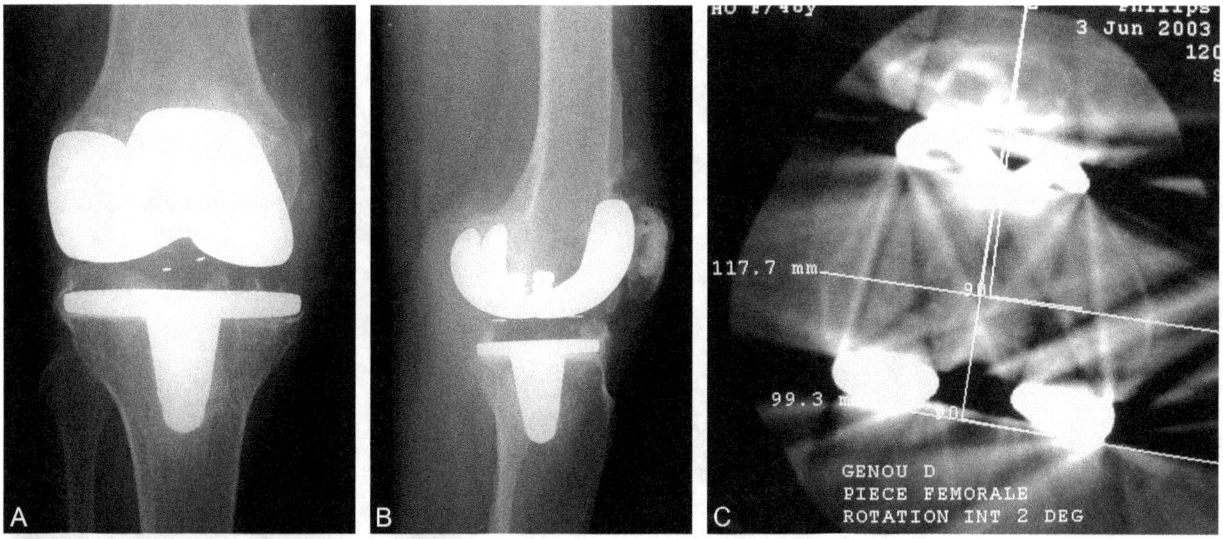

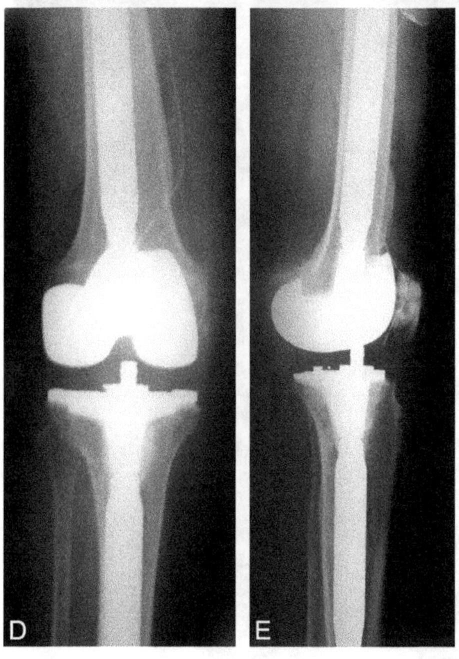

Figure 4. A, B (face et profil). Douleurs et raideur (0.5.65), 11 ans après une arthroplastie totale sans ciment à plateau mobile rotatoire pour arthrite rhumatoïde. Noter la présence d'ossifications périarticulaires. C (tomodensitométrie). La tomodensitométrie montre une rotation fémorale interne très modérée (2°) et une subluxation latérale de la rotule à 15° de flexion. D, E. (face et profil). Changement de prothèse. À 1 an : indolence, mobilité améliorée (0.0.95).

volontiers pratiquer ici aussi une ténotomie oblique du tendon du droit antérieur (« snip oblique ») ou une ostéotomie tubérositaire. Certains préfèrent l'incision en V inversé du quadriceps avec bascule vers le bas de la rotule (8 des 14 cas de la série de Nicholls et al. [64]) mais elle dévitalise la rotule. Le choix entre ces techniques est affaire d'école. Cependant, en cas de rotule basse et/ou de difficultés prévisibles d'extraction de la quille tibiale (longue tige cimentée, quille sans ciment ostéo-intégrée), l'ostéotomie tubérositaire est la technique la mieux adaptée.

Ablation des pièces

L'ablation de pièces bien fixées, surtout non cimentées, expose à des dégâts osseux (figure 3). Nous n'insisterons pas sur les techniques d'ablation des prothèses qui ne sont pas l'objet de cette conférence et sont largement décrites dans la littérature. La règle est de ne pas créer une perte de substance osseuse qui puisse compliquer l'implantation de la nouvelle prothèse. Il faut passer au plus près des pièces prothétiques avec une scie oscillante, des ciseaux minces, une scie de

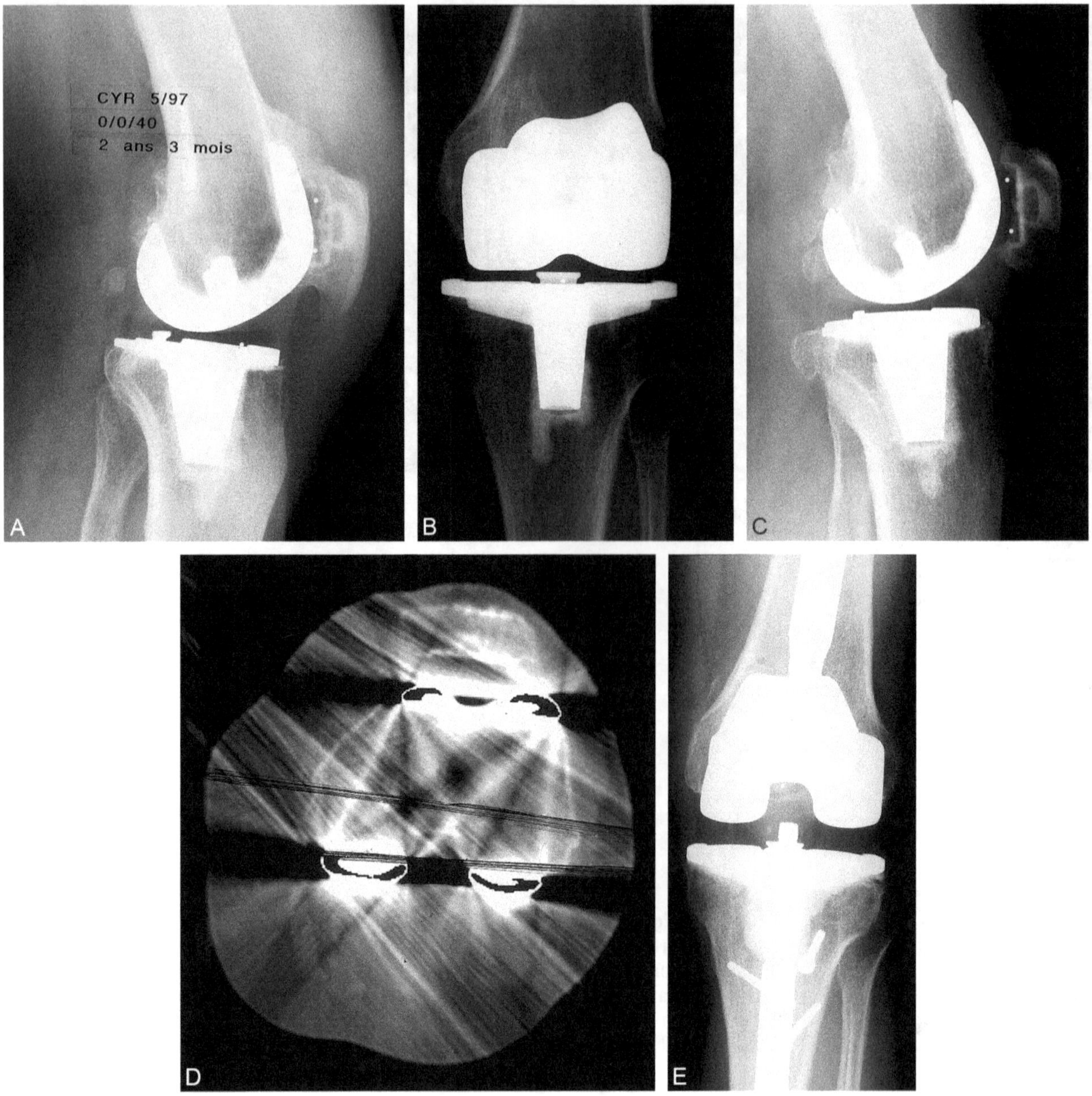

Figure 5. A (profil). Douleur permanenteet raideur (0.0.40) après prothèse à conservation du LCP pour arthrose sur genu varum. Noter les ossifications antérieures et à un moindre degré postérieures. B, C (face et profil). Arthrolyse avec changement du plateau tibial à 28 mois : indolence, mobilité : 0.0.90. Noter les ossifications postérieures laissées à tort en place. D (tomodensitométrie). Deux ans après l'arthrolyse : réapparition des douleurs et de la raideur (0.0.60) après une chute. La tomodensitométrie révèle une rotation fémorale interne méconnue jusque-là. E (face). Changement de prothèse à 2 ans de l'arthrolyse. Confirmation peropératoire de la rotation fémorale interne et découverte d'une incongruence fémorotibiale (pièce tibiale plus en rotation interne que la pièce fémorale) ; à 3 ans du changement : indolence, mobilité satisfaisante (0.0.100).

Gigli... sur la plus grande surface possible, ce qui est difficile en présence d'ailerons ou de plots métalliques. Les manœuvres de levier doivent être proscrites. Les manœuvres d'impaction ne doivent être faites lorsque l'interface de fixation a été rompu sur la majeure partie de son étendue, faute de quoi on peut enlever une grande quantité d'os avec la prothèse. La technique qui consiste à introduire des ciseaux les uns sur les autres entre la prothèse et le ciment ou l'os suppose un os solide.

Arthrolyse

Une arthrolyse, dont la technique est identique à celle que nous avons décrite, est nécessaire. Elle est facilitée par l'ablation des pièces qui procure une large exposition. Un LCP conservé est systématiquement sacrifié.

Réimplantation

La nouvelle prothèse devant corriger les défauts de la précédente, ceux-ci doivent donc être identifiés avant l'intervention et être confirmés au cours de celle-ci, notamment les erreurs de rotation, une asymétrie ou une différence de hauteur des espaces en flexion et en extension.

L'intervention obéit aux règles communes à tous les changements de prothèse, qui ne peuvent être détaillées ici. Il faut prêter une attention toute particulière à la tension des parties molles. La règle est d'obtenir deux espaces quadrangulaires égaux. Il faut se souvenir que la coupe tibiale participe aux deux espaces alors que la coupe fémorale distale ne participe qu'à l'espace en extension et la coupe postérieure à l'espace en flexion. Pour cette raison, il est préférable de commencer par le tibia et de régler ensuite les encombrements en flexion et en extension. Les entretoises (*spacers*) ou des pièces d'essai permettent d'apprécier la taille des deux espaces, en sachant qu'en cas de doute, il vaut mieux des espaces un peu trop lâches qu'un peu trop serrés. Certains recherchent même un recurvatum de 5° [68], qui nous paraît critiquable.

La rétraction des parties molles peut nécessiter une résection osseuse supplémentaire afin de libérer de l'espace pour les pièces prothétiques. Une pièce fémorale plus petite détend les parties molles en flexion seulement. Un plateau tibial moins épais les détend en extension et en flexion. Les pièces seront donc de taille identique aux précédentes ou plus petites.

Le flexum est fréquent et doit être corrigé au cours de l'intervention. Lorsque la libération des parties molles postérieures est insuffisante, une résection fémorale distale supplémentaire permet de corriger le flexum, en sachant qu'une résection fémorale supplémentaire d'un millimètre augmente l'extension de 4° [77]. Toutefois, elle élève l'interligne articulaire, crée une rotule basse et entraîne une détente des ligaments collatéraux en flexion moyenne. Une élévation modérée, jusqu'à 10 mm pour Figgie et al. [25], a peu de conséquences néfastes pour les prothèses postérostabilisées, et elle est préférable à une extension incomplète, habituellement suivie de récidive du flexum [20]. La distance entre le pôle inférieur de la prothèse rotulienne et l'interligne doit être d'au moins 1 cm [24]. On peut aussi utiliser une pièce fémorale plus grande, qui permet en effet de stabiliser l'espace en flexion avec un plateau tibial moins épais et donc de réduire le flexum d'autant. Ce choix suppose l'absence de débord prothétique et par conséquent une épiphyse assez large.

Une rotule basse est souvent considérée comme une cause de douleur antérieure et de raideur. Lorsqu'elle est due à une résection fémorale distale excessive compensée par un plateau tibial épais (fausse rotule basse), elle peut être corrigée par des cales ou greffes fémorales distales et un plateau tibial moins épais (et par conséquent une prothèse fémorale plus grande pour stabiliser l'espace en flexion) [64]. Il est beaucoup plus difficile de faire face à une rétraction du ligament rotulien (vraie rotule basse). L'allongement du ligament rotulien [25], l'ostéotomie avec ascension de la tubérosité tibiale n'ont pas fait la preuve de leur efficacité et n'autorisent pas une rééducation postopératoire intense. Une implantation plus haute de la prothèse rotulienne peut retarder le conflit avec le pivot tibial.

La fixation des nouvelles pièces nécessite très fréquemment des tiges centromédullaires (figures 3, 4 et 5).

Lorsqu'une libération extensive des parties molles et notamment de ligaments collatéraux rétractés a été nécessaire, une contrainte prothétique plus importante peut être nécessaire (prothèse postérostabilisée contrainte en varus/valgus).

L'arthrotomie sera refermée (autant que possible) le genou fléchi.

Résultats (tableau 4)

La série la plus ancienne est celle de Nicholls et Dorr qui a longtemps fait référence [64]. Elle comporte 13 raideurs sévères : 4 flessum de plus de 20° et 9 limitations de l'arc de mobilité (inférieur à 45°). Tous les patients se plaignaient de douleurs. Une malposition (recurvatum ou varus tibial de plus de 5° surtout) ou plus rarement un descellement a été identifié 8 fois. Huit résultats ont été jugés moyens ou mauvais selon le score HSS (*hospital for special surgery*). Les quatre patients présentant un flessum ont été nettement améliorés : leur flessum est passé de 32° (25 à 45°) à 7° (5 à 15°). L'amélioration de l'arc de mobilité des neuf autres a été plus modeste : il est passé de 18° (10 à 30°) à 44° (20 à 110°), avec trois patients non améliorés. Néanmoins, 11 patients étaient satisfaits car ils étaient soulagés de leurs douleurs. Certains facteurs pronostiques favorables ont été identifiés : l'étiologie arthrosique et l'identification d'une malposition. L'étiologie rhumatismale et l'existence d'une rotule basse étaient au contraire de mauvais pronostic.

Dans la série de 25 changements du symposium de la Sofcot [37], pratiqués trois ans en moyenne après l'arthroplastie, la flexion a été améliorée 20 fois mais elle est restée inférieure à 90° 10 fois. Un seul patient a été réopéré pour raideur. Le gain de flexion moyen a été de 35°, avec une flexion moyenne de 83°, comparable à celles des arthrolyses, mais elle a été obtenue à partir de raideurs plus importantes et plus anciennes. Le changement, en outre, a fait régresser le flexum (de 10° au plus après le changement) et le score douleur a été nettement amélioré (de 14 points à 33 points en moyenne).

Bonnin et al. ont rapporté les résultats de 11 changements pour raideur [8]. L'arc de mobilité moyen était de 37° (20 à 60°), sans flexum important (5,5° en moyenne, avec des extrêmes de 0 et 15°). Tous les patients se plaignaient de douleurs. Le gain de mobilité moyen a été de 41°, avec un arc de mobilité final de 72,5°±40° et les douleurs ont été nettement améliorées (39 points ± 13).

Christensen et al. ont obtenu des résultats similaires dans une série de 11 changements de prothèses raides (arc de mobilité de moins de 70°) et douloureuses, pratiqués à 19,6 mois en moyenne de la première prothèse (6 à 48 mois). Il existait des erreurs techniques, un descellement ou des ossifications dans 8 cas. Trois mobilisations complémentaires ont été nécessaires. L'arc de mobilité moyen est passé de 39,7° (0 à 70°) avant la reprise à 83,2° (30 à 120°) après celle-ci et le flexum de 11,8° à 2,5°. La mobilité n'a été améliorée que dans 8 cas sur 11 et 2 patients seulement ont obtenu plus de 100° de flexion. Le score douleur, de 4,5 points avant le changement, était de 44,1 après celui-ci. Le type de la prothèse reprise, conservant ou sacrifiant le LCP, était sans influence sur le gain de mobilité [11].

Haidukewych et al. [33] se sont montrés moyennement satisfaits de cette technique dans une série de 16 prothèses changées à 24 mois en moyenne (3 à 42), souvent après échec d'autres interventions mobilisatrices. Il existait des erreurs techniques dans 11 cas. Les deux pièces ont été changées 11 fois et une seule 5 fois. L'arc de mobilité moyen est passé de 40,2° (10 à 60°) à 73,2° (10 à 115°), le flexum de 22,5° (0 à 70°) à 8° (0 à 35°). Trois mobilisations et un nouveau changement pour raideur ont été nécessaires. L'amélioration de l'arc de mobilité, des scores genou et fonction et du degré de satisfaction des patients étaient modestes.

Keeney et al. [42] ont également rapporté des résultats moyens dans une série de 11 cas, avec des gains de 17,1° d'arc de mobilité et de 12,7° de flessum mais peu ou pas d'amélioration des scores genou et fonction.

La série de Kim [44] et al. est la plus importante (56 cas). Tous les paramètres ont été significativement améliorés par le changement : scores genou et fonction, douleur, flexion (de 65,8° à 85,4° en moyenne), flexum (11,3 à 3,2° en moyenne) et arc de mobilité (54,6 à 82,2° en moyenne).

Ries et Baladamente ont décrit une technique de changement partiel [49]. Elle comporte le sacrifice d'un LCP conservé, le remplacement de la prothèse fémorale par une prothèse postérostabilisée, éventuellement plus petite de manière à augmenter l'espace en flexion et la mise en place d'un plateau tibial procurant 5° d'hyperextension et une flexion complète sans luxation postérieure du tibia. Cette intervention est une arthrolyse avec changement partiel de prothèse (pièce fémorale et plateau tibial) qui augmente les deux espaces mais surtout l'espace fémorotibial en flexion. Elle suppose l'absence d'erreur de rotation de la prothèse précédente, qui nécessiterait le changement des deux pièces. La série ne comporte que six changements dont un bilatéral, pratiqués à 20,3 mois en moyenne (12 à 45). L'arc de mobilité moyen est passé de 36° (20 à 70°) avant la reprise à 86° (70 à 110°) après celle-ci. Comme dans la série de la Sofcot, le changement a fait disparaître le flexum préopératoire (de 22° en moyenne, avec des extrêmes de 10 et 30°) et soulagé les patients d'une bonne partie de leurs douleurs.

Le nombre de cas est faible dans chaque série. Une seule série monocentrique dépasse 20 cas [44]. Les résultats, comme ceux de l'arthrolyse, sont inconsants. Schématiquement :

- la flexion a été améliorée de façon variable et souvent peu spectaculaire. Le gain de flexion obtenu est variable, compris entre 17 et 50°, et la flexion moyenne finale est inférieure à 90°. Ces changements de prothèse obéissent à l'évidence à la règle selon laquelle la mobilité finale d'un genou prothétique dépend avant tout de la mobilité préopératoire;
- le flexum disparaît ou presque dans la grande majorité des cas;
- de nombreux patients sont soulagés de leurs douleurs, ce qui est considéré par les patients comme un bénéfice important de l'intervention;
- tous les patients ne sont pas améliorés et il faut les en informer avant l'intervention. Les chances de succès sont d'autant meilleures qu'il existe des erreurs techniques, un descellement ou des ossifications permettant d'expliquer la raideur.

Rééducation postopératoire

Une rééducation postopératoire précoce, intense et prolongée est nécessaire, en luttant contre la douleur par tous les moyens, incluant l'analgésie épidurale ou les blocs cruraux, la cryothérapie et l'injection d'un anesthésique local et d'un corticoïde après mobilisation ou arthroscopie [74]. Certains recommandent jusqu'à 3 séances quotidiennes de 2 heures de mobilisation sur arthromoteur [52].

En cas de flexum, une rééducation spécifique est nécessaire (postures en extension, port d'une attelle nocturne en extension, contractions statiques répétées du quadriceps), en sachant que les attelles motorisées ne luttent absolument pas contre le flexum, voire le favorisent. Il est possible de s'y opposer en surélevant le talon.

Des anti-inflammatoires stéroïdiens sont indiqués chez les patients présentant des ossifications pré opératoires.

Si la récupération de la mobilité est difficile, une mobilisation sous anesthésie doit être pratiquée.

Arthrodèse

Elle a été proposée par certains après échec d'arthrolyse, en raison d'un raideur itérative associée à des douleurs invalidantes [7]. On peut penser qu'il existait dans ces cas des erreurs techniques méconnues qui nécessitaient un changement de prothèse. L'arthrodèse est en effet un renoncement. Elle est surtout indiquée en cas d'infection (qui peut participer à la raideur ou compliquer une intervention mobilisatrice), lorsque l'état des parties molles et de l'appareil d'extension ne permet pas d'envisager une réimplantation en deux temps.

Indications

Elles doivent tenir compte de la mobilité du genou avant la première prothèse, en sachant que la mobilité d'une prothèse est directement corrélée à la mobilité préopératoire (que l'on ne connaît malheureusement pas toujours) et elle est très proche de celle obtenue en fin d'intervention (le genou fermé) par le seul effet de la pesanteur [30]. Il est regrettable que l'on dispose rarement de cette dernière donnée, qui a une valeur pronostique et faciliterait les prises de décision devant un genou dont la mobilité paraît insuffisante.

Elles doivent également tenir compte des délais de la récupération de la mobilité après arthroplastie totale :

- elle est acquise à un an [66,79,80], voire 6 mois [30];
- entre 6 mois et 3 ans, elle peut encore progresser un peu, mais seulement de 2,8° (en moyenne) dans l'étude de Ritter [72].

Il ne faut donc pas espérer une amélioration très significative de la mobilité au-delà de 6 à 12 mois malgré la poursuite de la rééducation [30].

Éléments de l'indication

De nombreux éléments interviennent dans la décision :

- l'âge et les comorbidités aggravent les risques généraux et aussi le risque d'échec car ces patients participent moins bien à leur rééducation et peuvent présenter des complications générales postopératoires qui compromettent la rééducation;
- la capacité du patient de participer à une rééducation douloureuse et prolongée est en effet essentielle. Les patients peu motivés ou pusillanimes sont de mauvais candidats;
- l'histoire de la prothèse doit être reconstituée :
  - des antécédents chirurgicaux multiples (ostéosynthèses, ostéotomies...), une importante raideur préexistante à la première prothèse doivent rendre prudent;
  - il est intéressant mais pas toujours possible de connaître la mobilité avant la prothèse compliquée de raideur et celle qui avait été obtenue en fin d'intervention;
  - une suspicion d'algodystrophie est fréquente et il faut éliminer ce diagnostic ou s'assurer qu'elle est éteinte. Elle expose en effet à un échec de toute intervention mobilisatrice;
  - l'échec de tentatives thérapeutiques antérieures (mobilisations sous anesthésie, arthrolyse, voire changement de prothèse) fait également craindre des erreurs techniques;
  - un long délai écoulé depuis l'intervention va de pair avec une fibrose organisée [56] et une rétraction du quadriceps qui limitera encore la flexion une fois le tissu fibreux périprothétique excisé;
- des douleurs s'associent presque toujours à la raideur.

À un stade précoce, une algodystrophie doit être éliminée par tous les moyens et un traitement d'épreuve peut être justifié. La raideur constituée, il faut s'efforcer de trouver l'origine des douleurs (absence de resurfacement rotulien, défaut de fixation ou débord d'une pièce...) en sachant que cette recherche peut être infructueuse;

- l'importance de la raideur est un paramètre essentiel :
  - les chances d'améliorer la mobilité sont d'autant plus grandes que celle-ci est plus limitée (tableau 5). En effet, dans la série du symposium de la Sofcot [49], lorsque la flexion préopératoire était inférieure à 60°, le gain de flexion était de 40° contre 13° lorsqu'elle était supérieure à 60°. Les chances d'amélioration d'une limitation modérée de la flexion sont donc incertaines (figure 2) et il faut en tenir compte dans l'indication et lors de l'information du patient;
  - une raideur très serrée rend difficile voire impossible une arthrolyse arthroscopique;
- le type de la raideur donne une idée des causes de la raideur :
  - une limitation de la flexion sans flexum témoigne d'une imperfection de l'espace en flexion (encombrement prothétique excessif en flexion, excès de tension du LCP);

Tableau 5
Gains de flexion selon l'importance de la raideur préopératoire (symposium de la Sofcot 2000)

	Flexion préopératoire < 60°	Flexion préopératoire > 60°
Mobilisation	+ 53°	+ 20°
Arthrolyse chirugicale	+ 23°	+ 15°
Arthrolyse arthroscopique	+ 28°	+ 5°
Changement	+ 41°	+ 14°

– un flexum sans limitation de la flexion témoigne à l'inverse d'une imperfection de l'espace en extension (coupe fémorale distale insuffisante...) ;
– une limitation de la flexion et de l'extension témoigne d'un excès de tension des parties molles des deux espaces ;

- la mobilité de la rotule aurait également une valeur indicative : une rotule fixée évoque une fibrose articulaire alors qu'une rotule mobile évoque un excès de tension des parties molles sans fibrose [55]. En cas de flexum toutefois, la rotule est fixée et sa mobilité ne peut être appréciée ;
- des erreurs techniques, on l'a vu, incitent au changement de tout ou partie de la prothèse plus qu'à une arthrolyse ;
- un descellement, prouvé par les radiographies et une scintigraphie, impose au moins un changement de la pièce descellée ;
- une infection doit être éliminée avant tout traitement, au besoin par ponction.

Indications

Mobilisation sous anesthésie

Bien qu'il n'y ait pas de consensus, la plupart s'accorde pour mobiliser entre un mois (ou 6 semaines) et deux mois après l'arthroplastie devant une flexion inférieure à 90° qui ne progresse plus et/ou un flessum de plus de 10° qui persiste. Si à 4 ou 6 semaines, le patient a presque atteint cette mobilité et qu'il existe une sensation de résistance élastique en fin de flexion, on peut intensifier la rééducation, renforcer le traitement antalgique, s'aider d'un traitement anti-inflammatoire de courte durée et attendre la fin du 2e mois. Si au contraire, il est loin de l'atteindre ou ne progresse plus, et s'il existe un « arrêt dur » en fin de flexion, la mobilisation sera faite.

On peut aussi mobiliser avant la sortie du patient devant une rééducation difficile, mais avec prudence, en raison du risque de désunion cutanée.

Arthrolyse arthroscopique

Une raideur semi-récente (entre 2 et 6 mois environ) sans douleur associée et sans flexum important semble être la bonne indication, même si de bons résultats ont été obtenus plus tardivement [17,84]. L'arthrolyse peut même être indiquée avant deux mois, lorsqu'une ostéotomie de la tubérosité tibiale associée à la prothèse rend la mobilisation dangereuse [85], ou lorsqu'une mobilisation n'a pas procuré le gain de mobilité escompté [74].

Arthrolyse chirurgicale et changement de prothèse

L'arthrolyse suppose l'absence de malposition et a plus de chances de succès si le LCP a été conservé et/ou si la cause de la raideur est une absence de resurfacement rotulien ou une épaisseur rotulienne excessive. Il est préférable que l'on puisse diminuer l'épaisseur du plateau tibial en place, ce qui n'est pas toujours possible. Le principal risque est l'échec qui fait d'une arthrolyse une intervention inutile et amène à discuter un changement. Si l'on qualifie d'échec une flexion de moins de 90°, ce risque paraît important au vu de certaines séries : 5 sur 10 cas [85], 6 sur 15 cas [49].

Les malpositions fémorotibiales évidentes, les échecs d'interventions mobilisatrices antérieures et notamment d'une arthrolyse incitent au changement. Cependant, un changement de prothèse est une intervention plus lourde et plus risquée qu'une arthrolyse exposant à des difficultés d'extraction de l'ancienne prothèse et de fixation de la nouvelle.

Il est difficile de dire si :

- les raideurs vues tardivement incitent plus ou non au changement qu'à l'arthrolyse. On ne sait pas, en effet, s'il existe un délai au-delà duquel l'arthrolyse est dépassée. Dans la série de la Sofcot [49], le délai moyen des arthrolyses était de 15 mois (contre 3 ans pour les changements). Dans les raideurs anciennes, le caractère serré de la fibrose, une rétraction du quadriceps font craindre de plus grandes difficultés de rééducation mais ce raisonnement s'applique aussi bien aux changements qu'aux arthrolyses ;
- les raideurs les plus sévères incitent plus ou non au changement [42] qu'à l'arthrolyse. Le changement permet une arthrolyse plus complète une fois les pièces retirées. Il est également possible que les raideurs les

plus graves soient plus souvent le fait d'erreurs techniques que le changement permet de corriger. Il ne s'agit néanmoins que d'une hypothèse.

Néanmoins, un changement de prothèse offre, d'une manière générale, plus de possibilités qu'une arthrolyse. Il s'agit le plus souvent d'un changement des deux pièces, nécessaire pour corriger certaines erreurs techniques (erreurs de rotation en particulier, défauts d'axe...) et en cas d'incompatibilité de taille des deux pièces (une fois la pièce défaillante changée) ou d'indisponibilité de la prothèse. Le changement permet :

- d'accéder plus facilement aux parties molles périprothétiques une fois les pièces retirées;
- de modifier à volonté la hauteur de chacun des deux espaces en extension et en flexion, en les adaptant à la rétraction des parties molles dans chacune des deux positions. L'arthrolyse n'offre qu'une seule possibilité : diminuer la hauteur du plateau tibial et donc la hauteur des deux espaces de manière identique;
- de sacrifier délibérément un LCP conservé. On peut le libérer à la demande, voire le sacrifier au cours d'une arthrolyse, mais il vaut mieux disposer d'un plateau ultracongruent ce qui n'est pas toujours le cas;
- d'utiliser un plateau postérostabilisé contraint (PSC) en varus-valgus, après libération extensive des parties molles. Celle-ci, en effet, augmente plus la hauteur de l'espace en flexion que celle de l'espace en extension et expose ainsi à l'instabilité en flexion (espace en flexion plus haut que l'espace en extension). Une instabilité modérée de ce type peut être contrôlée par un plateau PSC. Cette contrainte a été nécessaire dans tous les cas de la série de Nicholls et Dorr [64] et 5 fois sur 11 dans celle de Christensen et al. [11];
- de contrôler les douleurs et le flexum plus constamment que l'arthrolyse, du moins dans les séries publiées.

Une seul travail s'est efforcé de comparer les résultats de l'arthrolyse à ceux des changements de prothèse [42]. Le gain de mobilité et de scores genou et fonction était meilleur dans le groupe des arthrolyses mais il s'agissait de raideurs moins sévères et le nombre de cas était limité dans les deux groupes (12 arthrolyses versus 11 changements). Les auteurs ont conclu à la possibilité de pratiquer une arthrolyse avec de bonnes chances de succès dans des raideurs peu sévères (arc de mobilité de plus de 70°; flessum de moins de 15°), lorsque le LCP avait été conservé (car on peut le libérer) et en l'absence d'erreurs techniques. Il faut donc, devant des erreurs techniques apparemment tolérables et peut-être même systématiquement se préparer aux deux éventualités et décider au cours de l'intervention.

Conclusion

Le traitement des raideurs sur prothèse totale du genou est difficile.

Une infection et une algodystrophie doivent d'abord être éliminées. Avant deux mois (au plus tard trois), une mobilisation sous anesthésie mérite d'être tentée.

Si la raideur persiste ou si le patienst n'est vu qu'au-delà, des erreurs techniques permettant d'expliquer la raideur doivent être recherchées mais cette recherche n'est pas toujours concluante :

- entre 2 et 6 mois, l'arthrolyse arthroscopique est indiquée en l'absence d'erreur technique importante. Dans le cas contraire, elle a peu de chances de succès et il vaut mieux envisager la correction de cette erreur. Celle-ci est d'autant plus probable qu'il existe des douleurs associées à la raideur et c'est sans doute la raison pour laquelle elles sont de mauvais pronostic;
- au-delà de 6 mois, il faut discuter entre arthrolyse chirurgicale et changement de prothèse. Les erreurs techniques incitent au changement, à moins qu'elles ne concernent que la rotule (ce qui est rare). D'importantes douleurs associées font craindre de telles erreurs. Méconnaître la cause des douleurs et faire une arthrolyse expose à la persistance des douleurs et à l'échec de l'arthrolyse. Celle-ci suppose donc que l'on ait formellement éliminé une erreur technique manifeste (avant l'intervention et au cours de celle-ci). L'efficacité des changements de prothèse sur les douleurs s'explique probablement par l'éradication de la cause des douleurs, qu'elle ait été clairement identifiée ou non.

Dans tous les cas :

- une bonne partie du gain de mobilité obtenu durant l'intervention mobilisatrice est perdu dans les suites précoces;
- un programme de rééducation postopératoire intense et prolongé est indiqué, en sachant que le résultat est à peu près acquis à 6 mois [85] :
- il existe un risque de complications et d'échec dont le patient doit être informé;
- la modestie des gains de mobilité laisse à penser que le mécanisme de ces raideurs n'est pas parfaitement compris. Il semble même que certains patients perdent progressivement une partie de ce gain au fil des années qui suivent l'intervention mobilisatrice, ce qui fait à nouveau évoquer un terrain particulier;
- la régression des douleurs associées à la raideur est un des bénéfices les plus importants des divers traitements et tout particulièrement des changements.

Devant toutes ces difficultés, une information spécifique est nécessaire et le traitement doit être adapté à chaque patient.

Références

[1] Anouchi YS, Mc Shane M, Kelly F, Elting J, Stiehl J. Range of motion in total knee replacement. Clin Orthop 1996; 331 : 87–92.

[2] Babis G, Trousdale RT, Pagnano M, Morrey B. Poor outcomes of isolated tibial insert exchange and arthrolysis for the management of stiffness following total keee arthroplasty. J Bone Joint Surg 2001; 83A 10 : 1534–6.

[3] Bae DK, Lee HK, Cho JH. Arthroscopy of symptomatic total knee replacement. Arthroscopy 1995; 6 : 664–71.

[4] Barrack RL, Schrader T, Bertot AJ, Wolfe MW, Myers L. Component rotation and anterior knee pain after total knee arthroplasty. Clin Orthop 2001; 392 : 46–55.

[5] Bellemans J, Banks S, Victor J, Vandenneucker H, Moemans A. Fluoroscopic analysis of the kinematics of deep flexion in total knee arthroplasty. J Bone Joint Surg 2002; 84 B : 50–3.

[6] Berger RA, Crossett LS, Jacobs JJ, Rubash HE. Malrotation causing patellofemoral complications. Clin Orthop 1998; 356 : 144–53.

[7] Bocell JR, Thorpe CD, Tullos HS. Arthroscopic treatment of symptomatic total knee arthroplasty. Clin Orthop 1991; 271 : 125–34.

[8] Bonnin M, Deschamps G, Neyret P, Chambat P. Les changements de prothèses totales de genou non infectées. Rev Chir Orthop 2000; 86 : 604–706.

[9] Border WA, Noble NA. Transforming tissue growth factor beta in tissue fibrosis. N Engl J Med 1994; 331 19 : 1286–92.

[10] Campbell ED. Arthroscopy in total knee replacements. Arthroscopy 1987; 3 : 31–5.

[11] Christensen CP, Crawford JJ, Olin MD, Vail TP. Revision of the stiff total knee arthroplasty. J Arthroplasty 2002; 17 : 409–15.

[12] Court C, Gauliard C, Nordin JY. Modalités techniques de l'arthrolyse arthroscopîque après prothèse totale du genou. Rev Chir Orthop 1999; 85 4 : 404–10.

[13] Daluga D, Lombardi AV, Mallory TH, Vaughn BK. Knee manipulation following total knee arthroplasty. Analysis of prognostic variables. J Arthroplasty 1991; 6(2) : 119–28.

[14] Dennis DA. Évaluation par fluoroscopie de la cinématique du genou après prothèse totale à plateau fixe et mobile. Conférences d'enseignement 2001; Paris : Elsevier 2001. p. 1–18.

[15] Dennis DA. The stiff total knee arthroplasty; causes and cures. Orthopedics 2001; 24 : 901–2.

[16] Diduch DR, Scuderi GR, Scott WN, Insall JN, Kelly MA. The efficacy of arthroscopy following total knee replacement. Arthroscopy 1997; 13(2) : 166–71.

[17] Djian P, Christel P, Witvoet J. Arthrolyse arthroscopique du genou pour raideur après prothèse totale. Rev Chir Orthop 2002; 88 : 163–7.

[18] Edwards E, Miller J, Chan K. The effect of postoperative collateral ligament laxity in total knee arthroplasty. Clin Orthop 1988; 236 : 44–51.

[19] Emerson RH, Ayers C, Higgins LL. Surgical closing in total knee arthroplasty. Clin Orthop 1996; 331 : 74–80.

[20] Engh GA, Mc Auley P. The stiff knee. In : Engh GA, Rorabeck C, editors. Revision total knee arthroplasty. Baltimore : Williams and Wilkins; 1997. p. 241–5.

[21] Engh GA, Koraiewitcz LM, Pereles TR. Clinical results of modular polyethylene insert exchange with retention of total knee arthroplasty. J Bone Joint Surg 2000; 82 A : 516–23.

[22] Esler CNA, Lock K, Harper WM, Gregg PJ. Manipulation of total knee replacements. Is the flexion gain retained? J Bone Joint Surg 1999; 81 B : 118–24.

[23] Faris P, Herbst S, Ritter M, Keating E. The effect of preoperative knee deformity on the initial results of cruciate-retaining total knee arthroplasty. J Arthroplasty 1992; 7 : 527–30.

[24] Fehring TK, Avoy Mc. Fluoroscopic evaluation of the painful total knee arthroplasty. Clin Orthop 1996; 331 : 226–33.

[25] Figgie HE, Goldberg VM, Heiple KG, Müller HS, Gordon NH. The influence of tibial-patellar location on function of the knee in patients with the posterior stabilized condylar knee prosthesis. J Bone Joint Surg 1986; 68A : 1035–40 7.

[26] Fishkin Z, Miller D, Ritter C, Ziv I. Changes in human knee ligament stiffness secondary to osteoarthritis. J Orthop Res 2002; 20 : 204–7.

[27] Fox JL, Poss R. The role of manipulation following total knee replacement. J Bone Joint Surg 1981; 63 A : 357–62.

[28] Fukui N, Tashiro T, Hiraoka H, Nakamura K. Adhesion formation can be reduced by the suppression of transforming growth factor-beta 1 activity. J Orthop Res 2000; 2 : 212–9.

[29] Furia JP, Pellegrini VD. Heterorotopic ossification following total knee arthroplasty. J Arthroplasty 1995; 10 : 413–9.

[30] Gandhi R, de Beer J, Leone J, Petrucelli D, Winemaker M, Adili A. Predictive risk factors for stiff knees in total knee arthroplasty. J Arthroplasty 2006; 21 : 46–52.

[31] Garvin KL, Scuderi G, Insall JN. Evolution of the quadriceps snip. Clin Orthop 1995; 321 : 131–7.

[32] Harwin SF, Stein AJ, Stern RE. Heterotopic osssification following primary total knee arthroplasty. J Arthroplasty 1993; 8 : 113–6.

[33] Haidukewych GJ, Jacfsky DJ, Pagnano MW, Trousdale RT. Functional results after revision of well-fixed components for stiffness after primary total knee arthroplasty. J Arthroplasty 2005; 20 : 133–8.

[34] Hirsch HS, Lotke PA, Morrison LD. The posterior cruciate ligament in total knee. Save, sacrifice, or substitute? Clin Orthop 1994; 309 : 64–8.

[35] Huang HT, Wang GJ. The early results of high-flex total knee arthroplasty : a minimum of 2 years of follow-up. J Arthtroplasty 2005; 20 : 674–9.

[36] Hutchinson JRM, Parish EN, Cross MJ. Results of open arthrolysis for the treatment of stiffness after total knee replacement. J Bone Joint Surg 2005; 87 B : 1357–60.

[37] Huten D. Méthodologie, présentation de la série. Symposium de la SOFCOT 2000 sur les reprises des complications aseptiques des prothèses totales du genou. Rev Chir Orthop 2001; 87 : S146–S148.

[38] Insall JN, Dor LD, Scott RD, Scott WN. Rationale of the knee society clinical rating system. Clin Orthop 1988; 248 : 13–4.

[39] Johnson DR, Friedman R, Mc Ginty JB, Mason J, St-Mary E. The role of arthroscopy in the problem of total knee replacement. Arthroscopy 1990; 6 1 : 30–2.

[40] Jordan LR, Olivo JL. Stiffness and limitation of motion : prevention and management. In : Lotke PA, Garino JP, editors. Lippincott-Raven : Philadelphia; 1999. p. 461–7.

[41] Katz MM, Hungerford DS, Krackow KA, et al. Reflex sympathetic dystrophy as a cause of poor results after total knee arthroplasty. J Arthroplasty 1986; 2 : 117–24.

[42] Keeney JA, Clohisy JC, Curry M, Maloney WJ. Revision total knee arthoplasty for restricted motion. Clin Orthop 2005; 440 : 135–40.

[43] Kim JM, Moon MS. Squatting following total knee arthroplasty. Clin Orthop 1995; 313 : 177–86.

[44] Kim J, Nelson CL, Lotke PA. Stiffness after total knee arthroplasty. J Bone Joint Surg 2004; 86 A : 1479–84.

[45] Kim YH, Sohn KS, Kim JS. Range of motion of standard and high-flexion posterior stabilized total knee prostheses. J Bone Joint Surg 2005 ; 871 : 1470–5.
[46] Lam LO, Swift S, Shakespeare D. Fixed flexion deformity and flexion after knee arthroplasty. What happens in the first 12 months after surgery and can a poor outcome be predicted. Knee 2003 ; 10 : 181–5.
[47] Laskin RS, Maruyama Y, Villanueva M, Bourne R. Deep-dish congruent tibial component use in total knee arthroplasty. Clin Orthop 2000 ; 380 : 36–44.
[48] Laskin RS, Beksac B. Stiffness after total knee arthroplasty. J Arthroplasty 2004 ; 19 : 41–6.
[49] Letenneur J, Guilleux C, Gruber P, Dauty M. Les reprises de prothèse totale de genou pour raideur. Symposium de la SOFCOT 2000 sur les reprises des complications aseptiques des prothèses totales du genou. Rev Chir Orthop 2001 ; 87 n° 5 : S149–51.
[50] Li GL, Most E, Sultan PG, Schule S, Zayontz S, Park SE, et al. Knee kinematics with a high-flexion posterior stabilized total knee prosthesis : an in vitro robotic experimental investigation. J Bone Joint Surg 2004 ; 86A : 1721–9.
[51] Lo CS, Wu SS. Knee stiffness on extension caused by an oversized femoral component after total knee arthroplalsty : a report of two cases and a review of the literature. J Arthroplasty 2003 ; 18 : 804–8.
[52] Lombardi V, Mallory TH, Fada R, Hartman JF, Capps SG, Kefauver CA, et al. An algorithm for the posterior cruciate ligament in total knee arthroplasty. Clin Orthop 2001 ; 392 : 75–87.
[53] Mac Pherson EJ, Cushner FD, Schiff CF, Friedman RJ. Natural history of uncorrected contractures following total knee arthroplasty. J Arthroplasty 1994 ; 9 : 499–502.
[54] Maloney WJ, Schurman DJ. The effects of implant design on range of motion after total knee arthroplasty. Total condylar versus posterior stabilized total condylar design. Clin Orthop 1992 ; 278 : 147–52.
[55] Maloney WJ. The stiff total knee arthroplasty : evaluation and management. J Arthroplasty 2002 ; 4 Suppl I : 71–3.
[56] Mariani PP, Sartori N, Rovere P, Della Roca C, Adriani E. Histological and structural study of the adhesive tissue in knee arthrofibrosis : a clinical-pathological correlation. Arthroscopy 1997 ; 13 3 : 313–8.
[57] Martin JW, Whiteside LA. The influence of the joint line position on knee stability after condylar knee arthroplasty. Clin Orthop 1990 ; 259 : 146–56.
[58] Markel DC, Luessonhop CP, Windsor RE, et al. Arthroscopic treatment of peripatellar fibrosis after total knee arthroplasty. J Arthroplasty 1996 ; 11 : 293–7.
[59] Masri B, Laskin R, Windsor RE, Haas SB. Knee closure knee replacement. Clin Orthop 1996 ; 331 : 81–6.
[60] Meek RMD, Greidhanus NV, Mc Graw RW, Masri BA. The extensile rectus snip exposure in revision of total knee arthroplasty. J Bone Joint Surg 2003 ; 85 B : 1120–222.
[61] Mont MA, Seyler TM, Marulanda GA, Delanois RE, Bhave A. Surgical treatment and customized rehabilitation for stiff knee arthroplasties. Clin Orthop 2006 ; 446 : 193–200.
[62] Most E, Li G, Park SE, Rubash HE. Kinematic analysis of conventional and high-flexion cruciate retaining total knee arthroplasties : an in vitro investigation. J Arthroplasty 2005 ; 20 : 529–35.
[63] Nelson CL, Kim J, Lotke P. Stiffness after total knee arthroplasty. J Bone Joint Surg 2005 ; Suppl I part 2 : 264–70.
[64] Nicholls DW, Dorr LD. Revision surgery for stiff total knee arthroplasty. J Arthroplasty 1990 ; 5 : 269–81 ou S73-7.
[65] Papagelopoulos PJ, Sim FH. Limited range of motion after total knee arthroplasty : etiology, treatment and prognosis. Orthopedics 1997 ; 11 : 1061–5.
[66] Parsley BS, Engh GE, Kimberley AD. Preoperative flexion : does it influence postoperative flexion after posterior-cruciate-retaining total kne arthroplasty ? Clin Orthop 1992 ; 275 : 204–10.
[67] Raab GE, Jobe CM, Williams PA, Dai QG. Damage to cobalt-chromium surfaces during arthroscopy of total knee replacements. J Bone Joint Surg 2001 ; 83 A : 46–52.
[68] Ries MD, Badalamente M. Arthrofibrosis after total knee arthroplasty. Clin Orthop 2000 ; 380 : 177–83.
[69] Ritter MA, Stringer EA. Predictive range of motion after total knee replacement. Clin Orthop 1979 ; 143 : 115–9.
[70] Ritter MA, Gandolf VS, Holston KS. Continuous passive motion versus physical therapy in total knee arthroplasty. Clin Orthop 1989 ; 244 : 239–43.
[71] Ritter MA, Faris PM, Keating EM. Posterior cruciate balancing during total knee arthroplasty. J Arthroplasty 1988 ; 3 : 323–6.
[72] Ritter MA, Harry LD, Davis KE, et al. Predicting range of motion after total knee arthroplasty. J Bone Joint Surg 2003 ; 85 A : 1278–85.
[73] Rossi MD, Hasson S, Kobia M, Pineda E, Bryan W. Mobility and perceived function after total knee arthroplasty. J Arthroplasty 2006 ; 21 : 6–12.
[74] Scranton PE. Management of knee pain and stiffness after total knee arthroplasty. J Arthroplasty 2001 ; 16(4) : 428–35.
[75] Sharkey P, Hozack W, Rothman R, Shastri S, Jacoby S. Why are total knee arthroplasties failing today ? Clin Orthop 2002 ; 404 : 7–13.
[76] Sharkey PF, Homesley HD, Shasri S, Jacoby SM, Hozack J, Rothman RH. Results of revision total knee arthroplasty after exposure of the knee with extensor mechanism tenolysis. J Arthroplasty 2004 ; 19 : 751–6.
[77] Shoemaker SC, Markolf KL, Finerman GAM. In vitro stability of the implanted total condylar prosthesis. J Bone Joint Surg 1982 ; 64 A : 1201–13.
[78] Shoji H, Yoshino S, Komagamine M. Improved range of motion in the Y/S total knee arthroplasty system. Clin Orthop 1987 ; 218 : 150–63.
[79] Schurman DJ, Parker JN, Ornstein D. Total condylar knee replacement. A study of factors influencing range of motion as late as two years after arthroplasty. J Bone Joint Surg 1985 ; 67 A : 1006–14.
[80] Schurman DJ, Matityahu A, Godman SB, Maloney W, Woolson S, Shi H, et al. Prediction of postoperative knee flexion in Insall-Burstein II total knee arthrtoplasty. Clin Orthop 1998 ; 353 : 175–84.
[81] Scuderi GR. The stiff total knee arthroplasty. Causality and solution. J Arthroplasty 2005 ; 20 : 23–6.
[82] Star MJ, Haufman KR, Irby SE, Colwell CW. The effects of patellar thickness of patellofemoral forces after resurfacing. Clin Orthop 1996 ; 322 : 279–84.
[83] Stecker J, Ries M. Fatal pulmonary embolism during manipulation after Total Knee Arthroplasty. A case report. J Bone Joint Surg 1996 ; 78A : 111–3.
[84] Teng HP, Yc L, Hsu CJ, Wong CY. Arthroscopy following total knee arthroplasty. Orthopedics 2002 ; 25 : 422–4.
[85] Tirveilliot F, Migaud H, Gougeon F, Laffargue P, Maynou C, Fontaine F. Traitement des raideurs sur prothèse totale du genou. Indications des différents gestes mobilisateurs à propos de 62 cas. Rev Chir Orthop Réparatrice App Mot 2003 ; 89 1 : 27–34.
[86] Walker CRC, Myles C, Nutton R, Rowe P. Movement of the knee in osteoarthritis. J Bone Joint Surg 2001 ; 83 B : 195–8.

[87] Warner JP. The Judet quadricepsplasty for management of severe posttraumatic extension contracture of the knee. Clin Orthop 1990; 256 : 169–73.
[88] Wasilewski SA, Franckl U. Arthroscopy of the painful dysfunctional total knee replacement. Arthroscopy 1989; 5 : 294–7.
[89] Whiteside LA. Exposure in difficult total knee arthroplasty using tibial tubercle osteotomy. Clin Orthop 1995; 321 : 32–5.
[90] Williams RJ, Westrich GH, Siegel J, Windsor RE. Arthroscopic release of the posterior cruciate ligament for stiff total knee arthroplasty. Clin Orthop 1996; 331 : 185–91.
[91] Witvoet J, Huten D, Masse JY, Nordin R, Nizard L, Pidhorz F. Langlais et le groupe GUEPAR : Résultats à moyen terme de la prothèse totale du genou Wallaby I conservant le ligament croisé postérieur. Rev Chir Orthop 2005; 91 : 746–57.
[92] Worland RL, Jessup DE, Johnson J. Posterior cruciate recession in total knee arthroplasty. J Arthroplasty 1997; 12 1 : 70–3.
[93] Yercan HS, Sugun T, Bussière C, Selmi TAS, Davies A, Neyret P. Stiffness after total knee arthroplasty : prevalence, management and outcomes. Knee 2006; 13 : 111–7.
[94] Zeichen J, Van Griensven M, Lobenhoffer P, Bosch U. Expression of type VI collagen in arthrofibrosis. An immunohistochemical study. Unfallchirurg 2000; 103 : 640–4.

Partie IV

Pathologie fémoro-patellaire

Les instabilités rotuliennes

Patellar instabilities

H. DEJOUR†, D. DEJOUR

Résumé

Les instabilités rotuliennes ont une définition radioclinique associant luxations vraies de rotule et anomalies anatomiques. Quatre facteurs principaux isolés ou associés les caractérisent : la dysplasie de trochlée, une TA-GT excessive supérieure à 20 mm, une rotule haute avec un index de Caton et Deschamps supérieur à 1,2 et enfin une bascule rotulienne mesurée au scanner en extension supérieure à 20°. Quatre facteurs secondaires sont retrouvés sans seuil statistique : antéversion fémorale excessive, rotation externe dans le genou, genu recurvatum et genu valgum. Les anomalies anatomiques sont toujours bilatérales avec une traduction clinique unilatérale dans 60 % des cas. 75 % sont des filles, la première luxation est habituellement post-traumatique. Le diagnostic est établi par le bilan radiologique standard, le scanner n'étant nécessaire que s'il y a une décision chirurgicale. Le traitement conservateur peut être proposé en première intention mais, lorsque les luxations sont récidivantes, seule la chirurgie pourra stabiliser la rotule. L'algorithme thérapeutique corrige un à un tous les facteurs de l'instabilité. Les gestes sur la trochlée sont de deux types, soit une trochléoplastie de relèvement lorsque la trochlée est totalement plate, soit une trochléoplastie de creusement lorsque celle-ci est convexe. La bascule rotulienne est corrigée par une plastie du vaste interne, la hauteur et la TA-GT excessives nécessitent une médialisation et/ou un abaissement. Les indications chirurgicales sont rares avant la fin de la croissance car aucun geste osseux ne peut être proposé, seuls la libération du quadriceps de type Judet ou la plastie de Insall ou encore le transfert tendino-périosté de l'insertion tibiale du tendon rotulien sont possibles. En conclusion, l'instabilité rotulienne est une pathologie clairement définie avec un support anatomique. Les traitements chirurgicaux donnent de très bons résultats sur la stabilité mais sont encore perfectibles sur le plan de la douleur, il faut prendre garde à ne pas hypocorriger mais également à ne pas hypercorriger, d'où l'importance d'un bilan radiologique précis préopératoire permettant de contrôler le résultat.

Mots clés : Instabilité rotulienne. - Dysplasie de trochlée. - Luxation de rotule. - Douleurs fémoro-patellaires.

Summary

The definition of patellar instability is based on clinical data with dislocation and radiological abnormalities. Four main factors are statistically correlated with instability. Trochlear dysplasia, AT-TG over 20 mm, patella alta with a Caton index over 1.2, patellar tilt over 20° measured with CT scan in extension. Four secondary instability factors without statistical significance are femoral anteversion, genu valgum, genu recurvatum and external tibial rotation. Anatomical abnormalities are always bilateral but dislocation occurs on one side in 60 % of cases. 75 % oj cases are female, the first dislocation is often post-traumatic. Diagnosis is based on standard X-rays, CT Scan is only necessary when surgical treatment is recommended. Conservative treatment is effective on stability, but in the case of recurrence, only surgery can stabilise the patella. Surgical treatment corrects the each of the anatomical abnormalities. An elevated trochleoplasty is indicated in the case of flat trochlea, if the trochlea is convex a deepening trochleoplasty is better. Patellar tilt is corrected with a VMO plasty, patellar height and excessive AT-TG need médialisation and/or tibial tubercle lowering. Surgical indications are rare before the end of the growth phase. No bony surgery is possible, only quadriceps release such as Judet or Insall plasty or a patellar tendon transfer can be performed. Patellar instability is well defined with an anatomic basis. Surgical treatment gives good results on stability but the results on pain could be improved. This surgery is difficult because under or over correction leads to a poor resuit, emphasizing the importance of pre-operative assessment.

Key words: Patellar instability. - Trochlear dysplasia. - Patella dislocation. - Anterior knee pain.

Introduction
Définition, cadre nosologique

Longtemps la définition de l'instabilité rotulienne a été uniquement clinique [5, 13].

On distinguait classiquement :

- les luxations permanentes lorsque la rotule est en position de luxation à la fois en extension et en flexion;
- les luxations habituelles lorsque la rotule, bien centrée en extension et dans les premiers degrés, s'échappe et se luxe à chaque flexion dès 20°–30°;
- les luxations récidivantes lorsqu'il existe des épisodes plus ou moins fréquents de luxation de rotule, avec, entre ces épisodes, un système extenseur qui fonctionne

Extrait de Pathologie fémoro-patellaire
18 Mises au point en chirurgie du genou

de façon normale. Cette forme clinique pose déjà des problèmes car très souvent le médecin ne constate pas la luxation externe de la rotule qui se réduit spontanément par la mise en extension de la jambe. L'anamnèse est donc imprécise, l'épisode de dérobement, d'instabilité pouvant relever d'autres causes que l'instabilité rotulienne. Parfois, on peut faire la preuve de l'existence de vraie luxation lorsqu'on observe sur les vues axiales, des ossifications latéro-rotuliennes internes, témoins pathognomoniques d'une fracture ostéocliondrale du versant interne de la rotule survenue au cours d'une ancienne luxation;

- les subluxations récidivantes sont encore beaucoup plus sujettes à caution car l'instabilité est ici un caractère très subjectif pouvant relever tout aussi bien d'une vraie instabilité rotulienne que d'un réflexe inhibiteur quadricipital à point de départ musculaire, cartilagineux voire condylien ou méniscal sans qu'il y ait une instabilité mécanique de la rotule.

On ne doit parler d'instabilité rotulienne que lorsque la rotule en flexion ne s'engage pas ou s'engage mal dans la trochlée fémorale ou encore qu'elle s'échappe de cette trochlée fémorale entraînant une luxation externe de la rotule.

Ces dernières années, différents travaux ont permis de montrer que la population des instabilités rotuliennes vraies, mécaniques avait des caractéristiques anatomo-radiologiques bien définies, pratiquement pathognomoniques. Ce qui veut dire que ne fait pas qui veut une luxation de la rotule. Toute luxation, même traumatique, survient chez des patients qui présentent ces anomalies. Le traumatisme est donc plus un révélateur qu'une cause, même si, par lui-même il crée souvent des lésions secondaires non négligeables.

On peut dire aujourd'hui que l'instabilité rotulienne n'est plus seulement une entité clinique mais que son diagnostic repose sur des critères radiologiques et tomographiques précis et mesurables. Ces anomalies sont en fait les facteurs responsables de l'instabilité rotulienne que nous allons étudier à la fois sur le plan anatomique, radiologique et biomécanique.

Facteurs d'instabilité

Quatre facteurs peuvent être appelés principaux, ce sont :

- la dysplasie fémorale,
- une TA-GT excessive,
- la patella alta,
- la dysplasie du quadriceps.

La morphologie rotulienne est aussi très caractéristique des instabilités rotuliennes avec un versant externe très développé et un versant interne peu développé et souvent très vertical mais comme nous ne pensons pas que ce caractère puisse avoir une traduction thérapeutique, nous ne l'étudierons pas plus à fond.

Ces facteurs sont dits principaux parce qu'à partir d'un certain seuil de mesure, on ne les trouve plus que dans la population d'instabilité rotulienne alors qu'ils sont exceptionnels dans la population normale.

Quatre facteurs peuvent être appelés secondaires :

- le genu valgum,
- l'antéversion fémorale,
- le genu recurvatum,
- la rotation externe dans le genou mesurée au scanner.

Ils sont comme les facteurs principaux significativement plus fréquents dans la population d'instabilité rotulienne mais il n'y a pas de notion de seuil. Un facteur secondaire peut très bien être excessif, par exemple un genu valgum, sans pour autant qu'il y ait une instabilité rotulienne.

Facteurs principaux

Trochlée fémorale (fig. 1 à 4)

La trochlée plate est le facteur le plus caractéristique et le plus fréquent. Pendant longtemps on a apprécié ce facteur uniquement sur l'angle trochléen mesuré sur les vues axiales à 30°. On estime que la trochlée est dysplasique si cet angle est supérieur à 140° mais cette anomalie n'existe que dans le tiers des cas d'instabilité rotulienne. Lorsque l'angle trochléen est plat ou presque, on parle de faible pente externe et l'on évoquait une dysplasie du condyle externe qui serait moins développé que l'interne. En fait, des études précises [3, 4] de simples radiographies de profil [11, 12] visualisant bien les condyles et des études par tomodensitométrie ont modifié ces données et ces concepts. La

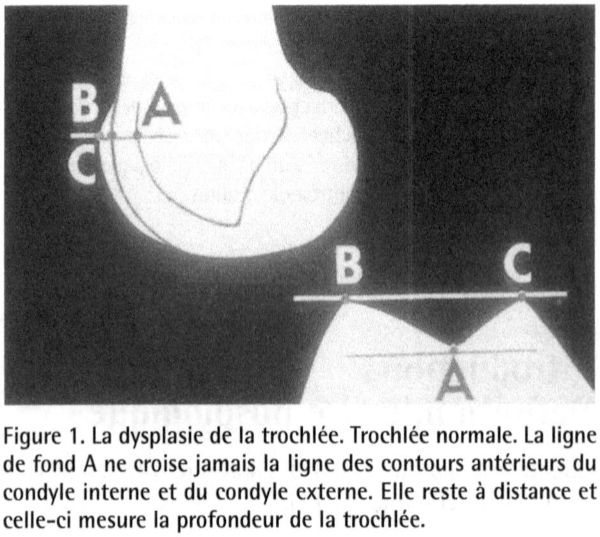

Figure 1. La dysplasie de la trochlée. Trochlée normale. La ligne de fond A ne croise jamais la ligne des contours antérieurs du condyle interne et du condyle externe. Elle reste à distance et celle-ci mesure la profondeur de la trochlée.

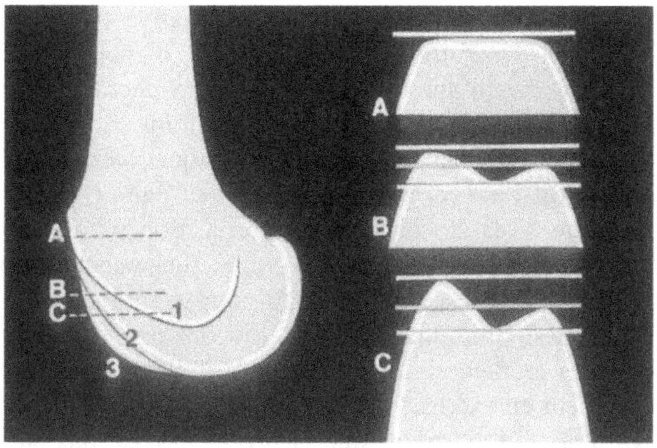

Figure 2. La dysplasie de la trochlée. Trochlée dysplasique. C'est toujours au sommet de la trochlée que prédomine le comblement.
En coupe A, le croisement a déjà eu lieu, la trochlée est complètement plate. En coupe B, la trochlée est creusée, la pente externe est devenue normale ; de même en coupe C.

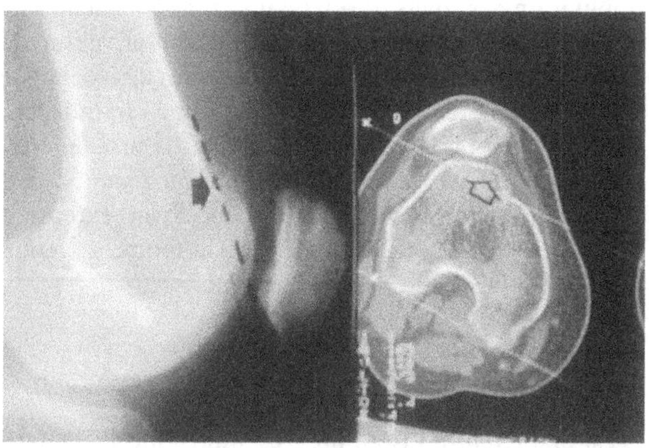

Figure 3. La dysplasie de la trochlée. Sur la radiographie en profil strict (les deux condyles étant bien alignés en arrière et au niveau de l'interligne), il existe un croisement de la ligne de fond et du bord antérieur du condyle externe. Noter également l'importante saillie en avant de la projection de la corticale antérieure du fémur. Le scanner précise bien, sur la coupe de référence (voûte romane régulière de l'échancrure) cette saillie qui horizontalise le versant externe et se termine en falaise sans versant interne, au-dessus du condyle interne.

dysplasie de la trochlée doit être interprétée comme un comblement du fond de la trochlée. Cette dysplasie prédomine au sommet de la trochlée. Il y a toujours un endroit, plus ou moins haut, où la trochlée devient complètement plate ; c'est-à-dire que le fond de la trochlée est au même niveau que ses versants externe et interne. Dans les cas graves, cette absence de creusement se continue vers le bas et l'angle trochléen à 30° est un bon signe de gravité quand il est anormal ; dans les cas plus bénins, la trochlée se creuse rapidement et devient normale avant 30°. Sur des radiographies de profil

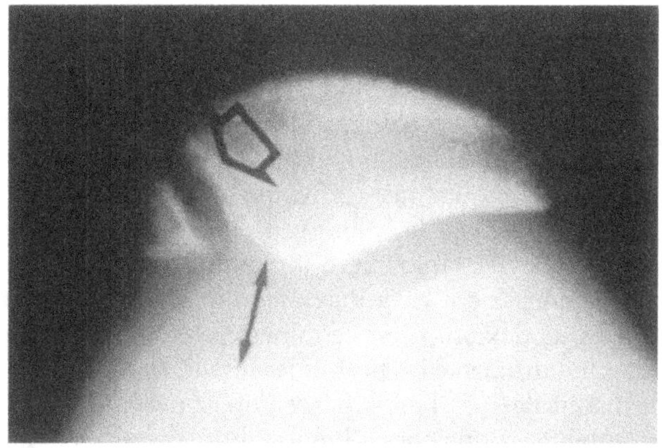

Figure 4. La vue axiale à 30° ne montre que les dysplasies très importantes ; elle reste très intéressante montrant ici une subluxation rotulienne et surtout une ancienne fracture ostéochondrale du versant interne de la rotule pathognomonique d'une luxation ancienne.

avec un bon alignement postérieur et inférieur des deux condyles, on peut toujours voir le point où la trochlée devient plate : c'est, lorsque la ligne de fond de la trochlée croise le bord antérieur du condyle externe. Ce signe du croisement est pathognomonique des instabilités rotuliennes. Très souvent, ce croisement s'accompagne d'un bec ostéophytique lui aussi très caractéristique.

Le croisement de la ligne de fond avec le condyle interne n'a pas de signification pathologique car le versant interne de la trochlée se termine dans 50 % des cas avant le versant externe ; au-dessus de ce croisement, il n'y a plus de versant interne de la trochlée mais il ne s'agit pas d'une dysplasie.

Un autre élément radiographique montre bien le comblement, c'est la saillie antérieure de la trochlée.

Si l'on considère la corticale antérieure du fémur et si l'on prolonge cette ligne vers le bas, on se rend compte que dans la population normale et dans la plupart des cas, la ligne de fond de la trochlée se termine plutôt en arrière de cette ligne. Parfois, elle est tangente, parfois elle est en avant faisant saillie par rapport à la corticale antérieure fémorale mais cette saillie n'excède jamais 1 à 3 mm. Au contraire, dans la population des instabilités rotuliennes objectives (IRO), la ligne de fond se termine presque toujours en avant, et la saillie qu'elle entraîne est de l'ordre de 3 à 7 mm.

C'est la tomodensitométrie qui précise le mieux le comblement de la trochlée, la coupe la plus intéressante, le genou étant en extension, se situe au niveau où l'échancrure intercondylienne a une forme bien régulière de voûte romane ; cette coupe repère la partie la plus haute de la trochlée. Le versant trochléen externe apparaît presque horizontal voire même parfois convexe dessinant une sorte de falaise s'arrêtant brusquement du côté interne, ce qui exprime bien le comblement puisque la trochlée apparaît en superstructure par rapport au condyle interne.

La faible pente externe rend évidemment très peu rétentive cette trochlée qui ne peut guère s'opposer aux forces de subluxation externe qui se développent dès que le genou se met en flexion et rotation externe. Mais il y a plus, la saillie gêne l'engagement de la rotule, elle est la source d'un conflit avec la rotule cartilagineuse qui vient buter sur elle dès les premiers degrés de flexion. C'est certainement ce qui explique les chondromalacies profondes fissuraires en barre transversale que l'on observe très souvent dans les instabilités rotuliennes à l'union du tiers moyen et du tiers inférieur.

Cette dysplasie parfaitement bien définie par les radiographies et la tomodensitométrie est retrouvée dans 96 % de la population des instabilités rotuliennes objectives [3], c'est-à-dire ayant présenté une ou plusieurs luxations de rotule. On ne la retrouve que dans 3 % de la population normale; par contre, dans les syndromes rotuliens douloureux où il n'y a pas de luxation, cette dysplasie est retrouvée dans 12 % des cas. Cette notion est très importante montrant la parenté de certains syndromes rotuliens douloureux et des instabilités rotuliennes objectives. On peut appeler cette population ayant une dysplasie de la trochlée et un tableau clinique de syndrome rotulien douloureux, les instabilités rotuliennes potentielles.

On peut opposer les dysplasies bénignes où le croisement se fait au sommet de la trochlée et/ou, à partir de là, la trochlée se creuse rapidement, la saillie ne dépasse pas 3 mm, la ligne de fond se situant rapidement à 3 ou 4 mm en arrière du bord antérieur des condyles.

Mais parfois ce creusement se fait mal, la ligne de fond restant à 1,2 mm seulement du bord antérieur des condyles, il s'agit là d'une dysplasie plus sérieuse.

Les dysplasies graves sont définies par un signe du croisement qui se fait à 1 cm et plus du sommet. La trochlée étant complètement plate sur toute cette distance, le croisement se poursuit vers le haut par une seule ligne. Très souvent, c'est ici que l'on note un bec ostéophytique terminant la ligne de fond avec une saillie de 5 à 7 mm.

TA-GT excessive

Le système quadriceps-rotule-tendon rotulien forme une angulation externe responsable d'une force de subluxation externe de la rotule dès qu'il y a une contraction du quadriceps. Cette force est d'autant plus grande que le genou se met en rotation externe. C'est la notion d'angle Q des Anglo-Saxons, c'est également la baïonnette d'Albert Trillat mais l'appréciation uniquement clinique est très approximative et c'est le mérite de Goutallier et Bernageau [6] d'avoir essayé de quantifier d'une façon fiable et reproductible cette angulation. L'implantation plus ou moins externe de la tubérosité tibiale antérieure sur laquelle est inséré le tendon est exprimée en millimètres par rapport à la gorge de la trochlée sur une projection parallèle à la ligne des condyles postérieurs. Actuellement, cette mesure est réalisée grâce à des coupes tomodensitométriques. Goutallier et Bernageau ont proposé de la mesurer en flexion du genou à 30°, d'autres auteurs la mesurent en extension. Cette mesure est fiable, répétitive mais il faut savoir que sa précision n'est pas parfaite, la marge d'erreur étant de $\pm$ 4 mm. L'extension du genou s'accompagnant toujours d'une rotation externe automatique, la TA-GT sera plus grande en extension qu'en flexion. Lorsqu'on mesure la TA-GT en extension, on peut admettre que le seuil de normalité est de 20 mm. Dans la population des IRO 56 % des patients ont une TA-GT $\geq$ 20 mm alors que dans la population des sujets normaux il y en a seulement 3 % qui arrivent à ce chiffre de 20 mm. Lorsqu'on mesure la TA-GT en flexion à 30°, le seuil de normalité s'abaisse à 14 mm. À noter que la TA-GT est tout à fait indépendante de la torsion tibiale externe; par contre, elle est très influencée par la rotation externe du genou.

Goutallier a montré que la TA-GT en extension diminuait avec l'âge traduisant le fait que le genou perd peu à peu de la rotation externe.

Rotule haute

C'est un facteur d'instabilité très important. Rare dans les formes majeures d'instabilité (luxation permanente et habituelle), c'est lui qui donne les formes les plus instables des luxations récidivantes avec signe de Smillie spectaculaire. De nombreux indices ont été proposés pour mesurer avec précision cette hauteur; bien qu'ils concordent tous, ils présentent des insuffisances ou des difficultés d'appréciation.

Nous citerons la mesure de Bernageau qui se pratique genou en extension, quadriceps contracté. Elle apprécie la distance qui sépare le bord supérieur de la trochlée et la partie basse de la surface articulaire rotulienne. C'est une bonne image du défaut d'engagement caractéristique des rotules hautes.

L'index de Caton et Deschamps [2] (fig. 5 et 6) dérivé de l'index d'Insall a l'intérêt de proposer des chiffres précis en vue d'un abaissement éventuel de la tubérosité tibiale antérieure; c'est l'indice le plus employé en France.

On peut considérer que la rotule est haute à partir de 1,2. Dans 30 % des cas d'instabilité rotulienne,

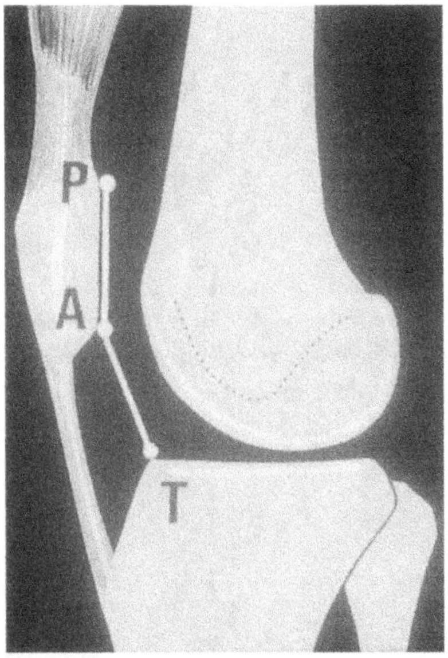

Figure 5. Hauteur de la rotule. L'indice de Caton et Deschamps mesure la hauteur rotulienne, le genou est en légère flexion à 30°, on admet que la rotule est haute lorsque l'indice AT/AP ≥ 1,1.

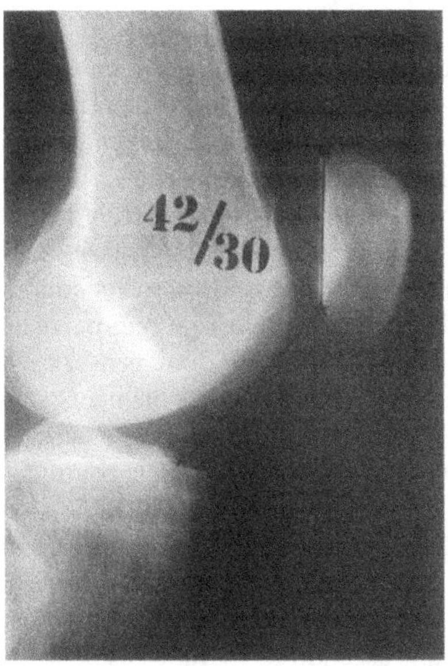

Figure 6. La rotule haute. L'indice est ici de 1,4. Noter le signe du croisement et le bec de recentrage de la trochlée.

l'indice est ≥ 1,2 alors que dans la population normale il n'y a que 3 % des cas où la rotule peut être considérée comme haute. Sur le scanner, on doit penser à une rotule haute dès que la rotule n'est pas visible sur la coupe dite en « arche romane » de l'échancrure intercondylienne et qu'on la retrouve sur des coupes plus haut situées où les condyles postérieurs ont disparu. C'est le seul facteur que l'on retrouve pratiquement toujours lorsqu'il n'y a pas de dysplasie de la trochlée avec signe du croisement. Malgré tout dans ces cas (4 %), la trochlée est toujours très peu profonde.

Lorsque la rotule haute se combine avec une saillie notable de la trochlée, à chaque début de flexion, elle entre en conflit avec le sommet de la trochlée, ce qui explique probablement la fréquence des lésions chondrales fissuraires localisées à la pointe de la rotule.

La rotule haute est retrouvée fréquemment dans les instabilités rotuliennes observées chez les trisomiques et chez les patients atteints de maladie de Little. Cette constatation permet de penser que la longueur excessive du tendon rotulien est peut-être secondaire à une brièveté voire à une rétraction du quadriceps et en particulier du droit antérieur. Il est bon de toujours rechercher s'il existe une raideur du droit antérieur : patient sur le ventre, hanche en extension, on réalise une flexion du genou, habituellement le talon arrive à toucher la fesse sans problème, on peut parler de raideur quand l'angle de flexion ne dépasse pas 130°.

Dysplasie du quadriceps (fig. 7)

Depuis très longtemps, de nombreux travaux ont insisté sur le rôle du quadriceps dans l'instabilité rotulienne, mais ce rôle est difficile à analyser et surtout à mesurer objectivement. En fait, on peut dire que cette dysplasie ou anomalie du quadriceps a deux composantes : la brièveté du muscle et la dysplasie du vaste médial.

Le quadriceps court : un des aspects encore mal connus de la dysplasie du quadriceps est certainement le fait de certaines instabilités rotuliennes où ce muscle apparaît très court [7]. Cela est évident et même prédominant dans les luxations permanentes ou habituelles que l'on observe essentiellement chez l'enfant. Dans ce cas seule l'opération de désinsertion du quadriceps de Judet permet de réaxer la rotule. La luxation permanente apparaît comme le moyen qu'a trouvé le genou pour se fléchir malgré un quadriceps particulièrement court.

La dysplasie du vaste interne : Insall [9] et Hughston [8] ont insisté sur l'anomalie de la portion basse du vaste interne que l'on retrouve souvent dans les instabilités rotuliennes. Les fibres charnues du muscle qui normalement arrivent horizontales jusqu'à la partie moyenne de la rotule n'existent pas; la terminaison du muscle se fait par des fibres très obliques restant à distance du bord interne de la rotule. Cette dysplasie empêche le muscle vaste interne de s'opposer aux forces de subluxation externe créées par l'angle Q.

D'autres travaux ont insisté à l'opposé sur la rétraction de l'aileron externe voire la rétraction du vaste externe [7]. En fait, il semble bien que l'on puisse parler d'un véritable déséquilibre de la partie basse du système extenseur avec rétraction externe et insuffisance interne.

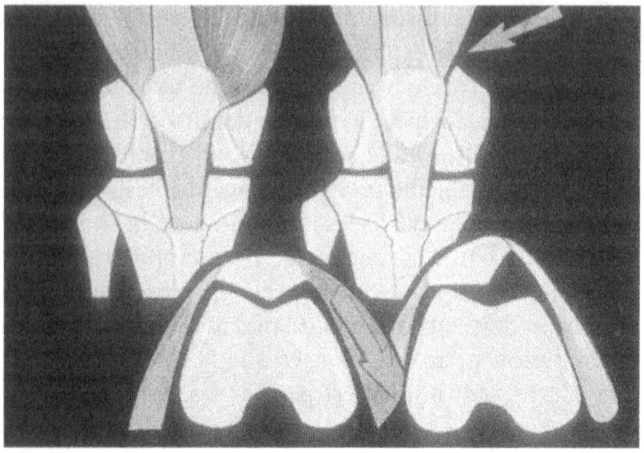

Figure 7. La dysplasie du quadriceps et la bascule rotulienne en extension.
A gauche, la terminaison des vastes est normale, la rotule est bien centrée.
A droite, le vaste médial est dysplasique, les fibres verticales restent à distance du bord interne de la rotule.
Le déséquilibre vaste latéral - vaste médial entraîne une bascule rotulienne.

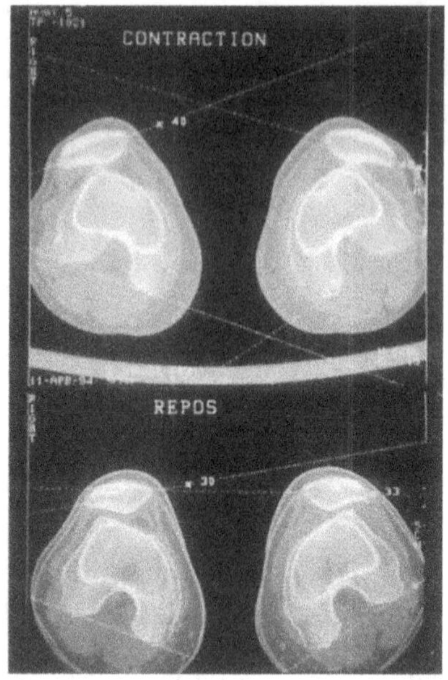

Figure 8. La bascule rotulienne en extension. Il est préférable de faire deux mesures toujours sur la coupe de référence avec le quadriceps décontracté (ici bascule de 33°) et le quadriceps contracté (ici bascule de 42°).

Le problème est de savoir reconnaître et même mesurer cette dysplasie musculaire. Nous ne pouvons le faire que de façon indirecte. Ces dernières années, il est apparu que le meilleur indice de ce déséquilibre vaste externe - vaste interne était la bascule rotulienne genou en extension.

La position de la rotule dans le plan horizontal par rapport à la trochlée a fait l'objet de nombreux travaux et de nombreux indices ont été proposés tant sur la vue axiale à 30° qu'en extension sur le scanner : subluxation en dehors de la rotule, translation, bascule, angle de Laurin, angle de Merchant [15], toutes ces notions sont discutables car elles sont variables suivant le degré réel de flexion, suivant la position des pieds plus ou moins en rotation externe, suivant l'état de contraction du quadriceps. Par ailleurs, on ne sait pas très bien à quoi correspondent ces caractéristiques radiologiques.

Une mesure facile, reproductible et semblant parfaitement caractéristique des instabilités rotuliennes, est la mesure scannérienne de la bascule rotulienne sur le genou en extension [16] (fig. 8). Cette bascule est mesurée par rapport aux condyles postérieurs, d'une part quadriceps contracté et d'autre part quadriceps décontracté. La mesure la plus significative est la moyenne quadriceps contracté et quadriceps décontracté puisqu'elle lisse au maximum les états très discutables de contraction et de décontraction réelle. Chez les sujets normaux, cette bascule est dans 97 % des cas comprise entre 10° et 20°. Dans les instabilités rotuliennes objectives cette bascule est supérieure à 20° dans 90 % des cas. Cette différence est très significative [16].

On peut donc dire qu'une bascule rotulienne en extension de plus de 20° est caractéristique des IRO. Cette bascule rotulienne se traduit cliniquement par la constatation de rotules divergentes. Cette bascule est certainement, pour une bonne part, le reflet des autres facteurs que nous analysons : dysplasie de la trochlée, rotule haute, TA-GT excessive; cependant la correction de ces facteurs ne corrige que partiellement une bascule anormale. On peut donc penser qu'elle traduit également un déséquilibre des éléments musculaires : vaste interne et vaste externe.

Dans les instabilités rotuliennes, la contraction du quadriceps augmente la bascule de 10° à 15° alors que chez les sujets normaux, cette augmentation n'est que de 5° à 6°, ce qui est une preuve supplémentaire de la dysplasie quadricipitale. La rétraction de l'aileron externe n'est pas en cause car sa section ne modifie pas la bascule.

Autre argument : seule la plastie musculaire interne associée à une section de l'aileron externe permet de corriger complètement une bascule très anormale.

Facteurs secondaires d'instabilité

Il existe un certain nombre de facteurs que l'on peut appeler secondaires pour expliquer l'instabilité rotulienne. Ils sont présents statistiquement d'une façon tout à fait significative dans la population des instabilités rotuliennes mais il n'y a pas, comme pour les facteurs principaux, une notion de seuil au-delà duquel il y a pratiquement systématiquement une instabilité rotulienne; au contraire, pour ces facteurs secondaires, on peut dire qu'il n'y a pas de liens directs avec l'instabilité puisqu'on peut les voir sans aucune instabilité rotulienne [3, 4],

Il s'agit du genu valgum, c'est d'ailleurs un des facteurs qui augmente l'angle Q. Ce genu valgum n'est important et ne pose d'ailleurs un problème chirurgical que dans les instabilités permanentes et les luxations habituelles.

Le recurvatum est souvent associé à une raideur du droit antérieur comme nous l'avons vu par exemple dans les rotules hautes, il ne nécessite jamais de geste chirurgical spécifique.

L'antéversion fémorale est statistiquement plus élevée dans cette population que dans la population normale. À noter que la torsion tibiale externe, elle, n'est pas significativement plus élevée.

La rotation externe dans le genou. Nous avons vu que ce facteur est lié à la TA-GT mais il est quand même bien différent, puisque contrairement à la TA-GT, il n'y a pas de notion de seuil pour la rotation externe, même si elle est significativement plus élevée dans cette population.

Clinique

Notions étiologiques

L'instabilité rotulienne présente un certain nombre de caractères qui permettent de dire qu'il s'agit d'une affection congénitale et génétique.

Les premiers symptômes apparaissent à des âges très variables. Il n'est pas rare (15 %) de trouver une même pathologie chez la mère voire le père. La bilatéralité vraie est observée dans 40 % des cas mais il existe toujours sur le genou controlatéral asymptomatique des anomalies anatomiques caractéristiques, quoique plus discrètes.

Les formes les plus graves (luxation permanente, luxation habituelle) débutent toujours dans l'enfance entre 5 et 10 ans, elles sont aussi fréquentes chez le garçon que chez la fille. L'instabilité la plus courante survient chez des patients qui ne font qu'une ou parfois quelques luxations, elle débute à l'adolescence et est beaucoup plus fréquente chez la fille (75 %) que chez le garçon (25 %). Le début des troubles, surtout chez l'adolescent et l'adulte jeune, est presque toujours traumatique. C'est une luxation qui ouvre la scène clinique; souvent il s'agit d'un accident de sport de type réception de saut ou torsion en valgus rotation externe. Cet accident aigu peut déterminer un certain nombre de lésions ostéochondrales responsables ultérieurement de troubles secondaires. Mais ne fait pas qui veut une luxation de rotule. On retrouve toujours les anomalies caractéristiques de la dysplasie luxante, le traumatisme n'a eu donc ici qu'un rôle de révélateur d'un trouble latent.

Luxation traumatique de la rotule

C'est très souvent un accident traumatique qui ouvre la scène clinique. Le tableau classique est celui d'une adolescente de 17 ans qui en dansant ou lors d'une réception de saut présente un brutal dérobement avec de très vives douleurs. Le genou s'est mis en flexion forcée et si l'on a la chance d'observer le patient immédiatement, on observe la déformation du genou et la position de luxation externe de la rotule. La rotule fait une saillie en dehors sur le condyle externe, l'extension du genou est douloureuse voire impossible. La mise en extension progressive du genou entraîne en général aisément la réduction de la luxation. Très souvent le patient se relève et en réalisant l'extension de son genou, il provoque la réduction spontanée de la luxation. La luxation étant réduite, le genou se présente comme un genou traumatique avec très rapidement un épanchement intra-articulaire; la douleur est interne de même que les ecchymoses et l'on peut parfois confondre luxation traumatique de rotule et rupture du ligament latéral interne.

Les radiographies de face, de profil et en vue axiale font aisément le diagnostic d'abord en montrant une dysplasie de la trochlée sur les radiographies de profil. La vue axiale à 30° est ici particulièrement intéressante car elle montre, en cas de luxation première, une subluxation externe de la rotule très asymétrique par rapport au côté sain traduisant une rupture de l'aileron interne. Cette subluxation va le plus souvent disparaître dans les semaines qui suivent.

Enfin, il faut savoir rechercher une fracture ostéochondrale soit du versant interne de la rotule, soit plus rarement de la face antérieure du condyle externe. Le fragment ostéochondral est le plus souvent resté attaché au versant interne de la rotule mais il est parfois libre se nichant volontiers dans l'échancrure intercondylienne entraînant alors un flexum clinique.

La ponction ramène du sang pur. Il faut se rappeler devant toute hémarthrose post-traumatique que dans les deux tiers des cas, il s'agit d'une rupture du ligament croisé antérieur et dans un tiers des cas, d'une luxation traumatique de rotule.

Rappelons que cet accident de luxation traumatique ou dit de luxation première est souvent méconnu surtout chez l'enfant où une chute et un relèvement immédiat entraînent la réduction spontanée de la rotule avec un minimum de signes fonctionnels.

Instabilité chronique

Les différents tableaux cliniques sont :

La luxation permanente

Les troubles remontent toujours à l'enfance, la rotule est située sur la joue externe de la trochlée, la mobilité du genou est en général tout à fait normale tant en flexion qu'en extension active et passive. Fait essentiel : si en extension on réduit la rotule, la flexion du genou est impossible, ce qui traduit une rétraction du muscle quadriceps cause principale de la luxation permanente.

La luxation habituelle

La rotule semble bien axée en extension mais dès les premiers degrés de flexion elle se luxe sur la joue condylienne externe. Comme pour les luxations permanentes, si l'on essaie de maintenir la rotule en place, le plus souvent la flexion du genou ne se fait pas ou est bloquée à partir de 90° traduisant là aussi la rétraction du quadriceps.

Les luxations avec course anormale de la rotule

Cette forme clinique mérite d'être individualisée car elle est cliniquement très bien analysable. La rotule apparaît très externe pratiquement luxée en extension et lors de la flexion elle réintègre la trochlée et elle devient alors stable même en hyperflexion. Il s'agit toujours d'une forme grave avec d'importantes anomalies constitutionnelles.

La luxation récidivante

Le maître symptôme est ici l'instabilité sous forme de luxations entraînant chutes, dérobements et sous forme d'appréhension conduisant à limiter voire supprimer les activités sportives, la course, la danse; mais l'appréhension peut se voir même dans la vie quotidienne pour traverser une rue, descendre un escalier, une pente. Les luxations peuvent se banaliser, la réduction étant aussi facile que la luxation.

À l'inverse, l'évolution spontanée peut se faire vers une certaine adaptation au moins sur le plan de la stabilité. L'arrêt des activités sportives, le port d'une genouillère entraînent peu à peu une diminution voire une suppression des luxations et même de l'instabilité subjective, mais vers 45 ans des phénomènes douloureux apparaissent traduisant le début de l'arthrose. C'est en moyenne à 54 ans que la gêne fonctionnelle liée à l'arthrose devient préoccupante.

La luxation unique suivie de symptômes

Elles ont une symptomatologie très voisine évoquant en premier lieu un banal syndrome rotulien douloureux. Les douleurs sont au premier plan, douleurs à la descente des escaliers, douleurs à la station assise prolongée, douleurs empêchant la course et le sport.

Il peut y avoir des blocages qui sont très différents des blocages méniscaux puisque le blocage survient dans n'importe quelle position, à la marche, à la station assise; il s'agit d'un blocage fugace qui atteint autant la flexion que l'extension. L'instabilité est une instabilité typiquement subjective avec essentiellement appréhension à la descente, à la course.

Mais une nouvelle luxation ou une luxation première pour les instabilités potentielles peut toujours survenir dans les années qui suivent.

L'instabilité potentielle

Ce tableau clinique mérite d'être individualisé. Il s'agit d'un syndrome rotulien douloureux banal avec essentiellement des douleurs, surtout à la montée et à la descente des escaliers avec parfois des sensations de blocage et des phénomènes d'instabilité mais ceux-ci ne sont pas très importants; il s'agit d'une instabilité subjective sans jamais une véritable luxation. Devant ce syndrome rotulien douloureux banal, c'est l'examen radiographique qui montre qu'en fait il y a des facteurs d'instabilité rotulienne patents. Il n'est pas rare de voir survenir au cours de l'évolution une luxation vraie montrant bien la parenté de ces tableaux avec l'instabilité objective.

L'arthrose fémoro-patellaire externe

Cette arthrose s'observe à partir de 45–50 ans. Les douleurs de type rotulien sont le maître symptôme. La gêne fonctionnelle est malgré tout souvent très limitée pendant de nombreuses années et contraste avec les radiographies qui montrent un pincement fémorotibiale externe considérable avec toujours subluxation externe de la rotule. L'interrogatoire retrouve très souvent la notion de troubles d'instabilité dans l'adolescence qui ont petit à petit disparu mais la patiente savait qu'elle n'avait pas un genou strictement normal. Parfois il n'y a aucun antécédent et l'arthrose apparaît sans cause apparente. Cette arthrose est toujours bilatérale.

Bilan paraclinique

Radiographies

Elles suffisent pour faire le diagnostic. C'est le bilan standard de la pathologie du genou : une radiographie de face en appui monopodal, une radiographie de profil strict à 30° de flexion qui fait la preuve de la dysplasie et qui permet de mesurer la hauteur rotulienne (signe du croisement, type de trochlée), une vue axiale des rotules à 30° de flexion.

Scanner fémoro-patellaire

Il est rarement utile pour établir le diagnostic mais il est indispensable pour proposer un geste thérapeutique chirurgical cohérent. Ce scanner doit être fait avec un protocole précis. Sur le genou en extension [3, 4], la coupe qui définit le sommet de la trochlée est celle où l'échancrure intercondylienne apparaît sous forme d'une arche romane régulière. La rotule sera étudiée sur des coupes en extension et en flexion à 15°; les clichés seront faits quadriceps contracté et quadriceps décontracté. On peut alors mesurer avec précision la TA-GT, la bascule rotulienne, la dysplasie de trochlée et la saillie, la pente rotulienne externe, la rotation dans le genou; on notera enfin les antéversions fémorales et la torsion tibiale externe.

Autres investigations

Elles n'ont guère d'intérêt car leur principale justification est la visualisation de l'état du cartilage, or si ce cartilage est très tôt lésé dans les IRO, cette constatation n'a guère d'incidence ni sur le plan diagnostique ni même sur le plan pronostique. Il s'agit de lésions secondaires et le véritable traitement n'est pas le traitement des lésions cartilagineuses mais celui de la désaxation du système extenseur.

L'arthroscopie est donc inutile, d'ailleurs elle visualise très mal la dynamique fémoro-patellaire et même la dysplasie de la trochlée.

L'arthroscanner est très performant pour étudier le cartilage mais il n'a guère d'intérêt dans les instabilités rotuliennes objectives.

L'IRM remplacera peut-être un jour le scanner puisqu'elle est moins invasive; mais pour l'instant elle n'est guère justifiée.

Traitement

Traitement conservateur

Il est très efficace sur l'instabilité. Le port d'une genouillère avec évidement rotulien permet dans de nombreux cas la reprise des activités sportives pratiquement normale.

La rééducation avec renforcement et étirement du quadriceps, la rééducation de la proprioception sont très utiles mais il faut bien veiller que cette rééducation ne soit pas agressive vis-à-vis d'un cartilage qui peut être en mauvais état. Il faut donc exclure tout travail dynamique contre résistance du quadriceps. Cependant ce traitement n'aboutit jamais à une guérison; on a beau renforcer un quadriceps dysplasique, celui-ci demeurera toujours dysplasique. Par ailleurs, ce traitement qui facilite indiscutablement l'adaptation fonctionnelle parfois même sportive n'évite pas l'évolution vers l'arthrose puisqu'il ne modifie pas les facteurs anatomiques de déséquilibre.

Traitement chirurgical

Il vise à corriger les facteurs de l'instabilité mais cette ambition n'est pas toujours facile à réaliser. Les échecs, les résultats insuffisants sont fréquents lorsqu'une analyse préopératoire précise n'a pas été effectuée et lorsque le geste chirurgical a été soit inadapté, soit insuffisant, soit excessif.

Il existe parfois, bien que rarement, un seul facteur d'instabilité dans les cas les plus bénins; on rencontrera volontiers soit une rotule haute sans autre facteur ou une petite dysplasie de la trochlée avec une bascule rotulienne anormale. C'est d'ailleurs surtout dans les formes cliniques bénignes (luxation suivie de problème ou instabilité potentielle) que l'on trouve ce type de lésions.

Dans les luxations récidivantes, il y a pratiquement toujours plusieurs facteurs qui se combinent.

L'indication thérapeutique va évidemment tenir compte de l'importance de chaque facteur et aussi de la facilité ou non à le corriger.

Gestes sur la trochlée

Le facteur le plus fréquent et aussi le plus difficile à corriger est la dysplasie de la trochlée. Lorsque la conception de la dysplasie de la trochlée était basée sur un défaut de congruence (la trochlée plate par défaut de pente trochléenne externe), on pouvait proposer une trochléoplastie de relèvement externe de type Albee [1]. Ce geste est certainement très efficace sur le plan de la stabilité mais il est illogique créant forcément un conflit patello-fémoral externe générateur de douleurs et d'arthrose au bout de quelques années.

La notion de défaut de creusement de la trochlée, de saillie excessive conduit à proposer des gestes de trochléoplastie-creusement [14] (fig. 9 et 10). Ce geste

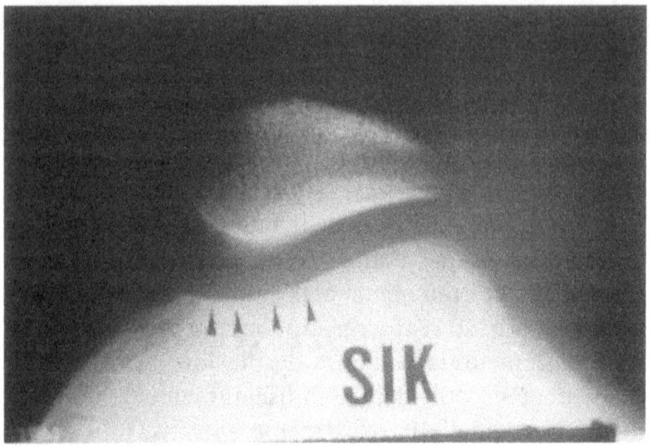

Figure 9. Vue axiale montrant une trochlée très plate (à gauche).

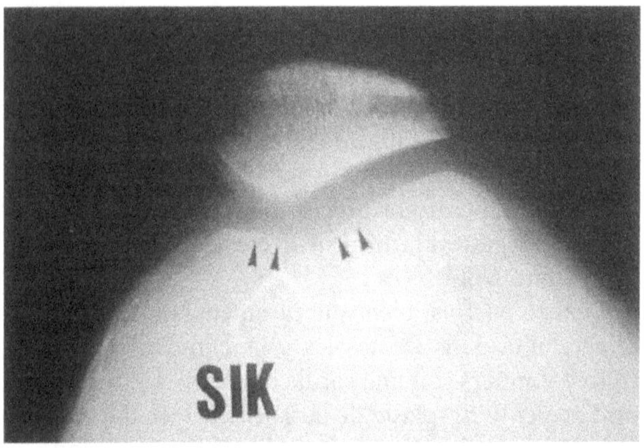

Figure 10. La même patiente, après la réalisation d'une trochléoplastie-creusement qui redonne un angle trochléen normal (à droite).

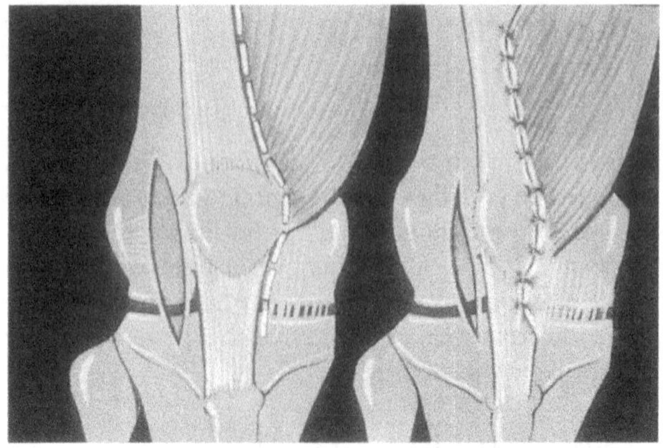

Figure 11. La plastie médiale de type Insall avec retension musculo-capsulaire interne et la section large de l'aileron externe.

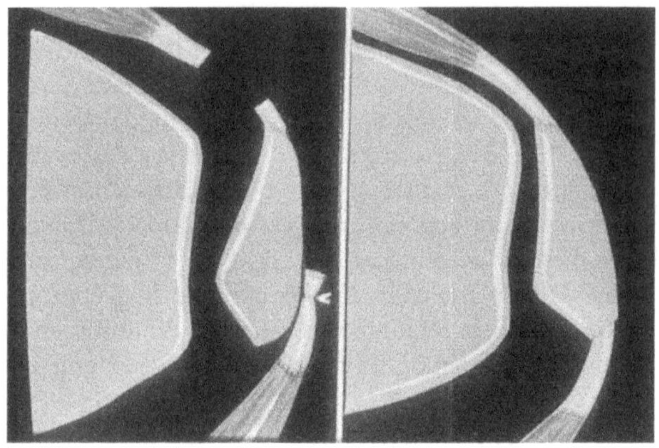

Figure 12. Schéma pour montrer l'horizontalisation de la rotule créée par cette plastie.

logique est difficile à réaliser, il comporte obligatoirement une section cartilagineuse. Il apparaît bien cependant que, au moins dans les très grandes dysplasies avec saillie de 6 à 7 mm, et trochlée convexe, ce soit le seul geste véritablement efficace tant sur le plan de la stabilité que de la douleur. Des études complémentaires sont cependant encore nécessaires pour confirmer ces données.

Plasties des parties molles

La plastie interne d'Insall (fig. 11 et 12) : la plastie interne est un des gestes les plus fréquemment proposés dans la littérature anglo-saxonne. Ce geste est logique puisque avec la technique d'Insall, il va retendre les formations capsulo-musculaires internes en abaissant et en horizontalisant le vaste médial pour lui donner plus de puissance pour s'opposer à la luxation externe de la rotule. C'est également le geste qui est le plus efficace pour corriger la bascule et donc l'horizontaliser. Ce geste apparaît donc très utile au moins lorsque la bascule rotulienne est très importante de l'ordre de 30°–40° et lorsqu'il existe un signe de Smillie très positif ; mais la tension de cette plastie est difficile à apprécier et l'on risque toujours l'hypo- ou l'hypercorrcction. Précisons que la section isolée de l'aileron externe ou la suture de l'aileron interne n'ont aucune action correctrice sur la bascule.

Médiatisation de la TTA (Elmslie-Trillat)

La médialisation a été pendant longtemps le geste le plus important de la réaxation rotulienne puisqu'il corrige l'angle Q ou la baïonnette. De nombreux travaux ont permis de préciser les avantages et les inconvénients de cette intervention. Il s'agit d'un geste particulièrement efficace sur la stabilité mais une médialisation excessive ou non justifiée, si au départ la TA-GT était normale, risque d'entraîner au bout de quelques années un conflit et même une arthrose fémoro-patellaire interne. Goutallier a bien montré que si certaines grandes dysplasies de trochlée particulièrement plates peuvent supporter des TA-GT postopératoires très faibles sans effet nocif, dans la plupart des cas toute TA-GT postopératoire à 3 mm et moins à 30° de flexion donnera des troubles.

En pratique, il faut calculer la médialisation à effectuer pour avoir en postopératoire une TA-GT en extension aux alentours de 10 mm.

Abaissement de la TTA

L'abaissement est souvent redouté par certains qui craignent l'apparition d'une rotule basse avec des pressions fémoro-patellaires excessives. Ces craintes sont peu justifiées quand la rotule est réellement haute. L'abaissement rotulien demande une ostéotomie complète de la TTA; ce geste sera fait si l'indice de Caton et Deschamps est supérieur à 1,2 et l'on fera un abaissement en général compris entre 5 et 12 mm pour obtenir un indice à 1.

Lorsque la patella alta s'accompagne d'une raideur du droit antérieur, il est très utile de faire précéder l'opération de séances d'étirement de ce muscle et, en cas d'échec, on peut discuter, en peropératoire, la section du tendon direct et réfléchi du droit antérieur sur le bassin.

Traitement des lésions cartilagineuses

S'il faut négliger les lésions chondrales superficielles, en revanche, les lésions chondrales avec profonde fissure qui atteignent l'os chondral doivent être régularisées au bistouri; pour certains le cratère qui souvent apparaît après résection cartilagineuse sera traité par de fines perforations à la Pridie.

Indications thérapeutiques

Les indications thérapeutiques sont très variables suivant l'âge et les formes anatomo-cliniques.

Chez l'enfant, avant la fin de la croissance

Aucun geste chirurgical osseux ne peut être pratiqué compte tenu de l'existence des cartilages de conjugaison. En règle générale, le traitement est donc conservateur avec rééducation et port d'une genouillère à évidement rotulien, d'autant plus que l'analyse radiographique est bien moins précise chez l'enfant du fait de la présence du cartilage de conjugaison et de la rotule qui n'a pas encore sa forme définitive. Mais, il faut bien surveiller régulièrement le patient et prévenir les parents qu'un traitement chirurgical sera nécessaire à la fin de la croissance.

Les formes graves telles que les luxations permanentes et les luxations habituelles doivent, par contre, être opérées dès qu'elles sont diagnostiquées, même chez les jeunes enfants pour permettre au maximum le remodelage trochlée-rotule qui ne peut se faire que si la rotule est bien en place, d'autant plus, qu'ici le facteur principal est la rétraction du quadriceps et que la désinsertion du quadriceps suivant Judet [10] est le geste essentiel tout à fait possible chez l'enfant. Il faut souvent compléter cette opération par une plastie interne de type Insall. Certaines luxations récidivantes, particulièrement gênantes sont mal contrôlées par le traitement conservateur; il est alors logique d'envisager une plastie des plasties molles associant une section de l'aileron externe et une plastie médiale de type Insall. D'autres auteurs ont montré l'efficacité d'un transfert tendino-périosté de l'insertion tibiale du tendon rotulien.

De toute façon, très souvent dans tous ces cas, une intervention complémentaire sera nécessaire à l'âge adulte.

Chez l'adolescent et l'adulte jeune

Toutes les instabilités rotuliennes objectives relèvent d'un possible acte chirurgical.

Pour les luxations traumatiques, il est préférable de ne pas intervenir en urgence car la suture de l'aileron interne, même associée à une section de l'aileron externe, ne résoudra pas le problème. Il vaut bien mieux mettre une simple genouillère de marche, prescrire immédiatement de la rééducation, faire ensuite un bilan radiographique et tomodensitométrique précis, ce qui ne pourrait être exécuté correctement en urgence et programmer l'intervention de telle façon que celle-ci gêne le moins possible le cursus scolaire, universitaire ou professionnel.

Seule l'existence d'un flexum lié à un fragment ostéochondral libre nécessitera :

- une ablation du fragment par arthroscopie lorsqu'il provient du versant interne de la rotule,
- en cas de fracture du condyle externe, une synthèse du fragment.

Dans les instabilités chroniques, l'acte chirurgical sera très variable suivant les anomalies constatées, il n'y a pas d'intervention-type proprement dite mais des gestes thérapeutiques appropriés aux anomalies; suivant les cas, ces gestes seront soit isolés, soit associés. L'existence d'une hauteur rotulienne avec un indice $\geq 1,2$ selon Caton doit faire proposer un abaissement de la tubérosité tibiale antérieure. L'existence d'une TA-GT excessive > 20 mm en extension ou 15 mm en flexion implique une proposition de médialisation de la tubérosité tibiale antérieure. L'existence d'une bascule rotulienne > 20° fait envisager une plastie médiale de type Insall. À noter que tous ces gestes s'accompagneront d'une section de l'aileron externe et que très souvent, ils seront associés.

L'indication d'une trochléoplastie-creusement est beaucoup plus rare; elle se pose devant les formes graves d'instabilité rotulienne avec dysplasie trochléenne de type III et saillie > 5 mm.

Dans les formes bilatérales, on peut envisager l'opération des deux genoux dans le même temps opératoire surtout chez les sujets jeunes en période scolaire.

Les instabilités potentielles sont beaucoup plus difficiles à traiter car, si l'ensemble des gestes chirurgicaux est très efficace sur l'instabilité clinique, il persiste souvent des phénomènes douloureux, rarement dans la vie de tous les jours mais fréquemment dans la pratique sportive. L'intervention ne sera proposée que s'il existe un facteur d'instabilité bien déterminé et facile à corriger chirurgicalement.

Conclusion

En conclusion, l'instabilité rotulienne est une affection qui doit être bien définie sur le plan clinique, radiologique et tomodensitométrique.

On retrouve pratiquement toujours des anomalies caractéristiques qui le plus souvent doivent être corrigées chirurgicalement, d'une part, pour améliorer l'état fonctionnel et en particulier l'instabilité et, d'autre part, en espérant que ce geste de recentrage de la rotule évitera l'apparition d'une arthrose vers la cinquantaine.

Mais, cette chirurgie est difficile car il faut savoir réaliser des corrections précises en redoutant tout autant l'hypercorrection, facteur de douleur ou l'hypocorrection, facteur d'instabilité persistante. D'où l'importance d'un bilan radiologique et tomodensitométrique *très précis* avant de décider tout geste chirurgical.

Bibliographie

[1] Albee FH – Albee bone graft wedge for habitual dislocation of the patella. Med Rec 1915; 88 : 367–70.

[2] Caton J, Mironneau A, Walch G, Levigne Ch, Michel CR – La rotule haute idiopathique chez l'adolescent. A propos de 61 cas opérés. Rev Chir Orthop 1990; 76 : 253–60.

[3] Dejour H, Walch G, Neyret Ph, et coll – La dysplasie de la trochlée fémorale. Rev Chir Orthop 1990; 76 : 45–54.

[4] Dejour H, Walch G, Nove-Josserand L, Guier Ch – Patellar problems : factors of patellar instability : an anatomoradiographic study. Knee Surg, Sports traumatol, Arthroscopy 1994; 2 : 19–26.

[5] Ficat P. Pathologie fémoro-patellaire. Paris, Masson; 1970.

[6] Goutallier D, Bemageau J, Lecudonnec B – Mesure de l'écart tubérosité tibiale antérieure-gorge de la trochlée : TA-GT. Rev Chir Orthop 1978; 64 : 423–8.

[7] Gunn DR – Contracture of the quadriceps muscle. J Bone Joint Surg 1964; 46B : 492–7.

[8] Hughston JC, Walsh WM, Puddu G – Patellar subluxation and dislocation. Philadelphia : WB Saunders; 1984.

[9] Insall J, Bullough PG, Burnstein AH – Proximal « tube » realignement of the patella for chondromalacia patellae. Clin Orthop 1979; 144 : 63–9.

[10] Judet J, Judet H – L'allongement du vaste externe dans les luxations et subluxations de la rotule. Nouv Press Med. 1975; 4 : 22.

[11] Maldague B, Malghem J – Apport du cliché de profil du genou dans le dépistage des instabilités rotuliennes. Rapport préliminaire. Rev Chir Orthop 1985; 71(suppl. II) : 5–13.

[12] Malghem J, Maldague B – Le profil du genou. Anatomie radiologique différentielle des surfaces articulaires. Radiology 1986; 67 : 725–35.

[13] Malkin S – Dislocation of patella. Br Med J. 1932; 11 : 91–4.

[14] Masse Y – La trochléoplastie. Restauration de la gouttière trocliléenne dans les subluxations et luxations de la rotule. Rev Chir Orthop 1978; 64 : 3–17.

[15] Merchant AC – Classification of patellofemoral disorders. Arthroscopy 1988; 4 : 235–40 4.

[16] Nove-Josserand Dejour D – Dysplasie du quadriceps et bascule rotulienne dans l'instabilité rotulienne objective. Rev Chir Orthop 1995; 81 : 497–504.

[17] Raguet M – Mesure radiologique de la hauteur trochléenne. J Traumatol Spor. 1986; 3 : 210–3.

La rotule douloureuse non arthrosique

Non-osteoarthritic patellar pain

D. GOUTALLIER

Résumé

Les rotules douloureuses non arthrosiques, sans pathologie fémoro-tibiale associée, sont très fréquentes. Les douleurs rotuliennes s'associent souvent à une instabilité subjective du genou. Les douleurs rotuliennes n'ont pas de rapport évident avec les lésions macroscopiques du cartilage rotulien. Mais les douleurs rotuliennes peuvent être expliquées par des lésions microscopiques intracartilagineuses. Ces lésions cartilagineuses seraient la conséquence d'une hypersollicitation du cartilage rotulien. Les désordres d'origine osseuse et/ou musculo-aponévrotique de la mécanique frontale et sagittale de l'articulation fémoro-patellaire pouvant être à l'origine de l'hypersollicitation du cartilage rotulien sont étudiés. Les imageries permettant de les reconnaître sont rappelées. Les différentes possibilités thérapeutiques non opératoires et surtout opératoires pour lutter contre les douleurs rotuliennes sont décrites. Le choix entre les différentes thérapeutiques chirurgicales est proposé en fonction des désordres mécaniques retrouvés ; les gestes directs sur le cartilage sont discutés. La prudence dans les décisions thérapeutiques est rappelée : en effet, il existe incontestablement, à côté des facteurs mécaniques pouvant être responsables des douleurs rotuliennes, des facteurs non mécaniques, en particulier psychologiques, qui participent à l'émergence des douleurs.

Mots clés : Les rotules douloureuses non arthrosiques. – Les dysfonctionnements frontaux de la fémoro-patellaire. – Les dysfonctionnements sagittaux de la fémoro-patellaire. – Traitement des rotules douloureuses.

Summary

Non-osteoarthritic patellar pain, with no associated femorotibial disease, is very frequent. Patellar pain is often associated with a subjective feeling of knee instability. Patellar pain has no obvious relation with macroscopic lesions of the patellar cartilage, but patellar pain can be explained by microscopic intracartilaginous lesions, which are possibly due to over-use of the patellar cartilage. Bone and/or musculoaponeurotic disorders of the frontal and sagittal mechanics of the femoropatellar joint responsible for over-use of the patellar cartilage are studied. The imaging modalities able to identify these disorders are discussed. The various conservative and especially operative treatment options to control patellar pain are described. The choice between the various surgical treatments is proposed on the basis of the mechanical disorders identified; direct procedures on the cartilage are discussed. Treatment decisions must be taken cautiously, as, in addition to the mechanical factors responsible for patellar pain, non-mechanical factors, particularly psychological, also participate in the pathogenesis of pain.

Key words: Non-osteoarthritic patellar pain. – Frontal dysfunctions of the femoropatellar joint. – Sagittal dysfunctions of the femoropatellar joint. – Treatment of patellar pain.

Les rotules douloureuses sont très fréquentes. La gêne fonctionnelle n'est qu'exceptionnellement très importante mais elle est toujours mal supportée. Elle empêche les jeunes de pratiquer pleinement les sports ; mais elle leur permet aussi parfois d'attirer l'attention sur eux. Elle peut aussi retentir sur la vie des sujets d'âge plus mûr : les sports, qui les feraient rester jeunes, doivent souvent être ralentis, voire abandonnés ; l'activité professionnelle peut aussi en être affectée surtout si les douleurs sont survenues ou ont été aggravées après un traumatisme contracté au cours du travail.

Devant cette gêne douloureuse, plus souvent mal supportée physiquement et psychologiquement que réellement invalidante, le thérapeute est souvent appelé. Les thérapeutiques médicales étant souvent insuffisantes, les thérapeutiques chirurgicales sont souvent demandées d'autant plus volontiers que les malades croient toujours en la « chirurgie miracle » et que les gestes proposés apparaissent mineurs. Malheureusement, les thérapeutiques chirurgicales sont rarement complètement salvatrices.

Pour éviter que les chirurgiens ne cèdent trop facilement aux trop nombreuses sollicitations thérapeutiques faites par les malades et les médecins traitants, il est peut-être intéressant de faire le point sur cette question.

Extrait de Pathologie fémoro-patellaire
18 Mises au point en chirurgie du genou

Nous ne nous intéresserons qu'aux douleurs rotuliennes dont l'origine est fémoro-patellaire (les douleurs rotuliennes survenant lors des dérangements internes de la fémoro-tibiale et les tendinites d'insertion du tendon quadricipital et du tendon rotulien ne sont pas pris en compte). L'étude sera centrée sur les douleurs rotuliennes survenant alors qu'il n'y a pas d'arthrose fémoro-patellaire ou de lésions des surfaces cartilagineuses dues aux rares ostéochondrites ou patella bipartita traumatisées.

La douleur rotulienne

La douleur rotulienne est classiquement antérieure; elle est plus souvent sous-rotulienne que rotulienne, plus souvent latéralisée en dedans qu'en dehors. Elle est fréquemment associée à une douleur postérieure qui peut être prédominante mais rarement isolée; cette douleur postérieure pourrait être due à la distension capsulaire postérieure provoquée par *l'hydarthrose* souvent retrouvée dans la pathologie fémoro-patellaire. La douleur rotulienne apparaît essentiellement à la flexion du genou, flexion passive poussée (classique signe du cinéma), flexion active contrariée (douleurs à la descente et à la montée des escaliers, au relever d'une position assise et à la mise en position assise). Elle peut survenir à la station debout immobile comme l'a souligné Dejour lors des 6es Journées lyonnaises de Chirurgie du Genou en 1987. En revanche, elle s'extériorise rarement à la marche à plat. Aussi l'évaluation du périmètre de marche n'a pas de valeur pour apprécier le retentissement fonctionnel d'une douleur rotulienne et la qualité des actes thérapeutiques effectués. Une caractéristique de la douleur antérieure d'origine fémoro-patellaire est de diminuer, voire de disparaître, aux cours des poussées d'hydarthrose. *Une instabilité subjective* est souvent associée à la douleur rotulienne. Cette instabilité a classiquement une double origine : une origine mécanique par « déraillage » de la rotule de la trochlée et une origine douloureuse pai sidération douloureuse de l'activité du quadriceps.

Pour affirmer l'origine fémoro-patellaire d'une douleur de la face antérieure du genou, il faut d'abord avoir éliminé un dérangement interne fémorotibial. La douleur d'origine patellaire est typiquement (mais pas forcément) réveillée par la percussion de la face antérieure de la rotule. La perception de craquements plus ou moins douloureux lors de l'extension active contre-résistance de la jambe sur la cuisse affirme la lésion cartilagineuse fémoro-patellaire mais pas forcément l'origine patellaire de la douleur. La douleur retrouvée au palper des facettes rotuliennes n'est pas non plus suffisante pour affirmer que la douleur subjective est d'origine rotulienne : entre la facette rotulienne palpée et le doigt, il y a la synoviale. En revanche, il est typique que la douleur rotulienne ne soit réveillée par la contraction quadricipitale que si le genou est en flexion et qu'elle soit faible ou voire absente lorsque le genou est en extension ou en recurvatum. Ceci explique qu'une démarche en recurvatum du genou fasse soupçonner l'origine rotulienne d'une douleur antérieure du genou. L'appréhension douloureuse retrouvée à la manœuvre de Smillie est une autre manière d'affirmer l'origine fémoro-patellaire d'une douleur antérieure. La découverte *en thermoscopie* d'une augmentation de la chaleur locale de la face antérieure du genou serait pour Konik [18] très en faveur de l'origine rotulienne d'une douleur antérieure du genou.

En revanche, il apparaît difficile de différencier par l'examen clinique l'instabilité subjective par sidération douloureuse du quadriceps de l'instabilité subjective par « déraillage » de la rotule : les dérobements avec ou sans chute sont possibles dans les deux éventualités et il est vraisemblable qu'une même rotule puisse donner des dérobements par phénomènes mécaniques et par phénomènes douloureux.

Le retentissement fonctionnel de la douleur rotulienne est difficile à évaluer. Le degré maximal de flexion monopodale permettant un relever monopodal est une manière objective de l'apprécier. Si la flexion monopodale complète est facile, on se base alors sur le nombre de flexions monopodales successives pouvant être effectuées. La manière de descendre les escaliers – normalement, avec rampe ou marche par marche – est aussi un élément d'appréciation de la gêne fonctionnelle dans les grands syndromes douloureux; elle est corrélée aux possibilités de flexion monopodale.

Origine de la douleur rotulienne

La responsabilité des lésions cartilagineuses dans la genèse des douleurs n'apparaît pas évidente : de nombreuses rotules douloureuses ont un cartilage macroscopiquement normal et des rotules à cartilage lésé (chondromalacique ou arthrosique) sont indolores.

Aussi a-t-on recherché d'autres origines à la douleur rotulienne. « L'atteinte dégénérative de terminaisons nerveuses situées dans des ailerons externes très tendus » a été retrouvée par Fulkerson [12], Mais cette théorie neurologique des douleurs ne semble pas devoir être prise en compte : les douleurs latéro-rotuliennes externes ne sont pas les douleurs « rotuliennes » les plus fréquentes et les sections des ailerons rotuliens externes n'entraînent pas toujours l'indolence. Une augmentation des pressions intrarotuliennes semblerait pouvoir expliquer les douleurs. Wenz [25] a pu calmer les douleurs en faisant des forages de rotule, forages qui diminuent les pressions intra-osseuses; à l'inverse, l'injection intrapatellaire d'une solution salée fait apparaître des douleurs rotuliennes. Mais cet auteur note qu'il est vraisemblable que les augmentations de pression intra-osseuse douloureuses ne sont que la conséquence d'une altération cartilagineuse.

La lésion du cartilage rotulien apparaît donc enfin de compte, au moins indirectement, la cause de la douleur rotulienne. La meilleure preuve est que l'arthroplastie fémoro-patellaire est la seule intervention fémoro-patellaire qui calme réellement et régulièrement les douleurs rotuliennes. Si la lésion cartilagineuse est le primum movens de la douleur patellaire, comment expliquer que des rotules à cartilage macroscopiquement sain puissent être douloureuses. La seule explication logique est que la détérioration cartilagineuse débute dans son épaisseur et non pas à sa superficie. Les études histo-chimiques du cartilage rotulien rapportées par Ch. Ficat [10] confirment que la chondromalacie débute bien dans l'épaisseur du cartilage où quatre zones histo-chimiques différentes, de qualités mécaniques différentes, ont pu être individualisées. La couche 2, située entre la couche superficielle 1 très résistante et la couche plus profonde 3 très dure, ne peut être que le site électif des lésions débutantes du cartilage rotulien puisqu'elle est soumise à d'importantes sollicitations en cisaillement. Du reste, les IRM montrent parfois des signaux anormaux intracartilagineux alors que les cartilages apparaissent sains en arthroscopie.

La lésion cartilagineuse, d'abord intracartilagineuse sans expression macroscopique, puis à expression macroscopique sous forme de chondromalacie œdémateuse puis fissuraire avant d'aboutir selon P. Ficat [11] à l'arthrose apparaît donc bien être à l'origine des douleurs rotuliennes. L'hypersollicitation mécanique du cartilage rotulien en serait la cause. Le lent « turn-over » – décrit par Maroudas [10] – des protoglycanes (300 jours en moyenne) et du collagène (400 ans) et le faible nombre de chondrocytes expliquent que les réparations spontanées des lésions cartilagineuses sont très hypothétiques et que les francs succès des thérapeutiques sont exceptionnels. Si cette hypersollicitation du cartilage rotulien est à l'origine des lésions cartilagineuses et des douleurs, il apparaît nécessaire d'en rechercher son origine pour aboutir à un traitement logique.

Causes de l'hypersollicitation mécanique du cartilage rotulien

Deux grandes causes, sans doute fréquemment intriquées, sont retenues par la majorité des auteurs [13] :

1) *un défaut de la mécanique frontale de la fémoro-patellaire* entraîne une hyperpression fémoro-patellaire externe ou des subluxations (voire des luxations) externes de la rotule;
2) *un défaut de la mécanique sagittale* entraîne des hyperpressions de la fémoro-patellaire.

Les conséquences de ces deux grands défauts mécaniques peuvent être aggravées, comme le pensent Outerbridge [23] et Ch. Ficat [10], par des anomalies anatomiques (notamment par la présence de crête) de la rotule et de la trochlée. Ces anomalies anatomiques participeraient surtout à la constitution de lésions malaciques internes.

Mécanique frontale de la fémoro-patellaire

La mécanique frontale de la fémoro-patellaire dépend de facteurs osseux et de facteurs musculo-aponévrotiques.

Facteurs osseux

a) La forme de la trochlée osseuse et la position de la tubérosité tibiale antérieure, par rapport à la gorge trochléenne, sont les deux principaux facteurs osseux qui participent à la mécanique frontale de la fémoro-patellaire.

- L'angle d'ouverture de la trochlée doit être mesuré sur des coupes scannériennes pour sa partie toute haute; pour sa partie plus basse, il est plus fidèlement évalué sur les défilés fémoro-patellaires radiologiques pris sur le genou à 60° et surtout 30° de flexion (fig. 1).
- La pente de la joue externe de la trochlée par rapport à la tangente bicondylienne est mesurée sur des coupes scannériennes (fig. 2).
- De la position de la tubérosité tibiale antérieure par rapport à celle de la gorge de la trochlée dépend la force de la latéralisation imposée à la rotule par la contraction quadricipitale. Plus la tubérosité tibiale est externe, plus les contraintes de latéralisation externe imposées à la rotule sont importantes. Cette position est appréciée par la mesure de la TA-GT qui impose de superposer, dans des conditions d'examen très strict, deux coupes scannériennes, l'une passant par le 1/3 supérieur de la trochlée, l'autre par la partie toute haute de la tubérosité tibiale antérieure [4, 14] (fig. 3).

b) Le mode d'expression d'une TA-GT élevée dépend de la forme de la trochlée. Un angle trochléen très ouvert, avec une faible pente de la joue externe de la trochlée favorise la subluxation rotulienne externe alors qu'un angle trochléen fermé, avec une forte pente trochléenne externe, favorise l'hyperpression de la rotule sur la joue externe de la trochlée. Mais le mode d'expression d'une anomalie de la mécanique frontale fémoro-patellaire dépend aussi de la hauteur

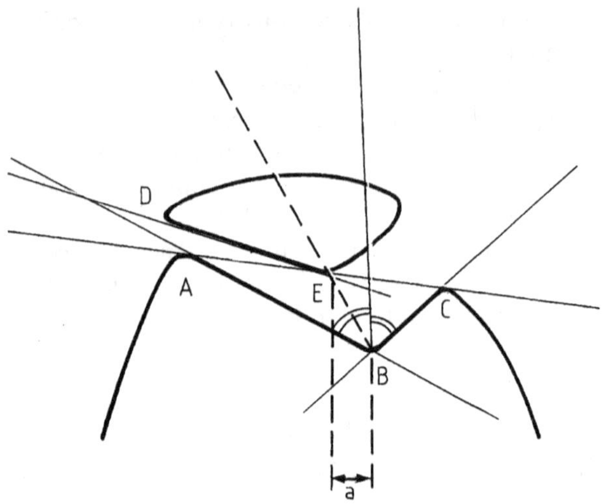

Figure 1. Mesures effectuées sur les défilés fémoro-patellaires radiologiques à 30° de flexion : l'angle ABC mesure l'ouverture trochléenne. La subluxation rotulienne est appréciée : soit par la distance en millimètres « a » qui sépare les verticales passant par la gorge de la trochlée et la crête rotulienne, soit par l'angle de Merchant : la malposition externe ou interne de la rotule est définie par la position de la ligne qui réunit la gorge trochléenne à la crête rotulienne par rapport à la bissectrice de l'angle d'ouverture trochléen. La bascule rotulienne est appréciée par l'angle de Laurin formé par l'intersection de la droite DE avec la droite AC.

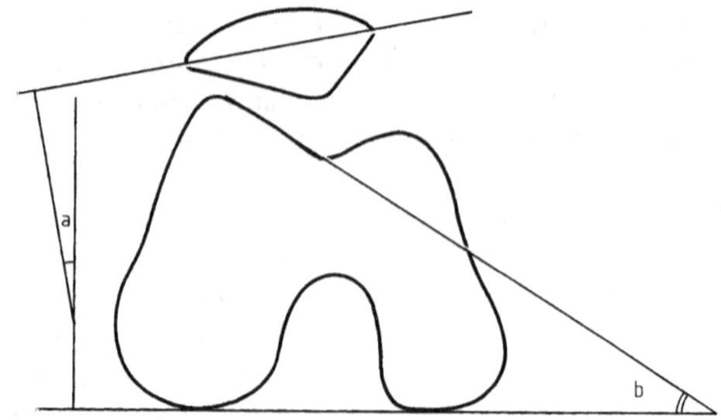

Figure 2. Les mesures effectuées sur les coupes scannériennes passant par la partie haute de la trochlée : la bascule rotulienne (angle « a ») est mesurée par rapport à la tangente bicondylienne ; la pente de la joue externe de la trochlée (angle « b ») est mesurée par rapport à la tangente bicondylienne.

de la rotule dont dépend la qualité de l'engagement rotulien dans la trochlée. La hauteur de la rotule est mesurée par rapport au plateau tibial sur des profils de genoux à 30° de flexion (indices de Blackburn et de Caton) ; elle peut être aussi mesurée par rapport au bord supérieur de la trochlée sur le genou en extension en contraction quadricipitale (indice de Bernageau [3]). Une rotule très haute, loin du bord supérieur de la trochlée en extension du genou, a de fortes chances de manquer son engagement si la TA-GT est élevée ou si la balance des forces entre vaste externe et vaste interne n'est pas satisfaisante.

Il est évident que ces facteurs osseux locaux doivent être intégrés dans la mécanique globale du membre inférieur qu'analysent notamment les goniométries et les torsions scannériennes fémorales et tibiales.

Facteurs musculo-aponévrotiques

La force respective des vastes interne et externe, qui dépend entre autres de leur mode de terminaison sur la rotule et le tendon quadricipital, et la tension de l'aileron rotulien externe sont les éléments musculo-aponévrotiques qui participent à la mécanique frontale de la fémoro-patellaire. Pour Dejour, en 1987, l'aileron rotulien externe n'a d'action que lorsque le genou est en flexion. Lorsque le genou est en extension, ce sont les vastes qui ont un rôle prédominant : d'eux dépendrait la « bascule rotulienne » mesurée sur des coupes scannériennes prises sur le genou en extension (fig. 2). Une mauvaise balance entre les forces développées par le vaste externe et le vaste interne risque, si la rotule est haute, de lui faire manquer son engagement dans la trochlée. Pour Utheza [24], le vaste interne dirige aussi la rotation de la rotule au cours de sa course dans la trochlée.

Mécanique sagittale de la fémoro-patellaire

La mécanique sagittale de la fémoro-patellaire dépend aussi de facteurs osseux et musculaires.

Facteurs osseux

Les facteurs osseux sont trochléens et tubérositaires.

• La saillie du fond de la gorge de la trochlée est appréciée sur une radiographie du genou de profil par sa situation par rapport au plan antérieur du fémur (Dejour en 1987 et Maldague [21]). La saillie des joues externe et interne de la trochlée est appréciée sur le même cliché (fig. 4).

• L'aplasie de la tubérosité tibiale antérieure est jugée grossièrement sur le cliché de profil du genou.

Plus la trochlée est déjetée en avant du plan fémoral antérieur ou plus la tubérosité tibiale antérieure est aplasique et déjetée vers l'arrière, plus l'angle de réflexion du système quadricipital augmente ; les forces de compression sagittale développées dans la fémoro-patellaire sont alors majorées aboutissant à une hyperpression fémoro-patellaire centrale, comme l'a rappelé Bonnel dans l'article écrit dans cette monographie.

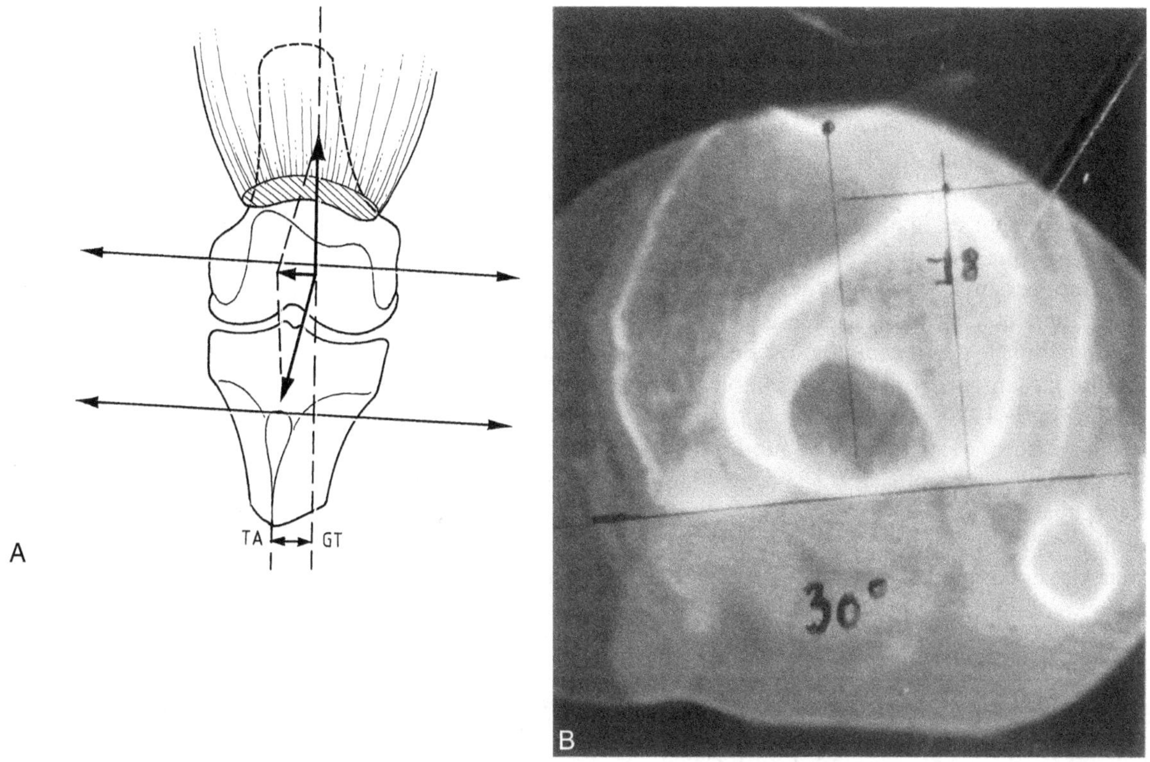

Figure 3. La TA-GT.
A : La TA-GT est le reflet de l'angle quadriceps – fond de la gorge de la trochlée – tubérosité tibiale antérieure dont dépendent les forces de latéralisation rotulienne. B : C'est la distance mesurée en millimètres qui sépare les perpendiculaires à l'axe bicondylien passant l'une par le milieu de la tubérosité tibiale et l'autre par le fond de la gorge de la trochlée sur un cliché superposant deux coupes scannériennes d'agrandissement 1, l'une passant par le 1/3 supérieur de la trochlée, l'autre par la partie supérieure de la tubérosité tibiale antérieure. La technique de cette imagerie doit être rigoureuse [4].

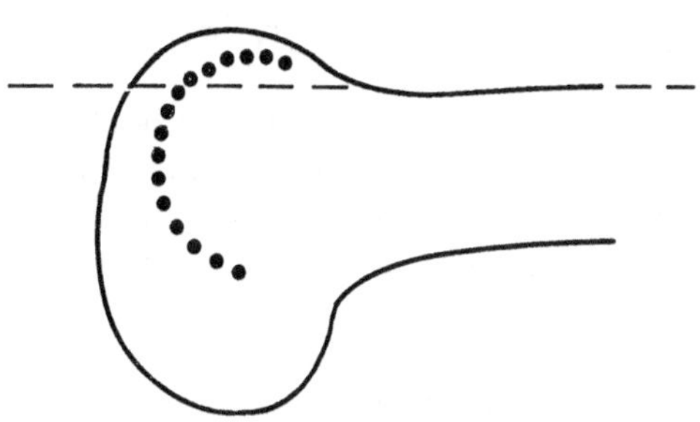

Figure 4. Mesures effectuées sur le profil radiologique vrai du genou (les condyles fémoraux sont superposés). La saillie de la gorge trochléenne et la saillie des joues trochléennes sont appréciées par rapport au bord antérieur de la projection radiologique du fémur.

Facteurs musculaires

La mécanique sagittale dépend aussi de facteurs musculaires. Le quadriceps n'est pas le seul muscle impliqué : les ischio-jambiers interviennent aussi (Blaimont [5]).

Facteurs généraux

Enfin, il est évident que des facteurs généraux, comme l'obésité, augmentent les pressions fémoro-patellaires.

Classification des rotules douloureuses

Étant donné la relation entre douleurs – lésions du cartilage - anomalies de la mécanique fémoro-patellaire, il est logique, afin de clarifier les indications thérapeutiques, de classer les rotules douloureuses en deux grands groupes, quelle que soit l'importance des lésions cartilagineuses :

1) les rotules douloureuses par anomalie manifeste de la mécanique frontale ;
2) les rotules douloureuses sans anomalie manifeste de la mécanique frontale.

Rotules douloureuses par anomalie manifeste de la mécanique frontale

Les rotules douloureuses par anomalie manifeste de la mécanique frontale forment le groupe clinique le mieux défini. Elles sont caractérisées par la notion d'au moins un accident de luxation vraie de la rotule que concrétise presque toujours la présence d'une ossification développée sur le bord interne de la rotule. Les mesures données par l'imagerie dans ce groupe permettent de définir le profil radiologique des rotules avec instabilité mécanique frontale indiscutable. Dans la thèse de Furioli de 1980, nous avons montré que :

1) l'angle d'ouverture trochléen mesuré sur des défilés à 30° de flexion est dans plus de 90 % des cas supérieur ou égal à 138° ;
2) les rotules sont toujours de type 2 ou de type 3 selon la classification de Wiberg (c'est-à-dire avec une joue externe prédominante ou unique) ;
3) plus de 80 % des rotules sont hautes.

Les chiffres donnés par Dejour lors des 6es Journées lyonnaises de Chirurgie du Genou en 1987 sont tout à fait concordants. Les TA-GT ne sont, en revanche, anormalement élevées par rapport à la TA-GT des sujets normaux que dans 57 % des cas [4]. Il ne semble pas qu'il faille attacher trop d'importance à la présence ou l'absence d'une subluxation rotulienne radiologique sur les défilés fémoro-patellaires à 30° de flexion (fig. 1) pour définir ce groupe [2] :

1) les subluxations radiologiques peuvent disparaître si le défilé fémoro-patellaire a été pris avec des quadriceps tant soit peu contractés ;
2) il existe des instabilités rotuliennes avec luxation certaine où la rotule est parfaitement centrée sur des défilés à 30° de flexion parfaitement bien pris ;
3) la situation des reliefs osseux ne correspond pas toujours à celle des reliefs cartilagineux ;
4) enfin bon nombre de malpositions rotuliennes n'apparaissent qu'à l'engagement rotulien dans la trochlée. Elles ne sont montrées que sur des coupes scannériennes le genou étant près de l'extension ou en extension (fig. 2) ; mais la signification pathologique de telles subluxations n'est pas encore bien connue.

L'analyse effectuée par Dejour et Walch en 1987 des différents paramètres radiologiques trochléens et rotuliens retrouvés dans ce groupe de rotules douloureuses avec instabilité rotulienne mécanique certaine leur a permis d'individualiser, dans le groupe des rotules douloureuses sans notion de luxation rotulienne, un groupe dont les paramètres radiologiques sont voisins : aussi ont-ils créé le groupe des instabilités rotuliennes potentielles.

Rotules douloureuses sans anomalie manifeste de la mécanique frontale

Les rotules douloureuses qui n'entrent pas dans le cadre morphologique des rotules avec instabilité mécanique frontale certaine ou potentielle doivent faire rechercher des anomalies de la mécanique sagittale. Selon nous, ces rotules ont un profil radiologique tout à fait particulier : 80 % des rotules sont en position basse ; 45 % sont de type Wiberg 1 ; l'angle trochléen est dans 90 % des cas inférieur à 138° comme l'avait noté Buard [6]. Ces chiffres sont en accord avec ceux retrouvés par Walch et Dejour en 1987. Les TA-GT sont rarement plus élevées (dans 18 % des cas) que les TA-GT des genoux normaux ; parfois même (dans 14 % des cas), elles sont plus basses [4].

Cette classification radio-clinique des douleurs rotuliennes est parfaitement en accord avec la classification proposée par Ficat en fonction des lésions macroscopiques du cartilage rotulien. Les chondromalacies externes sont dues à une hyperpression externe donc en fait à des troubles de la mécanique frontale. Les chondromalacies centrales ou totales sont dues à une hyperpression centrale que Ficat propose de traiter par avancement de la tubérosité tibiale antérieure selon Maquet ; il les assimile donc à un défaut de la mécanique sagittale. En revanche, il individualise un 3e groupe : les chondromalacies internes qui seraient essentiellement dues à une incongruence fémoro-patellaire interne.

Traitement

Traitement non chirurgical

Comme pour toute symptomatologie douloureuse, le traitement est d'abord non chirurgical. Les antalgiques aident à lutter contre les douleurs ; la rééducation essaye de corriger les anomalies musculaires. Le renforcement du vaste interne est largement utilisé pour tenter de diminuer l'instabilité latérale de la rotule ; toujours essayé, son effet est discutable et n'a jamais été scientifiquement prouvé. L'étirement et le renforcement des ischio-jambiers semblent être un traitement intéressant. Il est logique, puisque comme l'a montré Blaimont [5], ces muscles peuvent être, en fonction du degré de flexion du genou et de leur rétraction, soit des antagonistes, soit des agonistes du quadriceps.

Traitement chirurgical

Le traitement chirurgical doit essayer de redresser les facteurs osseux ou musculaires causes des anomalies mécaniques de la fémoro-patellaire. Les techniques sont nombreuses.

Pour améliorer la mécanique frontale

Sont utilisés [15] :

• la section de l'aileron rotulien externe qui, pour Ficat, doit être une résection, peut être pratiquée isolément. Pour Dejour, elle réduirait peu la bascule rotulienne notée sur le genou en extension; elle serait, en revanche, efficace pour réduire les subluxations fémoro-patellaires;

• la transposition interne de la tubérosité tibiale doit être complétée par une section de l'aileron rotulien externe. En aucun cas, la tubérosité tibiale médialisée ne doit être rétropulsée pour éviter d'aggraver les contraintes fémoro-patellaires sagittales;

• les plasties du plan fibro-musculaire interne visent :

1) soit à abaisser le vaste interne inférieur pour qu'il ait une meilleure action médialisante sur la rotule et pour mieux guider la course rotatoire de la rotule dans la trochlée;
2) soit à attirer tout le plan fibro-musculaire interne vers le dehors (technique d'Insall). Pour Dejour, cette dernière intervention est la seule qui permette d'éliminer la bascule rotulienne notée sur le genou en extension. Une section de l'aileron rotulien externe doit être associée à ces deux techniques;

• d'autres gestes ont aussi pour but d'améliorer la mécanique frontale de la fémoro-patellaire :

– l'abaissement des rotules hautes est destiné à améliorer leur engagement dans la trochlée. Mais il faut veiller à ce que les indices de Blackburn postopératoires ne soient pas inférieurs à 0,9 et que, surtout, les troubles de la mécanique frontale soient correctement corrigés,

– la plastie de la joue externe de la trochlée, qui vise à augmenter sa pente, a aussi été proposée pour éviter les subluxations et les luxations survenant après que la rotule s'est engagée dans la trochlée. Mais il faut se méfier de ce geste :

1) il ne peut qu'entraîner une incongruence entre la trochlée et la rotule dont la face articulaire est adaptée à la forme primitive de la trochlée;
2) il risque de remplacer une expression subluxante du trouble de la mécanique frontale en une expression d'hyperpression fémoro-patellaire externe. Aussi le relèvement de la joue externe de la trochlée doit être discret et ne doit jamais aboutir à un angle trochléen de moins de 150°; par ailleurs, la position de la charnière interne du relèvement de la trochlée externe, qui donne la position de la néo-gorge trochléenne doit tenir compte de la position frontale de la tubérosité tibiale antérieure puisqu'elle détermine une nouvelle TA-GT. Lorsque la saillie de la trochlée est importante il apparaît souhaitable, pour éviter d'aggraver les contraintes sagittales de la fémoro-patellaire, d'abandonner le classique relèvement de la joue trochléenne externe par ostéotomie d'addition au profit des trochléoplasties d'enfoncement.

Les ostéotomies fémorales ou tibiales de dérotation ne sont justifiées que pour les exceptionnelles énormes anomalies de torsion. Les ostéotomies de redressement des déviations frontales doivent être limitées au maximum, mais il semble que les gros genu valgum supérieurs à 10° doivent être redressés; en revanche, le redressement des genu varum non arthrosiques, pour traiter un syndrome fémoro-patellaire, par ostéotomie tibiale de valgisation, est à éliminer même si quelques analyses vectorielles ont semblé le justifier.

Pour améliorer la mécanique sagittale et diminuer les hyperpressions centrales

Plusieurs techniques peuvent être utilisées :

• la transposition antérieure de la tubérosité tibiale « à la Maquet » diminue les pressions sagittales fémoro-patellaires en réduisant l'angle de réflexion du système quadricipital. Cette intervention a l'inconvénient de laisser des genoux disgracieux et elle expose à des complications cutanées si l'avancement tubérositaire est important. De plus, selon Bonnel, elle n'aurait que peu d'action pour diminuer les contraintes fémoro-patellaires;

• les plasties d'enfoncement de toute la trochlée, par ostéotomie cunéiforme de soustraction dont le sommet est situé au niveau des zones inter-trochléo-condyliennes externes et internes nous semblent intéressantes (fig. 5). Ces plasties, en effet, diminuent la distance entre la rotule et le centre de l'articulation du genou ce qui, selon Bonnel, diminue nettement les contraintes fémoro-patellaires.

Lésions cartilagineuses

La chirurgie tente aussi de jouer sur les lésions cartilagineuses.

• *Les abrasions des irrégularités de la surface cartilagineuse* ont été proposées pour supprimer les accrochages douloureux entraînés par les clapets cartilagineux; on peut noter que cette abrasion se fait spontanément, certes au bout d'un temps certain. La justification des abrasions cartilagineuses est aussi pathogénique : elle permettrait [7] de supprimer la libération de protéoglycanes par les fissures cartilagineuses; cette

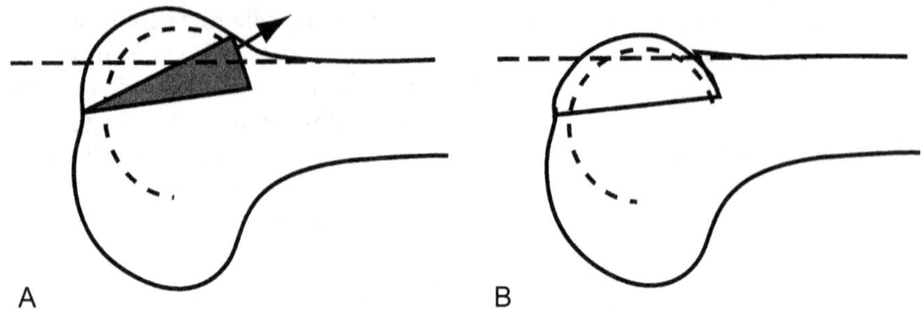

Figure 5. L'ostéotomie cunéiforme de soustraction d'enfoncement des trochlées à berges trop saillantes.
A : La construction d'un coin osseux à retirer.
B : L'aspect après l'ablation du coin osseux.

libération entraînerait des réactions inflammatoires et la production par la synoviale d'enzymes qui participeraient à la dégradation articulaire. Mais il n'est pas certain que l'abrasion mécanique des lésions cartilagineuses ne lèse pas du cartilage encore sain.

• Les perforations « à la Pridie » ont pour but de provoquer, à partir de l'os spongieux, la repousse d'un tissu fibreux qui se transforme progressivement en fibro-cartilage. Ces perforations seraient indiquées lorsque l'os sous-chondral est par endroits à nu.

• Les autres gestes ne sont pratiqués que lorsque le cartilage rotulien a presque complètement ou complètement disparu. *La spongialisation rotulienne* [11] a le même but que les perforations à la Pridie. Les patelloplasties [17] apportent sur la surface rotulienne un tissu d'interposition généralement d'origine synoviale. *La prothèse rotulienne* est la thérapeutique la plus radicale pour remplacer le cartilage détruit; elle doit être opposée à une prothèse trochléenne. *La patellectomie* supprime la rotule; elle donne une bonne indolence au prix d'une faiblesse quadricipitale certaine.

Les différentes interventions conservatrices proposées améliorent généralement très valablement les accidents objectifs et subjectifs d'instabilité; en revanche, leur action sur la douleur est moins brillante. Quelle que soit l'intervention pratiquée [1, 11], même en l'absence de lésions cartilagineuses, on note au mieux que 47 % des genoux deviennent indolores (mais la reprise des activités sportives n'est le plus souvent pas notée). Les résultats sont d'autant moins bons que les lésions cartilagineuses sont importantes (même si les gestes sur le cartilage semblent bénéfiques), que les opérés sont plus âgés et que le recul postopératoire augmente. Malheureusement, il est exceptionnel que les résultats aient été analysés en fonction de la manière dont les différentes interventions ont corrigé les différents facteurs qui régissent la mécanique fémoro-patellaire. Récemment, cependant, certains auteurs comme Koskinien [19] et Lokietik [20] ont essayé d'analyser les résultats des interventions en fonction des désordres mécaniques de la fémoro-patellaire. Pour Koskinien, la bascule rotulienne et le déplacement latéral de la rotule notés près de l'extension sont mieux corrigés si l'on associe à la section de l'aileron rotulien externe une transposition de la tubérosité tibiale. Lokietik montre qu'un angle de Merchant interne (fig. I) est prédictif d'un bon résultat fonctionnel dans les sections isolées de l'aileron rotulien externe. Pour notre part, nous nous sommes attachés à rechercher les facteurs mécaniques postopératoires qui influençaient les résultats fonctionnels obtenus dans le groupe bien défini des rotules douloureuses avec instabilité mécanique frontale évidente (rotules qui se sont luxées au moins une fois) traitées par transposition interne de la tubérosité tibiale et section de l'aileron rotulien externe [16]. Les résultats de cette étude sont intéressants. Il existe indiscutablement une fourchette idéale de TA-GT postopératoire qui varie en fonction de chaque angle d'ouverture trochléen (fig. 6). Pour un angle trochléen donné, une TA-GT postopératoire, mesurée à 30° de flexion, trop basse, a de fortes chances d'entraîner l'apparition de douleurs importantes dues à une hyperpression fémoro-patellaire interne. Si la TA-GT postopératoire à 30° de flexion reste trop élevée, une certaine instabilité plus ou moins douloureuse a toutes les chances de persister. Mais pour qu'une TA-GT postopératoire en accord avec l'angle trochléen permette un très bon résultat, il faut que la rotule ne soit pas trop haute (l'indice de Blackburn doit être égal ou inférieur à 1). Encore faut-il se méfier des TA-GT postopératoires trop basses inférieures à 2 mm : lorsqu'on prévoit que la TA-GT postopératoire devrait être inférieure à 2 mm, il faut préférer donner une TA-GT postopératoire moins basse en fermant légèrement l'angle trochléen par une plastie de la joue externe de la trochlée.

Ainsi la correction de la mécanique frontale de la fémoro-patellaire semble en grande partie résolue par

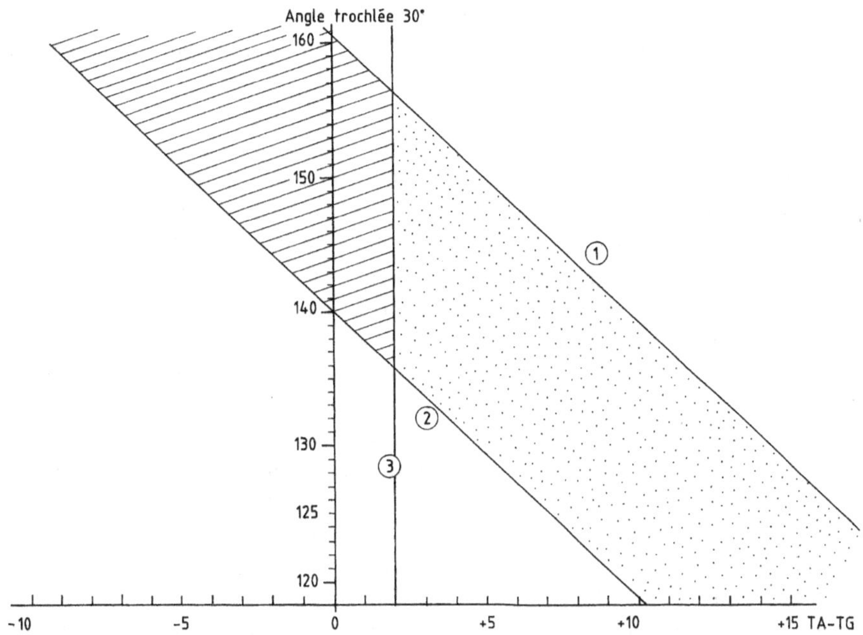

Figure 6. Influence de la mécanique frontale postopératoire sur les résultats fonctionnels. Série de 63 rotules douloureuses avec instabilité frontale mécanique évidente traitées depuis plus de 5 ans par transposition de la tubérosité tibiale et section de l'aileron rotulien externe [16]. Sur le graphique, chaque genou est situé en fonction de sa TA-GT postopératoire à 30° de flexion et de l'angle trochléen mesuré sur des défilés fémoro-patellaires à 30° de flexion. Tous les très bons résultats sauf 4 et 1 seul échec sont situés entre les deux lignes 1 et 2. Tous les genoux nettement douloureux en postopératoire sont situés au-dessous de la ligne 2 et à gauche de la ligne 3. La majorité des genoux situés au-dessus de la ligne 1 gardent une certaine instabilité plus ou moins douloureuse. La plage entre les lignes 1 et 2 correspond au chenal de bonne concordance TA-GT postopératoire - angle trochléen. Le bon résultat est d'autant plus certain que le genou opéré se situe dans la partie droite du chenal, à droite de la ligne 3 (plage en pointillé).

des gestes thérapeutiques parfaitement quantifiables. Il reste cependant encore à savoir si la correction des bascules rotuliennes importantes supérieures à 20° notées sur les scanners en extension, – qui impose selon Dejour un geste musculo-fibreux « à la Insall » – est indispensable. Il faut en effet se rappeler que cette intervention n'est pas quantifiable et qu'elle peut donner des hypercorrections. Mais appliquée au traitement des rotules douloureuses sans instabilité mécanique frontale évidente, la concordance TA-GT postopératoire – angle trochléen ne donne pas que de bons résultats. L'explication des trop fréquents résultats antalgiques insuffisants est sans doute que nous avons oublié de prendre en compte et de traiter les troubles mécaniques sagittaux qui dans ce type de rotule douloureuse existent fréquemment. Il semblerait logique d'associer une plastie d'enfoncement de la trochlée si la saillie des berges de la trochlée est supérieure à 7 mm.

Indications thérapeutiques

La justification de l'acte opératoire n'est pas d'éviter l'apparition d'une arthrose fémoro-patellaire. En effet la filiation instabilité rotulienne frontale évidente – arthrose fémoro-patellaire n'apparaît pas évidente [8] : Insall ne note qu'une seule arthrose fémoro-patellaire sévère sur les 23 instabilités rotuliennes avec luxation non opérées, radiographiées avec un recul moyen de 19 ans (recul maximal de 50 ans); Geneste ne trouve que 3 arthroses fémoro-patellaires externes sur les 64 luxations récidivantes qu'il a rééduquées; fort peu des arthroses fémoro-patellaires externes symptomatiques opérées à l'hôpital Henri Mondor ont eu des accidents aigus indéniables d'instabilité rotulienne. Les deux facteurs architecturaux qui semblent favoriser l'évolution des instabilités rotuliennes avec luxation vers l'arthrose seraient, selon nous, une TA-GT élevée et une rotule plutôt basse (Blackburn inférieur à 0,95°). Quant à la filiation douleur rotulienne sans instabilité frontale mécanique – arthrose, elle est encore moins certaine. Dejour la nie. Peut-être faut-il être moins tranché ? Avec Furioli, en 1980, nous avons trouvé que les facteurs radiologiques des arthroses fémoro-patellaires étaient voisins (mis à part les valeurs de la TA-GT) de ceux trouvés dans les rotules douloureuses sans instabilité frontale évidente. Quoi qu'il en soit, l'arthrose fémoro-patellaire est une maladie non toujours douloureuse. Lorsqu'elle l'est, comme l'ont montré Falconnet [9], Masse et Glimet [22], la gêne importante est rarement permanente.

La seule justification de la chirurgie est l'amélioration de l'état fonctionnel altéré par les douleurs rotuliennes et l'instabilité subjective.

Lorsqu'il existe une instabilité rotulienne frontale évidente, l'acte chirurgical est peu discutable d'autant plus que les succès de la rééducation sont rares. Peut-être peut-on aussi accepter sans trop de réticence une intervention chirurgicale pour traiter les instabilités rotuliennes potentielles décrites par Dejour ?

Mais dans tous les autres cas, l'indication opératoire doit être fortement discutée. Elle ne peut être proposée qu'après échec des antalgiques, de la rééducation, de la physiothérapie et après une appréciation soigneuse du profil psychologique de l'éventuel(le) futur(e) opéré(e) surtout s'il s'agit d'une rotule douloureuse post-traumatique. Si la décision opératoire est retenue, l'opéré(e) doit bien être prévenu(e) des aléas du résultat.

Quoi qu'il en soit, **la technique opératoire doit s'évertuer à redresser les anomalies mécaniques de la fémoro-patellaire.** Si l'on veut progresser dans la qualité de nos résultats, aucune intervention ne doit être effectuée sans avoir décortiqué l'anatomie radiologique du genou et peut-être du membre inférieur. Sont indispensables les clichés radiologiques standard comparatifs suivants : genoux face monopodale, face schuss, profil vrai des deux genoux à 30° de flexion sans appui et en extension en appui monopodal, défilés fémoro-patellaires à 30° et 60°. Une goniométrie doit être effectuée. Ce bilan radiologique doit être complété par un bilan scannérien; la mesure de la TA-GT est indispensable; elle doit être mesurée certainement à 30° de flexion, car même si la mesure de la TA-GT en extension est plus facile, la concordance TA-GT - angle trochléen ne fait référence qu'aux TA-GT à 30° de flexion (il faut de plus noter que la TA-GT en extension diminue progressivement avec l'âge alors que la TA-GT en flexion reste stable). Les coupes scannériennes doivent permettre de mesurer la pente de la joue externe de la trochlée et la bascule rotulienne à son engagement dans la trochlée (sur le genou en extension). Les mesures de torsion fémorale et tibiale ne paraissent pas indispensables sauf si cliniquement les troubles de torsion semblent très importants. Grâce à cette imagerie, on devrait pouvoir éviter des erreurs grossières dans le redressement des troubles mécaniques frontaux et sagittaux. Cette imagerie devrait permettre aussi, si les résultats ne sont pas aussi satisfaisants que prévus, de connaître le ou les facteurs non redressés responsables de l'échec. *En aucun cas, le type de la chirurgie ne devrait être décidé uniquement en fonction cle la simplicité du geste opératoire.* Cette attitude rigoureuse, qui va permettre de faire des progrès, peut sembler onéreuse; mais elle devrait en fin de compte diminuer le coût global de la santé en éliminant les trop fréquents gestes injustifiés et les trop nombreux invalides organiques ou psychologiques de la chirurgie fémoro-patellaire.

Bibliographie

[1] Bandi W. Le résultat de l'avancement de la tubérosité tibiale antérieure du tibia. In : Ficat P, Benoit J, editors. Symposium sur les déséquilibres et chondropathies de la rotule, *Rev Chir Orthop*, 1980; 66 : 275–9.

[2] Bernageau J, Goutallier D, Debeyre J, Ferané J. Incidences axiales quadriceps décontractés et quadriceps contractés. *Rev Chir Orthop*, 1975; (suppl II)286–90.

[3] Bernageau J, Goutallier D. Examen radiologique de l'articulation fémoro-patellaire. In : L'Actualité Rhumatologique 1985. pp. 105–14. Paris. Expansion Scientifique Française. 1985.

[4] Bernageau J, Goutallier D. La mesure de la distance TA-GT. In : Le scanner ostéo-articulaire. Le genou, pp. 132–44. Paris. Vigot. 1991.

[5] Blaimont P, Van Elegem P, Almeh M, Klein P, Aucquier O–Contribution à l'étude des contraintes patellaires. *Rev Chir Orthop*, 1985; 71. supp II : 99–101.

[6] Buard J, Benoit J, Lortat-Jacob A, Ramadier JO–Les trochlées fémorales creuses. *Rev Chir Orthop*, 1981; 67 : 721–9.

[7] Christman OD–The role of articular cartilage in patellofemoral pain. *Orthop Chir North Am.* 1986; 17 : 231–4.

[8] Dejour H, Goutallier D, Furioli J. Critiques des gestes thérapeutiques et indications. In : Ficat P, Benoit J, editors. Symposium sur les déséquilibres et chondropathies de la rotule. Rev Chir Orthop. 1980; 66 : 238–44 .

[9] Falconnet M. Étude et devenir des gonarthroses. A propos de 247 observations. *Rhumatologie.* 1985; 37 : 41–5.

[10] Ficat Ch. Le cartilage de la rotule. In : Ficat P, Benoit J, editors. Symposium sur les déséquilibres et chondropathies de la rotule, Rev Chir Orthop. 1980; 66 : 252–6 .

[11] Ficat P, Godeon P, Léger M, Boussaton M. Résultats des arthrolyses externes et des spongialisations de la rotule. *Rev Chir Orthop*, 1980; 66 : 268–72.

[12] Fulkerson JP et coll–Histologie évidence of retinacular nerve injury associated with patellofemoral malalignment. *Clin Orthop*, 1985; 197 : 196–205.

[13] Fulkerson JP, Shea KP. Disorders of patellofemoral alignment. *J Bone Joint Surg*, 1990; 72 A, (9) : 1424–9.

[14] Goutallier D, Bernageau J, Lecudonnec B. Mesure de l'écart tubérosité tibiale antérieure, gorge de la trochlée (TA-GT) - Technique - résultats - intérêts. *Rev Chir Orthop.* 1978; 64 : 423–8.

[15] Goutallier D, Blachier D, Norotte G. Chirurgie de la luxation de la rotule, *Encycl Med Chir*, Techniques chirurgicales, orthopédie, 1991; 44735 : 11.

[16] Goutallier D, Blachier D, Norotte G, Bernageau J. Étude des différents facteurs influençant les résultats du traitement des instabilités rotuliennes avec luxation(s) traitées par transposition

de la tubérosité tibiale antérieure et section de l'aileron rotulien externe. *Rhumatologie*, 1993 ; 45, 5 : 101–3.

[17] Judet J, Judet R, Judet H. La patelloplastie. In : Ficat P, Benoit J, editors. Symposium sur les déséquilibres et chondropathies de la rotule, Rev Chir Orthop. 1980 ; 66 : 262.

[18] Konik H, Wall A. La thermovision dans le diagnostic de l'anterior knee pain. 1er Congrès européen d'Orthopédie, avril 1993. Le livre des résumés. *Rev Chir Orthop*, 1993 ; abstracts 408.

[19] Koskinen SK, Hurme M, Kujala UM. Restoration of patellofemoral congruity by combined lateral release and tibial tuberosity transposition as assessed by MRI analysis. *Int Orthop*, 1991 ; 15 : 363–6.

[20] Lokietic JC, Legaye J, Delloedt PH, Hirwa J, Lokietek W. Quand faut-il pratiquer une section de l'aileron rotulien externe ? Analyse rétrospective d'une série homogène de 91 dossiers avec un recul de plus d'un an. 1er Congrès d'Orthopédie, avril 1993. Livres des résumés. *Rev Chir Orthop*, 1993 ; abstract 410.

[21] Maldague B, Malghem J. Apport du cliché de profil du genou dans le dépistage des instabilités rotuliennes. *Rev Chir Orthop*, 1985 ; suppl II : 5–13.

[22] Masse JP, Glimet T. Histoire naturelle de l'arthrose fémoro-rotulienne externe isolée féminine symptomatique après 64 ans. *Rhumatologie* 1981 ; 33 : 319–23.

[23] Outerbridge RE. The etiology of chondromalacia patellae. *J Bone Joint Surg*, 1961 ; 43B, (4) : 752–7.

[24] Utheza G, Piget J. Chondromalacies rotuliennes par défaut de congruence rotatoire. *Rev Chir Orthop*, 1977 ; 63, suppl II : 62–8.

[25] Wenz W, Schneider U, Graf J, Niethard FU. The extra-articular, intra-osseous drilling of the patella in patellar pain syndrome. A prospective, randomized study on humans. 1er congrès européen d'Orthopédie, avril 1993. Livre des résumés. *Rev Chir Orthop*, 1993 ; abstract 409.

L'arthrose fémoro-patellaire isolée

Isolated patellofemoral arthritis

D.H. DEJOUR

Résumé

L'arthrose affecte moins le compartiment fémoro-patellaire que le compartiment fémorotibial. Comme l'arthrose fémoro-tibiale, elle atteint de façon prédominante la population féminine (72 %) et elle est plus souvent bilatérale, 51 % des patients ayant des symptômes au niveau du genou controlatéral. L'âge moyen au moment des premiers symptômes est de 46 ans. L'évolution radiologique est lente et les manifestations cliniques souvent tardives et cycliques. Le délai moyen pour passer du stade I d'Iwano au stade IV est de 18 ans.

Quatre étiologies ont été identifiées :

- Abst textl'arthrose primitive (49 %) : le patient n'a pas d'antécédent orthopédique au niveau du genou et surtout n'a pas eu de luxation patellaire ;
- Abst textl'arthrose sur instabilité (33 %) : le patient a des antécédents confirmés de luxation patellaire ;
- Abst textl'arthrose post-traumatique : le patient a des antécédents de fracture patellaire (9 %) ;
- Abst textla chondrocalcinose (atteinte rhumatismale) [9 %].

Le principal facteur prédisposant est la présence d'une dysplasie de l'articulation fémoro-patellaire. Soixante-dix-huit pour cent des patients ont une dysplasie trochléenne avec un signe du croisement et beaucoup ont une dysplasie trochléenne de type B ou D. Le traitement doit prendre en compte l'évolution très lente de cette arthrose particulière, l'étiologie doit être déterminée, car l'histoire naturelle en dépend, avec une évolution plus lente vers la globalisation de l'arthrose dans les arthroses avec antécédent(s) de luxation. La prise en charge médicale doit être la première étape. La chirurgie non prothétique (patellectomie verticale externe, ostéotomies de la tubérosité tibiale antérieure) est une bonne option à un stade précoce. À un stade plus avancé, les interventions prothétiques partielles ou totales procurent fréquemment de bons résultats. La dysplasie fémoro-patellaire doit être analysée avec attention pour planifier un remplacement partiel, afin d'éviter les fréquentes complications fémoro-patellaires. La sélection du patient est primordiale. La technique chirurgicale doit s'adapter à l'importance de la dysplasie fémoro-patellaire et de l'usure osseuse.

Mots clés : Arthrose fémoro-patellaire isolée. – Prothèse fémoro-patellaire. – Dysplasie de trochlée.

Abstract – Isolated patellofemoral arthritis

Arthritis affects the patellofemoral joint less than the femorotibial compartments of the knee. Similar to arthritis of the femorotibial compartment, osteoarthritis of the patellofemoral joint is found predominantly in females (72%) with 51% of the patients having bilateral symptoms. The average age at the time of the first symptoms is 46 years. The radiological evolution is slow, with an average time interval of 18 years from Iwano stage I to stage IV. Four aetiologies have been identified :

- *Abst textPrimary arthritis (49%) : patients have no musculoskeletal history related with the knee, more specifically no history of patella dislocation.*
- *Abst textOsteoarthritis secondary to instability (33%) : patients have a documented history of patella dislocation.*
- *Abst textPost-traumatic osteoarthritis (9%) : patients have a history of a patellar fracture.*
- *Abst textChrodrocalcinosis : 9% (rheumatic disease).*

The main predisposing factor is the presence of a dysplasia in the patellofemoral joint. 78% of patients have a trochlear dysplasia with a crossing sign, and many of them have type B or D trochlear dysplasia.

The indication for treatment must take in account the very slow progression of this specific arthritis, it is really important to analyze the aetiology because the natural history differs, with a slower evolution to global arthritis in the primary arthritis population. Conservative management should be the first step, then non-implant surgery such as lateral patellectomy or tibial tubercle osteotomy, which are good options in early stages, and later on the replacement option, partial or total, gives many good results. The patellofemoral dysplasia should be carefully analysed to plan the technical procedure in case of partial replacement, in order to avoid the frequent patellofemoral complications. Patient selection is of paramount importance. The surgical procedure should be adapted to the degree of patellofemoral dysplasia and bony wear.

Key words: Patellofemoral arthritis. – Patellofemoral replacement. – Trochlear dysplasia.

Extrait de Conférences d'enseignement 2011
18 Mises au point en chirurgie du genou

Introduction

L'arthrose fémoro-patellaire, en excluant l'arthrose fémoro-patellaire médiale d'origine iatrogène, est une entité particulière au sein de l'arthrose du genou. Elle est moins fréquente que l'arthrose fémorotibiale et a des caractéristiques épidémiologiques spécifiques. Sa définition et son traitement se précisent au fil des années, mais les références bibliographiques sont encore peu nombreuses. Ahlbäck [4] a rapporté 35 % d'arthroses fémoro-patellaires isolées dans un travail sur les patella hautes. Falconnet, dans une thèse de médecine, a trouvé une prévalence de 15 %, mais ce n'est qu'avec le travail de McAlindon [33], en 1992, que des données épidémiologiques plus précises ont été publiées. Dans une étude de 2101 patients symptomatiques de plus de 55 ans, il a analysé 240 cas à l'aide des critères radiographiques de Kellgren et Lawrence [29]. Il a retrouvé une prévalence de 24 % chez les femmes et 11 % chez les hommes. Davies [15], dans une étude radiologique de 206 genoux chez 174 patients de plus de 40 ans, a retrouvé 9,2 % d'arthroses fémoro-patellaires isolées, avec une incidence au-delà de 60 ans de 13,6 % chez les femmes et 15,4 % chez les hommes. Dans une analyse systématique des lésions cartilagineuses observées en arthroscopie, qui ne sont pas synonymes d'arthrose vraie, Curl [14], sur 31 516 arthroscopies de genou, a retrouvé 21 % de lésions cartilagineuses de la patella et 15 % de lésions chondrales de la trochlée.

La définition de cette population d'arthroses fémoro-patellaires isolées est primordiale, elle est basée sur l'existence au bilan radiographique d'un pincement de l'interligne fémoro-patellaire externe. La présence de lésions cartilagineuses isolées en arthroscopie, en arthroscanner ou encore en imagerie par résonance magnétique (IRM) n'est pas synonyme d'arthrose.

Définition

Le diagnostic d'une arthrose fémoro-patellaire isolée repose sur les critères radiologiques suivants : diminution de l'épaisseur de l'interligne articulaire fémoro-patellaire externe sur le défilé fémoro-patellaire à 30° de flexion et/ou sur la vue sagittale du genou, et ce en l'absence de pincement fémorotibial sur une incidence de face en appui monopodal, genou en légère flexion (radiographie « en schuss »).

Étiologie

L'usure du cartilage articulaire est le résultat d'un déséquilibre mécanique à l'origine d'une surcharge de l'articulation ou de contraintes excessives sur celle-ci, entraînant un déséquilibre entre les phases liquide et solide du cartilage [24]. Les facteurs biologiques tels que la pression et la contrainte appliquées sur le cartilage redistribuent le liquide dans la matrice solide, faite de collagène et de glycosaminoglycanes. Cette phase solide est perméable. Toute modification de surface (fissures, clapets, lésions traumatiques directes) entraîne une diminution de pression de la phase liquide avec pour conséquence une rupture des liaisons collagéniques. Le cartilage de la patella est le plus épais de l'organisme, mais aussi le plus souple et le plus perméable.

On peut distinguer quatre étiologies à cette arthrose, d'après les travaux du symposium de la SOFCOT [5] sur l'arthrose fémoro-patellaire isolée qui a eu lieu en 2003. Les chiffres indiqués dans les paragraphes suivants en sont tirés.

Arthrose post-traumatique

C'est la plus facile à comprendre. Les fractures de la patella représentent de 0,5 à 1,7 % des fractures du genou [10]. L'évolution à long terme des fractures de la patella tend vers l'arthrose en raison :

- du mécanisme de la fracture : les chocs frontaux avec écrasement du cartilage et comminution du foyer de fracture sont arthrogènes;
- du traitement :
  - ce sont surtout les défauts de réduction (diastasis supérieur à 2 mm et/ou décalage ou marche d'escalier cartilagineuse supérieur à 1 mm [10]) qui favorisent l'arthrose;
  - on peut leur ajouter deux autres facteurs défavorables :
    - les mobilisations sous anesthésie pour raideur, qui entraînent des lésions cartilagineuses diffuses en raison des importants pics de contrainte sur le cartilage lors de la mobilisation;
    - les fréquentes complications infectieuses, en particulier dans les fractures ouvertes.

Cette étiologie représentait 9 % des arthroses fémoro-patellaires isolées [24]. L'aspect radiologique de cette arthrose est très particulier, avec des cals vicieux et l'apparition à long terme d'une patella magna.

Chondrocalcinose

C'est une affection rhumatologique de cause inconnue, avec des manifestations pathologiques liées à la pénétration dans les diverses structures de l'articulation de microcristaux constitués dans la très grande majorité des cas de pyrophosphate de calcium déshydraté. C'est une arthropathie métabolique qui peut atteindre l'ensemble des articulations, avec une gravité variable.

Le genou est une des articulations les plus touchées. La chondrocalcinose se manifeste par des épanchements articulaires spontanés sérohématiques qui augmentent en fréquence et en intensité. Les signes cliniques sont ceux de l'arthrose primitive.

Cette étiologie représentait 9 % des arthroses fémoro-patellaires isolées [24]. La spécificité radiologique de cette forme d'arthrose consiste en une patella très fine, avec un aspect cranté de l'interligne articulaire qui occupe toute la surface articulaire (figure 1).

Arthrose fémoro-patellaire isolée sur instabilité rotulienne

Elle concerne les patients qui ont des antécédents de luxation vraie de patella et qui vont développer une arthrose au cours de leur existence. Cette étiologie représentait 33 % des arthroses fémoro-patellaires isolées [24].

Cette forme d'arthrose est la plus intéressante du point de vue étiologique, car c'est peut-être dans ces cas que l'on peut discuter un traitement préventif. La proportion d'arthroses avec antécédents d'instabilité rotulienne objective est variable dans les séries, de 8 à 53 % [2,7,12,30,38,47]. Aucune étude prospective ou rétrospective d'instabilités rotuliennes n'a pu évaluer le risque d'arthrose après luxation de la patella. En revanche, dans toutes les séries de prothèses fémoro-patellaires, il existe toujours un pourcentage de patients ayant des antécédents de luxation de la patella. Les corrélations entre la biomécanique et les anomalies anatomiques de l'articulation fémoro-patellaire permettent d'apporter des hypothèses pathogéniques.

Luxation

Le traumatisme, au moment de la luxation, entraîne des lésions du cartilage rotulien, avec parfois de véritables fractures articulaires de la face médiale de la patella et/ou des lésions en miroir sur la facette externe de la trochlée, voire sur la surface articulaire du condyle externe. Ces lésions de passage sont plus fréquentes lorsque la dysplasie de trochlée est peu marquée, car il faut une énergie plus importante pour engendrer une luxation, avec par conséquent des contraintes fémoro-patellaires plus importantes. Les lésions cartilagineuses se retrouvent principalement au niveau de la patella si la dysplasie de trochlée est très marquée (figure 2).

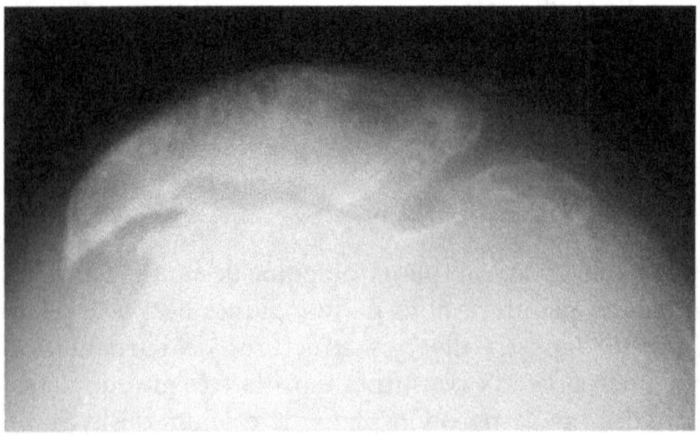

Figure 1. Vue axiale à 30° de chondrocalcinose, aspect cranté sur toute la surface patellaire.

Alignement du système extenseur

Le mauvais alignement du système extenseur est très largement décrit dans la littérature anglo-saxonne, avec un angle Q trop fermé ou une baïonnette de la partie terminale de l'appareil d'extension. La quantification de l'alignement rotulien par la mesure de la distance entre la ligne de fond de la trochlée et le centre de la tubérosité tibiale antérieure (TA-GT) est plus précise et plus reproductible. Une valeur élevée supérieure à 20 mm correspond à une augmentation du vecteur luxant de la patella [20]. Les pics de pression sont alors très élevés, appliqués sur le versant externe de la trochlée et la facette externe de la patella.

Dysplasie de la trochlée et de la patella

Elle entraîne un défaut de congruence entre trochlée et patella, générateur de lésions cartilagineuses et d'une cinématique anarchique dans les deux plans sagittal et frontal :

- dans le plan sagittal : la proéminence globale de la trochlée, en particulier dans des dysplasies sévères de stade B ou D, crée un conflit entre patella et trochlée lors de chaque flexion. Elle augmente la résultante des forces de compression rotulienne, d'autant plus que le genou est plus fléchi, à l'inverse de l'intervention de Maquet (avancement de la tubérosité tibiale antérieure [TTA]), qui la diminue;
- dans le plan horizontal : l'asymétrie des deux versants trochléens dans les dysplasies de type B, C ou D entraîne une bascule latérale permanente de la patella, accentuant la répartition asymétrique des pressions fémoro-patellaires. La patella, souvent plate, répond à la surface bombée de la facette externe de la trochlée dysplasique, avec un pic de contrainte majeur sur le cartilage rotulien (figure 3). La cinématique de la patella est perturbée, avec des déplacements médiolatéraux erratiques [6], qui modifient eux aussi la répartition des pressions sur les surfaces articulaires.

On constate alors des lésions cartilagineuses de stade III ou IV, en miroir, qui sont caractéristiques, car elles occupent toute la largeur de la patella.

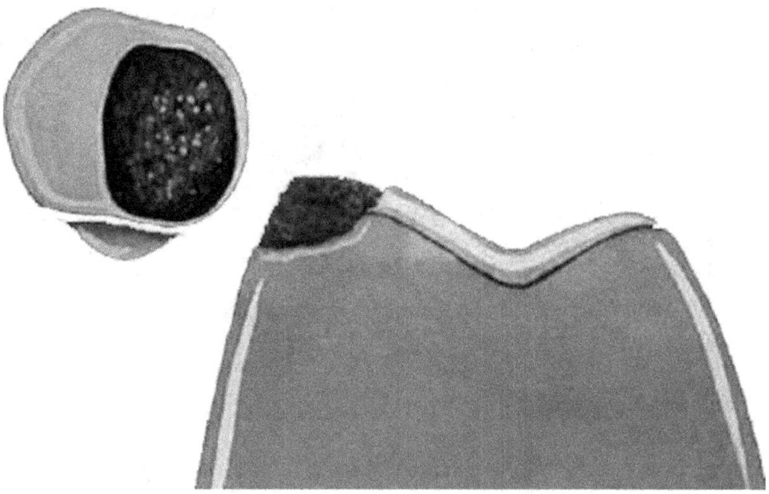

Figure 2. La luxation traumatique de la patella entraîne une lésion cartilagineuse du versant médial de la patella et/ou de la berge externe de la trochlée.

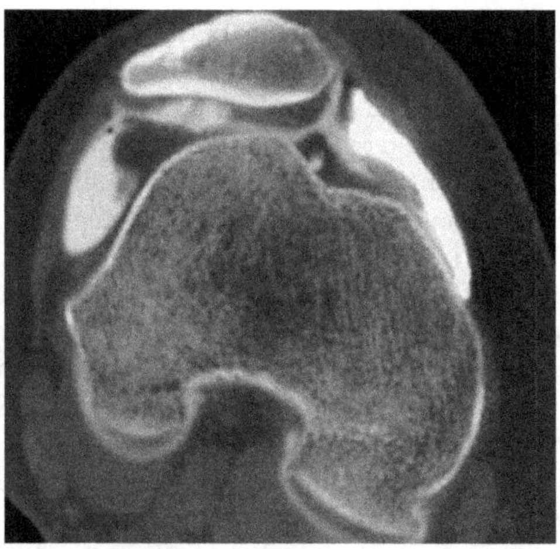

Figure 3. Arthroscanner montrant le conflit entre le versant externe dysplasique de la trochlée convexe et proéminent et la facette externe de la patella.
Il existe un conflit dans le plan sagittal et horizontal en raison de la proéminence de la trochlée.

Arthrose fémoro-patellaire primitive

Il s'agit de patients sans antécédent orthopédique particulier qui développent une arthrose fémoro-patellaire isolée. On retrouve également dans cette population la présence de facteurs prédisposants, mais sans épisode de luxation de patella. Ce peut être le cas au niveau du genou controlatéral à une instabilité de la patella.

Cette étiologie représentait 49 % des arthroses fémoro-patellaires isolées [24].

Ces deux populations, arthrose sur instabilité et arthrose primaire, sont proches sur le plan anatomique, puisque l'on retrouve dans chacune des deux une dysplasie de la trochlée dans 78 % des cas, mais elles diffèrent par leur anamnèse, qui comporte ou non un (des) antécédent(s) de luxation de la patella. Ces deux populations diffèrent aussi par leur évolution à long terme. Dans la population sans antécédent de luxation, l'évolution se fait plus fréquemment vers une arthrose fémorotibiale que dans celle avec antécédents d'instabilité, et la différence est statistiquement significative [5]. Cette donnée est fondamentale pour le choix thérapeutique.

Il n'a pas été retrouvé dans la littérature de relation entre la surcharge pondérale ou le degré d'activité physique et l'apparition d'une arthrose fémoro-patellaire. L'excès de poids accentue la symptomatologie clinique, puisqu'il existe une relation statistique entre les signes propres de l'arthrose fémoro-patellaire et le poids.

Diagnostic différentiel

Arthrose fémoro-patellaire interne après excès de médialisation [19]

Elle est localisée au compartiment fémoro-patellaire interne. L'histoire caractéristique est celle du patient qui a eu une médialisation de la TTA associée à une section de l'aileron externe 10 ans auparavant. Il se plaignait à l'époque de douleurs rotuliennes uni- ou bilatérales de type « syndrome rotulien douloureux », mais n'avait jamais eu d'épisode traumatique avec épanchement ni de sensation de luxation de la patella. L'intervention a plutôt amélioré la symptomatologie, mais les signes cliniques d'autrefois sont progressivement réapparus, accompagnés d'épanchements articulaires à répétition. Les douleurs sont alors devenues continues et invalidantes.

L'histoire clinique, associée à l'analyse radiographique, permet le diagnostic. Les radiographies préopératoires ne décèlent aucune dysplasie de trochlée ni de patella haute. S'il y a eu un scanner à l'époque de l'intervention, il n'a pas mis en évidence d'augmentation de la distance TA-GT, ni de bascule rotulienne excessive. Si on ne dispose d'aucun document contemporain de cette intervention, c'est l'analyse radiologique du genou controlatéral qui révèle l'absence d'anomalie rotulienne, et on sait que les facteurs de l'instabilité sont souvent bilatéraux.

Au niveau du genou pathologique, les données radiographiques sont caractéristiques. Sur la vue axiale, il existe un conflit interne, avec une diminution de l'épaisseur de l'interligne. Le bilan doit être complété par un scanner rotulien sur lequel on recherchera une distance TA-GT faible, entre 0 mm et 5 mm, voire négative. Il faut la comparer à la distance TA-GT controlatérale, habituellement comprise entre 15 mm et 20 mm. L'arthroscanner permet de quantifier le pincement cartilagineux interne, de même que l'épaisseur de cartilage restant au fond de la trochlée, sur la berge externe et sur la facette externe de la patella. Il faut apporter une attention particulière à la mesure de la hauteur rotulienne, car une patella basse peut être associée à cette hypermédialisation, et elle devra être corrigée lors de la latéralisation de la TTA [19].

Patella basse

Elle se traduit cliniquement par des douleurs d'origine rotulienne avec des sensations de brûlure, de genou comme « serré dans un étau ». Elles sont permanentes et accentuées à l'effort. Ce sont toujours des patients multiopérés dont les suites opératoires ont été difficiles et douloureuses. Parfois, un diagnostic d'algodystrophie a été porté. Sur la radiographie de profil, l'index rotulien selon Caton-Deschamps est inférieur ou égal à 0, 6. Sur la vue axiale à 30° de flexion, la patella a un aspect tout à fait spécifique, avec une disparition complète de l'interligne articulaire. C'est une image construite par la superposition de la patella abaissée et de la trochlée (figure 4) : l'image « en coucher de soleil [18] ». Le diagnostic est établi par la confrontation de l'incidence de profil avec mesure de l'index avec l'incidence axiale.

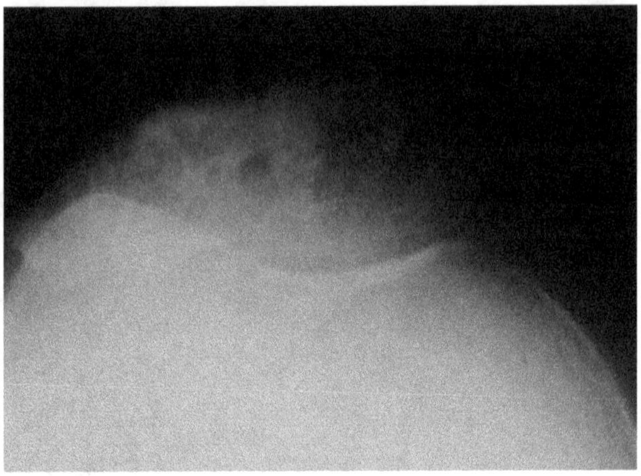

Figure 4. Vue axiale à 30° de flexion.
La disparition complète de l'interligne articulaire est une image construite par la superposition de la patella abaissée et de la trochlée : c'est l'image en coucher de soleil.

Description clinique de l'arthrose fémoro-patellaire isolée

Les douleurs sont de type fémoro-patellaire, elles sont majorées lorsque le genou est en flexion car les contraintes de pression fémoro-patellaire sont plus importantes. Il est classique de décrire des douleurs lors de la montée et de la descente des escaliers, ou lors du relèvement à partir d'une position assise, alors que la marche en terrain plat est encore possible.

L'arthrose fémoro-patellaire est longtemps bien supportée. Les signes de début sont très dépendants de l'étiologie [5] et l'anamnèse est fondamentale pour la déterminer. Le patient a-t-il eu des luxations ? Un traumatisme avec fracture ? Des antécédents chirurgicaux ? Cette étape est importante. C'est elle qui permet de déterminer le type d'arthrose. En effet, une fois l'arthrose installée, les signes sont identiques quelle que soit l'étiologie. Aux douleurs peuvent s'associer des phénomènes d'instabilité d'origine réflexe, par inhibition nociceptive du quadriceps. Ils sont différents des phénomènes d'instabilité mécanique (luxations), qui disparaissent progressivement avec l'apparition de l'arthrose. Ces phénomènes d'instabilité d'origine réflexe surviennent lors de la marche et non lors de l'activité sportive. On retrouve fréquemment des sensations d'accrochage ou des pseudoblocages dus aux irrégularités du cartilage et aux nombreux ostéophytes rotuliens et trochléens qui entrent en conflit et entraînent des irrégularités de la cinématique au cours de la flexion.

Dans la série du symposium de la SOFCOT [5], les activités au cours desquelles l'articulation fémoro-patellaire est fortement sollicitée étaient très altérées. La montée et la descente des escaliers se faisaient marche par marche (asymétriquement) dans 65 % des cas et 15 % des patients n'empruntaient plus les escaliers ; 92 % avaient besoin d'une aide pour se relever d'une chaise et 88 % avaient des difficultés pour s'accroupir. Le retentissement sur la marche en terrain plat était également important, puisque 80 % avaient un périmètre de marche inférieur à 1 km.

Cette population d'arthrose fémoro-patellaire isolée est donc assez proche de celle des gonarthroses fémorotibiales. Le score genou IKS (International Knee Score) moyen était de 59 points (0–75) et le score fonction de 47 points (0–76), ce qui correspond aux scores des séries de gonarthroses fémorotibiales. Le score Lillois moyen était de 45 points (0–80). Ce sont les éléments cliniques spécifiques de la fémoro-patellaire (montée-descente des escaliers) qui faisaient chuter le score fonction, mais il existait aussi une forte altération du score genou due en particulier à une perte de flexion.

Comme l'arthrose fémorotibiale, l'arthrose fémoro-patellaire touche de façon prédominante la population féminine (72 %) et elle est souvent bilatérale (51 % des patients avaient un genou controlatéral symptomatique).

Quelle que soit l'étiologie, il s'agit, en dehors de la chondrocalcinose, d'une arthrose du sujet jeune. L'âge moyen à l'opération était de 58 ans, et de 57 ans au moment de la première consultation chez les patients non opérés. La date d'apparition des symptômes est corrélée au stade d'arthrose.

L'évolution clinique et radiologique est lente puisqu'il faut en moyenne 18 ans pour passer du stade I au stade IV. Dans la série de Guilbert [25], il y avait 90 % de patients non opérés à 9 ans de recul.

Analyse radiographique

Le diagnostic d'arthrose fémoro-patellaire est validé à l'aide d'un bilan standard du genou arthrosique : radiographie de face en appui monopodal, profil en charge à 20° de flexion et défilé fémoro-patellaire à 30° de flexion.

Radiographies standard

- Radiographie de face en position « schuss » : elle permet de déceler une modification précoce de l'interligne fémorotibial et ainsi d'éliminer une arthrose fémorotibiale qui sortirait du cadre de l'arthrose fémoro-patellaire isolée.
- Radiographie de profil en charge à 20° de flexion avec un alignement parfait des condyles postérieurs (contrôlé à l'aide d'une fluoroscopie). On analysera sur ce cliché :
  - l'interligne fémorotibial et sa hauteur (équivalent du schuss sur le profil);
  - le centrage du tibia par rapport au fémur (éventuelle translation tibiale antérieure ou postérieure);
  - la forme de la trochlée, à la recherche d'une dysplasie (classification de Dejour) [17] et d'ostéophytes (figure 5);
  - la hauteur de la patella, selon un index reconnu. Notre préférence va à l'index de Caton-Deschamps;
  - le pincement de l'interligne fémoro-patellaire ainsi que la bascule patellaire selon les critères de Maldague et Malghem [32].
- Défilé fémoro-patellaire à 30° de flexion : cette incidence crâniopodale est faite le patient allongé, le quadriceps relâché; pour valider l'angle de flexion, il faut que la facette latérale de la trochlée corresponde aux deux tiers de la trochlée et sa facette médiale à un tiers. C'est cette incidence qui permet de faire le diagnostic

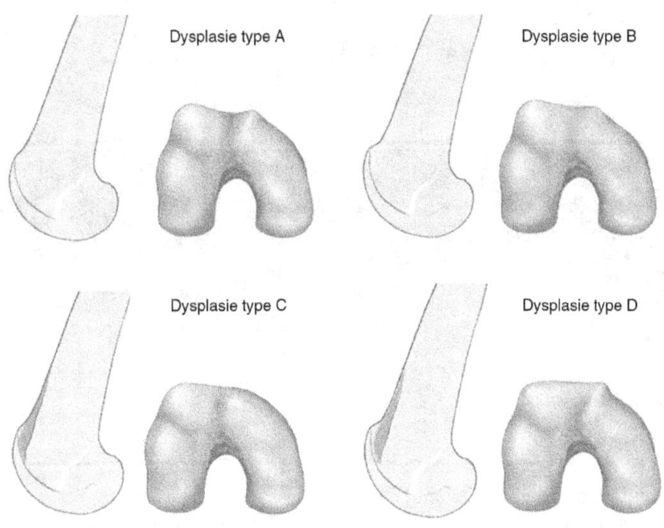

Figure 5. Classification des dysplasies de trochlée (D. Dejour).
Stade A : signe du croisement, trochlée peu profonde. Stade B : signe du croisement, éperon sus-trochléen : proéminence de la trochlée. Stade C : signe du croisement, double contour qui descend en dessous du croisement. Stade D : combinaison des stades B et C.

objectif de l'arthrose fémoro-patellaire et de la classer selon Iwano [26] (figure 6) :

- le stade I est un remodelé des surfaces osseuses et sous-chondrales, sans diminution significative de l'épaisseur de l'interligne articulaire;
- au stade II, l'interligne est pincé mais son épaisseur est supérieure à 3 mm dans la zone la plus mince;
- au stade III, l'épaisseur de l'interligne est inférieure à 3 mm dans la zone la plus mince, mais sans aucun contact os-os;
- au stade IV, les surfaces osseuses sont en contact sur la totalité de la facette latérale de la patella.

Dans certaines publications, c'est la classification de Kellgren et Lawrence (1965) [29] qui est utilisée, surtout dans le milieu rhumatologique et dans les articles anglo-saxons, mais peu en chirurgie orthopédique. Elle est définie par quatre stades. Elle est moins précise et moins intéressante que celle d'Iwano du point de vue des indications thérapeutiques.

Ce bilan permet par ailleurs d'identifier des facteurs prédisposant à l'arthrose fémoro-patellaire. Les résultats suivants sont issus de l'analyse d'une série de 367 arthroses fémoro-patellaires isolées présentée lors du symposium de la SOFCOT. Le principal facteur prédisposant était la dysplasie de trochlée, présente dans 78 % des cas [5]. Elle consiste en un comblement progressif vers le haut du fond de la trochlée, conduisant à une disparition de la gorge trochléenne qui devient soit plate, soit convexe. Elle se traduit sur la radiographie de profil strict par le signe du croisement entre la ligne de fond de trochlée et le bord antérieur des deux condyles. En ce point précis, la trochlée est totalement plate. La dysplasie trochléenne peut être classée en quatre stades [32].

En cas d'arthrose évoluée avec pincement complet, il est difficile de retrouver le signe du croisement. Deux autres signes sont alors intéressants (figure 7) :

• l'éperon sus-trochléen, qui se caractérise par la présence d'un spicule au-dessus de la trochlée. C'est la traduction d'une proéminence globale de la trochlée. Il s'agit d'une ostéophytose d'origine arthrosique, correspondant à un conflit entre patella et trochlée;
• le double contour avec, sur la radiographie de profil, la projection de la berge interne dysplasique de la trochlée, en arrière de celle de la berge externe. Il devient pathologique lorsqu'il se termine au-dessous du signe du croisement.

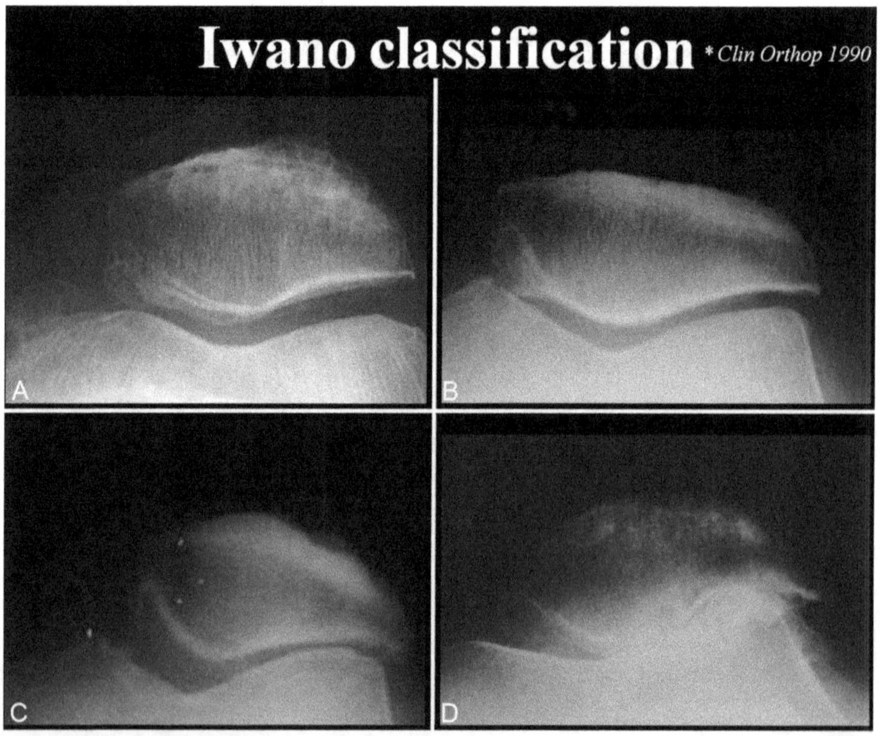

Figure 6. Classification des dysplasies de trochlée (Iwano).
a. Stade I : remodelé des surfaces osseuses et sous-chondrales sans diminution significative de l'épaisseur de l'interligne articulaire. b. Stade II : l'interligne est diminué, mais son épaisseur reste supérieure à 3 mm dans la zone la plus mince. c. Stade III : l'épaisseur de l'interligne est inférieure à 3 mm dans la zone sans aucun contact os-os. d. Stade IV : les surfaces osseuses sont en contact sur l'ensemble de la facette latérale.

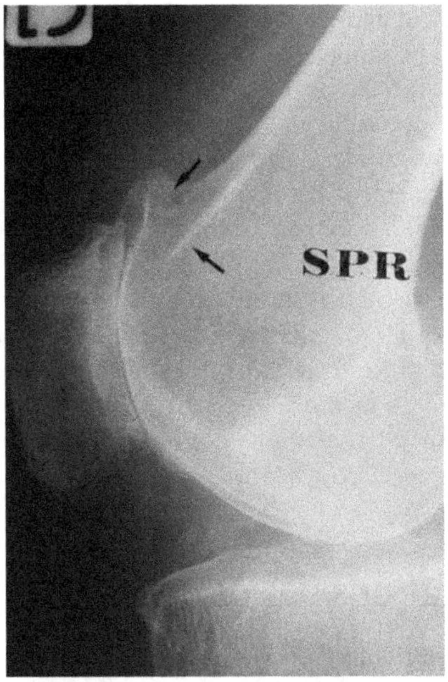

Figure 7. Vue sagittale d'une arthrose fémoro-patellaire (AFP) stade IV.
Pincement articulaire complet, éperon sus-trochléen et ostéophyte, double contour descendant en dessous du croisement.

L'angle trochléen permet lui aussi de quantifier la dysplasie trochléenne. Il est mesuré sur le défilé fémoro-patellaire à 30° ; on peut parler de trochlée dysplasique lorsque l'angle trochléen est supérieur à 150°.

C'est surtout la proéminence globale de la partie supérieure de la trochlée, ou éperon sus-trochléen, associée à l'asymétrie des deux versants trochléens qui semble être déterminante dans la survenue de l'arthrose. Cette suprastructure qui se prolonge parfois au-dessus de la trochlée est retrouvée plus fréquemment dans la population des patients présentant une instabilité rotulienne objective. On trouve donc une proportion plus forte de dysplasies de haut grade (dysplasies de type B ou D).

Le stade de l'arthrose est directement corrélé au type de dysplasie trochléenne : plus la trochlée est dysplasique et proéminente, plus l'arthrose est évoluée.

Ces éléments expliquent pourquoi l'arthrose sur instabilité rotulienne est plus précoce que les arthroses essentielles et pourquoi il y a plus de dysplasies de haut grade dans la population des arthroses sur instabilité (66 %) que dans celle des arthroses essentielles (38 %).

La dysplasie patellaire est aussi un facteur d'arthrose, puisque 42 % des patients arthrosiques ont une dysplasie de patella de type II de Wiberg. Celle-ci rentre dans le cadre d'une dysplasie fémoro-patellaire, puisqu'il existe une relation significative entre la présence d'une dysplasie de patella et celle d'une dysplasie de trochlée.

L'aspect subluxé de la rotule sur la vue axiale est corrélé au stade d'arthrose, au type de dysplasie trochléenne et au type de dysplasie patellaire. Plus la dysplasie est forte, plus la bascule est importante, plus le cartilage est usé et plus le décentrage est important. La proportion de patella « décentrées » ou « subluxées » dans l'arthrose est de 53 % même en l'absence de dysplasie fémoro-patellaire. L'arthrose est toujours externe ou centrée, jamais interne.

La hauteur rotulienne est le seul facteur qui, à lui seul, peut entraîner une instabilité rotulienne objective [20]. Normalement, la patella s'engage dans la trochlée dès les premiers degrés de flexion et se trouve ainsi stabilisée. En revanche, si la patella est trop haute par rapport à la trochlée, elle s'y engage trop tardivement, avec un risque de luxation. L'index rotulien de Caton et Deschamps est fiable même en présence d'ostéophytes et d'un pincement articulaire. Néanmoins, la hauteur de la patella n'a pas été retrouvée comme un facteur déterminant dans la survenue de l'arthrose.

Arthroscanner

C'est l'examen complémentaire le plus intéressant à un stade précoce dans deux cas [46] :

- l'arthrose débutante dans le cadre de l'instabilité rotulienne (voir figure 3) : cet examen permet de connaître l'étendue de l'atteinte cartilagineuse et de savoir si une chirurgie de recentrage, comme on la pratique dans les instabilités rotuliennes, permettrait de mettre face à face deux surfaces cartilagineuses satisfaisantes. Il permet le calcul des valeurs de la distance TA-GT et de la bascule rotulienne ;
- le conflit fémoro-patellaire interne après hypermédialisation : l'arthroscanner montre les lésions cartilagineuses de la facette interne et la valeur de la médialisation par rapport au côté controlatéral qui devient la référence.

Résonance magnétique nucléaire

La résonance magnétique nucléaire ne présente plus d'intérêt dans le cadre de l'arthrose fémoro-patellaire de stade III ou IV. En revanche, à un stade précoce (stade I ou II), on peut voir des modifications de signal du cartilage et des modifications de la structure de l'os sous-chondral, avec un œdème de l'os spongieux soit unipolaire, soit en miroir. L'IRM, comme le scanner, montre sur les coupes séquentielles horizontales la forme de la trochlée et ainsi la dysplasie. On peut désormais faire en IRM une analyse quantifiée de la distance TA-GT et de la bascule rotulienne, ainsi que de la hauteur de la patella [42].

Traitements médicaux

L'arthrose fémoro-patellaire est longtemps bien supportée et son évolution naturelle est lente. Les traitements non chirurgicaux et la prise en charge globale seront donc au premier plan dans la phase initiale.

Règles d'hygiène de vie

Le contrôle du poids est une des premières mesures à mettre en place et à expliquer au patient. Bien qu'il n'y ait pas de relation statistique entre poids et arthrose fémoro-patellaire, le poids est un facteur aggravant des douleurs. Les activités en flexion en charge, comme la montée ou la descente des escaliers, augmentent les contraintes sur la patella jusqu'à 5 fois le poids du corps et accentuent les douleurs. Il faut expliquer ces notions au patient pour qu'il puisse avoir une action responsable et volontaire, soit seul, soit aidé par les professionnels.

Rééquilibrage musculaire et kinésithérapie

Les douleurs sont à l'origine d'une baisse du niveau d'activité physique conduisant à une fonte musculaire progressive. Ce déficit musculaire accentue le déséquilibre de tension entre les chaînes antérieure et postérieure qui sont la source de contraintes asymétriques sur les articulations.

Le rodage articulaire par la pratique du vélo est la première mesure, essentielle. Elle a un rôle de lissage du cartilage par l'élimination des clapets cartilagineux; la répartition des forces appliquées de façon homogène sur le cartilage améliore sa nutrition par une pression-décompression et aussi par la création d'une circulation liquidienne permettant une résorption de l'hydarthrose chronique par la synoviale. Cette activité de pédalage doit être accomplie sans résistance, avec une selle haute pour diminuer les forces de compression.

Les étirements musculaires des chaînes antérieure et postérieure contribuent à la diminution des contraintes articulaires et au gain de mobilité passive de l'articulation. Cette prise en charge doit être globale, avec notamment un contrôle de la statique rachidienne et pelvienne. Les techniques de kinésithérapie de type Mézière, et/ou d'étirement des chaînes musculaires sont performantes dans ce domaine. Ces méthodes permettent un rééquilibrage global du corps incluant un travail sur le rachis, le pelvis et la ceinture abdominale.

L'éducation du patient est fondamentale : il sera responsabilisé par le kinésithérapeute qui lui permettra d'acquérir ces bases et l'incitera à poursuivre et prolonger ce travail de manière régulière, au long cours.

Le rôle des adjuvants comme le «*taping*» (application d'une bande élastique collante) ou les genouillères à évidement rotulien est controversé. McConell et Grelsamer y sont favorables à la phase initiale; ils conseillent dans certains cas de réaliser un «*taping*» avec effet de médialisation [23].

L'hydrothérapie permet de faire un travail en décharge intéressant. Le travail musculaire est réalisé dans l'axe du membre inférieur. Le rodage articulaire dans l'eau est également possible, soit à l'aide d'un vélo immergé, soit en bord de piscine, jambe dans le vide.

Médications per os

Les anti-inflammatoires non stéroïdiens sont utiles dans la gestion des crises articulaires, mais en traitement court en raison de leurs complications digestives fréquentes dans une population âgée [1].

Vangsness [49], en 2009, dans une méta-analyse à propos de l'utilisation de la glucosamine et de la chondroïtine sulfate dans l'arthrose du genou, a montré une efficacité variable de la glucosamine sulfate, de la glucosamine hydrochloride et de la chondroïtine sulfate sur les douleurs, la fonction et la progression de l'arthrose. La chondroïtine sulfate serait légèrement supérieure au placebo en termes de contrôle de la douleur. Seuls les traitements au long cours (6 mois) sont intéressants; le rapport coût du traitement/résultat est faible. Cette étude, toutefois, ne concerne pas de façon spécifique l'articulaire fémoro-patellaire.

Viscosupplémentation

Seul Clarke [13] a fait une étude sur l'injection d'acide hyaluronique IA Hylan GF 20® dans le cadre strict de l'arthrose fémoro-patellaire. Il a observé une amélioration significative au cours des 4 premières semaines de la capacité à monter et descendre des escaliers et des scores globaux qui s'est maintenue jusqu'à la 52e semaine. En revanche, il n'a pas noté d'amélioration de la mobilité ni de la fonction globale. Les résultats n'étaient pas influencés par la sévérité de l'atteinte radiologique. Ces résultats sont légèrement inférieurs à ceux publiés pour l'arthrose fémorotibiale, mais leur durée est peut-être plus longue. L'auteur a néanmoins rapporté près de 21 % de réactions secondaires dans les 48 premières heures et 30 % dans les 7 premiers jours. Il a conclu que d'autres études étaient nécessaires pour pouvoir affirmer un bénéfice réel de ces injections dans cette pathologie.

Traitements chirurgicaux non prothétiques

Arthroscopie-lavage, « débridement »

Plusieurs auteurs, surtout nord-américains, ont étudié l'intérêt de l'arthroscopie comme instrument diagnostique ou thérapeutique dans la prise en charge d'une arthrose fémoro-patellaire. L'utilisation de l'arthroscopie comme moyen diagnostique est dangereuse, car il faut différencier les lésions cartilagineuses unipolaires, très fréquentes dans le compartiment fémoro-patellaire, de l'arthrose vraie, avec lésions en miroir et exposition de l'os sous-chondral. Seule l'imagerie est indiquée lors de l'étape diagnostique.

Sur le plan thérapeutique, Moseley [37] a montré que dans l'arthrose, l'arthroscopie ne procure pas de meilleurs résultats que le placebo. En revanche, il est certain que l'arthroscopie peut aggraver les douleurs à partir du moment où elle devient agressive, avec abrasion (« débridement ») des lésions cartilagineuses et synovectomie extensive. Seule l'ablation des corps étrangers ostéocartilagineux symptomatiques (perception par le patient de fragments mobiles avec sensation de blocages mécaniques) peut être une indication. Au total, la littérature est plutôt défavorable à cette option thérapeutique [37].

Section de l'aileron externe isolée

Aderinto [3], dans une série de 53 sections de l'aileron externe pour arthrose fémoro-patellaire modérée ou sévère, a observé 80 % d'amélioration des douleurs, mais 42 % des patients étaient déçus. Les résultats cliniques ne semblent pas durer dans le temps. Shea [43] a conclu de la même manière, contrairement à Jackson [27] qui a constaté 56 % de bons et très bons résultats à 6 ans de recul. Mais dans cette étude, les patients étaient âgés de moins de 30 ans et il est vraisemblable qu'il ne s'agissait pas d'arthrose mais plutôt de douleurs fémoro-patellaires (syndromes rotuliens). Aderinto [3] attribue les effets positifs de cette intervention à une dénervation partielle de la patella et à une probable diminution de la pression fémoro-patellaire externe.

Elle n'est donc pas recommandable dans ce cadre de l'arthrose fémoro-patellaire isolée, d'autant que le nombre de complications à type d'hémarthrose n'est pas négligeable d'après les auteurs [21].

Greffe autologue de chondrocytes (*Autogenous Cartilage Implantation* [ACI])

Les chondrocytes sont prélevés par arthroscopie, puis mis en culture et enfin implantés sous une membrane de périoste suturée au cartilage. Minas [34] a rapporté les résultats d'une étude prospective de 45 patients suivis avec un recul moyen de 4 ans pour des lésions focales patellaires et trochléennes parfois associées à des lésions des condyles. C'est la seule étude dans laquelle l'articulation fémoro-patellaire est spécifiquement concernée. Il a rapporté 18 % d'échecs et 29 % de résultats moyens ou mauvais. Cependant, 87 % des patients ne regrettaient pas l'intervention. Il propose ce traitement parfois combiné à d'autres interventions conservatrices telles que les transpositions de la TTA en avant et en dedans. Cette population ne peut cependant être considérée comme une population d'arthroses vraies selon Iwano.

Il s'agit donc d'une voie de recherche qui pourrait être combinée à des interventions pour instabilité, en cas de lésions cartilagineuses de grade ICRS III ou IV unipolaires. Mais dès qu'il existe un pincement de l'interligne, cette option thérapeutique n'est plus indiquée pour Minas [21].

Patellectomie verticale externe

Il s'agit d'une intervention simple qui consiste à réséquer les 15 mm de bord latéral de la patella. Le rétinaculum latéral peut être soit sectionné, avec le risque de voir apparaître une hernie externe inesthétique pendant plusieurs mois, soit détaché en sous-périosté pour être, après la patellectomie, réinséré après allongement en Z. Toutefois, le simple fait de réséquer la partie externe de la patella suffit à entraîner une détente du rétinaculum latéral. C'est pourquoi la section de l'aileron externe n'est pas une obligation et sera pratiquée ou non en fonction des constatations peropératoires (figure 8).

La patellectomie verticale externe a été décrite pour la première fois en 1972 par Don O'Donogue sous le terme de « *facetectomy* ». Paulos [41] a rapporté à 5 ans des résultats très satisfaisants, dont 80 % étaient bons, sous réserve de sélectionner les patients soigneusement. Les grades IV étaient exclus de l'étude. Les atteintes cartilagineuses associées de la facette médiale de la patella n'étaient pas considérées comme de véritables contre-indications. Yercan [50] a obtenu des résultats similaires à 8 ans de recul chez 11 patients ; il a insisté sur le fait que les résultats sont cliniques et

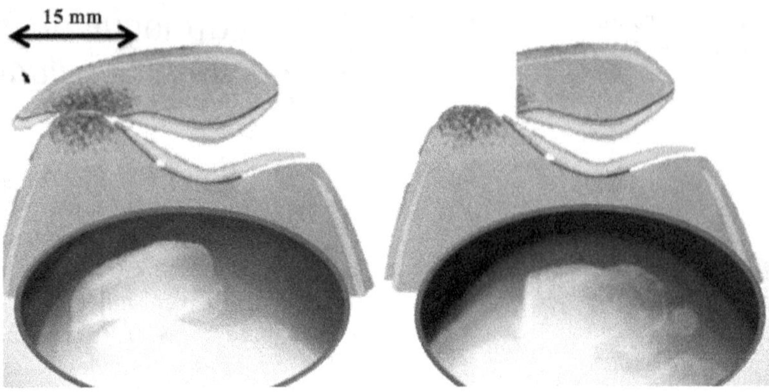

Figure 8. Patellectomie verticale externe.
Résection de 15 mm de facette externe emportant l'ostéophyte. Cette dernière permet de détendre le rétinaculum latéral, la section de l'aileron externe n'est pas toujours nécessaire.

non radiologiques et qu'il ne faut donc pas s'attendre à voir réapparaître un interligne articulaire. Martens a obtenu 90 % de bons et moyens résultats. Il a montré que cette chirurgie ne contre-indique pas et ne complique pas des interventions futures. La limite est l'évolution vers une arthrose fémorotibiale. Les suites opératoires sont plus simples et la récupération plus rapide qu'après ostéotomie de la TTA de type Fulkerson.

Récemment, Jones [28] a proposé une technique arthroscopique de facetectomie; sa série de 39 patients confirme les résultats satisfaisants de cette intervention, avec un recul de 6 mois à 1 an. Une prothèse totale du genou (PTG) a été nécessaire chez deux patients.

Cette intervention trouve ses indications dans les arthroses fémoro-patellaires, quel qu'en soit le grade, mais de préférence dans les grades II et III avec volumineux ostéophytes externes. Elle ne touche pas la partie centrale de la patella, la seule mécaniquement intéressante; son effet est immédiat sur les phénomènes d'accrochage et sur les pseudoblocages. On peut espérer une amélioration de 10 années et pratiquer ensuite une prothèse fémoro-patellaire ou une PTG sans difficulté technique.

Interventions sur la tubérosité tibiale antérieure

Opération de « Maquet »

Cette intervention a eu beaucoup de succès dans les années 1980, car elle reposait sur le concept biomécanique démontré par l'auteur : un avancement de la TTA de 2 cm permet de diminuer les forces de compression qui s'exercent sur l'articulation fémoro-patellaire lors de la flexion.

L'intervention comporte un abord antérieur décalé en dedans. La baguette osseuse est soulevée et un greffon osseux interposé procure l'avancement, la charnière distale est conservée et la fixation assurée par une ou deux vis.

Aux États-Unis, Fulkerson [22] a développé une variante de cette intervention, l'« *antero-medialization* », qui consiste à réaliser une médialisation en même temps que l'avancement de la TTA. Le trait d'ostéotomie est oblique en arrière et en dehors. Cette ostéotomie est complétée en haut par un trait horizontal sous le tubercule de Gerdy pour éviter un trait de refend dans le plateau tibial. La baguette détachée glisse vers l'avant et le dedans. La direction sagittale de l'ostéotomie permet l'avancement et sa composante frontale, la médialisation. Ainsi, de l'obliquité du trait dépendent les composantes d'avancement et de médialisation. De nombreuses publications ont rapporté les résultats de cette intervention mais il est difficile de faire la part, dans ces séries, des indications pour douleurs rotuliennes, pour instabilité avec luxation ou pour arthrose vraie. De nombreuses complications de cette intervention ont été rapportées, et notamment son caractère inesthétique, classiquement une impossibilité à l'agenouillement, des nécroses cutanées et des pseudarthroses [36].

Opération d'Elmslie-Trillat

Importée d'Angleterre par Trillat, cette médialisation de la TTA permet de diminuer les contraintes fémoropatellaires externes.

Elle se fait par un abord paramédial vertical. L'ostéotomie de la TTA comporte deux traits d'ostéotomie réalisés le plus souvent à la scie oscillante, un trait vertical interne débuté à l'insertion du tendon rotulien et un trait horizontal externe après une désinsertion limitée du muscle tibialis antérieur. La baguette osseuse d'une longueur de 6 à 8 cm est individualisée, sa partie distale est fragilisée à l'ostéotome, sans solution de continuité complète de la corticale (le périoste doit rester continu). Il s'agit d'une ostéoclasie distale. La baguette osseuse est alors mobilisable. Il est important de détacher non seulement une longueur suffisante, mais aussi une épaisseur suffisante afin que la baguette comporte de l'os spongieux, ce qui favorise sa consolidation. Le transfert médial de la TTA est planifié à l'aide de la mesure de la distance TA-GT mesurée en extension. Une distance TA-GT supérieure à 20 mm est une bonne indication, la correction doit la ramener à une valeur comprise entre 10 et 15 mm. La fixation est assurée par une vis AO bicorticale de 4,5 mm de diamètre. Cette médialisation ne doit pas être associée à un abaissement qui augmenterait les contraintes fémoro-patellaires en flexion, facteur de douleur.

L'Emslie-Maquet est une variante de cette intervention, qui se rapproche de l'opération de Maquet, puisqu'à la médialisation de la TTA est associée un avancement modéré de 5 à 10 mm par interposition d'un greffon osseux.

À ces ostéotomies sont parfois associées une section de l'aileron externe et/ou une plastie du vastus médialis de type Insall [8].

Les résultats rapportés dans la littérature sont variables et surtout, il est rare de savoir exactement à quelle population s'adresse cette intervention (douleurs rotuliennes ou arthrose vraie?). Becker [8] a déconseillé les ostéotomies de la TTA. Les résultats du symposium de la SOFCOT allaient aussi dans ce sens, dans la mesure où il y est conseillé, en cas de doute, de ne pas faire de chirurgie conservatrice trop invasive et de préférer une arthroplastie.

Traitements prothétiques

Prothèses fémoro-patellaires

McKeever a proposé en 1955 une hémiprothèse fémoro-patellaire. Il s'agissait d'un implant en vitallium vissé dans la patella. Quarante cas ont été publiés [8]. Blazina [9], 15 ans plus tard, a utilisé une prothèse à deux composants fémoral et patellaire. À propos de 85 cas, il a conclu que les indications devaient être sélectives, basées surtout sur l'importance des lésions trochléennes. Depuis, moins de 20 articles ont rapporté les résultats des prothèses fémoro-patellaires, ce qui montre la rareté des indications mais aussi la crainte de mauvais résultats. Le taux de bons ou très bons résultats varie de 65 à 90 % et il est donc bien différent des résultats obtenus dans les arthroplasties totales du genou. Il se rapproche plus de celui des séries de prothèses unicompartimentales fémorotibiales, dans lesquelles on trouve d'excellents comme de très mauvais résultats.

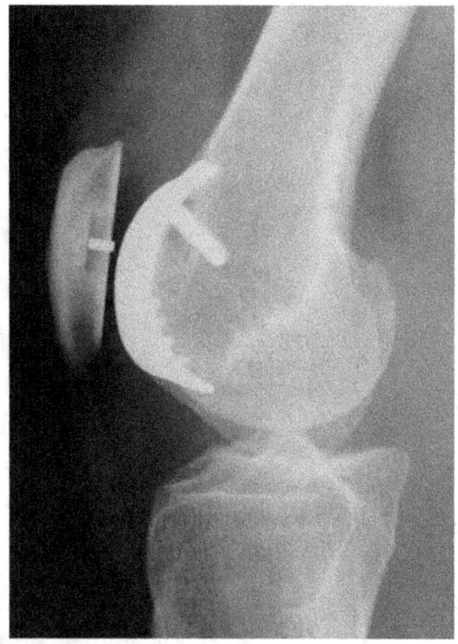

Figure 9. Prothèse de resurfaçage, implantation sans coupe sur l'os sous-chondral.
Peu de possibilités de modification d'emplacement par rapport à la trochlée native.

Deux types de prothèse fémoro-patellaire sont disponibles sur le marché [16] :

- les prothèses dites de « resurfaçage » dont la pièce fémorale est apposée sur l'os sous-chondral de la trochlée arthrosique. Il n'y a pas de coupe osseuse et les modifications de positionnement médiolatéral ou en rotation de la pièce par rapport à la trochlée native sont très limitées (figure 9);
- les prothèses à coupe, dites « anatomiques », qui nécessitent une coupe de la trochlée du même type que celle des PTG. Le positionnement médiolatéral et en rotation du composant fémoral est alors libre et peut s'adapter aux conditions mécaniques et morphologiques de l'articulation du patient (figure 10).

Résultats

La série du symposium SOFCOT 2003 comportait 211 prothèses [5] ayant un recul moyen de 8 ans (2–22). Le score fémoro-patellaire moyen au dernier recul était de 73 points (11 à 100). Le score IKS genou moyen était de 83 points (32 à 100) et le score IKS fonction moyen de 68 points (0 à 100). Les résultats étaient donc très inhomogènes.

Des complications précoces locales étaient survenues dans 16 % des cas, ayant imposé au total 4 % de reprises.

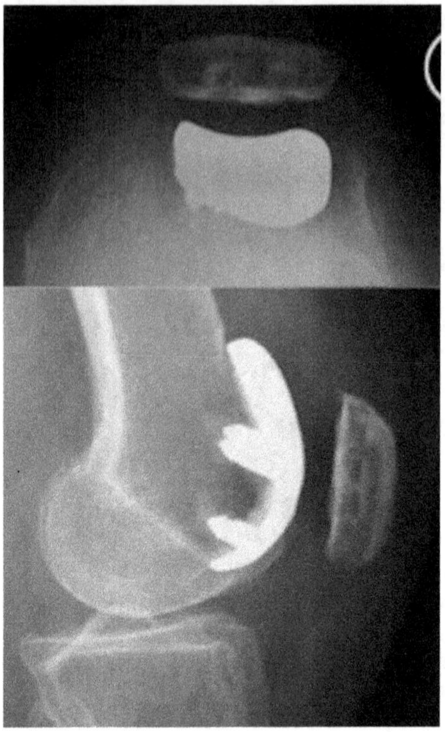

Figure 10. Prothèse fémoro-patellaire de type anatomique avec coupe trochléenne.
Possibilité de déplacement médiolatéral et/ou de rotation de l'implant.

Le taux de complications secondaires était de 37 %, à l'origine de 25 % de reprises. Une usure des implants était notée dans 16 % des cas mais elle n'avait nécessité une réintervention que dans 1 % des cas.

Au total, 81 patients avaient dû être réopérés (38 %) : 44 PTG (21 %), 27 changements ou ablations des implants (13 %), 5 transpositions de la TTA (2 %) et 5 interventions diverses (2 %).

En prenant comme critère d'échec la nécessité de changer un implant ou les deux, le taux de survie des prothèses fémoro-patellaires était de 65 % à 10 ans. En se limitant aux échecs pour une complication fémoro-patellaire, ce taux était de 72 %. En ne prenant en compte que les reprises pour apparition d'une arthrose fémorotibiale, ce taux s'élevait à 90 %.

Les résultats de la littérature sont très variables. Kooijman [30] a obtenu de meilleurs résultats avec la prothèse Richards (98 % de survie à 17 ans, 86 % de bons et très bons résultats), alors que Wagenberg [48], avec la prothèse autocentrique, a rapporté 21 reprises à 5 ans chez 24 patients. Nicol [45], sur 103 cas à 7,1 années de recul moyen, avait un taux de reprise de 14 % dont 12 % pour arthrose fémorotibiale; il a insisté sur un taux de reprise pour globalisation de l'arthrose de 17 % en l'absence de dysplasie de trochlée, contre aucune reprise en cas de dysplasie de trochlée préexistante. Jonbergen [47], avec 13 ans de recul dans une série de 185 Richards II™, a obtenu 84 % de survie à 10 ans et 69 % à 20 ans. Dans sa série, la survie était avant tout menacée par le surpoids et la globalisation de l'arthrose, avec 24 % de reprises au total, dont 13 % pour arthrose globale.

Le taux de complications est donc particulièrement élevé, allant de 6 à 50 %, avec pour conséquence un taux de reprise chirurgicale lui aussi élevé et supérieur aux PTG. Au total, le taux de reprise par prothèse totale atteint jusqu'à 20 % dans la littérature.

Les causes d'échec sont de deux ordres : certaines propres à la fémoro-patellaire et d'autres liées à la progression de l'arthrose dans les compartiments fémorotibiaux.

La tendance générale est d'insister sur une bonne sélection des patients, d'étudier la nécessité ou non d'associer un geste de réalignement du système extenseur et d'attacher un intérêt tout particulier à la forme de l'implant utilisé. L'étude attentive des complications permet de mieux appréhender les principes de mise en place de ces prothèses partielles.

Complications fémoro-patellaires

Les luxations, les accrochages, les subluxations sont retrouvés jusqu'à 40 % dans certaines séries [5], témoignant de l'importance de la technique chirurgicale.

L'existence d'une dysplasie fémoro-patellaire préexistante est déterminante pour le positionnement des implants. Quatre séries [5] dans lesquelles des prothèses de resurfaçage similaires ont été utilisées en témoignent. Dans une série de prothèses shérocentriques, un réalignement du système extenseur était toujours associé et la courbe de survie était de 94 % à 7 ans alors que dans une autre série de prothèses autocentriques, sans réalignement, la courbe de survie était de 69 % à 10 ans de recul. Dans une troisième série de prothèses de resurfaçage sans réalignement associé, 40 % de subluxations rotuliennes ont également été retrouvées. Dans une quatrième série [48] de prothèses autocentriques, le taux de gestes complémentaires pour instabilité rotulienne était encore plus élevé (21 pour 24 prothèses).

Le positionnement et la forme des implants ainsi que les gestes sur le système extenseur sont liés. Smith [44], avec la prothèse de Lubinus™, médialise le composant rotulien et positionne l'implant trochléen de façon à ce que son versant externe soit plus haut que son versant interne. On peut aussi proposer une translation latérale de la trochlée prothétique, alors que d'autres [11] utilisent principalement la translation médiale de la TTA (34 translations sur 72 cas). La translation latérale de la trochlée prothétique a pour but « d'amener la trochlée sous la patella », mais c'est aussi le moyen de corriger la distance TA-GT par un réalignement proximal. Cette latéralisation n'est vraiment possible qu'avec des prothèses à coupe. En effet, avec les prothèses de resurfaçage, la dysplasie de trochlée, qui comporte une facette latérale convexe, conduit à mettre l'implant en rotation interne, ce qui augmente les difficultés à l'engagement de la patella prothétique dans la trochlée, avec un risque d'accrochages et/ou d'instabilité. L'utilisation d'une prothèse à coupe présente l'avantage de supprimer la dysplasie trochléenne en réalisant une « trochléoplastie métallique » et de latéraliser la trochlée prothétique, ce qui normalise la distance TA-GT et améliore l'alignement du système extenseur (figure 11).

L'implant trochléen ne doit pas réaliser une superstructure au niveau de la corticale antérieure ni descendre trop bas dans l'échancrure (afin d'éviter tout conflit avec le ligament croisé antérieur en extension).

Dégradation du compartiment fémorotibial

C'est la deuxième cause d'échec ou de reprise à moyen et à long terme des prothèses fémoro-patellaires. Cette cause de reprise est retrouvée dans toutes les séries, avec des taux variables. Allain et Dejour [5] ont montré dans leur série un taux d'évolution vers une arthrose globale (63 cas, soit 30 % de la série, nécessitant 21 reprises) statistiquement plus élevé chez les patients qui n'avaient pas d'antécédents de luxation de la patella : chez 41 % des patients sans antécédents d'instabilité, l'évolution s'est faite vers une globalisation de l'arthrose, contre 32 % chez ceux qui avaient un passé de luxations, et cette différence était statistiquement significative. Nicol [39] a confirmé cette donnée dans une série ayant 7 ans de recul, avec 12 % de reprise pour arthrose globale.

La dysplasie fémoro-patellaire, et en particulier la proéminence de la trochlée dans les stades B et D, est une cause mécanique de l'arthrose fémoro-patellaire, indépendante de toute maladie arthrosique générale. Ceci explique qu'après prothèse fémoro-patellaire, la dégradation arthrosique fémorotibiale ne soit pas inéluctable en cas de dysplasie fémoro-patellaire.

Prothèses totales du genou

Il existe peu de séries de PTG pour arthrose fémoro-patellaire isolée. Laskin [31] a comparé, avec 7 ans de recul, les résultats de 53 PTG pour arthrose fémoro-patellaire à ceux de PTG pour arthrose fémorotibiale. Les résultats étaient meilleurs dans les arthroses fémoro-patellaires. Il a insisté du point de vue technique sur la fréquence plus élevée des sections de l'aileron externe dans ce groupe. Il a conclu que la

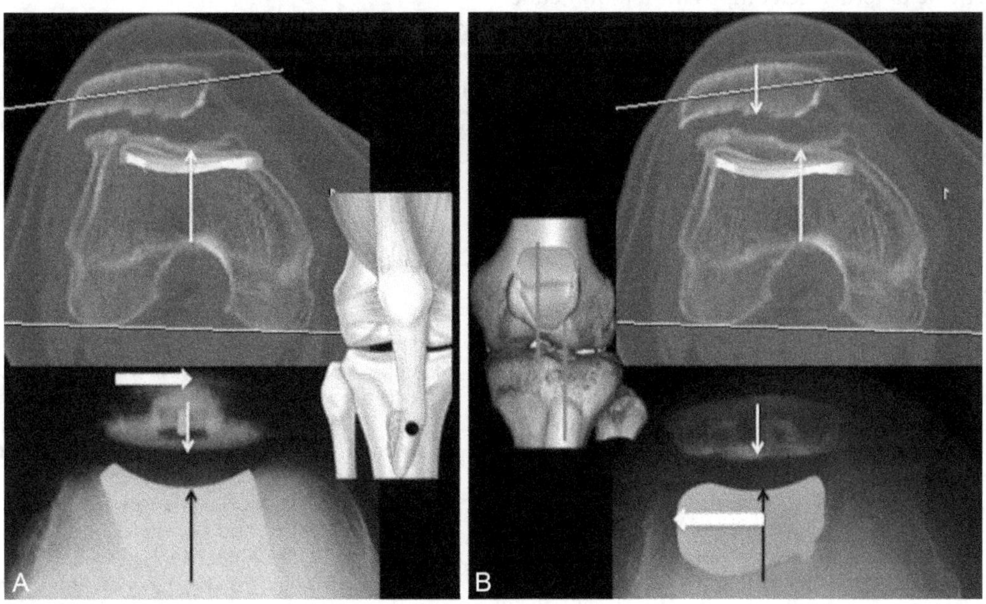

Figure 11. Correction de la dysplasie fémoro-patellaire et de la distance TA-GT excessive.
a. Prothèse de resurfaçage : pas de correction possible dans le positionnement de la trochlée, donc réalignement distal par médialisation de la TTA. b. Prothèse anatomique : réalignement proximal par modification et suppression de la dysplasie de la trochlée, possibilité de latéralisation de la trochlée pour permettre un réalignement proximal.

prothèse totale donnait de meilleurs résultats chez les patients âgés atteints d'arthrose fémoro-patellaire isolée que les interventions conservatrices et les prothèses fémoro-patellaires.

Parvizi [40], dans une série de 31 cas, avec 5 ans de recul, a lui aussi noté la fréquence des sections de l'aileron externe, ainsi que des réalignements du système extenseur (3 médialisations de la TTA). Trois complications sont survenues : 1 raideur, 1 descellement du composant rotulien et 1 médialisation secondaire de la TTA. Il a insisté sur les détails techniques de la section de l'aileron et la nécessité éventuelle de réaligner le système extenseur.

Mont [35] a rapporté des résultats satisfaisants de 33 prothèses totales chez des patients de plus de 55 ans, sans relever de complications spécifiques, ou d'éléments techniques propres à cette indication.

Thompson [45] a rapporté une expérience surprenante de 33 prothèses totales sans resurfaçage de la patella, sans reprise chirurgicale mais avec un très faible recul (20 mois), qui doit faire pondérer ces résultats.

Ces séries montrent que la PTG peut être raisonnablement proposée dans l'arthrose fémoro-patellaire isolée et sans grand risque par rapport aux indications habituelles des PTG.

Plus récemment, Dejour [5], dans une série de 47 prothèses totales, avec un recul moyen de 5 ans, a rapporté une survie de 97 %. Elles ont été réalisées par voie antéromédiale dans 45 cas, toujours associées à une section de l'aileron externe et parfois à une patellectomie verticale externe. Le composant fémoral était en rotation neutre dans 45 cas. Quatre-vingt-dix-huit pour cent des patella étaient centrées. Deux descellements du composant rotulien sont survenus à 36 mois et 7 ans, après une chute, mais toujours sur une patella fine de type Wiberg III. Le résultat n'était pas influencé par les anomalies fémoro-patellaires préopératoires.

Les résultats de toutes ces séries sont donc satisfaisants. Ils rejoignent ce que l'on peut attendre d'une prothèse totale pour arthrose du genou.

Conclusion

L'arthrose fémoro-patellaire est une entité bien à part dans la pathologie dégénérative du genou. Son évolution naturelle est lente : 18 ans seront nécessaires pour passer du stade I au stade IV. Il s'agit volontiers d'une pathologie dégénérative du sujet jeune, car il existe un facteur prédisposant congénital : la dysplasie fémoro-patellaire, avec une dysplasie de la trochlée présente dans 78 % des cas, le facteur qui perturbe le plus la cinématique de l'articulation.

Les propositions chirurgicales doivent également tenir compte des autres facteurs contribuant au mauvais alignement du système extenseur ; ceux-ci peuvent être corrigés par une chirurgie conservatrice ou prothétique. Ces précautions permettront d'éviter un fort taux de complications précoces, notamment fémoro-patellaires. La notion d'antécédent d'instabilité est le garant d'une évolution moins fréquente vers une arthrose globale et probablement du meilleur résultat d'une chirurgie fémoro-patellaire.

La connaissance de tous ces paramètres est indispensable à la gestion optimale des indications et à l'obtention de bons résultats des thérapeutiques chirurgicales et non chirurgicales.

Conflits d'intérêts

Le Dr David Dejour déclare les conflits d'intérêts suivants : Tornier royaltie ; SBM : royaltie ; Depuy : contrat consultant.

Références

[1] Abdul-Hadi O, Parvizi J, Austin MS, Viscusi ER, Einhorn TA. Nonsteroidal anti-inflammatory drugs in orthopaedics. Instr Course Lect 2010 ; 59 : 607–17.

[2] Ackroyd CE, Newman JH, Evans R, Eldridge JD, Joslin CC. The Avon patellofemoral arthroplasty : five-year survivorship and functional results. J Bone Joint Surg Br 2007 ; 89(3) : 310–5.

[3] Aderinto J, Cobb AG. Lateral release for patellofemoral arthritis. Arthroscopy 2002 ; 18(4) : 399–403.

[4] Ahlback S, Mattsson S. Patella alta and gonarthrosis. Acta Radiol Diagn (Stockh) 1978 ; 19(4) : 578–84.

[5] Allain J, Dejour D. L'arthrose fémoro-patellaire isolée. Rev Chir Orthop Réparatrice Appar Mot 2004 ; 90(Suppl. 5) : 169–1129.

[6] Amis AA, Oguz C, Bull AM, Senavongse W, Dejour D. The effect of trochleoplasty on patellar stability and kinematics : a biomechanical study in vitro. J Bone Joint Surg Br 2008 ; 90(7) : 864–9.

[7] Argenson JN. Patellofemoral replacement : the third compartment. Orthopedics 2003 ; 26(9) : 955–6.

[8] Becker R, Röpke M, Krull A, Musahl V, Nebelung W. Surgical treatment of isolated patellofemoral osteoarthritis. Clin Orthop Relat Res 2008 ; 466(2) : 443–9.

[9] Blazina ME, Fox JM, Del Pizzo W, Broukhim B, Ivey FM. Patellofemoral replacement. Clin Orthop Relat Res 1979 ; 144 : 98–102.

[10] Carpenter JE, Kasman RA, Patel N, Lee ML, Goldstein SA. Biomechanical evaluation of current patella fracture fixation techniques. J Orthop Trauma 1997 ; 11(5) : 351–6.

[11] Cartier P, Sanouiller JL, Grelsamer R. Patellofemoral arthroplasty. 2–12-year follow-up study. J Arthroplasty 1990; 5(1) : 49–55.
[12] Cartier P, Sanouiller JL, Khefacha A. Long-term results with the first patellofemoral prosthesis. Clin Orthop Relat Res 2005; 436 : 47–54.
[13] Clarke S, Lock V, Duddy J, Sharif M, Newman JH, Kirwan JR. Intra-articular Hylan G-F 20 (Synvisc) in the management of patellofemoral osteoarthritis of the knee (POAK). Knee 2005; 12(1) : 57–62.
[14] Curl WW, Krome J, Gordon ES, Rushing J, Smith BP, Poehling GG. Cartilage injuries : a review of 31,516 knee arthroscopies. Arthroscopy 1997; 13(4) : 456–60.
[15] Davies AP, Vince AS, Shepstone L, Donell ST, Glasgow MM. The radiologic prevalence of patellofemoral osteoarthritis. Clin Orthop Relat Res 2002; 402 : 206–12.
[16] Dejour D, Allain J. Isolated patellofemoral arthritis : natural history and clinical presentation. In : Zaffagnini S, Dejour D, Arendt EA, editors. Patellofemoral pain, instability and arthritis. Berlin, Heidelberg : Springer-Verlag; 2010.
[17] Dejour D, Le Coultre B. Osteotomies in patello-femoral instabilities. Sports Med Arthrosc 2007; 15(1) : 39–46.
[18] Dejour D, Levigne C, Dejour H. Postoperative low patella. Treatment by lengthening of the patellar tendon. Rev Chir Orthop Réparatrice Appar Mot 1995; 81(4) : 286–95.
[19] Dejour D, Panisset J, Dejour H. Résultats de 32 latéralisations de tubérosité tibiale antérieure après hypermédialisation. Rev Chir Orthop Réparatrice Appar Mot 1999; 85(Suppl. III) : 93.
[20] Dejour H, Walch G, Nove-Josserand L, Guier C. Factors of patellar instability : an anatomic radiographic study. Knee Surg Sports Traumatol Arthrosc 1994; 2(1) : 19–26.
[21] Fithian DC, Paxton EW, Post WR, Panni AS, International Patellofemoral Study Group. Lateral retinacular release : a survey of the International Patellofemoral Study Group. Arthroscopy 2004; 20(5) : 463–8.
[22] Fulkerson JP. Anteromedialization of the tibial tuberosity for patellofemoral malalignment. Clin Orthop Relat Res 1983; 177 : 176–81.
[23] Grelsamer R, McConell J. The nonoperative treatment of patellofemoral arthritis. In : Zaffagnini S, Dejour D, Arendt EA, editors. Patellofemoral pain, instability and arthritis. Berlin, Heidelberg : Springer-Verlag; 2010.
[24] Grelsamer RP, Dejour D, Gould J. The pathophysiology of patellofemoral arthritis. Orthop Clin North Am 2008; 39(3) : 269–74.
[25] Guilbert S, Gougeon F, Migaud H, Brosset T, Pinoit Y. Évolution de l'arthrose fémoro-patellaire isolée : devenir à 9 ans de recul moyen de 80 genoux non opérés. Rev Chir Orthop Réparatrice Appar Mot 2004; 90(5 Suppl. 1) : 86–9.
[26] Iwano T, Kurosawa H, Tokuyama H, Hoshikawa Y. Roentgenographic and clinical findings of patellofemoral osteoarthrosis. With special reference to its relationship to femorotibial osteoarthrosis and etiologic factors. Clin Orthop Relat Res 1990; 252 : 190–7.
[27] Jackson RW, Dieterichs C. The results of arthroscopic lavage and debridement of osteoarthritic knees based on the severity of degeneration : a 4- to 6-year symptomatic follow-up. Arthroscopy 2003; 19(1) : 13–20.
[28] Jones RE, Rumack WA. Arthroscopic facetectomy for severe isolated patellofemoral arthrosis. Orthopedics 2008; 31(9) : 917–9.
[29] Kellgren JH, Lawrence JS. Radiological assessment of osteoarthrosis. Ann Rheum Dis 1957; 16 : 494–501.
[30] Kooijman HJ, Driessen AP, van Horn JR. Long-term results of patellofemoral arthroplasty. A report of 56 arthroplasties with 17 years of follow-up. J Bone Joint Surg Br 2003; 85(6) : 836–40.
[31] Laskin RS, van Steijn M. Total knee replacement for patients with patellofemoral arthritis. Clin Orthop Relat Res 1999; 367 : 89–95.
[32] Maldague B, Malghem J. Radiology of patellar instability : contribution of the lateral radiography and the 30-degree axial view with external rotation. Acta Orthop Belg 1989; 55(3) : 311–29.
[33] McAlindon TE, Snow S, Cooper C, Dieppe PA. Radiographic patterns of osteoarthritis of the knee joint in the community : the importance of the patellofemoral joint. Ann Rheum Dis 1992; 51(7) : 844–9.
[34] Minas T, Bryant T. The role of autologous chondrocyte implantation in the patellofemoral joint. Clin Orthop Relat Res 2005; 436 : 30–9.
[35] Mont MA, Haas S, Mullick T, Hungerford DS. Total knee arthroplasty for patellofemoral arthritis. J Bone Joint Surg Am 2002; 84A(11) : 1977–81.
[36] Morshuis WJ, Pavlov PW, de Rooy KP. Anteromedialization of the tibial tuberosity in the treatment of patellofemoral pain and malalignment. Clin Orthop Relat Res 1990; 255 : 242–50.
[37] Moseley JB, O'Malley K, Petersen NJ, Menke TJ, Brody BA, Kuykendall DH, et al. A controlled trial of arthroscopic surgery for osteoarthritis of the knee. N Engl J Med 2002; 347(2) : 81–8.
[38] Newman JH. Patellofemoral arthritis and its management with isolated patellofemoral replacement : a personal experience. Orthopedics 2007; 30(Suppl. 8) : 58–61.
[39] Nicol SG, Loveridge JM, Weale AE, Ackroyd CE, Newman JH. Arthritis progression after patellofemoral joint replacement. Knee 2006; 13(4) : 290–5.
[40] Parvizi J, Stuart MJ, Pagnano MW, Hanssen AD. Total knee arthroplasty in patients with isolated patellofemoral arthritis. Clin Orthop Relat Res 2001; 392 : 147–52.
[41] Paulos LE, O'Connor DL, Karistinos A. Partial lateral patellar facetectomy for treatment of arthritis due to lateral patellar compression syndrome. Arthroscopy 2008; 24(5) : 547–53.
[42] Schoettle PB, Zanetti M, Seifert B, Pfirrmann CW, Fucentese SF, Romero J. The tibial tuberosity-trochlear groove distance; a comparative study between CT and MRI scanning. Knee 2006; 13(1) : 26–31.
[43] Shea KP, Fulkerson JP. Preoperative computed tomography scanning and arthroscopy in predicting outcome after lateral retinacular release. Arthroscopy 1992; 8(3) : 327–34.
[44] Smith AM, Peckett WR, Butler-Manuel PA, Venu KM, d'Arcy JC. Treatment of patello-femoral arthritis using the Lubinus patello-femoral arthroplasty : a retrospective review. Knee 2002; 9(1) : 27–30.
[45] Thompson NW, Ruiz AL, Breslin E, Beverland DE. Total knee arthroplasty without patellar resurfacing in isolated patellofemoral osteoarthritis. J Arthroplasty 2001; 16(5) : 607–12.
[46] Tavernier T, Dejour D. Knee imaging : what is the best modality. J Radiol 2001; 82(3Pt 2) : 387–405 407–8.
[47] van Jonbergen HP, Werkman DM, Barnaart LF, van Kampen A. Long-term outcomes of patellofemoral arthroplasty. J Arthroplasty 2010; 25(7) : 1066–71.
[48] van Wagenberg JM, Speigner B, Gosens T, de Waal Malefijt J. Midterm clinical results of the Autocentric II patellofemoral prosthesis. Int Orthop 2009; 33(6) : 1603–8.
[49] Vangsness Jr. CT, Spiker W, Erickson J. A review of evidence-based medicine for glucosamine and chondroitin sulfate use in knee osteoarthritis. Arthroscopy 2009; 25(1) : 86–94.
[50] Yercan HS, Ait Si Selmi T, Neyret P. The treatment of patellofemoral osteoarthritis with partial lateral facetectomy. Clin Orthop Relat Res 2005; 436 : 14–9.

Prothèses fémoro-patellaires : modèles d'implants et techniques chirurgicales

Patellofemoral prosthesis

P. MERTL

Résumé

La prothèse fémoro-patellaire (PFP), initialement proposée par McKeever dès 1955 sous la forme d'un simple resurfaçage patellaire en vitallium, ne s'est réellement développée qu'à partir des années 1980 avec des implants trochléens en chrome-cobalt et un bouton rotulien en polyéthylène, de forme variable. Les trochlées asymétriques s'opposent davantage aux forces valgisantes du quadriceps que les trochlées symétriques. La variation du rayon de courbure sagittale de la trochlée et l'étendue de la prothèse sur la face antérieure du fémur autorisent une prise en charge plus ou moins précoce du bouton rotulien, permettant d'éviter ou non accrochage et ressaut. Les différentes PFP se distinguent aussi par la forme de leur bouton rotulien qui peut être en dôme, à facettes ou asymétrique. Il faut cependant distinguer deux grands groupes de PFP : les PFP de resurfaçage et les PFP à coupe antérieure, qui déterminent la technique chirurgicale. Parmi les PFP de resurfaçage, les implants trochléens symétriques tels que ceux de la prothèse Richards III™ et de la Lubinus™ ont donné des résultats décevants en raison des difficultés de centrage rotulien, majorées par la forme du bouton rotulien à facettes pour la Richards III™. Les implants asymétriques (LCS™ sphérocentrique et autocentrique) avec des boutons rotuliens en forme de dôme ont donné des résultats plus durables. Parmi les PFP à coupe antérieure les plus récentes, un seul modèle possède une trochlée symétrique, la prothèse Avon™, alors que toutes les autres disposent de trochlées asymétriques, dont le valgus, le degré de contrainte et l'étendue sont variables d'un modèle à l'autre (Hermes™, Vanguard™, Journey™, Gender™). La technique chirurgicale doit prendre en compte l'existence fréquente d'une dysplasie sévère de la trochlée. Ainsi, pour les PFP de resurfaçage, il est recommandé d'utiliser une voie d'abord latérale avec ostéotomie de la tubérosité tibiale qui seule permettra d'assurer le recentrage de la patella en fin d'intervention, alors qu'une voie d'abord médiale reste possible pour les PFP à coupe, le centrage patellaire pouvant être restauré dans ce cas par une rotation externe et une latéralisation de la trochlée prothétique. Les deux techniques sont décrites en détail.

Mots clés : Prothèse fémoro-patellaire.

Abstract

Patellofemoral prosthesis (PFP), early designed by McKeever since 1955, with single patellar metal resurfacing, had complete development during the eighties combining Cr-CO femoral implants and PE patellar button with diverse designs. Asymmetrical trochleas are more strongly opposed to lateral quadriceps forces than symmetrical trochlea. Variation of device's curvature and extension upon anterior femoral cortex determine the degree of flexion in which contact between patellar button and trochlear implant occurs, to prevent or no patellar bump and patellar tilting. Various patellofemoral prosthesis have also different patellar button surfaces, with hemispherical dome surface, faceted surface, symmetrical or asymmetrical surfaces. We have to distinguish between two types of PFP : Resurfacing prosthesis and prosthesis with anterior femoral cut, which determines the surgical technique. Among resurfacing PFP, symmetrical trochlear implant as Richards III™ and Lubinus™ prosthesis demonstrated poor functional results because of patellar maltracking. Symmetrical implants (LCS™, spherocentric and autocentric) with hemispherical patellar button had more durable results. Among PFP with anterior cut, the more recent devices, only one model has a symmetrical trochlea, the Avon™ prosthesis, while the others have asymmetrical trochlea, with various degrees of valgus and constraint (Hermes™, Vanguard™, Journey™, Gender™). Surgical technique has to take care of severe trochlear dysplasia associated to patella-femoral arthritis. In such a way, we recommend for resurfacing prosthesis to use a lateral approach with tibial tubercle osteotomy to manage patellar centering, whereas a medial approach is sufficient for prosthesis with anterior cut; in these cases, patellar centering can be corrected by external rotation and lateralization of the trochlear implant. The two techniques are described.

Key words: Patellofemoral prosthesis.

Extrait de Prothèses partielles de genou
18 Mises au point en chirurgie du genou

Historique

McKeever a été le premier à proposer, en 1955, un resurfaçage patellaire par un implant en vitallium qui, malgré de bons résultats initiaux confirmés par les séries de Levitt [12] et Vermeulen [24], a été rapidement abandonné en raison des phénomènes d'usure de la trochlée. Pourtant, Insall [9] a rapporté en 1980 des résultats plus encourageants avec une prothèse rotulienne en chrome-cobalt, mais dont la forme en dôme était innovante.

Ce n'est qu'en 1979 que s'ouvre réellement l'ère de la prothèse fémoro-patellaire (PFP) avec la prothèse Richards I™ (Smith-Nephew-Richards™) comprenant une trochlée en chrome-cobalt symétrique et un bouton rotulien à facettes en polyéthylène, et dont les premiers résultats ont été rapportés par Blazina [4]. La trochlée de cette prothèse était un implant de resurfaçage, dont le caractère symétrique laissait pourtant persister des subluxations fréquentes. D'autres prothèses du même type ont ensuite été proposées, comme la prothèse de Lubinus™ (Waldemar Link), dont les résultats ont été mitigés [11]. En France, les prothèses du groupe Guépar, l'Autocentric™ de Grammont et la Spherocentric™ (FH Orthopedics), développées à la fin des années 1980, ont donné des résultats plus encourageants [3, 7, 20, 26].

Différents types de prothèse

Concepts et designs

Il existe classiquement deux grands types de PFP en fonction du type de préparation de la trochlée [13] : les prothèses dites de resurfaçage, dérivant des prothèses historiques, venant simplement remplacer le cartilage usé, plus ou moins encastrées dans l'os sous-chondral, qui restent donc dépendantes de l'anatomie de la trochlée native, et les prothèses à coupe antérieure, dites de seconde génération, en règle dérivées de la trochlée fémorale d'une prothèse totale de genou (PTG), qui viennent totalement remplacer le compartiment antérieur du genou.

Cependant, au-delà de cette différence de concept qui nécessite deux techniques chirurgicales distinctes, il faut aussi distinguer les PFP en fonction de critères géométriques propres qui ont une importance biomécanique fondamentale sur cette articulation : ainsi les implants trochléens asymétriques, avec une berge latérale surélevée qui permet de s'opposer aux forces valgisantes exercées par le quadriceps [25], s'opposent aux trochlées symétriques et nécessitent des implants droit et gauche. La variation du rayon de courbure sagittale de la trochlée et l'étendue de la prothèse sur la face antérieure du fémur autorisent une prise en charge plus ou moins précoce du bouton rotulien, permettant d'éviter ou non accrochage et ressaut [19]. Ainsi les prothèses de Lubinus™ et LCS™ avaient un rayon de courbure sagittale réduit responsable soit d'un débord antérieur, source d'accrochage si l'implant était positionné en flexion, soit au contraire d'un encochement de la corticale antérieure si l'implant était positionné en extension. À l'opposé, certains modèles comme la prothèse de Leicester™ ont une surface antérieure se prolongeant au-delà de la trochlée anatomique, sur la corticale fémorale antérieure, assurant un contact avec le bouton rotulien y compris en extension [14]. À l'inverse, les trochlées dont l'extrémité inférieure s'étend plus distalement sur l'échancrure intercondylienne permettent d'éviter un conflit entre le cartilage condylien et le bouton rotulien au-delà de 100° de flexion [2]. La conformation de la gorge trochléenne est également très variable d'un modèle à l'autre avec des trochlées profondes et contraintes comme la Richards III™, et d'autres au contraire assez ouvertes comme la prothèse Avon™ [1].

Amis [2] a montré d'importantes variations de l'angle trochléen pour quatre modèles de prothèse. Tous les modèles de trochlée sont constitués d'alliage de chrome-cobalt, et ils sont cimentés dans l'immense majorité, en dehors de la prothèse de Leicester™, alors que les implants ne sont pas exposés à des forces de cisaillement et travaillent en permanence en compression. Des moyens d'ancrage supplémentaires sont constitués de plots ou de mini-quilles. L'épaisseur des implants varie de 4 mm à 9 mm, les modèles de resurfaçage étant les plus fins.

Les différentes PFP se distinguent aussi par la forme de leur bouton rotulien qui peut être en dôme, à facette ou asymétrique. De préférence, il faudra privilégier des modèles avec rotule en dôme qui autorisent un autocentrage de la rotule sur la trochlée, amortissant une éventuelle bascule résiduelle. Ces modèles en dôme peuvent aussi s'adapter dans une trochlée de PTG en cas de reprise ultérieure, sans nécessiter de changement de bouton rotulien, source principale de complications, comme l'a montré D. Huten [8]. Un seul modèle, la prothèse LCS™ (DePuy), conservait un polyéthylène rotulien « metal-back » [15], malgré l'échec retentissant de la prothèse de Bousquet™ (Serf), mais il a été arrêté en 2009. L'ensemble de ces paramètres permettent à la PFP de reproduire plus ou moins fidèlement la cinétique complexe de la rotule dans les mouvements de flexion du genou, associant une bascule sagittale, une rotation axiale médiale et une translation médiolatérale. Plus le dessin de la trochlée sera contraint, moins cette cinétique sera restaurée, avec un risque d'hyperpression et donc d'usure au moindre défaut d'alignement, et à l'inverse, moins la trochlée sera contrainte, plus la rotule sera libre, mais avec un risque de subluxation.

Enfin, de façon anecdotique, des prothèses sur mesure sont disponibles aux États-Unis pour gérer les cas de dysplasie les plus sévères, avec un ancillaire spécifique, et peuvent se révéler un excellent choix [23].

Un certain nombre d'implants présentés ci-dessous ne sont plus disponibles, mais méritent d'être connus des chirurgiens orthopédistes, pour une meilleure analyse des séries de la littérature, puisqu'ils ont donné lieu à de nombreuses publications, parfois très défavorables, interprétées à tort comme l'échec de l'arthroplastie fémoro-patellaire en général.

Prothèses de resurfaçage (tableau 1)

Prothèses symétriques

• La prothèse Richards III™ (Smith Nephew-Richard) possède une trochlée symétrique, une gorge très profonde, avec un angle trochléen de 135°, à laquelle répond un bouton rotulien à facettes, interdisant tout centrage automatique. Il n'y a pas de valgus trochléen, la gorge étant verticale. La fixation est assurée par trois plots (figure 1).

• La prothèse de Lubinus ™ (Waldemar Link) est constituée d'une trochlée de très faible épaisseur, constante sur toute la surface, mais dont le rayon de courbure, très réduit, ne couvre qu'incomplètement la trochlée anatomique. Son bord supérieur est triangulaire, en forme de cœur inversé, ne permettant pas un centrage rotulien dès le début de la flexion. L'angle d'ouverture trochléen est de moins de 140°. La fixation est confiée à trois plots, et la rotule est en forme de dôme (figure 2).

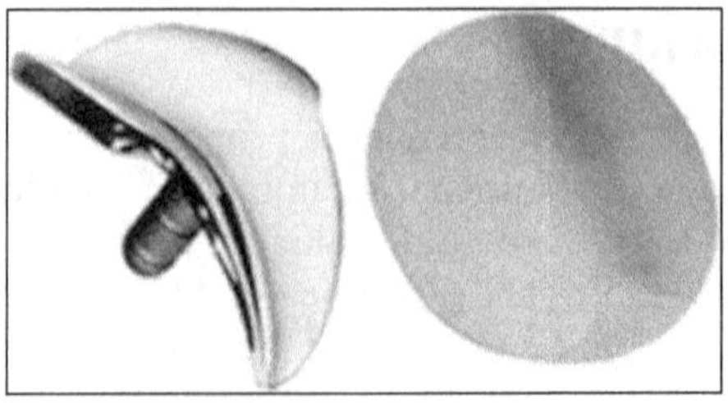

Figure 1. Prothèse Richards III™.

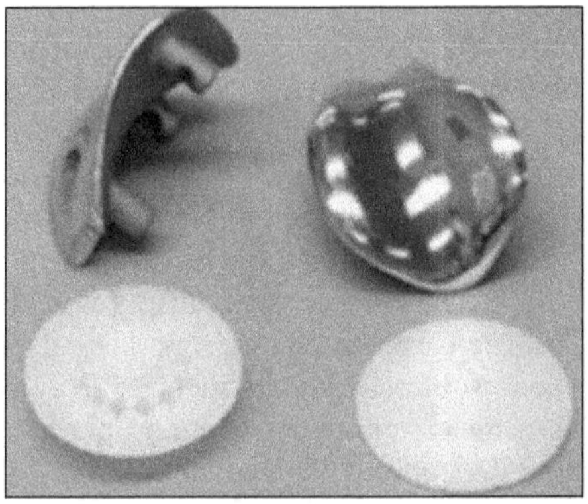

Figure 2. Prothèse de Lubinus™.

Prothèses asymétriques

• La prothèse LCS™ (DePuy) : il s'agissait d'un implant également très fin à double courbure, dont l'angle trochléen de 140° était assez ouvert, avec une surface latérale plus étendue. À l'inverse, la particularité de cette prothèse était un bouton rotulien contraint, mobile sur un « metal-back » fixé en press-fit ou cimenté sur la coupe rotulienne (figure 3).

• La prothèse Spherocentric™ (FH) : la trochlée, disponible en trois tailles, répond à un segment de tore,

Tableau 1
Tableau récapitulatif des principales prothèses fémoro-patellaires

Modèles	Type	Fabriquant	Base de PTG	Tailles	Rotule
Avon™	Coupe	Stryker	Oui	3	Chapeau chinois
Vanguard™	Coupe	Biomet	Oui	4	Dôme
Gender™	Coupe	Zimmer	Oui	2	Dôme
Hermes™	Coupe	Ceraver	Non	4	Dôme
Leicester™	Coupe	Corin	Non	3	Dôme
Spherocentric™	Resurfaçage	FH Orthopedics	Non	3	Dôme
Autocentric™	Resurfaçage	DePuy	Non	4	Dôme
LCS™	Resurfaçage	DePuy	Oui	3	Asymétrique

avec une joue latérale plus étendue et plus saillante, et une partie supérieure conçue pour prendre en charge le bouton rotulien en position d'extension. Trois plots d'ancrage carrés permettent en théorie son utilisation sans ciment. Le bouton rotulien a une forme sphérique et répond taille pour taille à la trochlée (figure 4).

• La prothèse Autocentric™ (DePuy) : elle possède une trochlée cylindrosphérique, dont la partie médiale est très réduite, avec une berge supérolatérale tronquée. Le bouton rotulien est en forme de dôme. Quatre tailles sont disponibles, et la fixation est assurée par trois plots (figure 5).

Prothèses à coupe (tableau 1)

Prothèses symétriques

• La prothèse Avon™ (Stryker) : l'implant fémoral, qui existe en quatre tailles, possède un axe de valgus de la gorge trochléenne aligné sur l'axe mécanique du membre inférieur (MI) et non pas sur la trochlée native. L'angle d'ouverture trochléen est variable, se réduisant de crânial en distal de 150° à 140°, et offre ainsi un degré de contrainte croissant en cours de flexion, d'autant que le dessin de la partie inférieure se prolonge en s'effilant sur le bord antérieur de l'échancrure intercondylienne. La fixation est assurée par trois plots antérieurs et un inférieur. Le bouton rotulien est asymétrique avec une joue latérale plus étendue de 3 mm (figure 6).

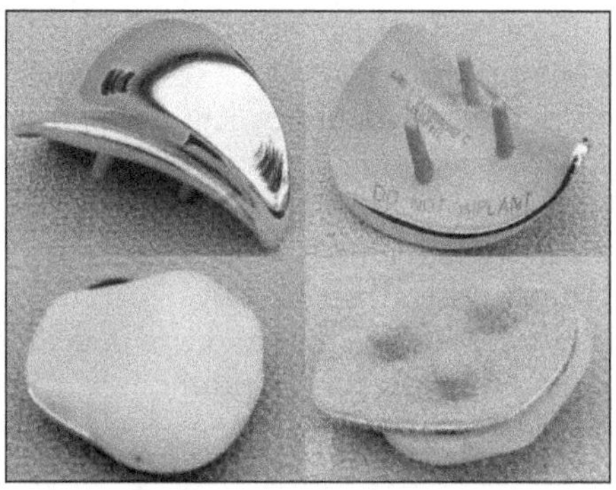

Figure 3. Prothèse LCS™.

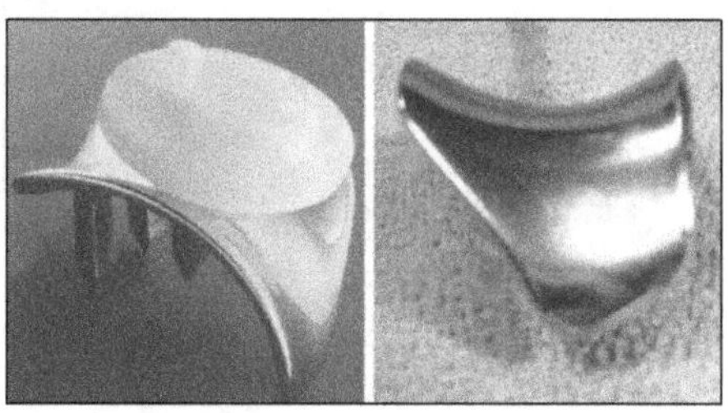

Figure 4. Prothèse Spherocentric™.

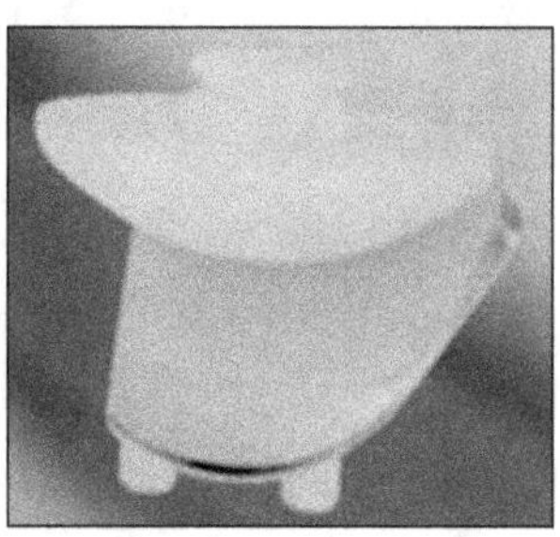

Figure 5. Prothèse Autocentric™.

Prothèses asymétriques

• La prothèse Hermès™ (Ceraver) : le dessin de la trochlée s'applique à reproduire l'anatomie avec une berge latérale surélevée, et un valgus de 7° de l'axe de la gorge trochléenne. En revanche, l'angle trochléen est assez fermé avec une valeur de 136°, ce qui contraint l'implant rotulien. Quatre tailles sont disponibles, et la fixation est sécurisée par un plot centromédullaire. La partie inférieure descend bas dans l'échancrure intercondylienne, assurant un contact prolongé en flexion avec le médaillon rotulien (figure 7). Celui-ci est en forme de dôme, avec un seul rayon de courbure pour quatre tailles et donc quatre épaisseurs différentes (de 8 à 11 mm).

• La prothèse Vanguard™ (Biomet) : la trochlée existe en quatre tailles, avec une couverture antérieure très

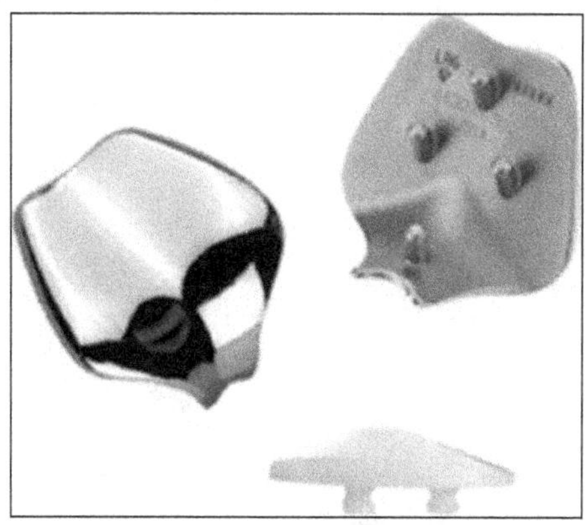

Figure 6. Prothèse Avon™.

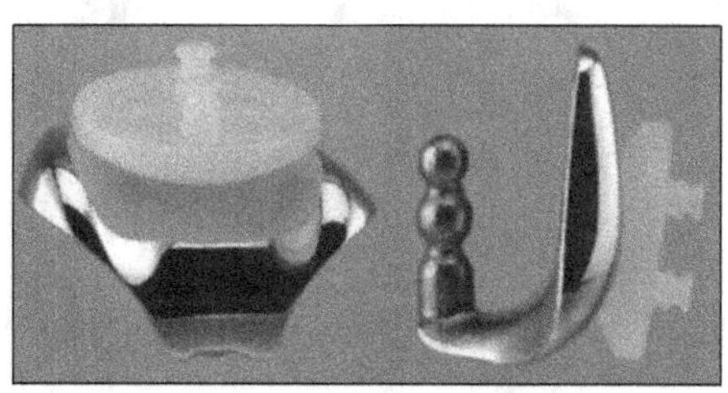

Figure 7. Prothèse Hermes™.

étendue (de 44 à 60 mm de hauteur en fonction des tailles), se prolongeant dans l'échancrure intercondylaire, et permettant ainsi un contact étendu avec le bouton rotulien de l'extension complète à plus 100° de flexion, mais exposant à un risque de conflit avec le ligament croisé antérieur. La fixation est assurée par un plot centromédullaire dont la position est identique quelle que soit la taille. La rotule est convexe, fixée par trois plots (figure 8).

- La prothèse Journey Competitor™ (Smith Nephew) : la trochlée est réalisée en oxynium (chrome-cobalt revêtu d'une couche d'oxyde de titane) avec quatre plots de fixation, et elle est disponible en quatre tailles. La berge latérale est beaucoup plus saillante et remonte plus haut sur la face antérieure du fémur. La rotule est biconvexe, dérivée de la rotule de la PTG Genesis™ (figure 9).
- La prothèse Gender™ (Zimmer) : c'est la seule trochlée disponible en cinq tailles, réalisée en chrome-cobalt forgé, avec une épaisseur réduite, et un valgus de 7° de la gorge trochléenne. La fixation est assurée par trois plots et une dent distale s'encastrant dans la partie antérieure de l'échancrure intercondylienne. La rotule est convexe. L'instrumentation se distingue par un système de fraise pour préparer la zone de jonction entre la coupe antérieure et les condyles fémoraux (figure 10).
- La prothèse Leicester™ (Corin™) : la trochlée est extrêmement peu contrainte, avec un angle trochléen de près de 160°, représentant la surface la plus plane de ces différents modèles (figure 11). Elle est non cimentée, l'ancrage étant réalisé par une quille centromédullaire et deux vis additionnelles antérieures, qui peuvent cependant rentrer en conflit avec le médaillon rotulien. Celui-ci est en PE, non cimenté et de forme convexe, la fixation étant assurée par un large plot central en press-fit.

Technique chirurgicale

La technique chirurgicale sera bien entendu différente en fonction du type de prothèse utilisée, mais doit surtout prendre en compte les spécificités très particulières de l'articulation fémoro-patellaire.

Le facteur anatomique favorisant l'arthrose fémoropatellaire isolée est la présence d'une dysplasie de la trochlée : Dejour [5] a montré que 78 % des patients du symposium 2003 de la SOFCOT présentaient au moins un signe du croisement sur la radio de profil ; plus la dysplasie était importante, plus l'arthrose était évoluée, même s'il est parfois difficile de différencier un éperon sus-trochléen d'un ostéophyte. Trente-trois pour cent des patients avaient présenté au moins un épisode de luxation de rotule. Ainsi, l'arthrose fémoro-patellaire isolée est très souvent latérale, rarement centrée, mais jamais médiale, et s'accompagne d'une subluxation et d'une bascule quasi constantes de la rotule que le geste chirurgical devra impérativement corriger, au risque de voir la prothèse se compliquer d'une luxation secondaire.

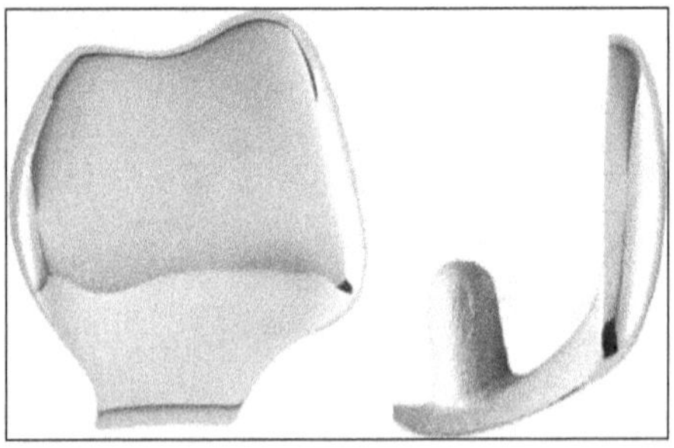

Figure 8. Prothèse Vanguard™.

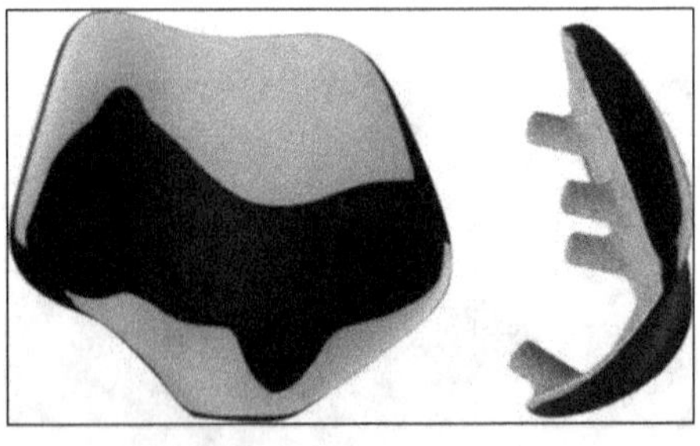

Figure 9. Prothèse Journey Competitor™.

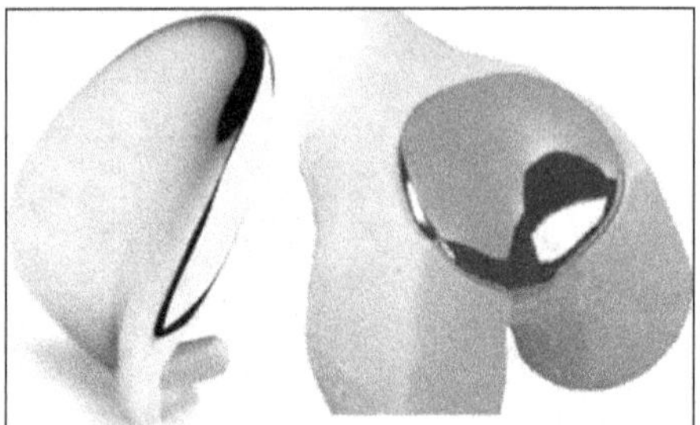

Figure 10. Prothèse Gender™.

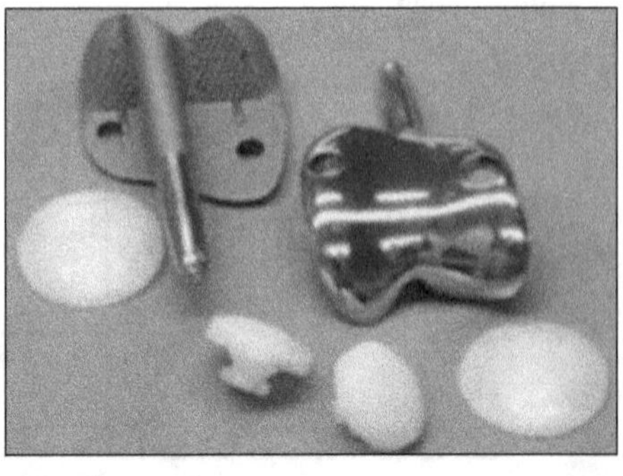

Figure 11. Prothèse de Leicester™.

Par ailleurs, au-delà de 90° de flexion, le médaillon rotulien en PE ne sera plus en contact avec la surface trochléenne prothétique dans la plupart des modèles, mais avec les condyles fémoraux, exposant à un possible conflit médial, que l'équilibrage prothétique devra aussi éviter. La coupe rotulienne devra répondre aux mêmes impératifs que lors d'une PTG, et en particulier respecter une épaisseur minimale de rotule restante d'au moins 14 mm pour éviter le risque de fracture secondaire [21].

Dans les deux cas, l'intervention sera menée dans les mêmes conditions d'asepsie qu'une prothèse totale, et l'installation sera facilitée par l'utilisation d'une barre à genou électrique permettant de passer au mieux de l'extension à 30° de flexion. L'usage d'un garrot pneumatique est possible, ne modifiant que très peu la course rotulienne, à condition de le gonfler genou fléchi.

Prothèse de resurfaçage

Ces modèles de trochlée ne pourront en aucun cas corriger complètement la dysplasie trochléenne, en dehors de la suppression de la saillie positive, et ne feront que s'adapter à l'orientation de la trochlée native. Le geste chirurgical devra donc porter tout autant sur les parties molles, et en particulier sur un réalignement de l'appareil extenseur, que sur le geste osseux proprement dit. C'est pourquoi la technique, dans ces cas-là, ne se conçoit qu'au travers d'une voie d'abord latérale associée à une ostéotomie de la tubérosité tibiale [16].

Voie d'abord latérale [17]

Une incision cutanée médiane doit être préférée à l'incision latérale décrite initialement, autorisant toute chirurgie du genou ultérieure; elle se prolonge vers le bas le long de la tubérosité tibiale. Après un décollement sous-cutané prudent, le rétinaculum patellaire latéral est exposé. L'arthrotomie latérale est alors commencée à 0,5 cm du bord latéral de la rotule, en prenant soin de décaler les incisions fibreuse et synoviale, puis est poursuivie au bord latéral du tendon rotulien. Il faut souvent remonter en haut dans le premier centimètre du tendon quadricipital. Lors de cet abord, les artères géniculaires latérales supérieure et inférieure doivent être coagulées. Après avoir soulevé le tendon rotulien avec un écarteur, le corps adipeux infrapatellaire est disséqué, libéré de la face profonde du tendon et de ses attaches tibiales antérieures, de façon à être récliné en dehors, tout en restant pédiculé sur les formations capsuloligamentaires latérales, assurant sa vascularisation par l'intermédiaire de l'artère récurrente tibiale. Une fois l'articulation ouverte, la tubérosité tibiale est dégagée en ruginant a minima le muscle tibial antérieur. L'ostéotomie est alors réalisée à la scie oscillante, détachant une barrette osseuse en forme de V, en ayant soin de dessiner une marche d'escalier à la partie supérieure, libérée au ciseau à frapper, et en conservant les attaches périostées médiales. L'appareil extenseur peut alors être luxé en dedans, et le genou fléchi à 30° de façon à exposer la trochlée fémorale.

Geste prothétique

Il commence par la détermination de la taille du composant trochléen à l'aide des fantômes de l'ancillaire. Celui-ci doit pouvoir s'étendre du bord supérieur de la trochlée au bord antérieur de l'incisure intercondylaire, sans y déborder pour ne pas risquer de conflit secondaire avec le ligament croisé antérieur (figure 12). Sur la radio de profil, la pointe distale du composant fémoral doit affleurer la ligne de Blumensaat. Frontalement, la trochée doit pouvoir couvrir la plus grande partie de la berge latérale de la trochlée native. L'orientation du composant prothétique doit respecter le valgus anatomique et éviter toute rotation interne. Une fois la taille et l'orientation déterminées, le positionnement est marqué sur l'os sous-chondral ou le cartilage restant avec un feutre dermographique stérile.

La préparation du logement de la trochlée est réalisée aux ciseaux frappés, en apportant un soin particulier à la jonction trochlée-condyle de façon à assurer une transition douce entre les deux surfaces.

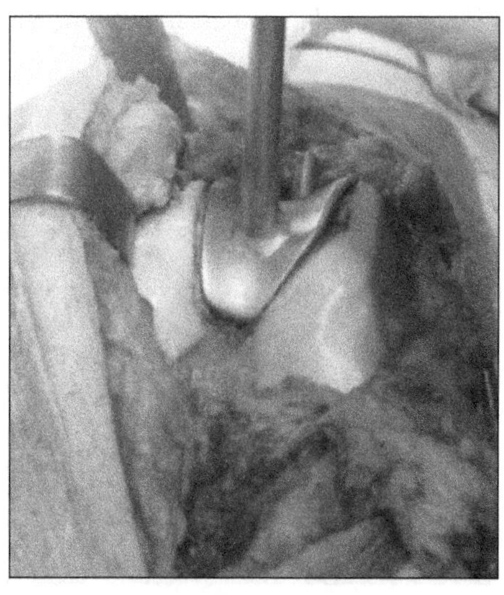

Figure 12. Prothèse de resurfaçage : vérification de l'encastrement de l'implant à l'aide de fantômes.

Il faut aussi veiller à parfaitement encastrer le bord supérieur de la trochlée dans la corticale antérieure du fémur, pour éviter tout accrochage en début de flexion. L'encastrement de la future trochlée est régulièrement vérifié à l'aide des fantômes. Dans les cas de dysplasie importante, il faut réséquer l'os sous-chondral à la partie de moyenne de la trochlée de façon à reproduire une gorge de profondeur normale (figure 13). Une fois la préparation terminée, les plots d'ancrage sont forés et une prothèse d'essai est alors impactée.

Le geste rotulien n'est pas différent du resurfaçage réalisé lors d'une PTG, et doit éviter tout surdimensionnement. L'épaisseur de la rotule sera donc évaluée avant la coupe, et il est raisonnable de laisser au moins une épaisseur restante de 14 mm. Ceci est parfois de réalisation difficile sur la face latérale de la rotule, éburnée par une subluxation ancienne, et il faut savoir accepter de laisser persister un défect osseux qui sera comblé par le ciment. Certains modèles de prothèse, comme la Spherocentric™ par exemple, ne permettent pas d'apparier des tailles de rotule différentes de celle de la trochlée en raison de leur forme géométrique. En présence d'importants ostéophytes latéraux, il faut pratiquer une patellectomie verticale externe limitée qui préviendra tout conflit douloureux latéral [14].

Une fois la coupe réalisée, les plots d'ancrage sont également forés, et un bouton rotulien d'essai est mis en place. Le genou peut alors être testé en flexion-extension, pour vérifier l'absence d'accrochage rotulien supérieur, de subluxation latérale et de conflit condylien médial au-delà de 90°; la médialisation potentielle de la tubérosité tibiale, autostable sous la marche d'escalier, permet d'affiner ces réglages, et d'assurer le centrage du bouton rotulien en face de la trochlée. Les implants d'essai peuvent alors être retirés, le genou soigneusement lavé, et l'interligne fémorotibial protégé avant l'impaction et/ou le scellement des implants définitifs (figure 14).

Fermeture

Il s'agit d'un temps essentiel en cas d'abord latéral, car il participe à l'équilibrage prothétique et au réalignement de l'appareil extenseur. Une fois les implants en place, la tubérosité tibiale est repositionnée avec la médialisation éventuellement nécessaire : celle-ci est déterminée en testant le genou en flexion-extension, par la position qui permet de centrer le bouton rotulien sur la trochlée prothétique, et d'éviter toute bascule et subluxation rotulienne résiduelles. Elle est fixée par deux vis antéropostérieures, la première spongieuse, la deuxième corticale. Les têtes de vis seront soigneusement enfouies pour éviter toute douleur résiduelle. L'arthrotomie latérale est alors fermée en utilisant une plastie du corps adipeux préalablement libéré, et à la partie toute supérieure de l'incision en suturant la synoviale à la capsule (figure 15). La fermeture est ainsi possible sans tension malgré un rétinaculum souvent rétracté du fait de la subluxation initiale, évitant le risque de défaut d'engagement ultérieur.

Prothèse à coupe antérieure

Ces prothèses permettent en théorie de corriger davantage la dysplasie et de s'adapter au défaut d'alignement de l'appareil extenseur, en particulier à la bascule et à la subluxation rotulienne, en prenant soin de placer le composant fémoral en rotation externe et en le latéralisant, ce qui ne correspondra toutefois pas forcément au plan de coupe antérieur d'une éventuelle PTG ultérieure.

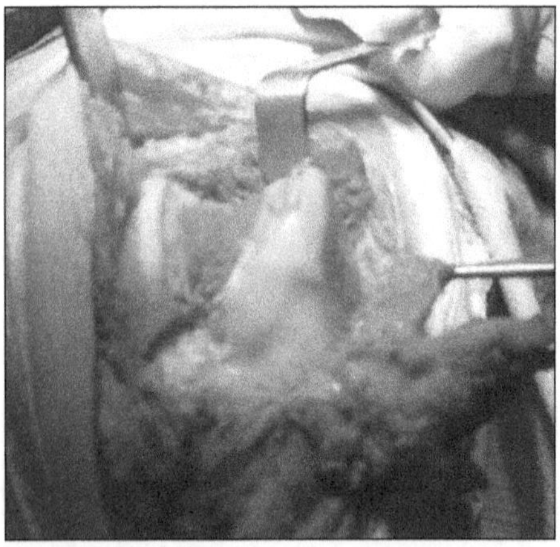

Figure 13. Prothèse de resurfaçage : encastrement de l'implant trochléen dans l'os sous-chondral.

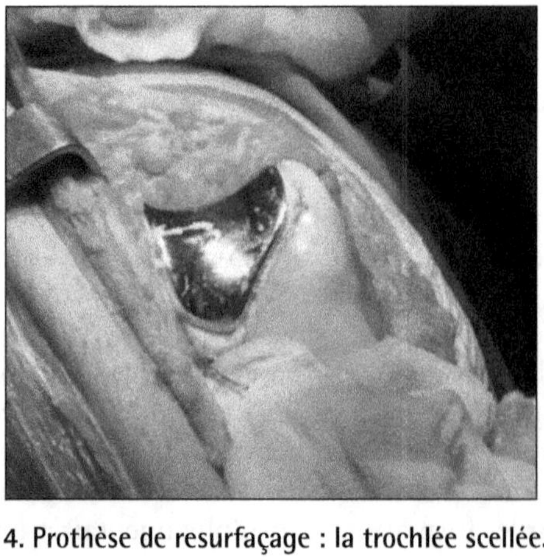

Figure 14. Prothèse de resurfaçage : la trochlée scellée.

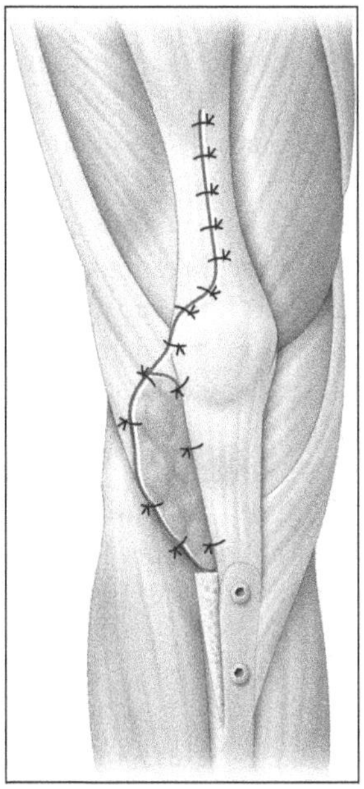

Figure 15. Réalignement de la tubérosité tibiale et plastie du corps adipeux.

Voie d'abord

Après une incision verticale médiane, la plupart des auteurs utilisent une arthrotomie médiale standard [10], alors que d'autres proposent une voie midvastus ou subvastus [6], en insistant sur la conservation des insertions du vaste médial oblique [18]. Mais tous mettent l'accent sur les risques de léser un MPFL déjà déficient dans les cas d'instabilité rotulienne, conduisant parfois à recommander une arthrotomie latérale. Certains insistent sur la nécessité de réaliser également, pour ces prothèses à coupe, une transposition de la tubérosité tibiale, afin de normaliser un défaut d'alignement [1] quand la valeur de la TAGT préopératoire est supérieure ou égale à 20 mm. Dans tous ces cas, l'exposition doit être suffisamment large pour positionner correctement les ancillaires de coupe, avec une luxation latérale de la rotule [11].

Geste prothétique

Il commence également par la détermination de la taille du composant fémoral. Pour la plupart des modèles à coupe, un guide centromédullaire plus ou moins réduit est introduit dans le fémur, permettant de mettre en place le bloc de coupe antérieur, un palpeur étant placé sur la corticale antérieure du fémur (figure 16). Certains modèles proposent un guide d'alignement extramédullaire, avec une référence sur le plan condylien postérieur

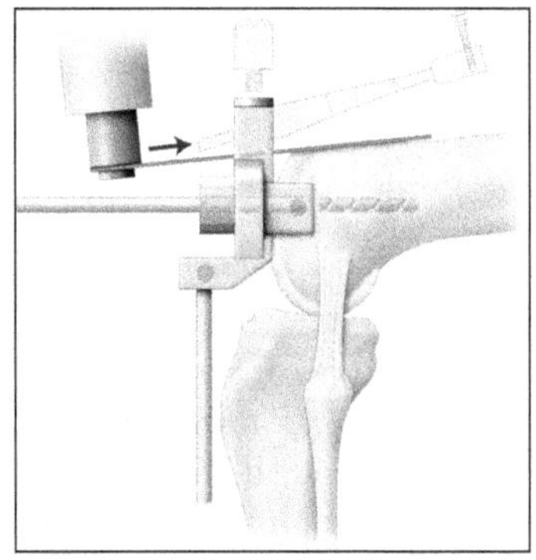

Figure 16. Prothèse à coupe : ancillaire centromédullaire.

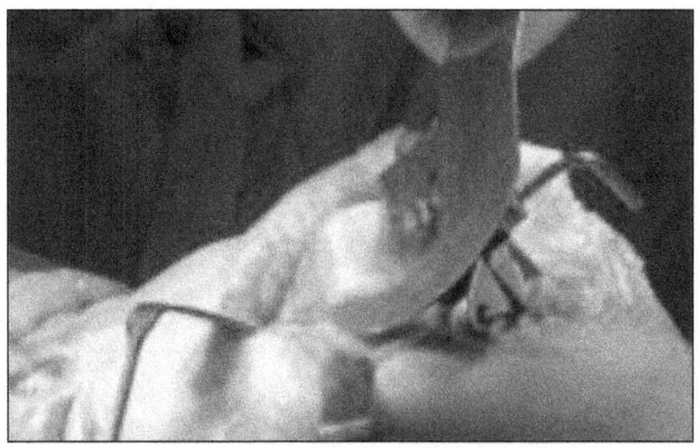

Figure 17. Prothèse à coupe : vérification de l'affleurement.

ou sur l'axe des épicondyles. Comme pour une PTG, il faut prendre soin d'éviter tout encochement de la corticale antérieure, en s'assurant avec une faux de passer au ras de la partie la plus profonde de la trochlée (figure 17). En fonction des prothèses, des guides additionnels permettent d'augmenter ou de réduire la coupe antérieure sans démonter le bloc de coupe.

Lors de cette préparation fémorale, trois options s'offrent à l'opérateur de façon à éviter la subluxation résiduelle d'une rotule basculée et/ou subluxée, et la mise en tension excessive du rétinaculum patellaire latéral par un surdimensionnement prothétique. La première option est de réaliser une coupe antérieure « anatomique », parallèle au plan de référence choisi, puis une « balance » rotulienne [18] en pratiquant un *release* du rétinaculum latéral plus ou moins associé à une ostéotomie de la tubérosité tibiale. Dans ce cas, celle-ci est réalisée par voie médiale, restant pédiculée en dehors sur l'insertion du muscle tibial antérieur, et doit aussi respecter une marche d'escalier supérieure. Le risque est de dévasculariser totalement la rotule en associant une arthrotomie médiale et un *release* latéral. Il faudra donc prendre soin de pratiquer celui-ci à plus de 1 cm du bord latéral de la rotule, ou alors de réaliser une libération sous-périostée au bord latéral de la rotule, comme l'a décrit Shaw [22] pour les PTG.

La deuxième option est de réaliser une coupe antérieure « fonctionnelle » avec une rotation externe plus marquée, comme le suggère J. Caton, permettant de se placer dans le plan de la rotule. Le risque, dans ce cas, est de guider le bouton rotulien en cours de flexion vers le condyle médial et d'aboutir à un conflit médial au-delà de 90° de flexion. Il faut donc plutôt combiner une rotation externe plus limitée et une translation latérale de l'implant fémoral.

Enfin, la troisième option est d'encastrer le composant fémoral en reculant le bloc de coupe [6], mais cette solution n'est raisonnable qu'en cas de saillie très importante de la trochlée native. La jonction entre la coupe antérieure réalisée et les condyles est effectuée, en fonction des ancillaires, soit à main levée au ciseau frappé, soit à l'aide d'un guide de fraisage comme pour les prothèses Avon™ ou Gender™ (figure 18). Les plots d'ancrage sont ensuite forés, et correspondent pour certains modèles au trou du guide d'alignement (figure 19). La prothèse d'essai peut alors être impactée, en vérifiant là aussi l'absence de conflit avec le ligament croisé antérieur, et une transition sans marche d'escalier avec le cartilage des condyles.

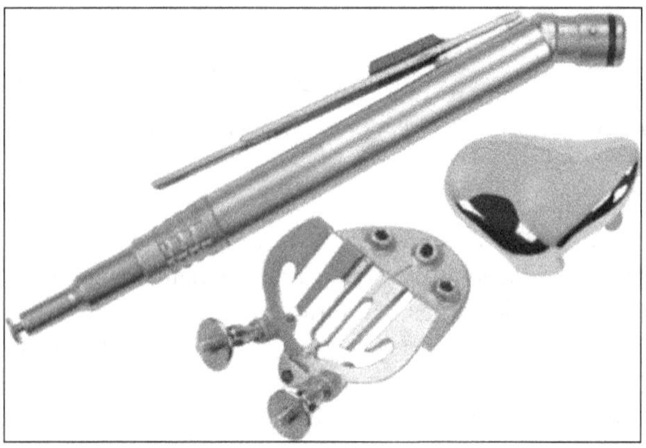

Figure 18. Prothèse à coupe : gabarit de fraisage.

Le geste rotulien n'est pas différent dans son principe pour ces prothèses à coupe, et devra répondre aux mêmes impératifs que ceux présentés plus haut. Cependant, le bouton rotulien pourra éventuellement être médialisé de façon à corriger également une subluxation initiale.

Les essais après réduction de la rotule sont indispensables afin de tester la bonne course rotulienne et d'effectuer si besoin les gestes ligamentaires complémentaires. Les implants peuvent ensuite être scellés (figure 20).

Fermeture

Elle devra être très soigneuse afin d'éviter toute distension résiduelle du MPFL, et pourra au besoin être associée à un geste de plastie ou à un abaissement du vaste médial selon Insall, de façon à équilibrer la course rotulienne.

Conclusion

Le choix du modèle de PFP et l'adoption d'une technique chirurgicale rigoureuse apparaissent donc, au même titre qu'une sélection stricte des indications, comme les éléments essentiels de la qualité du résultat fonctionnel et de la longévité de ces implants. Un soin tout particulier doit être apporté, lors du geste opératoire, à la correction des défauts d'alignement de l'appareil extenseur et d'une dysplasie trochléenne. Ainsi, seule la dégradation à long terme de l'interligne fémoro-tibial devrait venir infléchir la courbe de survie de ces prothèses, qui doivent faire partie de l'arsenal thérapeutique des prothèses unicompartimentales du genou.

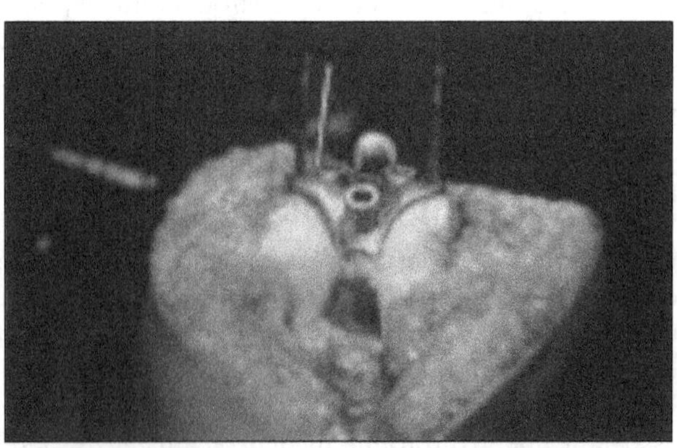

Figure 19. Prothèse à coupe : gabarit de perçage des plots.

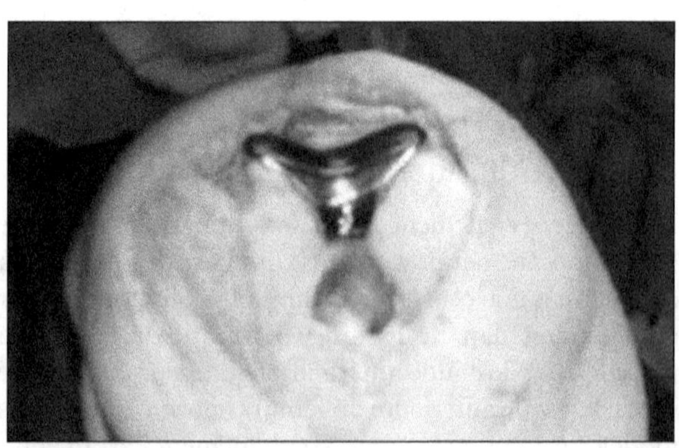

Figure 20. Prothèse à coupe : implant scellé.

RÉFÉRENCES

[1] Ackroyd CE. Development and early results of a new patellofemoral arthroplasty. Clin Orthop Relat Res 2005; 436 : 7–13.

[2] Amis AA, Senavongse W, Darcy P. Biomechanics of patellofemoral joint prosthesis. Clin Orthop Relat Res 2005; 436 : 20–9.

[3] Argenson JN, Guillaume JM, Aubaniac JM. Is there a place for patellofemoral arthroplasty? Clin Orthop Relat Res 1995; 321 : 162–7.

[4] Blazina ME, Fox JM, Del Piso W, Broukhim B, Ivey FM. Patellofemoral replacement. Clin Orthop Relat Res 1979; 144 : 98–102.

[5] Dejour D, Allain J. Histoire naturelle de l'arthrose fémoropatellaire isolée. Rev Chir Orthop 2004; 90 : 89–93.

[6] Faar J, Barrett D. Optimizing patellofemoral artroplasty. Knee 2008; 15 : 339–47.

[7] Gadeyne S, Lerat JL, Moyen B. Résultats des prothèses fémoropatellaires. À propos d'une série continue de 57 prothèses. Rev Chir Orthop 2008; 94 : 228–40.

[8] Huten D. Les reprises de prothèses fémoro-patellaires par arthroplasties totales. Rev Chir Orthop 2004; 90 : 119–26.

[9] Insall JN, Tria AJ, Aglietti P. Resurfacing of the patella. J Bone Joint Surg Am 1980; 62 : 933–6.

[10] Leadbetter WB, Mont MA. Patellofemoral arthroplasty : a useful option for recalcitrant symptomatic patellofemoral arthritis. Semin Arthroplasty 2009; 20 : 148–60.

[11] Leadbetter WB, Ragland PS, Mont MA. The appropriate use of femoro-patellar arthroplasty : an analyse of reported indications, contrindications and failures. Clin Orthop Relat Res 2005; 436 : 91–9.

[12] Levit RL. A long-term evaluation of patellar prosthesis. Clin Orthop Relat Res 1973; 97 : 153–7.

[13] Lonner JH. Patellofemoral arthroplasty : the impact of design on outcomes. Orthop Clin North Am 2008; 39 : 347–54.

[14] Looner JH. Lateral patellar chamfer in total knee arthroplasty. Am J Orthop 2001; 30 : 713–4.

[15] Merchant AC. Early results with a total patellofemoral joint replacement arthroplasty prosthesis. J Arthroplasty 2004; 19 : 829–36.

[16] Mertl P, Jarde O, Blejwas D, Vives P. L'abord latéral du genou avec relèvement de la tubérosité tibiale pour la chirurgie prothétique. Rev Chir Orthop 1992; 78 : 264–7.

[17] Mertl P, TranVan F, Bonhomme P, Vives P. Traitement de l'arthrose fémoro-patellaire par prothèse sphérocentrique. Étude rétrospective de 50 implants. Rev Chir Orthop 1997; 83 : 712–8.

[18] Newman JH. Patellofemoral arthritis and its management with isolated patellofemoral replacement. A personal experience. Orthopedics 2007; 30 : 58–61.

[19] Oni OO. The Leicester patellofemoral joint prosthesis. Knee 1996; 3 : 82–3.

[20] Renard JF, Grammont P. La prothèse autocentrique de rotule. Rhumatologie 1989; 41 : 241–5.

[21] Reuben JD, McDonald CL, Woodward PL, Hennington JL. Effect of patella thickness on patella strain following total knee arthroplasty. J Athroplasty 1991; 6 : 251–8.

[22] Shaw JA. Patellar retinacular peel : an alternative to lateral retinacular release in total knee arthroplasty. Am J Orthop 2003; 32 : 189–92.

[23] Sisto DJ, Sarin VK. Custom patellofemoral arthroplasty of the knee. J Bone Joint Surg Am 2006; 88 : 1475–80.

[24] Vermeulen H, De Doncker E, Watillon M. les prothèses rotuliennes de Mac-Keever dans l'arthrose fémoro-patellaire. Acta Orthop Belgica 1973; 39 : 79–90.

[25] Walls J, Eldridge JD, Mulhall KJ. Semin Arthroplasty 2007; 18 : 156–61.

[26] Witwoet J. L'état actuel des prothèses fémoro-patellaires. In : Cahiers d'enseignement de la SOFCOT, vol. 46. Paris : Expansion Scientifique Française; 1994. p. 79–92.

www.ingramcontent.com/pod-product-compliance
Lightning Source LLC
LaVergne TN
LVHW080931071026
849535LV00013B/4163